新生儿代谢紊乱

主 编 魏克伦 魏 兵

科学出版社

北 京

内 容 简 介

本书共分 22 章，分别介绍新生儿体温调节障碍、新生儿体液代谢紊乱、新生儿酸碱代谢紊乱、新生儿脂肪代谢紊乱、新生儿糖代谢紊乱、新生儿各种维生素代谢紊乱和新生儿氧代谢紊乱、新生儿胆红素代谢紊乱等内容。重点阐述新生儿代谢紊乱和缺氧性多器官损伤危害。同时还叙述了先天遗传因素对新生儿代谢的影响。本书特别吸取了国内外最新的治疗方法、新技术、新理念、新进展及发展新趋势。本书内容丰富、新颖，可行性、实用性强，适用于各级医院的新生儿科和儿科医师阅读。

图书在版编目（CIP）数据

新生儿代谢紊乱 / 魏克伦，魏兵主编. -- 北京：科学出版社，2024.7.
ISBN 978-7-03-078865-8

Ⅰ. R722.19

中国国家版本馆CIP数据核字第2024DQ1176号

责任编辑：郝文娜 / 责任校对：张 娟
责任印制：师艳茹 / 封面设计：艺澜轩

科学出版社 出版
北京东黄城根北街 16 号
邮政编码：100717
http://www.sciencep.com

北京富资园科技发展有限公司印刷
科学出版社发行 各地新华书店经销
*

2024 年 7 月第 一 版 开本：787×1092 1/16
2024 年 7 月第一次印刷 印张：18 1/2
字数：589 000

定价：119.00 元
（如有印装质量问题，我社负责调换）

编著者名单

主　编　魏克伦　魏　兵

副主编　赵诗萌　马　俊　马　明　杨　明　曲双双

编著者（按姓氏汉语拼音排序）

安　然　黄万杰　贾京晶　李　勘　李　沫

李令雪　刘　俊　刘　宁　刘　明　刘　艳

马　俊　马　明　苗　露　齐双辉　曲双双

沈玥彤　王雪娜　魏　兵　魏克伦　温淑妍

夏艳秋　杨　明　尤　瑄　岳小哲　张丽颖

张宇璇　赵诗萌　周　楠　朱俊丞

秘　书　朱俊丞

　　儿童是国家的未来、民族的希望。儿童健康是全民健康的重要基础，是社会文明与进步的重要体现。虽然我国婴儿和 5 岁以下小儿死亡率已明显降低，但新生儿死亡在 5 岁以下小儿死亡中占比仍然较高。针对这种情况，《中国儿童发展纲要（2021—2030 年）》专门对新生儿死亡率提出了具体目标：2030 年新生儿死亡率要降至 3.0‰ 以下。保障新生儿安全与健康成为医学界乃至全社会特别关注的重要任务。

　　新陈代谢是机体与机体内环境之间的物质和能量的交换，以及生物体内物质和能量的自我更新过程，以维持生命活动和正常发育。新生儿生长和发育快速，需要大量的能量和营养物质来支持这些过程。此外，新生儿还需要适应外部环境，包括温度、湿度、氧气含量等，这些因素也会影响新生儿的新陈代谢。因此，新生儿的新陈代谢非常旺盛，以确保能够获得足够的营养和能量，适应快速变化的环境和生理需求。新生儿代谢是一个复杂但精确的系统，如果受到遗传因素、营养不足、药物和毒物暴露、感染等干扰，往往导致代谢紊乱，可能出现低血糖、脱水、呼吸困难、体重下降等临床表现，甚至危及生命。了解新生儿代谢紊乱的诊断和治疗方法对于降低新生儿死亡率、保障新生儿健康至关重要，但目前关于新生儿代谢紊乱的资料较少。

　　本书介绍了新生儿代谢的特点，新生儿为什么会发生代谢紊乱，容易发生哪些代谢紊乱，以及常见代谢紊乱的临床表现、诊断方法和处理原则，包括了三大营养物质及维生素、各种离子代谢紊乱，重点阐述了氧代谢、胆红素代谢、先天遗传因素对新生儿的影响。本书内容新颖，实用性强，对新生儿科和儿科一线医护人员在处理相关问题时有所裨益，对临床医学生和护理工作者也具有指导意义。

　　本书的出版得到了中国医科大学附属盛京医院和北部战区总医院有关专家的大力指导和支持，在此表示衷心感谢。

　　由于编者能力有限，本书难以涵盖新生儿代谢方面的所有问题，书中存在的不足之处，敬请广大读者不吝赐教，以期进一步完善。

中国医科大学附属盛京医院　北部战区总医院

魏克伦　教授　　　魏　兵　教授

2023 年 12 月

目　录

第 1 章

新生儿体温调节障碍

第一节　新生儿体温调节及环境温度管理

体温代谢是人类生命的重要代谢内容之一。新生儿虽然已具有保持体温恒定的能力，但其有效调节环境温度的范围较成人要窄。因此，新生儿体温容易受到各种疾病和外界环境温度的影响。

一、新生儿正常体温调节

（一）过渡阶段体温调节

胎儿初始体温与母体一致，并随母亲体温变化而变化。当胎儿体温超过母体体温时，即形成胎儿 - 母亲体温梯度，也就是说脐动脉血（代表胎儿）高于脐静脉血（代表母亲）0.45 ～ 0.50℃。胎儿产生的过多热量通过对流作用（胎盘血液循环）、传导作用（胎儿皮肤、羊水及子宫壁）向母体放散，以维持产热及散热平衡，从而保证胎儿体温的相对稳定。胎儿娩出时，由于从母亲宫内较高的环境温度（37℃）到体外相对寒冷的外界环境温度（23 ～ 25℃）的变化，下降幅度超过 10℃。且新生儿体温调节中枢发育不完善，通过蒸发、辐射、对流等方式散热较多，能量（糖原、棕色脂肪）储备少，产热不足，随着新生儿的出生，其生命体征会随之出现相应的改变，尤其是出生后 24h 以内，变化尤为明显。

（二）出生后体温调节

体温调节分为自主性体温调节和行为性体温调节。自主性体温调节是指温度感受器接受机体内、外环境温度的刺激，在体温调节中枢的活动控制下，通过调整机体的产热和散热过程，维持体温处于动态平衡，并保持在正常范围内，是人体调节体温的主要方式。行为性体温调节是指人体在不同环境温度中，为了保温或降温所采取的姿势、行为和其他措施也具有辅助调节体温的作用，使体温不致过高或过低，以减轻自主性体温调节的负担。

体温调节系统包括温度感受器、体温调节中枢和效应器。

1. 温度感受器　是温度感觉的媒介者，包括外周温度感受器和中枢温度感受器，前者为游离的神经末梢，后者为神经元。温度感受器又可分为冷感受器和热感受器。

（1）外周温度感受器：包括体表（皮肤、黏膜）和深部（主要是腹膜腔壁、腹腔内脏、上腹部和胸腔大静脉）的温度感受器。分布于人体皮肤、黏膜和内脏中。当局部温度上升时，热感受器兴奋；当局部温度下降时，冷感受器兴奋。皮肤的冷感受器在数量上占优势，尤其是面部。深部温度感受器所处的环境温度（体核温度）与皮肤不同，但是与皮肤温度感受器相似，都是以感受冷刺激为主，因此，主要用于预防低体温。

（2）中枢性温度感受器：是中枢神经系统内对温度变化敏感的神经元，直接感受流经脑和脊髓的血液温度变化，并通过一定的神经联系，将冲动传到下丘脑体温调节中枢。在视前区-下丘脑前部、脑干网状结构和脊髓存在温度感受器（中枢性温度敏感神经元），包括热敏感神经元和冷敏感神经元。在视前区-下丘脑前部以热敏感神经元在数量上占优势，脑网状干结构中则是冷敏感神经元占优势。

2.体温调节中枢　从脊髓到大脑皮质的整个中枢神经系统都存在调节体温的中枢结构，但是最重要的体温调节中枢位于下丘脑。体温的调节都是通过下丘脑进行的。在冷或热的情况下，外周的冷、热感受器感受并发放冲动，冷敏感神经元具有激发产热和抑制失热的作用，而热敏感神经元则作用相反。视前区和下丘脑前部是中枢性温度敏感神经元的高级存在部位。下丘脑后部则是将各部位温度感受器包括中枢性温度敏感神经元等多途径传入的温度信息进行整合（综合反应），并向效应器发出增减产热和失热的指令性信息的主要部位，被认为是控制系统的存在部位。下丘脑对体温的调节是通过调定点方式进行的。下丘脑的体温调节中枢类似于恒温箱的控温仪，调定点温度则像控温仪的设定温度。体温调节中枢是按照设定的调定点温度进行体温调节的，若体温偏离这个数值，则通过反馈系统将信息送回调节中枢，对产热或散热活动加以调节，以维持体温的恒定。正常情况下，调定点温度波动范围很小，但会受到某些因素影响，如感染性疾病受致热原影响，调定点温度上移（如 39℃），若体温低于 39℃，将持续产热（如寒战），一直达到 39℃ 时才出现散热反应（如出汗）等。因此，调定点温度的高低决定体温的水平。

3.效应器　用于接受体温调节中枢传出的多途径指令性信息，以增减产热和散热。

（1）产热：主要通过躯体神经支配肌肉随意活动、寒战，或者通过交感神经支配棕色脂肪产热。

（2）散热：由交感神经支配，通过调节血管的舒缩以增减皮肤血流量、皮温，促进汗腺活动及出汗，通过对流、辐射、传导等方式进行散热。

（三）体表温度与深部温度

1.体表温度　即皮肤温度。正常体表温度为 36.0～36.5℃。皮肤作为机体表层的最外层，其温度都低于深部温度。各部位的皮肤温度差异很大，四肢末梢温度最低，在接近躯干和头部处逐渐稍高，受外界环境和被服的影响，容易随环境温度的高低而升降，导致丢失热量增加或减少。

2.深部温度　即体核温度。正常深部温度为 36.5～37.5℃，低于 35℃ 为低体温。新生儿常用直肠温度作为深部体温的代表（测温探头深度 4cm），深部温度相对稳定和均匀。新生儿腋窝温度由于受到腋窝周围棕色脂肪产热的附加影响，一般情况下低于深部温度 0.3～0.5℃。

（四）产热

1.产热特点　新生儿产热不同于成年人，不依靠肌肉活动（运动和震颤的物理性产热）来维持热平衡，而是通过增加氧耗，提高新陈代谢率的化学性产热来完成。新生儿代偿产热的主要部位是棕色脂肪组织（brown adipose tissue，BAT）。BAT 中的脂肪细胞体积较小，细胞间的疏松结缔组织中有较丰富的毛细血管和神经纤维，可产生大量热量，温暖流经其周围的血流。BAT 细胞在新生儿足月出生时较为丰富，直到开始出现寒战时逐渐消失。但早产儿出生时 BAT 发育尚不完善，代偿产热能力低下，容易发生低体温。

2. 影响因素　BAT 产热受诸多因素影响。①体温调节中枢的抑制，如颅内出血、缺氧缺血性脑病及某些抑制中枢神经的药物等均可影响新生儿产热，易发生低体温。②甲状腺功能减退可减低脂肪组织对去甲肾上腺素的反应，影响产热。③各种心肺疾病（如呼吸窘迫综合征、发绀型先天性心脏病等），当 $PO_2 < 7.33kPa$（55mmHg）可影响新生儿产热反应。④ BAT 与糖原储备都会随着胎龄发育而增加，胎儿临近足月时能量贮备迅速完善。因此，早产儿 BAT、糖原储备减少，早产儿寒冷窘迫时，易发生低血糖及低体温。⑤电解质平衡紊乱，如血清钠、钾离子平衡紊乱，钠泵衰竭等均可妨碍体温调节规律。

3. 产热方式

（1）基础代谢产热：基础代谢（basal metabolism，BM）是指人体维持生命的所有器官所需要的最低能量需要。正常人的基础代谢率很稳定，但小儿高于成人，新生儿又高于儿童。由于新生儿常处于睡眠状态，不能经常保持清醒，肢体也很难完全保持迟缓，测定标准修改为：①婴儿照常进食，在进食后 1 ～ 2h 测定；②清醒或睡眠均可，10min 内婴儿肢体松弛时完成测定，称为标准代谢率（standard metabolic rate，SMR），用于个体间的比较。正常情况下，新生儿 SMR 约占总产热量的 80%，基础代谢所产生的热量高于维持体温的需要，剩余热量经体表放散于体外。如果完全保持在体内而不放散，将使体温每小时升高约 1℃。虽然环境温度降低时，皮肤血管收缩，减少体热的丧失量，对于保持体温，使之减轻或免于下降有一定作用，但环境温度降低并不能使基础代谢率（产热）增高，而且体温降低反而会使之下降，所以基础代谢产热并无调节体温的作用。

（2）食物特殊动力作用：食物特殊动力作用（specific dynamic action，SDA）又称食物的热效应。是指进食后安静状态下，机体的产热量也比进食前增加 6% ～ 10%。主要受到进食食物中蛋白质的影响，牛乳大于母乳，通过静脉输入氨基酸或蛋白质水解物也可出现上述现象。由此产生的过多热量从体表发散至体外。食物的特殊动力作用与摄入蛋白质后所吸收的氨基酸在肝脏代谢消耗能量有关，不受环境温度的影响，无调节体温的作用。

（3）肌肉活动产热：肌肉产热是骨骼肌静止及收缩时的产热现象，其产热量与肌肉活动强度成正比。新生儿肌肉活动较少，早产儿肌肉活动更少，活动多发生在啼哭时。因此，在安静状态下新生儿产热量很小，多通过哭闹、肢体活动增加来增加代谢率和产热，但作用很小。

（4）额外产热：是指在寒冷环境中，机体为补偿增加的失热、保持产热与失热平衡，以维护机体体温而额外产生的热量。即在冷应激作用时，机体增加产热和减少失热，两者协同发生，以增加保温效果。

1）寒战产热：是指在寒冷刺激下，骨骼肌发生不随意的节律性收缩而产生的热量，是成人额外产热的最重要方式。寒战产热量很高，代谢率可增加 4 ～ 5 倍，在环境温度低至 23℃时即出现寒战，寒战时不做外功。但新生儿肌肉颤抖的能力较差，足月儿仅在环境温度很低（15℃）时才出现寒战，早产儿则不出现寒战。寒战产热能力随着新生儿日龄的增长而逐渐增强。

2）非寒战产热：又称化学产热，是寒冷刺激机体神经末梢释放儿茶酚胺作用于棕色脂肪组织而释放能量，是新生儿额外产热的最重要方式。

人体内存在两种脂肪，即白色脂肪组织（white adipose tissue，WAT）和棕色脂肪组织（brown adipose tissue，BAT）。这两种脂肪组织都是储存脂肪的主要场所，但其作用、分布部位都有明显不同。其中，棕色脂肪产热受到诸多因素影响。

WAT 的作用是储存脂肪（脂库）和提供温度绝缘（皮下脂肪）以减少失热。主要分布于皮下、肠系膜和大网膜。脂库中的脂肪常有一部分分解成脂肪酸和甘油释放到血液循环，称为脂肪动员，被各组织器官氧化利用进行能量供给。脂肪动员的程度取决于机体生理活动对能量的需要。

BAT 的作用是储存脂肪，同时还具有在局部氧化脂肪酸和产热的功能，以补偿失热和维护体温。BAT 存在于新生儿及婴幼儿时期，在胎龄 26～30 周开始出现，出生后 2～3 周继续发育，3～6 个月对冷应急的产热反应最强烈。此后，BAT 及其产热反应开始逐渐减少并减弱。后者发生的早晚与环境温度有关，如果环境温度较低，则 BAT 及其产热反应的存在时间较长；若环境温度较高，该反应减少和减弱的发生时间则较早，但如果环境温度再次降低，BAT 及其产热反应又可逐渐恢复。另外，随着 BAT 产热反应的逐渐降低，寒战产热开始逐渐增强。

BAT 呈浅红黄色，主要分布在颈项部、肩胛间、腋窝、心肾和大血管周围，占体重的 2%～6%，对早产儿而言则胎龄越小，含量就越少。BAT 富含交感神经末梢和毛细血管，血供丰富，血流量可高达心排血量的 1/4，所产生的热量可以通过血液循环输送到全身。此外，颈项部和肩胛间 BAT 与脊柱的静脉丛连接部分静脉血流向包围着脊髓的脊椎内静脉丛，影响脊髓的温度。但这种额外产热量的增加是否能防止体温下降，取决于 BAT 产热能力的高低和失热量大小的相对平衡，对寒战产热和非寒战产热都具有非常重要的调节作用。

影响 BAT 产热的生理因素：①胎龄。早产儿胎龄越小 BAT 含量越少，其产热和耐受寒冷的能力越差，越容易发生低体温。②热量。充足的热量供应是维持 BAT 产热能力的关键，可补充消耗的能源和维持能源储备，提供产热代谢的底物。③环境。在寒冷环境下，如果进食不足，BAT 会在 3～4d 耗竭，早产儿则发生得更早。

影响 BAT 产热的病理因素：①体温调节中枢抑制。严重的颅脑疾病使体温调节和能源物质的动员发生障碍，导致体温调节中枢受到抑制，如颅内出血、缺氧缺血性脑病及某些抑制中枢神经的药物等均可影响新生儿产热，容易发生低体温。②甲状腺功能减退。可降低脂肪组织对去甲肾上腺素的反应，影响产热。③机体缺氧。能源物质的氧化产能是绝对需氧的反应，缺氧会使氧化产能和供热发生障碍，如各种心肺疾病（如呼吸窘迫综合征、发绀型先天性心脏病等），当 $PO_2 < 7.33kPa$（55mmHg）时可影响新生儿的产热反应，导致低体温的发生。④能源储备低。BAT 与糖原储备都会随着胎龄发育而增加，早产儿寒冷窘迫时易发生低血糖及低体温。⑤电解质平衡紊乱。血清钠、钾离子紊乱等均可扰乱体温调节的规律。

（五）失热

失热是指热量自体核内部到体表皮肤，又自皮肤到周围环境的丢失。主要通过 4 种基本机制发生：传导、辐射、对流及蒸发。

1.**热量从机体深部向表层的传递**　机体深部温度高于表层温度，从里到表存在着温度梯度，称为内部温度梯度。Tre 为直肠温度，Ts 为平均皮肤温度，A 为体表温度，C 为传递综合系数，Hint 为循环机体从深部向表层皮肤传递热量。则：Hint=A×C（Tre − Ts）。其中，C 主要取决于机体表层特别是皮下脂肪层厚度、从深部到表层的血流速度、皮肤血流量等。在寒冷环境中体温降低，皮肤血管收缩，血流量减少，皮肤温度降低，绝缘性增加，向体外失热减少。但新生儿皮肤绝缘性差，效果不大。因此，对于产热障碍的新生儿冷伤者进行外加温（温箱或温水浴）复温治疗时，提高箱温或水温可通过传导和经皮肤被加温的血液回流，使低体温较快地恢复正常。

2.**热量从体表向周围环境的放散**　机体体表皮肤可以通过传导、辐射、对流及蒸发等物理方式进行散热。因此，散热过程又称为物理性体温调节。

（1）传导散热：是将热量自机体核心到皮肤表面，又从皮肤表面传导至与皮肤直接接触的温度较低的物体（如床垫、被服等）的一种散热方式。新生儿经此途径失热较小。通过传导散失热量的多少，取决于皮肤温度与接触物体之间的温度差、接触面积，以及与皮肤接触的物体的导热性能等。空气的导热性较小，在空气中通过直接传导散热量极小。水的导热性能较好，临床上常利用传导作用应用温水浴为重度低体温患儿进行复温。或者利用冰袋或冰帽等给发热患儿降温。

（2）辐射散热：是指人体以热射线的形式将体热传给外界较冷物质的一种散热方式，散热过程不需要任何介质，是机体最主要的失热途径。通过该形式失热量的多少，主要取决于皮肤与周围环境之间的温度差，当皮肤温度高于环境温度时，温度差越大，散热量就越多。反之，如果皮肤温度低于环境温度，则机体不仅不能散热，反而会吸收周围环境中的热量。临床中，暖箱壁温度受箱温和室温的共同影响，室温越低，箱壁温也越低，皮温 - 箱壁温差增加导致辐射散热增多。如果暖箱放在邻近窗户位置，箱壁向窗户玻璃散热，可导致新生儿辐射散热增加，甚至体温下降；而暖箱在阳光直射下则会出现相反的情况。

（3）对流散热：是热量通过血液循环自体核到体表皮肤，又通过空气运动自体表到环境，或通过呼气时将已加温的吸入气体呼到体外而丢失热能。对流散热是主要通过气体流动进行热量交换的一种散热方式，也是传导失热的一种特殊表现形式，仅次于辐射。通过对流散失热量的多少，取决于皮肤与周围环境之间的温度差和机体的有效散热面积。另外，对流散热受风速的影响也较大，风速越大，散热量就越多；相反，风速越小，散热量也就越少。吸入的冷空气被呼吸系统加温即属于对流散热。

（4）蒸发散热：是水分从机体体表汽化时吸收热量而散发体热的一种方式。体表水分的蒸发是一种有效的散热形式。当环境温度等于或高于皮肤温度时，蒸发将成为唯一有效的散热形式。蒸发散热包括不显性蒸发散热和显性蒸发散热两种形式。

1）不显性蒸发散热：是指体液的水分从皮肤和黏膜（主要为呼吸道黏膜）表面不断渗出而被汽化的形式。这种蒸发形式不受体温调节中枢控制，也与汗腺活动无关，而是与机体周围空气层（或呼出气）与该层外空气（或吸入气）的水蒸气分压差有关，在未聚成明显水滴前就蒸发掉，不被人们所察觉。新生儿不显性蒸发散热和失水相对多于儿童及成人，早产儿尤为明显，由于不感蒸发的速度快于成人，在缺水的情况下，更易发生严重脱水。

临床中，体温、箱温增高或使用辐射保温台均可使不显性失水和蒸发失热增加。使用双壁暖箱，并加入湿化液，可降低不显性蒸发的发生率。

2）显性蒸发散热：是指汗腺主动分泌汗液的过程，通过汗液蒸发可带走大量的体热。发汗在皮肤表面以明显水滴形式散热，可被意识到，故又称可感蒸发。可感蒸发是减少体内瘀热的重要体温调节方式之一。这种蒸发形式受周围环境温度影响，当环境温度升高时，其他3种散热方式逐渐减少，当环境温度达到30℃±1℃时开始出汗；当环境温度等于皮肤温度时，其他3种散热方式降为零；当高于皮肤温度时，反而通过其他3种散热途径吸收热，即外加温。在后两种情况下，出汗成为机体唯一的散热途径。新生儿汗腺在出生时数量已达成人水平，但发育不成熟。足月儿出汗多发生于啼哭时，早产儿很少出汗，胎龄＜32周的不出汗，但在出生后12周后都可以出汗。由于新生儿的出汗能力较差，因此在环境温度升高时容易出现发热。

上述几种物理方式散失的热量与环境温度、空气密度、环境压力、流速等密切相关。尤其应该注意的是体表与环境间温度的差，不但决定着散失热量的多少，而且决定着热传递的方向。体表温度的高低是机体产热与散热受到一系列生理调节的结果。

二、环境温度管理

维持新生儿合理的热平衡状态，是新生儿科医疗、护理的重要任务之一。研究证实，新生儿低体温可致多发脏器功能损害，体温＜30℃的新生儿病死率高达61%，体温的平衡是通过调节产热和散热来维持的。新生儿的产热、散热特点及适中环境温度是新生儿体温平衡的主要问题。

（一）中性温度设定

新生儿存活概率与是否成功地防止过度热量丢失有着密切关系。新生儿体温正常表明产热和散热平衡，但并不代表最佳和最低代谢率及耗氧量。因此，新生儿出生后必须置于中性温度环境中。中性温度即适中环境温度，是维持正常体核温度及皮肤温度所需代谢率和耗氧量最低时的外界温度。新生儿出生后环境温度比母亲子宫内温度要低，且体温调节中枢的功能发育不完善，尚不能随环境温度的变化而进行调节，出生后会出现体温明显下降，1h内可降低2.5℃，而在适中环境温度中，新生儿的体温可逐渐回升，达到36～37℃，在这种环境温度下，可保持新生儿的体温正常，耗氧量最少，新陈代谢率最低，热量消耗也少，使营养及热能均可以最大限度地用于身体的生长发育。当环境温度低于中性温度时，新生儿代偿产热增加，以保持体温平衡或正常偏低值，如环境温度过低，新生儿热量储备耗竭，出现低体温（＜35℃）；当环境温度高于中性温度时，新生儿蒸发散热增加，皮肤血管扩张，体温正常或偏高，如环境温度升高显著或持续升高，体温升高（＞37℃）。

适中环境温度与新生儿的胎龄、出生后日龄和体重相关，胎龄越小所需适中温度越高，适中温度随日龄增长而降低（表1-1，表1-2）。对于出生后1周内全身裸露的足月儿进行护理时中性温度范围为32.0～33.5℃，而穿衣后为24.0～27.0℃。

表 1-1 新生儿适中环境温度

体重 (kg)	适中环境温度			
	35℃	34℃	33℃	32℃
1.0	≤ 10d	> 10d	> 3 周	> 5 周
1.5	—	≤ 10d	> 10d	> 4 周
2.0	—	≤ 2d	> 2d	> 3 周
> 2.5	—		≤ 2d	> 2d

注：双壁或加隔热罩的单壁暖箱，裸体放置的健康新生儿，均匀环境温度，无风，中等湿度。

表 1-2 体重 > 2500g 或胎龄 > 36 周新生儿大致中性环境温度

日龄	温度 (℃)
0 ~ 1d	31.0 ~ 33.8[1]
1 ~ 2d	30.5 ~ 33.5
2 ~ 3d	30.1 ~ 33.2
3 ~ 4d	29.8 ~ 32.8
4 ~ 14d	29.0 ~ 32.6
> 14d	—

注：[1] 一般来说，较小的新生儿取较高的温度。

（二）早期新生儿保暖

早产儿又称未成熟儿，指胎龄满 28 周至未满 37 周的活产新生儿。低体温是指机体体核温度低于 35.0℃，其中 36.1 ~ 36.5℃ 为轻度低体温，32.0 ~ 36.0℃ 为中度低体温，< 32.0℃ 为重度低体温。低体温是新生儿出生后常见的症状，因缺氧或酸中毒引起多器官损害，继发多种严重并发症，从而增加新生儿病死率与伤残率。由于早产儿解剖与生理发育均不成熟，更容易发生低体温，甚至寒冷损伤综合征。

1. **体温调节功能差** 早产儿皮肤表面血流分布的调节反射功能差；具有隔热作用的皮下脂肪层薄，内脏到皮肤的热传导距离短；体表面积相对较大，体表面积（m²）与体重（kg）的比例，成人为 25.0，早产儿为 87.0，极低出生体重儿为 140.0。早产儿头部面积占整体面积的 20.8%，因而散热较快；肺呼吸、氧摄取和心搏出量等的代偿能力有限；有产热作用的 BAT 发育尚不成熟，脂肪层薄，脂肪和碳水化合物储备少，导致代偿性产热能力低下；肌肉量少，张力低，不能改变姿态以缩小失热面积等，导致体温不升，增加了寒冷损伤的风险。另外，早产儿缺乏寒冷寒战反应，汗腺发育差，也可影响其体温调节功能。由于出汗功能不全，也可能发生体温过高。因此，早产儿常由于存在上述影响因素而出现体温的不稳定，合理的保温措施可以有效减少早期并发症的发生，提高早产儿的存活率及生存质量。

2. **婴儿室、母婴同室的体温管理**

（1）拭干与包裹：刚出生的新生儿由于体表有羊水而皮肤湿润，导致通过蒸发、辐射、对流等散热迅速丢失大量体热。有研究显示，室温中，出生新生儿皮肤湿润，体热丢失达

0.42kJ/（kg·min）；而拭干皮肤后，丢失热量为 0.34kJ/（kg·min）；拭干皮肤后再用温布包裹，丢失热量为 0.16kJ/（kg·min）。因此，出生后拭干与温布包裹，可以防止出生新生儿热量丢失。另外，为避免快速散热使体温下降，头部保暖（如戴帽子）对防止热量丢失很有帮助。

（2）保持适宜温/湿度：将室内温度控制在 26 ～ 28℃，湿度控制在 50% ～ 60%。出生体重 < 1500g 的极低出生体重儿或处于窒息复苏状态下的新生儿应在婴儿暖箱内或有辐射热的开放式抢救台上进行保暖。

（3）早期母婴皮肤接触：早期母婴皮肤接触（skin-to-skin contact，SCC）是一种简单有效的自然干预手段，可刺激产妇的迷走神经从而诱发催产素分泌，催产素又会导致产妇乳房皮肤温度升高，给新生儿带来温暖。对不需要立即复苏急救的新生儿，产后即刻进行母婴皮肤接触可以有效预防新生儿出生后早期低体温的发生。鼓励母亲在新生儿出生后第 1 周内，每日提供 6h SCC，之后每日提供 2h SCC，直至出生后 1 个月。

（4）早期母乳喂养：胎儿所需的葡萄糖几乎全部由母体经由胎盘脐带供给，随着初生时脐带的离断，母体的葡萄糖供给也随之中断。新生儿产热主要依赖 BAT，也需要葡萄糖参与，而初生新生儿血糖调节功能不成熟，且对葡萄糖的利用增加。此时，新生儿如果摄入不足，导致能源物质缺乏，或在缺氧等病理情况下，棕色脂肪不能利用，化学产热过程不能进行，容易出现低体温。此类低体温多发生于新生儿出生后 24h 内，见于未及时进食母乳或糖水等代乳品、进食不足等。因此，应强调出生后立即母乳喂养，一般在胎儿出生 0.5 ～ 1h 开始喂奶，24h 内每小时喂 1 次，对于母乳缺乏喂养困难的新生儿应从出生后 1h 开始静脉输注葡萄糖 100g/L，5 ～ 10ml/kg，连续 3 ～ 4 次。

3. 暖箱及辐射保温台的应用

（1）应用指征：需裸体观察或者进行医疗、急救操作的新生儿；出生体重 < 1500g 的极低出生体重儿。

（2）暖箱：为早产儿或需要保温的新生儿提供一个空气净化、温度适宜的生态环境，主要用于抢救危重患儿和需要快速复温者。目的是使新生儿能够在机体产热最少的情况下保持正常体温，此时箱温就是适中环境温度。根据箱温控制方式分为箱温控制型、腹温控制型和箱温腹温双控型。

（3）暖箱温度的设定

1）箱温型暖箱温度设定注意事项：①不同日龄、体重的新生儿适中温度不同（表 1-3）；②若采用无辐射热隔罩的单壁暖箱，辐射失热增加；③暖箱内新生儿穿衣则箱温相应降低 5 ～ 7℃；④新生儿头部占整个体表面积 1/4，丢失热量较多，戴帽可以减少失热；⑤定时检测新生儿体温并适当调节暖箱温度。

2）腹温型暖箱调节温度方式：通过预调患儿皮肤温度来调节箱温（表 1-4）。此外，空气中所含水分的百分比即相对湿度，对大多数正常足月儿而言并不明显，但对于胎龄 < 30 周出生 1 周内的早产儿来说，暖箱充分湿化非常重要，但需要注意空气湿度过高有增加细菌感染的可能（表 1-5）。

表 1-3　不同出生体重的健康新生儿的暖箱温度

出生体重（kg）	暖箱温度（℃）			
	35	34	33	32
1.0	出生 10d 内	出生 10d 以后	3 周以后	5 周以后
1.5	—	出生 10d 内	10d 以后	4 周以后
2.0	—	出生 2d	2d 以后	3 周以后
> 2.5	—	—	出生 2d	2 周以后

表 1-4　腹温型暖箱新生儿腹壁温度设定值

体重（kg）	温度（℃）
< 1.0	36.9
1.1 ～ 1.5	36.7
1.9 ～ 2.0	36.5
2.1 ～ 2.5	36.3
> 2.5	36.0

表 1-5　超低出生体重早产儿暖箱的温度和湿度

	日龄（d）			
	1 ～ 10	11 ～ 20	21 ～ 30	31 ～ 40
温度（℃）	35	34	33	32
湿度（%）	100	90	80	70

（4）远红外辐射台：又称新生儿抢救台，除了有保暖功能外，更适合做新生儿护理，尤其是可对新生儿危重症的急救及操作提供方便。远红外辐射台伺服控制时应预调上腹壁温度（表 1-6）。

表 1-6　远红外辐射台伺服控制时预调上腹壁温度设定值

体重（kg）	温度（℃）	体重（kg）	温度（℃）
< 1.0	37.0	2.1 ～ 2.5	36.4
1.1 ～ 1.5	36.8	> 2.5	36.2
1.6 ～ 2.0	36.6		

（马　俊）

第二节　新生儿寒冷损伤综合征

一、定义

新生儿寒冷损伤综合征又称为新生儿冷伤、新生儿硬肿症，病情严重者可出现皮肤硬肿。本病多发生于冬春季或并发于寒冷、重症感染、颅内出血、窒息缺氧、早产及低出生体重儿等。随着医学的发展及围生期保健工作的加强，新生儿寒冷损伤综合征发病率也相应降低。严重低体温与硬肿症患儿可继发肺出血及多脏器功能衰竭，存活后会留有神经系统后遗症，造成终身残疾甚至死亡，是新生儿危重症之一，故其仍然是临床中值得关注的疾病。

二、病理生理改变

（一）能量代谢紊乱

新生儿在寒冷环境下，皮肤与环境之间的温差增加，导致失热增加，而体内分解代谢代偿性增强，从而增加产热，以补偿失热。如寒冷环境持续，产热不能抵偿失热时，则体温下降，并出现显著的能量代谢紊乱。寒冷损伤的程度不同，能量代谢有相应不同的变化，早期 BAT 中甘油三酯分解增强，血中游离脂肪酸（free fat acid, FFA）增加，当病情加重时，热能耗竭，FFA 总量及亚油酸含量均降低。亚油酸与血糖水平呈明显正相关，亚油酸水平越低，血糖也越低，亚油酸在新生儿硬肿症发病机制中发挥着重要作用。亚油酸是必需未饱和脂肪酸，在体内不能合成，主要靠外源性供给。如新生儿摄食减少，特别是亚油酸摄入不足，对低体温和硬肿症的发生有促进作用。

（二）循环障碍

寒冷刺激可以引起交感神经兴奋，儿茶酚胺增加，外周小血管收缩，皮肤血流量减少，皮肤温度降低，导致微循环发生障碍。严重者毛细血管通透性增加，血浆蛋白外渗，组织水肿，一旦有效循环血量不足，往往导致休克。寒冷亦可引起心肌损害、心脏传导抑制、肾动脉血流降低，甚至造成心、肾衰竭。

（三）组织缺氧和酸中毒

寒冷损伤及其导致的代谢紊乱、循环障碍均可造成组织缺血缺氧和代谢性酸中毒，血乳酸与乳酸/丙酮酸比值明显增高，提示寒冷损伤病情加重时患儿处于组织缺氧状态，组织缺氧和酸中毒是冷伤发生和加重的病理生理环节之一。

（四）DIC 和出凝血机制障碍

寒冷导致毛细血管壁受损时，组织凝血活酶释放。血浆外渗、血液浓缩导致红细胞聚集，或红细胞表面电荷密度减低，相互排斥力减弱而易于聚集，使血液黏滞性增高。以上因素综合作用可引起 DIC 或出血倾向。最常见的危重表现是肺出血，其原因可能有低温、感染、缺氧导致肺血管内皮损害；因急性肾衰竭、心肌损害、心力衰竭导致出血性肺水肿；低体温引起凝血因子活性改变，发生出凝血机制障碍，从而导致肺出血。

三、病因

（一）寒冷

该病主要由受寒引起。新生儿寒冷损伤及由此所致的硬肿症与产房温度、新生儿裸露时间过长有关。在产房的早产儿出生后体温以 0.03℃/s 速度下降，如在 1min 内结扎脐带，体温可下降 1.8℃，此时平均体温可从 37℃降至 35.2℃。若产房温度低于 24℃或裸露时间达 10min，则发病率明显升高。

（二）感染

严重新生儿感染性疾病有败血症（金黄色葡萄球菌、大肠埃希菌、鼠伤寒杆菌）、化脓性脑膜炎、肺炎、感染性腹泻等均可引起新生儿低体温和硬肿症。感染时消耗增加，摄入不足，代谢性产热不足，能量代谢紊乱，循环障碍，缺氧、酸中毒，以上病理生理机制均可引起硬肿症。感染所致硬肿症常是重症的指征，可以认为是濒临死亡的体征，病死率高。

（三）其他

许多病理因素如窒息、出血、先天性心脏病、手术或某些畸形等均可引起本病。其发生机制除上述病理生理环节外，还与神经内分泌调节紊乱、水钠代谢失调等其他因素有关。

1. 心房利尿钠肽、肾素-血管紧张素Ⅱ和醛固酮　硬肿症患儿血心房利尿钠肽（ANP）含量低下，而肾素-血管紧张素和醛固酮水平明显升高，血钠偏低，血钾偏高，提示冷伤患儿体内可能存在代偿性排钠减少、排钾增加的机制。ANP是由心房及另一些器官产生的肽类激素，具有排钠、利尿、扩张血管、降低血压等作用。肾素-血管紧张素-醛固酮系统具有保钠、排钾、收缩血管和升高血压等作用。由于肾素-血管紧张素Ⅱ具有强烈收缩外周小血管作用，可能引起外周组织缺血、缺氧、循环衰竭，造成皮肤水肿、硬肿的发生。此种水盐代谢调节紊乱倾向，经复温、改善微循环障碍后可以得到恢复。

2. 甲状腺激素　甲状腺激素可促进代谢，增加产热，对维持正常体温有重要作用。多数冷伤患儿伴有低 T_3 综合征，血清 T_3 低，rT_3 正常偏高，TSH 正常或偏高，T_4 正常。低 T_3 综合征与体温降低程度呈显著正相关，体温越低，甲状腺激素水平改变越明显，病情恢复后 T_3 恢复。其次与体重相关，而与硬肿面积无关。游离 T_3 具有强的生物活性，比 T_4 的生物活性强 $3 \sim 5$ 倍，更新速度快，是体内起主导作用的甲状腺激素。因此，有生物活性甲状腺激素水平的改变在本病发生中起一定作用，提示可能通过应用甲状腺激素治疗本病。

3. 肾上腺皮质激素　寒冷时肾上腺皮质处于应激状态，分泌功能增强，而且体温越低，硬肿症程度越严重，血浆皮质醇增高就越明显，甚至容易发生高血糖。

四、诊断标准

（一）诊断依据

存在早产、低出生体重等因素；存在寒冷、分娩时保温不当等明显寒冷损害因素；存在窒息、缺氧、产伤、感染性或非感染性疾病因素。因此，临床上存在上述因素，且新生儿表现为体温不升、反应低下、吮乳差、哭声低弱等时，须仔细检查新生儿的皮肤及皮下脂肪。

（二）诊断分型

依据患儿体温、皮肤硬肿范围，将新生儿寒冷损伤综合征分为轻、中、重 3 个类型（表 1-7）。硬肿面积参照新生儿灼伤体表面积标准计算：头颈部 20%，双上肢 18%，前胸及腹部 14%，背及腰骶部 14%，臀部 8%，双下肢 26%。硬肿面积、病情与预后关系密切，面积越大，各器官功能损害越大，病情越重，病死率越高。

表 1-7 新生儿硬肿症分度及评分标准

分型	腋 - 肛温差（TA-R）（℃）	硬肿范围（%）	器官功能改变
轻型	正值	< 20	无或轻度功能低下
中型	0 或负值	20 ～ 50	不哭、不吃、反应差、心率慢
重型	负值	> 50	DIC、肺出血、休克、肾衰竭

（三）实验室检查

根据临床需要检测动脉血气、血糖、电解质、肾功能、出凝血时间、DIC 筛查，以及心电图、胸部 X 线等辅助检查来明确诊断。

五、临床表现

（一）低体温

低体温是新生儿寒冷损伤综合征的主要表现之一。轻者表现为局部发冷，如肢端发凉等；重者表现为周身皮肤发冷，甚至冰凉。患儿伴有明显的体温下降，一般波动在 31 ～ 35℃，严重者低于 30℃，甚至低于 26℃。以早产儿及低出生体重儿居多。

（二）硬肿

多在皮肤及皮下脂肪出现硬化改变。大部分病例伴有凹陷性水肿，少部分病例则仅表现为发硬。早期硬肿者皮肤较紧，不易捏起，后期则出现僵硬，不能移动，触之硬如橡皮样，发硬皮肤呈紫红色或苍黄色。包括皮脂硬化和水肿两类病变。其中，以硬化为主者多发生于出生后 1 周或感染、病情危重者；以水肿为主者多发生在出生后 1 ～ 2d 或早产儿。硬肿为对称性，累及顺序依次为下肢（92.9%）、臀（90%）、面颊（67.1%）、上肢（47.1%）、背、腹、胸等部位。眼皮、手心、足底、阴囊和阴茎背部等处由于缺乏皮下脂肪不发硬。

（三）休克

多见于危重患儿。表现为面色苍白、呼吸不规则、心音低钝、心率增快或减慢、尿少或无尿、前臂内侧毛细血管充盈时间延长（> 3s）、股动脉细弱，甚至不可触及等。

（四）其他

除上述症状外，患儿还可表现为反应低下、活动减少、拒乳、不哭或哭声低弱，甚或心率减慢、心音低钝、呼吸暂停等；重症患儿可伴有 DIC。

六、治疗

（一）复温

1.**轻 - 中度低体温** 肛温 ≥ 30℃，TA-R ≥ 0℃（产热良好）。将患儿置于 30℃暖箱内，通过暖箱的自控调温装置或人工调节箱温 30 ～ 34℃，一般 6 ～ 12h 可恢复正常体温。

2.**重度低体温** 肛温 < 30℃，TA-R < 0℃（产热衰竭）。暖箱温度高于患儿体温 1 ～ 2℃（不超过 34℃）开始复温，每小时提高箱温 0.5 ～ 1℃，一般 12 ～ 24h 恢复正常体温。必要时辅以恒温水浴疗法，水温 39 ～ 40℃，每次 12min，1 ～ 2 次 / 日。浴后立即擦干患儿并置于 30 ～ 32℃暖箱内保温，或用远红外线抢救台（开放式暖箱）快速复温，床面温度

由 30℃开始，每 15 ～ 30 分钟升高体温 1℃。恢复正常体温后置于中性环境的暖箱中。

3. 减少散热　将患儿置于中性温度暖箱中，6 ～ 12h 可恢复正常体温；肛温＜ 30℃，TA-R ＜ 0℃，一般将患儿置于箱温比肛温高 1 ～ 2℃的暖箱中逐渐复温，每小时提高 0.5 ～ 1℃箱温，一般 12 ～ 24h 可恢复正常体温。条件不够的也可采用温水浴、热水袋、火炕、电热毯或母亲怀抱患儿等方式使体温回升，但要注意做好新生儿皮肤保护，避免烫伤。

（二）纠正器官功能紊乱

1. 微循环障碍　在维持心功能的前提下进行纠酸、扩容。心率低者首选多巴胺 5 ～ 10μg/（kg·min），山莨菪碱每次 0.5 ～ 1mg/kg，15 ～ 20min 可重复 1 次。可用 2∶1 液 15 ～ 20ml/kg（酸中毒可用 1.4% 碳酸氢钠代替），在 1h 内静脉快速滴入；继用 1/3 或 1/4 张液 70 ～ 90ml/kg 缓慢滴入。

2. DIC　注意监测血小板变化，在血小板减少的高凝状态下，尽早应用低分子肝素钙，每次 40U/kg，皮下注射，q4h ～ q8h 用药，病情好转后延长用药间隔直至停药。必要时给予新鲜冷冻血浆。

3. 急性肾衰竭　在保证循环血量的前提下，对少尿或无尿者给予呋塞米 1mg/kg，限制液体量，防治高血钾。

4. 肺出血　尽早气管插管行正压通气治疗，同时给予注射用血凝酶（巴曲亭）0.5U 静脉注射，0.5U 气管内滴入，并治疗引起肺出血的原发病。

（三）抗感染

根据血培养和药物敏感试验结果，合理应用抗生素，尤其是由感染性疾病引起的硬肿症。

（四）热量和液体供给

早产儿或产热衰竭的新生儿应适当增加热量。开始时按照 200kJ/d（50kcal/kg）给予，逐渐增加至 420 ～ 500kJ（100 ～ 120kcal/kg）。给予经口、部分或完全静脉营养，静脉滴注葡萄糖 6mg/（kg·min），按 1ml/kg 计算，重症伴有明显心、肾功能不全者，应严格限制输液量及输液速度。

（马　俊）

第三节　新生儿发热

一、定义

发热是指新生儿核心体温（直肠温度 / 肛温）＞ 37.5℃，是新生儿的常见症状。新生儿发热与环境因素或各种疾病密切相关。新生儿体温调节功能不完善，当环境温度升高或新生儿处于脱水、感染等病理状态时，可出现发热。新生儿高热可迅速引起全身代谢紊乱及器官功能变化，如循环障碍、抽搐等。如能及时诊断与处理，可早期处理引起发热的各种疾病，并可减少新生儿发热引起的各器官功能紊乱及惊厥等重症并发症。因此，对新生儿出生后早期进行体温监测具有重要的临床意义。

二、病因

新生儿体温中枢尚未发育成熟，对产热和散热调节功能差，而且新生儿皮下脂肪薄，体表面积相对较大，体温易受周围环境温度影响。因此，许多因素都可以引起新生儿发热。

（一）环境因素

新生儿周围环境温度过高可导致发热。如新生儿室或母婴同室室温过高、暖箱温度控制不当、光疗环境温度过高、辐射抢救台皮肤温度电极过松或脱落、新生儿包被过严或过多等，均可使新生儿核心温度升高。此种因素引起的发热常会伴有皮肤血管的扩张，外周血流增快以代偿失热。此时，新生儿肢端与躯干皮肤温度几乎相同，新生儿一般状态较好。当环境温度恢复正常，新生儿发热也能较快恢复。

（二）新生儿脱水热

多发生于出生后 2 ～ 4d 正常母乳喂养的新生儿。因新生儿出生后经呼吸、皮肤蒸发及排出大、小便等流失相当量的水分，而出生后 3 ～ 4d 母乳量较少，如未及时补充可造成体内水分不足，导致新生儿血液浓缩而发热，由于早产儿体温调节能力差，汗腺发育不完善，哺乳少，更易发生本病。临床上患儿表现为烦躁不安或啼哭，一般无感染中毒症状，体温可突然升高至 39 ～ 40℃，伴有体重下降、前囟凹陷、口唇干燥、皮肤弹性下降等。补充水分（喂水或静脉补液）及降低环境温度后，发热可很快好转。

（三）新生儿感染

感染是新生儿发热的常见原因，也是新生儿发病率和死亡率增高的主要原因。尤其是病毒导致的宫内感染，不但可以引发新生儿时期感染，还可以导致畸形，并对新生儿远期造成严重影响。宫内感染及产时感染大部分于出生后 7d 内发病，出生后感染则大部分于出生后 7d 及以后发病。患儿一般无特异性表现，常与其他疾病，如呼吸系统、神经系统疾病相混淆。新生儿感染时除发热外，还表现为全身状态较差、可找到感染病灶、末梢循环不良、外周皮肤血管收缩、肢端发凉、核心温度与外周温度差增大等。发热可由细菌或病毒病原体的代谢产物或毒素直接作用，也可由于下丘脑体温中枢调节障碍引起。由病毒感染引起的高热可持续数日不退。新生儿感染性发热时全身状态较差，除病变相关临床表现外，常出现末梢循环障碍，外周皮肤血管收缩，肢端发凉，表现为"腹部 - 足尖"温度差增大，此时足部皮肤温度较腹部皮肤温度低 2 ～ 3℃或以上，此特点与非感染性发热不同。

（四）中枢性发热

新生儿发热也可由中枢神经调节障碍引起，如颅内出血、重度缺氧缺血性脑病等对散热调节发生障碍而导致体温升高。

（五）其他原因引起

新生儿发热也可由新生儿代谢率升高引起，如骨骼肌强直和癫痫持续状态等。先天性外胚叶发育不良的新生儿，因汗腺缺乏，散热障碍，可引起发热。另外，分娩时，母亲接受硬膜外麻醉也可以引起母亲与新生儿共同发热。

三、诊断

（一）温度测量

1.肛温（核心温度）　即直肠温度，新生儿正常核心温度为 $36.5 \sim 37.5℃$，当核心温度 $> 37.5℃$ 时定义为新生儿发热。测量肛温时温度计需插入肛门 $2 \sim 3cm$，$3min$ 后取出读数。

2.腋温　腋温测量简单易行，且对新生儿干扰少，故临床使用较多。腋温最接近核心温度，但比肛温略低（约 $0.5℃$），测量时间为 $5min$。

（二）实验室检查

因环境温度高或喂养不当等非感染因素引起的发热，常伴有脱水、高钠血症及代谢性酸中毒等。有血液浓缩时，红细胞破坏增多，导致胆红素浓度增高。而感染引起的发热，可有感染的血象表现，如有败血症则血培养为阳性。

（三）辅助检查

常规行 X 线胸片、B 超、心电图等检查，必要时做脑电图、CT 等检查。

四、治疗

（一）对因治疗

在新生儿体温增高时，应明确是环境温度过高还是内源性物质产生过多所致。

（二）降温方法

1.一般治疗　新生儿发热原因比较复杂，症状较轻时一般无须用药，症状明显时要对症处理。发热原因明确后，须针对引起发热的原发疾病进行对因治疗。

2.物理降温　新生儿发热处理以物理降温为主，药物降温为辅；体温过高时，可能引发小儿惊厥，可给予温水擦浴，注意慎用退热药，以防药物对新生儿产生毒副作用及使之体温骤降。

3.补液治疗　新生儿持续高热期间，要注意保持水、电解质平衡，及时补充水分防止脱水；频繁给予温开水，以保证体内充足的水分；发生脱水热时，可适当增加奶量，喂糖水或 5% 葡萄糖进行补液治疗。

4.环境温度　可以减少或解开新生儿的衣服及包被，开窗通风，使用空调降低环境温度。保持室内温度在 $21 \sim 23℃$。

（三）病情观察与评估

1.监测每小时的体温。

2.观察一般情况，如脉搏、呼吸、神志、面色、食欲等。

3.观察病情进展情况，注意有无惊厥等并发症的发生。

4.记录 24h 出入量，注意观察有无脱水症状。

5.观察用药效果及反应，如退热药和抗生素的应用。

6.营养支持。高热可导致肠蠕动减慢，消化液生成减少。因此，新生儿的消化吸收功能会减弱，应给予少食多餐。对于不能进食者，应遵医嘱经静脉补充营养与水分，同时监测新生儿的尿量和出汗情况，以便及时调整补液量。

（四）加强基础护理

1. 皮肤护理　保持新生儿皮肤清洁干燥，及时更换干净的衣服，促进舒适度。

2. 口腔护理　新生儿高热时唾液分泌会减少，利于细菌繁殖，再加上抵抗力弱，各类口腔炎症就易于发生。因此，高热者要特别注意口腔护理，可用棉签蘸生理盐水清洁口腔，2～3次/日。

（五）心理护理

新生儿发热时，家长往往焦虑不安。护士应给家长以安慰和鼓励，并向其解释病情。耐心解答家长对于病情提出的疑问，并指导其掌握降温的相关措施和护理要点，增加其对患儿病情的了解，给予充分的心理支持，减轻其担忧和焦虑。

（马　俊）

第2章

新生儿体液代谢紊乱

新生儿时期的常见问题之一是体液代谢紊乱，许多因素均可导致体液调节障碍，因此液体疗法不仅仅是补充营养的重要手段，更是患病新生儿治疗的一个重要方面。新生儿从母体的水生环境（恒温、潮湿）转变为自然环境（干燥、变温、相对低温），需要一个适应和过渡的过程，所以，新生儿早期（尤其是早产儿）液体疗法的目的也是能够让其成功适应新环境。由于早产儿的器官功能发育不成熟，这种过渡较足月儿相比更为困难，在体液平衡和失衡之间的安全范围较窄，要进行恰当准确的补液就必须熟悉掌握新生儿的体液特点及其应用原理，这样才能够使其更加顺畅地进行宫内向宫外的过渡，减少不必要的损伤。

第一节　新生儿体液代谢

了解和掌握新生儿正常的体液代谢过程，保证正常新生儿的正常体液代谢，才能在新生儿患病时更好地掌握体液代谢情况，对治疗方案进行更加详细而准确的预计及调整。

一、体液的总量、分布及构成

（一）体液的量及分布

新生儿的胎龄越小、日龄越小，体液的总量比成人相对越多。在新生儿的细胞外液中间质液量所占的比例都较高（即增多的主要是间质液）。血浆和细胞内液量所占比例与成人相近。出生时，足月新生儿的细胞外液约占体重的45%。出生后，总体液量持续减少，主要由于细胞外液收缩所致。由于不显性失水的增多，主要是肾脏功能的改善，尿量增多、尿钠排泄增多，细胞外液逐渐减少，体重随之下降，但是不伴有脱水和低钠血症，至出生后1周体重降至最低，约占体重的39%，体重下降5%～6%（早产儿的生理性体重下降较足月儿更为明显），一般情况下体重下降不超过10%，此种情况被称为生理性体重下降。生理性体重下降是新生儿对宫外环境过渡和适应的反应，胎龄越小，细胞外液的占比越高，生理性体重下降则越明显，持续的时间也越长（表2-1）。在此期间供给水和电解质应当做少许的控制，减轻负荷。如若不加限制地补给水及电解质，则会出现过度负荷状态，细胞外液不能降低，仍然处于持续扩张状态，就会有发生动脉导管未闭、支气管肺发育不良、心力衰竭和坏死性肠炎的风险。以后随着躯体的生长发育，体重会逐渐回升，7～10d后恢复到出生体重并正常增长。但细胞外液含量及比例仍然持续降低，至出生后约2个月时，细胞外液所占比例开始低于细胞内液。

表 2-1　摄入适当液体时的生理性体重丢失

出生体重（g）	丢失体重占总体重的百分比（%）	持续时间（d）
＜ 1000	15 ～ 20	10 ～ 14
1001 ～ 1500	10 ～ 15	7 ～ 10
1501 ～ 2000	7 ～ 10	5 ～ 8
2001 ～ 2500	5 ～ 7	3 ～ 5
＞ 2500	3 ～ 5	2 ～ 3

摘自：宁寿葆. 现代实用儿科学 [M]. 上海：复旦大学出版社，2004：108-112.

（二）体液的构成

新生儿的体液构成与成人相似，包括细胞内液（占全身体液总量的 2/3）和细胞外液（占全身体液总量的 1/3），细胞内液（intracellular fluid，ICF）是物质代谢的主要部位，细胞外液（extracellular fluid，ECF）则是机体各类细胞赖以生存的内环境，包括人体的血浆、组织液、胸膜腔内液、脑脊液、腹腔内液体等。体液主要由水及溶解在水中的无机盐、有机物一起构成。胚胎发育初期，体内 95% 是由水组成的，主要分布在细胞外液中。随着胎儿的生长、细胞增殖和脂肪的沉积，细胞内液逐渐增多，而总体液量和细胞外液量逐渐减少。因此与足月儿相比，早产儿处于总体液量过多和细胞外液扩张状态，胎龄越小，体液占体重的比例越高，而增多的部分主要是细胞外液（表 2-2）。与成人相比，新生儿的血浆钾、氯、磷含量偏高，碳酸氢根含量偏低。而由于早产儿有较多的细胞外液和较少的细胞内液，故比足月儿含有较多的钠、氯和稍低的钾。

表 2-2　不同婴儿的体液分布（占体重的百分比 %）

	体液总量	细胞外液量	细胞内液量	ECF/ICF
24 周（胎龄新生儿）	86	59	27	2.19
28 周（胎龄新生儿）	84	56	28	2.0
32 周（胎龄新生儿）	82	52	30	1.73
36 周（胎龄新生儿）	80	48	32	1.5
40 周（胎龄新生儿）	78	44	34	1.29
0 ～ 1d（日龄）	79	43.9	35.1	1.25
1 ～ 10d（日龄）	74	39.7	34.3	1.14
1 ～ 3 个月（月龄）	72.3	32.2	40.1	0.8
3 ～ 6 个月（月龄）	70.1	30.1	40.0	0.75
6 ～ 12 个月（月龄）	60.4	27.4	33.0	0.83

二、新生儿水和电解质生理需要量

新生儿生理需要的水量包括不显性失水量、排尿量、排便量等人体丢失的水量及生长所需要的水量（从中扣除氧化代谢的内生水量）。新生儿生理所需的电解质量即满足新生儿正常生活所需的电解质量及疾病状态下丢失的电解质量(如呕吐、腹泻、胃肠减压引流等)。成人不再生长，只需要保证机体出入水量及电解质平衡（零平衡）即可。但在生长发育过程中的小儿由于特有的生长发育所需，须保证正平衡才能满足生长需要，这一点在婴幼儿时期，特别是新生儿时期更为明显。

（一）水的生理需要量

正常人体内水的出入量与体液需要保持动态的平衡，即每天所需的水量与热量的消耗成正比。由于小儿所需的热量相对较高，故水的需求量按千克体重计算要高于成人。除了出生后数日的新生儿出入水量较少以外，年龄越小，出入水量（体内体外的水交换量）相对越多。婴儿每天的水交换量约等于细胞外液的 1/2，而成人仅需要 1/7，婴儿的水交换率比成人快 3～4 倍。因此，小儿（尤其是婴儿）对缺水的耐受力比成人差。在疾病状态下，当进水不足、水分继续丢失且没有及时进行补液治疗时，新生儿将比成人更容易出现脱水。

1. **不显性失水** 体液可通过 3 种途径从体内丢失：经肺和皮肤的不显性失水（insensible water loss，IWL）、经胃肠道丢失（正常情况下为大便排泄量）、经肾脏丢失（排尿量）。不显性失水量一般相对恒定，由于小儿生长发育迅速，新陈代谢旺盛，所需的水量较大，其不显性失水量也较多，按体重计算约为成人的 2 倍。在一般情况下不显性失水平均为 42ml/100kcal，其中经肺和皮肤失水分别为 14ml/100kcal 和 28ml/100kcal（表 2-3）。需要注意的是，正常情况下不显性失水不包含出汗。

表 2-3 新生儿每日失（需）水量 （单位：ml/100kcal）

不显性失水		大便	尿液	合计
肺	皮肤			
14	28	8	50～80	100～130

注：高值和低值分别用于牛乳和母乳喂养儿，亦可选取中间值应用。

2. **胃肠道对水的调节作用** 正常人每日分泌大量的消化液，为血浆量的 1～2 倍或占细胞外液的 2/3，其中绝大部分可被肠道重新吸收，粪便排出的只是少部分。小儿每日从大便中排出的水分为 5～10ml/kcal。年龄越小，消化道的液体交换（分泌与重吸收）越快，所以比成人更易于因消化功能障碍导致水和电解质的丢失。当患有严重腹泻病或在消化道造瘘术后，水的再吸收功能出现障碍，使得水分和电解质成分出现大量丢失，因而可引发脱水的表现。

3. **肾脏对水的调节作用** 肾脏的发育直接与胎龄及日龄有关，约在妊娠 34 周时已经完成。无论新生儿是否在宫内还是已经出生，肾脏都是以相同的速度进行发育。

（1）正常的尿量变化是很大的，主要取决于肾脏的溶质负荷、最大稀释和浓缩能力。尿中的溶质主要来自于蛋白质代谢过程中产生的含氮产物（1g 蛋白质产生溶质负荷 4mOsm）和电解质。具体参考第(4)条所述。

（2）正常成人可使尿液稀释到 50～100mOsm/L（尿比重 1.003）和浓缩到 1400mOsm/L（尿比重 1.035）。年龄越小，肾脏的调节功能越不成熟。新生儿出生后 7d 肾脏的稀释能力即可达到成人水平，但由于肾小球滤过率较低（1 岁时接近成人值，2 岁时与成人无差异），水的排泄速度较慢，若摄入水量过多，较容易引起水肿和低钠血症。

（3）新生儿和婴幼儿肾脏浓缩功能很差，只能使尿液浓缩至约 700mOsm/L（尿比重 1.020），早产儿的肾脏浓缩功能更差，故此排泄同质量溶质所需的水量较成人更多，尿量亦相对较多。当摄入水量不足或丢失水量增加时，更容易超出肾脏浓缩能力的限度，导致代谢产物的体内潴留和高渗性脱水的发生。

（4）只接受静脉滴注葡萄糖和低电解质溶液的肾脏溶质负荷约为 20mOsm/100kcal，母乳和配方牛乳喂养儿分别约为 10mOsm/100kcal 和 30mOsm/100kcal。尿液渗透压接近于等渗时（300mOsm/L，尿比重 1.010），肾脏稀释浓缩所做的功较小。当肾脏溶质负荷为 10mOsm/100kcal、20mOsm/100kcal 及 30mOsm/100kcal 时，排尿所需水量（尿量）分别为 33mOsm/100kcal、66mOsm/100kcal 及 100mOsm/100kcal。1 岁以内婴儿以维持尿液渗透压 150～400mOsm/L（尿比重在 1.005～1.012）较为适宜。补充排尿所需水量一般情况下可按照 60～90ml/kcal，或给中间值 80ml/kcal。若在液体治疗计算中未扣除内生水（约 10ml/100kcal），则补充排尿所需水量为 50～80ml/kcal，或按照中间值 70ml/kcal 计算。低值和高值分别用于母乳和配方牛乳喂养儿，中间值则均适用于两种情况。

将上述 1、2、3 项需水量相加，新生儿的需水总量可估算为 100～130ml/100kcal，低值和高值分别用于母乳和配方牛乳喂养儿，中间值则均适用于两种情况（具体可参考表 2-3）。

生理需水量按热量消耗计算更加合理，但在临床工作中，热量消耗相对难以取值，实际上更常应用按体重计算。足月新生儿的热量需要约为 100kcal/（kg·d），两种计算方法取得的数值基本一致。但早产儿、足月儿及不同日龄者的每千克体重热量需要的差异很大，因而每千克体重的需水量不同，必须使用不同的数值进行计算。不同出生体重及不同日龄的基础需水量可参考表 2-4。

表 2-4　不同出生体重、不同日龄（周龄）的新生儿基础代谢需水量及生理需水量 [单位：ml/（kg·d）]

	出生体重（g）		
	< 1500	1500～2500	> 2500
基础代谢需水量			
不显性失水	25～50	15～35	20～30
便量	0～5	5～10	5～10
尿量	40～80	50～100	25～60
合计	60～140	75～150	50～120
生理需水量			
1d（日龄）	70～100	60～80	60～80
2d（日龄）	60～120	80～110	80～110
3～7d（日龄）	80～120	100～120	100～120
2～4 周（周龄）	100～150	110～150	110～120

（二）电解质的生理需要量

正常情况下，电解质主要通过肾脏排出。新生儿出生后第 1 天尿量较少，随尿丢失的电解质不多，补液时可仅补充糖或部分氨基酸，无须补充电解质成分。之后足月儿的每日钠需要量为 2 ～ 3mmol/100kcal，早产儿为 3 ～ 4mmol/100kcal。由于新生儿胎儿血红蛋白含量较高，出生后因氧含量升高，胎儿血红蛋白大量破坏，红细胞内的钾离子被释放入血，导致血浆中钾离子偏高，而尿量较少，通过尿液排出钾离子能力不足，故出生后 1 ～ 2d 不必额外补钾；以后新生儿的每日钾需要量为 1 ～ 2mmol/100kcal。

三、影响水及电解质代谢的因素

（一）不显性失水影响因素

不显性失水的量主要取决于新生儿的胎龄、日龄、环境温度和湿度、代谢率及皮肤的完整性（表 2-5）。

表 2-5　新生儿不显性失水的影响因素

影响因素	对不显性失水的影响
增加不显性失水的因素	
新生儿成熟度（胎龄、体重）	出生体重越低、胎龄越小，不显性失水越多
呼吸窘迫	吸入干燥气体使经肺不显性失水增加
环境温度超过中性温度	增加的不显示失水与升高的温度成正比
体温升高（发热）	增加不显性失水多达 300%
皮肤破溃、损伤或先天缺陷	增加不显性失水与皮肤缺损面积成正比
远红外辐射保暖床	增加不显性失水约 50%
蓝光照射治疗	增加不显性失水约 50%
运动或剧烈哭闹	增加不显性失水多达 70%
降低不显性失水因素	
环境高湿度或吸入气体高湿度	环境蒸汽压增加至 200% 时不显性失水降低 30%
塑料防热罩	降低不显性失水 30% ～ 70%
塑料毯或塑料仓	降低不显性失水 30% ～ 70%
半透膜	降低不显性失水 50%
皮肤搽剂	降低不显性失水 50%

1. **新生儿的成熟度**　人的表皮发育要从胎龄第 23 周开始逐渐趋于成熟，至第 32 周时发育完成，因此胎龄越小的新生儿皮肤抗蒸发的屏障功能越差。另外，由于早产儿的体表面积相对较大及呼吸频率较快，这使得早产儿经皮肤和呼吸道的不显性失水明显增加，且胎龄越小，增加越明显（表 2-6）。值得注意的是，出生后皮肤角化层的成熟迅速加速，至出生后 7d 不显性失水即可明显减少。

表 2-6 不同日龄、不同胎龄的新生儿在环境湿度 50% 时经皮肤的不显性失水量（单位：ml/kg·d）

胎龄	日龄					
	0～1d	3d	7d	14d	21d	28d
25～27 周	129±39	71±9	43±9	32±10	28±10	24±10
28～30 周	42±13	32±9	24±7	18±6	15±6	15±6
31～36 周	12±5	12±4	12±4	9±3	8±2	7±1
37～41 周	7±2	6±1	6±1	6±1	6±0	7±1

2. 呼吸因素　①任何可以引起每分通气量增加的因素都可以增加经呼吸道的不显性失水，例如心功能不全／心力衰竭、肺功能障碍（如呼吸窘迫、肺炎、肺气漏综合征等）或各种因素所致的代谢性酸中毒等。运动和哭闹亦可增加不显性失水。以上因素均与呼吸频率增快有关。②提高吸入气湿度或环境高湿度，可减少不显性失水。

3. 温度因素　①发热：体温每升高 1℃，代谢率增加 10%，不显性失水增加 10%～30%。②环境温度高于中性温度也可增加经皮肤的不显性失水量，这种影响甚至可以发生在体温没有升高时；相反，低于中性温度的环境温度并不伴有不显性失水的下降。③在有远红外辐射保温台或头顶式蓝光治疗灯的情况下，由于环境温度的升高，不显性失水可增加 50%，若两者同时应用，对不显性失水的影响呈叠加作用，这对极低出生体重儿的影响尤为重要。如果体重＜1000g 的早产儿在远红外辐射保温台上治疗，经皮肤的不显性失水可高达 150ml/（kg·d）以上，如果没有足够重视远红外辐射保温台或蓝光治疗灯等情况，会由于水分的大量丢失出现血浆钠离子增高，血浆渗透压亦随之增高。但如果在远红外辐射保温台的辐射下用透明塑料薄膜罩在新生儿身上，则可使不显性失水下降 30%～50%。

4. 皮肤因素　皮肤的破溃／损伤或先天性皮肤缺陷可以影响皮肤对抗蒸发的屏障作用，增加不显性失水。这种由温度因素（如监测电极）、化学因素（如消毒剂）、机械因素（如胶布）等刺激所致的皮肤损伤在危重症早产儿中十分常见。缺乏必需脂肪酸时，亦可引起皮肤损害而使其不显性失水增加。另外，先天性皮肤缺陷如腹壁裂、脐膨出等，在外科手术矫正之前也伴有相应的不显性失水增加。

（二）肾脏对水及电解质代谢的影响因素

1. 胎龄因素　胎龄与矫正胎龄是影响肾脏功能的主要因素。在子宫内，由于肾血管阻力高、体循环压力低，肾血流量和肾小球滤过率（glomerular filtration rate，GFR）很低。出生后，随着肾血管阻力的降低及体循环压力的增高，GFR 也迅速提高。然而，这种变化在胎龄＜34 周的早产儿较为缓慢，甚至可以缺失。需要矫正胎龄至 34 周以后才会出现显著变化。因此，胎龄＜34 周的早产儿，当静脉供给大量液体及电解质时，由于不能及时有效地增加尿量，进而容易出现水钠潴留。

足月儿的肾脏能够有效地对钠进行重吸收并作为生长所需，而早产儿的钠为负平衡状态，与胎龄密切相关，胎龄越小，负平衡越严重，持续时间越长。体重＜1000g 的超低出生体重儿尿钠排泄分数（fractional excretion of sodium，FENa）可高达 10%～15%。由于胎龄＜34 周早产儿的肾小管发育落后于肾小球、肾小管对醛固酮的反应较为迟钝、对钠的重吸收能力低下及肾小管上皮细胞 Na^+-K^+-ATP 酶的水平较低，故早产儿肾脏的保钠功能要到胎龄 34 周以后才能发育到正常水平。因此，对胎龄很小的早产儿每天钠的需求量需要适当增加。但是，当超负荷给予钠盐时，早产儿（特别是有肾脏灌流受损者）由于 GFR 较低，不能迅速增加尿钠排泄，因此，临床上早产儿既容易高钠，又容易低钠，故应当进行严密监测。由于极低出生体重儿的 GFR 低且远曲小管对醛固酮反应不敏感，以及极低出生体重儿常伴有酸中毒和负氮平衡，因此在出生后 48h 内容易出现高钾血症。随着日龄的增长，高钾血症通过肾脏排泄功能的完善得以逐渐改善。

2. 年龄因素　新生儿的肾脏浓缩功能与成人相比较差，并且胎龄越小，浓缩功能越差。因此，新生儿（尤其是早产儿）对水摄入不足的耐受能力越差。由于 GFR 低及肾脏浓缩功能差，使得新生儿只能在 95 ~ 200ml/（kg·d）范围内维持水的平衡，当补液过多、过急时，就不能使尿液更好地稀释，进而造成各种疾病的危险性相应增加。故此，在新生儿出生的前几天入液量需要严格控制，尤其是早产儿需要限制得更加严格。

（三）内分泌功能对水及电解质代谢的影响作用

影响水代谢的激素包括心房利尿钠肽（atrial natriuretic peptide，ANP）、抗利尿激素（antidiuretic hormone，ADH）及肾素 - 血管紧张素 - 醛固酮系统（renin-angiotensin-aldosterone-system，RAAS）。

1. 心房利尿钠肽　ANP 主要影响出生后的细胞外液收缩作用。在胎儿早期，心脏就可以产生 ANP，并且在妊娠过程中逐渐增加，妊娠晚期甚至可以超过其母体水平。出生后，ANP 持续升高，病情在出生后 48 ~ 72h 升至高峰，因而此时正是新生儿出生后利尿的高峰期。ANP 的分泌受到容量负荷的刺激，而 ANP 又刺激排尿，因此，ANP 在新生儿细胞外液的容量变化中起到了重要作用。研究发现，早产儿患有新生儿呼吸窘迫综合征（RDS）者，在呼吸功能改善之前或改善期间可有 ANP 水平的显著增加。

2. 抗利尿激素　ADH 在下丘脑产生，由神经垂体分泌。当血渗透压增高或血压下降时，ADH 释放增加，从而增加肾脏集合系统水的重吸收及尿量减少。ADH 在出生后 24h 内水平较高，然后逐渐降低。当早产儿处于某些疾病状态（如 RDS、窒息、疼痛、IVH 等）时，可引起 ADH 的分泌增多，从而引发抗利尿激素分泌失调综合征（SIADH）。SIADH 的患儿通常表现为少尿、水潴留和严重的低钠血症，血渗透压降低和尿渗透压升高是其突出特征。此时，必须严格限制入液量（每天 30 ~ 50ml/kg），而钠盐只需要基本的生理需要量（每日 2 ~ 3mmol/kg）。如果不加以限制，增加的钠盐摄入反而会导致细胞外液进一步增加导致病情加重。

3. 肾素 - 血管紧张素 - 醛固酮系统　当低血容量和脱水时细胞外液容量、心排血量及血压均出现下降，RAAS 被激活，引起肾小球滤过率降低，因而刺激肾髓质细胞产生肾素。肾素可以激活血管紧张素原在肝脏转换成血管紧张素Ⅰ，血管紧张素Ⅰ转运到肺部，产生活化的血管紧张素Ⅱ。血管紧张素Ⅱ是一种强力血管收缩剂（主要作用于动脉），并且直接作用于肾脏减少水的排泄。血管紧张素也可以激活肾上腺释放醛固酮，通过增加水潴留而增加细胞外液的容量（图 2-1）。

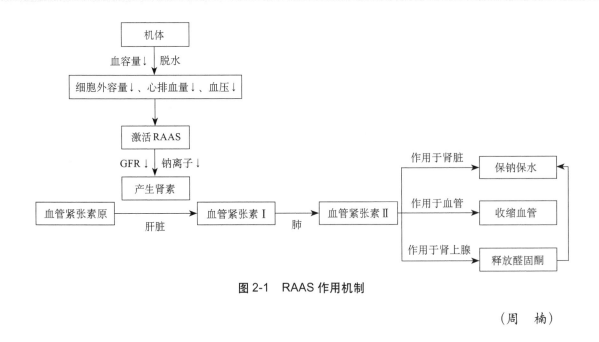

图 2-1　RAAS 作用机制

（周　楠）

第二节　新生儿脱水症

一、脱水的定义

脱水是指液体总量减少,特别是细胞外液量减少,其根本原因是水的摄入量不足和(或)丢失量过多。一般情况下,脱水除了水分损失外,还伴随有不同程度的钠离子、钾离子及其他电解质成分的丢失。

二、脱水的分类

（一）按脱水的程度分类

脱水程度是指患病后累积的体液丢失量,可粗略用患病前与就诊时体重的差值计算。根据精神状态、前囟、眼窝、皮肤弹性、尿量、哭时有无眼泪和循环情况等临床表现进行评估。但是当液体渗透压异常时,可以影响脱水的表现（详见脱水的性质部分）。等渗性脱水可分为轻度脱水、中度脱水和重度脱水,具体表现如下。

1. **轻度脱水**　失水量为体重的 5%（50ml/kg）。患儿精神状态稍差,可表现为轻度烦躁不安,前囟和眼窝稍凹陷,哭时有泪,皮肤稍干燥,弹性尚可,口唇黏膜略干,尿量稍减少,末梢循环基本正常。

2. **中度脱水**　失水量为体重的 5%～10%（50～100ml/kg）。患儿可有烦躁不安或精神萎靡,前囟和眼窝明显凹陷,哭时泪少,皮肤干燥、苍白,弹性较差,口唇黏膜干燥,尿量明显减少,四肢末梢稍凉,CRT 基本正常或略延长。

3. **重度脱水**　失水量为体重的 10% 以上（100～120ml/kg）。患者呈急性重症病容,精神状态极度萎靡,表情淡漠,昏睡状态甚至昏迷。前囟和眼窝深陷,眼睑不能闭合,两眼可呈凝视状态,哭时无泪。皮肤颜色晦暗、发灰或伴有花纹,皮肤干燥,弹性极差。口唇黏膜极度干燥。此时由于有效循环血容量明显减少，可出现休克表现，如心音低钝、脉细数、血压下降、四肢厥冷、CRT 明显延长、尿量极少甚至无尿。

（二）按脱水的性质分类

脱水时，水分丢失往往是与电解质丢失相伴随的，但由于引起脱水的病因不同，水和电解质（主要是钠离子）的丢失比例也可不同，因此引发体液渗透压的不同改变。根据脱水时体液渗透压的不同（这里指细胞外液），可将脱水分为等渗性脱水、低渗性脱水和高渗性脱水，其中以等渗性脱水最为常见，其次为低渗性脱水，高渗性脱水最为少见。钠离子是构成细胞外液渗透压的主要成分，所以以通常用血清钠离子水平来判定脱水的性质。

1. **等渗性脱水**　是指水和电解质（主要是钠离子）成比例丢失，血清钠为 130～150mmol/L。各种病因导致脱水时，其水和钠离子丢失的比例可有不同，如若比例相差不大时，可通过肾脏的调节功能，使体液维持在等渗状态，因此以等渗性脱水最为常见。等渗性脱水时体液的主要变化为细胞外液容量及循环血容量减少，但细胞内液量通常无明显改变，细胞内、外液的渗透压大致正常。临床上主要表现为脱水症状（描述参考脱水程度部分）。

2. **低渗性脱水**　是指丢失电解质（主要是钠离子）的比例大于失水，即脱水伴低钠血症，血清钠 < 130mmol/L。多见于腹泻（尤其是慢性腹泻、营养不良伴腹泻）、胃肠引流或应用利尿剂时未补充电解质。低渗性脱水时，细胞外液容量减少，由于其渗透压降低，水向细胞内转移，导致细胞外液容量进一步减少。所以，当失水量相同时，低渗性脱水的脱水表现要较其他两种脱水更为严重。由于循环血容量明显减少，更容易发生休克。由于细胞外液减少，血液浓缩，临床上可表现为眼窝和前囟凹陷，无明显口渴，皮肤弹性减低，心跳增快，四肢冷，末梢循环差，CRT 延长，血压减低，严重者可发生休克，休克时尿量可明显减少或无尿。低钠严重时可引发脑细胞水肿，临床上可出现神经系统症状如呼吸暂停、嗜睡、昏睡、昏迷或惊厥发作。

3. **高渗性脱水**　是指单纯水缺乏或失水的比例大于电解质（主要指钠）导致，即脱水加高钠血症，血清钠 > 150mmol/L。临床上常见于不显性失水增多而补水不足（如发热、光疗、昏迷状态、红外线辐射保温、呼吸频率增快及新生儿，尤其是早产儿），或呕吐、腹泻或胃肠引流时补充含钠液体过多。此时，细胞外液容量减少，因为渗透压增高，水从细胞内向细胞外转移，使得细胞内液的容量减少，而细胞外液容量的减少可以得到部分补偿。因此，在失水量相等的情况下，高渗性失水的脱水征较其他两种脱水程度更轻，出现循环障碍的症状也更轻，但在出现严重脱水时也可有休克的发生。临床上可表现为烦渴、尿少，但由于新生儿往往不能主动表现，因此常被忽略。黏膜和皮肤比较干燥。当出现急性高钠血症时，早期即可出现神经系统症状，例如烦躁、嗜睡、昏睡、昏迷、震颤、肌张力增高、腱反射亢进、颈强、尖叫、惊厥发作等，严重时可出现血栓形成或颅内出血。

三、常用的治疗溶液（表 2-7）

（一）非电解质溶液

常用的非电解质溶液包括 5% 和 10% 葡萄糖溶液，其中 5% 葡萄糖溶液为等张溶液，而 10% 葡萄糖溶液为高张溶液。但两者输入人体后，葡萄糖逐渐被氧化成水分，同时供给能量，因此，上述葡萄糖溶液短时间内即可变成无张力体液，不能起到持久维持血浆渗透压的作用，可将其认定为无张力溶液，用于补充水分和部分热量。新生儿（特别是早产儿）的葡萄糖清除率较低，输入的葡萄糖溶液的浓度和速度 [单位时间内输入葡萄糖的量，单位为 mg/（kg·min）] 要考虑受到胎龄和日龄的影响，以避免造成医源性高血糖。

表 2-7　常用溶液的成分

溶液种类	阳离子（mmol/L）				阴离子（mmol/L）			Na：Cl	热量（kcal/L）	电解质渗透压
	Na^+	K^+	Ca^{2+}	Mg^{2+}	Cl^-	HCO_3^-	HPO_4^-			
血浆	142	5	5	3	103	24	2	3：2		300mOsm/L
① 0.9% 氯化钠	154				154			1：1		等张
② 10% 葡萄糖									410	
③ 5% 葡萄糖									205	
④ 1.4% 碳酸氢钠	167					167				等张
⑤ 0.2% 氯化钾		27			27					1/5.6 张
⑥ 10% 氯化钾		1342			1342					8.9 张
1：1 液（①：③）	77				77			1：1	102	1/2 张
2：1 等张含钠液（①：④）	158				103	55		3：2		等张
2：6：1 液（①：③：④）	53				34	19		3：2	137	1/3 张
2：3：1 液（①：②：④）	79				51	28		3：2	205	1/2 张
4：3：2 液（①：②：④）	105				68	37		3：2	137	2/3 张
1：4 液（①：②）	30				30			1：1	328	1/5 张
生理维持液①：②=1：4 再加⑥ 15ml/L	30	20			50				328	1/3 张

（二）电解质溶液

用于补充丢失的体液、纠正体液渗透压和酸碱失衡及补充电解质。

1. 生理盐水（0.9% 氯化钠溶液）和复方氯化钠溶液（Ringer's solution，林格液）　均为等张溶液。生理盐水中含有 Na^+ 及 Cl^- 各 154mmol/L，其中 Na^+ 含量与血浆相近，但 Cl^- 含量比血浆（103mmol/L）中要高出约 1/3，且不含有 HCO_3^-，大量输注生理盐水可导致血浆中的 HCO_3^- 被稀释，血氯升高，发生高血氯型代谢性酸中毒（尤其是在肾功能不佳时），并且有使酸中毒进一步加重的危险。复方氯化钠溶液除了含有 Na^+、Cl^- 以外，还含有少量的 K^+ 和 Ca^{2+}（以上两种离子的含量与血浆中的含量相近），大量输注时不会发生稀释性低钾血症和低钙血症。其作用及缺点与生理盐水基本相同。

2. 3% 氯化钠　为高渗盐水，一般用于纠正低钠血症，每毫升 3% 氯化钠溶液中含有 Na^+ 0.5mmol。简便配比方法为生理盐水 100ml+10% 氯化钠溶液 30ml，即可得到浓度为 3% 的氯化钠溶液。

3. 碱化溶液　一般用于纠正代谢性酸中毒。临床上多采用碳酸氢钠（$NaHCO_3$）作为纠正代谢性酸中毒的主要现行物质。$NaHCO_3$ 可直接增加缓冲碱，纠正代谢性酸中毒的作用迅速，但有呼吸衰竭和 CO_2 潴留者慎重使用。1.4% 碳酸氢钠溶液为等张液，5% 为高张溶液，当在需要紧急抢救酸中毒时，亦可以使用 5% 碳酸氢钠不稀释而直接静脉注射。但需要注意的是多次使用高张液体后，可使细胞外液渗透压增高，在治疗过程中需要密切关注。

4. 酸化溶液　一般用于纠正代谢性碱中毒。盐酸精氨酸为成酸性盐，通过肝脏代谢后产生盐酸，用于缓冲碳酸氢盐和非碳酸氢盐（如碱性磷酸盐），可迅速降低 HCO_3^- 和 pH。1mmol/L = 210.5mg，每千克体重给予盐酸精氨酸 0.4ml 可降低 HCO_3^- 1mmol/L。需要注意的是，高氯性酸中毒、肾功能不全及无尿患者禁用。

5. 氯化钾（KCl）溶液　主要用于补充钾。一般选用 0.2% 溶液（含钾量 27mmol/L）静脉滴注，最高应用浓度为 0.3%（含钾量 40mmol/L）。除复方氯化钠溶液以外，含钾溶液绝对不可以直接静脉推注，否则有发生心肌抑制或死亡的风险。

（三）混合溶液

把各种等张溶液按照不同比例配制成混合溶液，可以避免或减少各自的缺点，适用于不同情况的补液需求。等张溶液以任何比例混合后仍然是等张溶液。但混合溶液中所含的葡萄糖溶液输入人体内后最终变成无张力，所以，一般将溶液中的电解质所具有的渗透压看作是溶液的张力（表 2-8）。

表 2-8　几种混合溶液的简便配制

溶液种类	5% 葡萄糖溶液（ml）	加入的溶液（ml）	
		10% 氯化钠	5% 碳酸氢钠
1：1 液（①：③）	500 (100)	23 (4.5)	—
1：2 液（①：③）	500 (100)	15 (3.0)	—
1：4 液（①：③）	500 (100)	9 (1.8)	—
2：1 等张含钠液	500 (100)	30 (6.0)	47 (9.3)
2：6：1 液（①：③：④）	500 (100)	10 (2.0)	16 (3.1)
2：3：1 液（①：②：④）	500 (100)	15 (3.0)	23 (4.7)
4：3：2 液（①：②：④）	500 (100)	20 (4.0)	31 (6.2)

（四）口服补液盐（oral rehydration salt，ORS）溶液（表 2-9，表 2-10）

世界卫生组织推荐用口服补液盐溶液给急性腹泻脱水患者进行口服补液疗法，该疗法经多年临床应用，已取得良好的临床效果，但新生儿需要慎重应用，原因如下。①新生儿口服耐受性相对较差：新生儿胃容量有限，不能够完全按照补液剂量进行充分补充，且新生儿胃呈水平，更容易出现溢奶、胃食管反流、呛奶、呕吐等喂养问题，不适合大量口服补液治疗。②新生儿液体及离子吸收、代谢等能力与成人相比尚不成熟，更容易出现离子紊乱、水中毒等问题，这就需要及时完善血气分析及离子化验以便了解新生儿内环境情况。与口服补液相比，静脉补液更能直观了解液体及离子、糖的补充量，以便及时调整治疗方案。③对于需要补液的新生儿来讲，静脉补液比口服补液更容易得到良好的治疗效果。

表 2-9　口服补液盐Ⅲ溶液的配方

成分	质量（g）	成分	含量（mmol/L）
氯化钠	2.6	Na^+	75
氯化钾	1.5	K^+	20
枸橼酸钠	2.9	Cl^-	65
无水葡萄糖	13.5		
水	1（L）		

表 2-10　口服补液盐溶液（WHO）的配方

成分	质量（g）	成分	含量（mmol/L）
氯化钠	3.5	Na^+	90
氯化钾	1.5	K^+	20
碳酸氢钠	2.5	Cl^-	80
无水葡萄糖	20.0	HCO_3^-	30
水（加至）	1（L）	葡萄糖	110

注：WHO 口服补液盐溶液的渗透压为 330mOsm/L，其中电解质溶液渗透压为 220mOsm/L。而口服补液盐Ⅲ溶液渗透压为 245mOsm/L。

《中国药典》规定葡萄糖须含 1 分子结晶水（$C_6H_{12}O_6 \cdot H_2O$），故葡萄糖实际用量应为 21.8g。可将碳酸氢钠 2.5g 更换为枸橼酸钠 2.9g，口感更佳且不易变质。若脱水较重、循环不良，考虑存在代谢性酸中毒时，宜用碳酸氢钠配液。本配方的氯化钠量可以减半，用于补充继续损失量或病毒性肠炎脱水症。

口服补液盐Ⅲ溶液相较于传统配方有以下优势：①渗透压更低，为低渗溶液，降低肠腔内容物渗透压，避免高渗脱水的发生；②钠离子含量低，降低高钠血症的发生风险；③除补液作用外，还有止泻作用；④口感淡甜，更适合儿童服用。尽管口服补液盐Ⅲ在更改配方后较传统配方更有优势，但仍需要注意：新生儿使用时需要慎重选择；对于急性腹泻且不能及时取得口服补液盐Ⅲ配方者，仍可选择传统口服补液盐配方来纠正脱水及补充电解质；对于严重脱水、呕吐严重、存在电解质紊乱、休克及口服不能耐受者，静脉补液仍是第一选择。

四、液体疗法的应用原则

新生儿液体疗法的原则与婴幼儿基本相同，但具有一些特殊的特点，更多的是用于肠外静脉营养支持治疗方面。液体疗法的目的是纠正水和电解质紊乱，以恢复机体的正常生理功能。在治疗前要全面了解疾病情况，从病史（体液的丢失和补充）、临床表现和化验检查等方面进行综合分析，判断水和电解质紊乱的性质和程度，提出合理的液体治疗方案。初步决定补液的总量、成分组成、补液步骤及液体输注速度。在进行液体治疗过程中，密切观察患者的病情变化和对治疗的反应，再对液体治疗的方案进行实时调整。下面介绍液体治疗方案的几个组成部分，便于我们对临床常用液体治疗方案的进一步理解。临床液体治疗方案常规是综合这几个组成部分的简化方法。在治疗过程中，要充分评估机体的调节功能。在一般情况下，只要输入的液体基本符合病情需要，不超过肾脏的调节范围，机体就能留其所需，排其所余，恢复水和电解质的正常平衡。所以液体疗法要尽量简便，可用从实践中总结出来的简化常规方案，再进行观察调整，就可以得到良好的治疗效果。必要情况下进行较为详细的计算。究其根本，液体的计算多为估算，仍然需要对治疗效果进行观察以便对液体进行进一步调整。

液体治疗分为三部分，即累积损失量、生理需要量和继续丢失量。

（一）累积损失量

累积损失量，即患者就诊前水和电解质等的总损失量。补充累积损失量，使体液的量和组成成分恢复正常，包括纠正脱水、渗透压失常、电解质缺乏和代谢性酸中毒。

1. 补液总量计算：根据脱水的程度来决定补液的总量。轻度脱水时 50ml/kg、中度脱水时 50 ～ 100ml/kg、重度脱水时 100 ～ 120ml/kg。一般补液的总量按照脱水程度的 2/3 进行计算。由于脱水时细胞外、细胞内液均有丢失，而且细胞外液的钠不仅通过消化道等途径丢失，还由于细胞失钾，有一部分钠进入细胞内液（细胞内液钾缺乏，钠过剩）；当进行补钾治疗时，随着细胞内液钾的逐渐恢复，其过剩的钠又返回细胞外液，故补充的含钠液量可稍作减少，以免细胞外液过度扩张。

2. 补液种类：根据脱水的性质（体液渗压、主要依靠细胞外液中钠的含量确定）来决定补液的种类。当判断脱水的性质存在困难时（没有进行血气分析的条件或进行急重症抢救时），可按照等渗性脱水来处理。

（1）等渗性脱水：用等张含钠液纠正。首日只给予纠正低钠血症所需钠量的 1/2。

$$等张含钠液需要量（ml）=脱水程度 \% \times 体重 \qquad （式 2-1）$$

（2）低渗性脱水：用高张含钠液纠正，相当于纠正体液低渗状态（低钠血症）所需钠量加纠正等渗性脱水所需等张含钠液量。从概念上可理解为首先将低渗性脱水纠正为等渗性脱水，然后再进行纠正等渗性脱水即可。

纠正低钠血症：

所需钠量（mmol）=（期望血清钠 − 测得血清钠）mmol/L × 体液总量（L） （式 2-2）

纠正低渗性脱水所需溶液量 = 式 2-1 ＋式 2-2

（3）高渗性脱水：用低张含钠液纠正，相当于纠正体液高渗（高钠血症）所需水量加纠正等渗性脱水所需等张含钠液量。由于纠正高钠血症输入体内的水将形成同量的等张含钠液（体液膨胀），故尚需将此量（等于纠正高钠血症所需水量的毫升数）从纠正等渗性脱水所需等张含钠液量中扣除，即相应减少等张含钠液的补充量。也可以从概念上理解为首先将高渗性脱水纠正为等渗性脱水，然后再纠正后者。

纠正高钠血症：

所需水量（L）=（测得血清钠 − 期望血清钠）mmol/L × 体液总量（L） （式 2-3）

纠正高渗性脱水所需的溶液 = 式 2-3 × 1/2 ＋（式 2-1 − 式 2-3）

3. 补液速度：补液速度主要取决于脱水程度。累积损失量应于开始补液的前 8 ～ 12h 补足。重度脱水或中度脱水伴有明显周围循环障碍者首先扩充血容量，以迅速改善血液循环和肾脏功能。用 2 ：1 等张含钠液（0.9% 氯化钠：1.4% 碳酸氢钠）20ml/kg 扩容，伴中、重度酸中毒者可改用 1.4% 碳酸氢钠溶液直接补充，该溶液兼具有扩充血容量和迅速纠正酸中毒的作用。对于低钠血症的纠正速度可以稍快，但除非出现明显的水中毒症状如惊厥发作等，一般无须单独使用高张氯化钠（3%）快速纠正。对于高钠血症的纠正速度宜稍慢，否则宜出现惊厥发作。由于此时脑神经细胞内液渗透压亦增高，而钠离子不能很快排出，在过多的钠被排出之前，若进入脑神经细胞内的水量过多，可引起细胞水肿，进而导致惊厥的发作。故降低血清钠的速度不宜超过10mmol/（L·24h）。一般在首日只给纠正高钠血症所需水量的50%即可。

4. 纠正酸中毒。

（二）生理需要量

生理需要量（表2-11），即正常人体每天所需的正常入液总量，主要针对的人群是不能正常经口进食/喂养者。补充生理需要量，主要是避免由于不能正常摄入液体导致脱水的发生/加重，以保证水、电解质和其他物质的出入平衡。

在进行液体治疗时，单纯依靠葡萄糖溶液难以达到热量的需求和其他物质如蛋白质、脂肪、离子的摄入补充，要尽量满足基础代谢所需的热量。葡萄糖供给量最少应达到5g/（kg·d），可以减少蛋白的分解和酮血症的发生。对于新生儿（特别是早产儿）应当更加注意营养的补充，必要时可使用部分静脉营养或全部静脉营养支持治疗。

每日生理需要水量根据日龄和胎龄的不同有所不同，大部分1周龄以上的足月新生儿的每日生理需水量为100～130ml/（kg·d），早产儿需要量更多，最多可达160～180ml/（kg·d）。钠量为2～4mmol/（kg·d），钾量为1～2mmol/（kg·d）。补充生理需要量宜尽量口服，不能口服或口服量不足者可静脉滴注生理维持液。如有发热、呼吸增快、活动增加、惊厥发作等情况时，需要适当增加进水量。需要指出的是，针对腹泻患儿，主张继续喂养（母乳喂养无改变，仅在严重腹泻或呕吐时最多暂停6h，之后如常喂养），不主张严格长期禁食。对于新生儿，特别是早产儿，由于体内的营养物质储存量较少，因此继续喂养更加重要。

表2-11　足月儿和早产儿不同日龄（周龄）的生理需要量　　　　[单位：ml/（kg·d）]

日龄（周龄）	体重			
	< 1000g	1001～1500g	1501～2500g	> 2500g
1d	70～100	70～100	60～80	60～80
2d	60～100	80～120	80～110	80～110
3～7d	80～100	100～120	100～120	100～120
2～4周	100～150	120～150	110～150	110～120

（三）继续丢失量

各种损失液的成分见表2-12。

在液体治疗过程中，引起脱水的原因（如呕吐、腹泻、胃肠引流等）往往继续存在，使得机体继续额外丢失体液，应按照实际损失量以相似的组成成分的溶液进行补充。腹泻时大便的量难以预计，一般根据入院前大便的次数和质量进行大概的估计（新生儿可通过称量纸尿裤的重量来简单估算便量）。一般可选用1/2～1/3张含钠液作为继续丢失量的补充用溶液。病毒性肠炎的大便钠含量比产毒性大肠埃希菌（ETEC）肠炎低。腹泻的维持溶液的成分一般选用1/3张含钠溶液。在12h左右均匀静脉滴注。

表 2-12　各种损失液的成分　　　　　　　　　　　（单位：mmol/L）

损失液的成分	胃液	胆汁※	胰液※	小肠液※	ETEC 肠炎△	轮状病毒性肠炎
钠（Na^+）	$40 \sim 100$	$135 \sim 145$	$135 \sim 185$	$105 \sim 135$	53	37
钾（K^+）	$10 \sim 45$	5	5	$5 \sim 70$	37	38
氯（Cl^-）	$50 \sim 140$	$80 \sim 110$	$50 \sim 75$	$100 \sim 120$	24	22
碳酸氢根（HCO_3^-）		35	90	$20 \sim 30$	18	6

※. 中华医学会上海分会. 水和电解质平衡在外科上的应用. 上海：上海科学技术出版社，1963：122.
△. Molla AM, et al. J Pediatr, 1981, 98：835-838.

各种疾病对上述补充生理继续损失量、异常的继续损失量和累积损失量这三项的需要虽有所不同，但生理需要量（生理继续损失量）则是共同需要的，可根据不同疾病的病情另外增加其他一项或两项。在实际补液时需要进行综合分析，分别计算，混合使用。

（四）液体治疗的监护

由于液体治疗的计算都是估算性质的，受各种因素的影响，而且各病例的病情不同，口服进水量及口服补液耐受程度不同，尤其是腹泻时大便量难以准确进行测量和预算，是影响输液量的一个重要的变化因素。所以，临床取值难以完全符合实际情况。

肾脏是调节水、电解质平衡的最终器官，如果取值与实际情况差异较小，不超过肾脏的调节范围，可以维持正常水、电解质平衡。反之，如果取值不当，超过肾脏的调节范围，将发生体内含水量和渗透压明显失常的情况，导致不良后果的发生。新生儿的肾脏功能发育不成熟，更容易发生错误估计补液量、超出肾脏调节功能的情况。因此经过估算制订的初始治疗计划都应当看作是试验性的，液体治疗时应当个体化，即针对每一个不同的个体都需要进行不同的治疗方案调整。治疗开始后需要密切观察患者的病情变化及对治疗的反应，随时根据情况进行补液量、补液性质、补液成分的调整，以切合临床实际需要，最终取得满意的临床治疗效果。

观察项目包括但不限于：①摄入量，进乳量、口服和静脉补液的种类和量；②异常的继续丢失量，呕吐量、腹泻量、胃肠引流、腹腔引流等；③脱水表现、水肿情况；④体重变化（尤其是早产儿的体重增减，特别是超低出生体重儿的体重监测）；⑤血细胞比容，⑥血清电解质的监测，钠（Na^+）、钾（K^+）、氯（Cl^-）、碳酸氢根（HCO_3^-）等；⑦血气分析，pH、二氧化碳分压（$PaCO_2$）、碱剩余（BE）、乳酸（Lac）等；⑧尿量和渗透压（尿比重），维持在 $150 \sim 400$mOsm/L（$1.008 \sim 1.012$）；⑨其他需要关注的体征，如肺部湿啰音、心脏杂音、肝脏大小等。

新生儿重症监护病房中的危重新生儿液体平衡需要进行仔细监测。危重新生儿的血清电解质和肌酐应当定期监测，每天记录出入水量、尿量和体重。液体平衡的管理目标：第 1 天尿量应至少达到 $0.5 \sim 1.0$ml/（kg·h），然后增加至 $2 \sim 3$ml/（kg·h）；体重以每天 $1\% \sim 2\%$ 有序丢失，一旦达到适当的营养摄入，体重以 $14 \sim 16$mg/（kg·d）的幅度增加；血清肌酐和电解质浓度应稳定下降到正常范围。

1. 体重的变化　每天准确测量体重是评估液体平衡的一个重要部分，但必须要与血清电解质的变化相结合，一起进行分析。每天体重下降 1%～2%，7～10d 开始恢复体重。

2. 尿量 新生儿的稀释和浓缩能力为 50～600mOsm/（kg·H$_2$O），若按照肾溶质负荷 10～15mOsm/kg 计算，早产儿能够达到的最大和最小尿量分别为 300ml/（kg·d）和 25ml/（kg·d）。后者代表新生儿的最低尿量，即 1ml/（kg·h），低于此尿量可作为临床肾功能不全的评判指标。超未成熟儿在出生后第 1 天的肾溶质负荷极低，因此，更为合理的评判标准应为出生后第 1 天的尿量＜0.5ml/（kg·h）为异常，第 2 天及以后尿量＜1.0ml/（kg·h）为异常。

3. 尿液分析 尿钠的排泄分数（FENa）和尿钠浓度反映了肾小管的功能，在出生后利钠利尿期间暂时性升高，然后逐渐下降。孕龄 25～34 周的婴儿在出生后第 1 周内，FENa 常超过 5%，平均尿钠浓度为 80mmol/L。健康的早产儿能够达到最低的尿渗透压为 50mOsm/（kg·H$_2$O）[RDS 患儿为 90mOsm/（kg·H$_2$O）]，最高尿渗透压为 600～800mOsm/（kg·H$_2$O）。尿渗透压为 200～400mOsm/（kg·H$_2$O）通常提示液体摄入量满意。尿比重常被用来替代尿渗透压测定，尿比重为 1.020～1.030 提示尿渗透压在 400mOsm/（kg·H$_2$O）左右。然而，当存在尿糖和蛋白尿时，尿比重可假性升高。

4. 血清肌酐 血清肌酐是 GFR 的评价指标，新生儿出生时的水平反映母体的水平，早产儿的血肌酐水平在出生后有暂时的升高，第 4 天达到高峰，然后逐渐下降，至 3～4 周恢复正常。若出生后血清肌酐持续升高或不能降低则提示 GFR 降低。血尿素氮在评估新生儿肾功能中没有价值，因为它受到许多非肾脏因素的影响。

（周　楠）

第三节　新生儿水肿症

水肿（edema）是新生儿期常见的症状之一，出生时已有全身性水肿者称为胎儿水肿（hydrops fetalis），并常伴有浆膜腔积液。出生后各种原因所致的新生儿水肿部位多见于四肢、腰背部、颜面部及会阴部。

一、胎儿水肿病因及其特点

胎儿水肿包括免疫性因素和非免疫性因素。过去由于诊断技术、产前监测规范化和治疗方式的限制，免疫性因素引发胎儿水肿更为多见；近年来随着应用抗 Rh D 血清或产前给孕妇置换血浆、给胎儿输血或应用静脉注射免疫球蛋白等预防 Rh 血型不合溶血病，发病率较前明显降低，非免疫性因素已成为主要病因。非免疫性胎儿水肿的发病机制较为复杂，主要机制有：①静脉压增高；②淋巴回流受阻；③血浆胶体渗透压降低；④毛细血管通透性升高。

1. 心血管疾病 胎儿心血管异常是胎儿水肿的首要病因，各种严重的先天性心脏结构异常（如右心发育异常、心内膜垫发育缺失、左心发育不良、单心室、房室共同通道、左心室肌致密化不全等）和心脏瓣膜病（如主动脉瓣狭窄、三尖瓣畸形、肺动脉瓣畸形等）、宫内感染所致的心肌炎、严重的心律失常（心动过速：室上性心动过速和心房扑动；心动过缓；继发于母体自身免疫病或心脏结构异常如心内膜垫缺损）、心内膜弹力纤维增生症等所致的心力衰竭；由于腔静脉畸形、胸腔内肿瘤压迫腔静脉，使得静脉回流受阻、压力增高而产生的水肿。

2. 染色体异常 染色体异常是引起非免疫性胎儿水肿的第二大原因，在产前尤其是早期诊断的病例中是最常见的病因，其中染色体异常中最常见的是先天性卵巢发育不全（Turner 综合征）和 21- 三体综合征（Down syndrome，唐氏综合征）。此外，翼状颈综合征（Noonan 综合征）、13- 三体、18- 三体及三倍体亦与胎儿水肿的产生有关。染色体异常可通过心脏畸形、淋巴系统发育异常、骨髓造血异常等多种机制导致胎儿水肿的发生。

3. 重症贫血 免疫性胎儿水肿主要是由于 Rh 血型不合引起的；非免疫性胎儿水肿包括遗传性疾病（如血红蛋白病）和获得性疾病（如溶血、胎母输血综合征、双胎输血综合征、微小病毒感染或红细胞生成障碍等）。在血红蛋白病中最常见的是 α 地中海贫血，主要分布于东南和西南各省及自治区（如广东、广西、四川等），是一种常染色体隐性遗传病。相对少见的病因还包括 G6PD（葡萄糖 -6- 磷酸脱氢酶缺乏症）、红细胞酶病（如丙酮酸激酶缺乏和母体获得性红细胞再生障碍等）。胎儿贫血可以通过超声下大脑中动脉收缩期血流峰速监测来进行产前诊断。

4. 宫内感染 非免疫性胎儿水肿可由细菌、病毒、寄生虫等感染引起。目前已有报道的病原体包括微小病毒、巨细胞病毒、梅毒、弓形虫、水痘 - 带状疱疹病毒等（超声特点见表 2-13）。微小病毒是目前引起胎儿水肿发生的最常见病原体，由于其具有嗜红系祖细胞性，通过造成骨髓造血障碍而导致胎儿贫血的发生。妊娠 20 周以前感染，胎儿的死亡率是 15%，而妊娠 20 周之后的死亡率则下降至 6%。微小病毒感染所致的胎儿水肿可能导致新生儿精神运动发育延迟。寨卡（Zika）病毒应在显示胎儿小头畸形和（或）颅内钙化伴胎儿水肿情况下进行筛查（有条件的医院）。

表 2-13 感染因素导致胎儿水肿的超声特点

	弓形虫（TG）	梅毒（TP）	风疹病毒（RV）	微小病毒（B19V）	巨细胞病毒（CMV）	水痘 - 带状疱疹病毒（VZV）
中枢神经系统	+	−	+	−	+	+
心血管系统	−	−	+	+	+	+
腹水	+	+	+	+	+	+
胎盘及羊水	+	+	−	+	+	+
胎儿生长受限	极少	极少	+	−	+	+

注：+. 代表阳性，即存在相应症状；−. 代表阴性，即不存在相应症状。

5. 胸腔异常 胸腔占位或积液可直接压迫腔静脉或通过增加胸腔压力导致静脉回流受阻，进而造成胎儿水肿的发生，常见于先天性囊腺瘤和隔离肺，属于先天性气道发育异常。Ⅰ型囊腺瘤可以通过穿刺引流或胸腔羊膜腔分流术进行治疗；Ⅲ型囊腺瘤（微囊型囊腺瘤）可以应用糖皮质激素或手术治疗，且目前认为微囊型囊腺瘤伴胎儿水肿者应用糖皮质激素治疗效果优于手术治疗，激素的用法及疗程同产前促肺成熟。胎儿隔离肺属于良性病变，未合并胎儿水肿者预后优于合并水肿者，预后取决于产前评估和早期进行隔离肺手术治疗。

6. 双胎输血综合征（twin-twin transfusion syndrome，TTTS） 双胎输血综合征是由于单绒毛膜双胎胎盘间血管吻合导致双胎血流不平衡造成的。严重病例中，受血者（高血容量和中心静脉压升高）及输血者（严重贫血）均可出现胎儿水肿，其中受血者更易出现水肿表现，不及时救治死亡率极高，幸存儿可能出现不同程度的脑损伤及神经系统发育障碍。激光治疗是改善预后的最佳治疗方法，脐带凝固术及无心胎射频消融减胎亦可选择。

7. 泌尿、消化系统结构异常 属于非免疫性胎儿水肿的少见病因，其中膀胱或肾脏集合系统破裂可导致尿性腹水，类似胎儿非免疫性水肿。先天性肾病综合征可由于低蛋白血症（血浆胶体渗透压下降）而导致胎儿水肿发生。少数消化系统畸形可并发非免疫性胎儿水肿，如膈疝、肠扭转、消化道梗阻、肠闭锁、肠旋转不良、胎粪性腹膜炎、腹腔内肿物等。消化道梗阻及梗死机制为蛋白丢失所致，腹腔内肿物机制为静脉回流受阻。肝脏疾病如肝脏纤维化、坏死、胆汁淤积、肝脏多囊性疾病和胆道闭锁也与非免疫水肿相关。

8. 胎儿肿瘤 较常见的是淋巴管瘤，血管瘤，骶尾部、纵隔和咽喉处畸胎瘤及成纤维细胞瘤。大部分发病机制为肿瘤血供丰富，导致高心排血量性心力衰竭。血管瘤机制可为动静脉分流导致心力衰竭。结节性硬化症是一种自身免疫病，特点为出现多器官脏器的血管纤维性肿瘤，典型病变位于大脑皮质、皮肤和肾脏，有时可伴发心脏横纹肌瘤和肝脏纤维化。该病水肿的可能原因为心脏横纹肌瘤所致的心力衰竭（心脏回流或输出受阻）或肝衰竭。

9. 胎盘和脐带占位 病变包括胎盘绒毛膜血管瘤、脐带血管黏液瘤、脐动脉瘤、脐动脉血栓、脐静脉扭转及脐带真结。

10. 先天性代谢异常和其他遗传问题 占非免疫性水肿病因的 1% ～ 2%，可表现为一过性孤立性腹水。主要遗传代谢病为溶酶体贮积障碍（如黏多糖贮积症、戈谢病和尼曼 - 皮克病），其发病机制可能为内脏肥大和静脉回流受阻、红细胞减少、贫血及低蛋白血症。产前诊断主要依靠胎盘、肝脏、脾脏和骨髓的组织学检查。基因性疾病，如 EphB4 基因突变所致 EphB4 激酶缺乏引发的淋巴管功能异常和淋巴静脉瓣缺陷；*PIEZO1*、*CCBE1*、*FAT4* 基因突变相关的广义的淋巴管发育不良（generalized lymphatic dysplasia，GLD）；*RASA1* 基因突变导致的母胎间毛细血管畸形 - 动静脉畸形（capillary malformation-arteriovenous malformation，VM-AVM）；*BRAF*、MEK1、MEK2、*KRAS* 等基因突变相关的心 - 面 - 皮肤综合征；*HARS* 基因突变所致的 Costello 综合征；*CBL* 基因突变导致的 Noonan 样综合征，等等。

11. 其他因素 先天性淋巴血管扩张症、胎盘异常、孕妇患有妊娠糖尿病 / 糖尿病合并妊娠、妊娠高血压 / 高血压合并妊娠、甲状腺功能亢进、系统性红斑狼疮等疾病均可使胎儿发生水肿。少数胎儿水肿病因不明或很难查出，如心律失常未能及时发现等。

母胎医学会推荐的非免疫性胎儿水肿的评估流程见图 2-2。

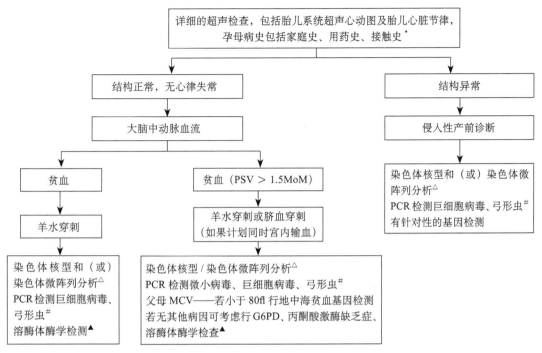

图 2-2 母胎医学会推荐的非免疫性胎儿水肿的评估流程

PSV. 收缩期峰流速；MCV. 平均红细胞体积；PCR. 聚合酶链式反应；G6PD. 葡萄糖 -6- 磷酸脱氢酶缺乏症；*. 假定 Coombs 试验阴性，排除免疫性水肿；#. 如胎儿畸形支持感染则进行巨细胞病毒、弓形虫检查；△. 羊水穿刺或脐带血穿刺均可；▲. 有条件的实验室可酌情进行检测。引自：2015 美国母胎医学会——非免疫性胎儿水肿临床指南解读

二、新生儿水肿病因及其特点

1. **生理性水肿** 正常新生儿的体液占体重的 80%，高于其他年龄组，增加的部分主要为细胞外液，因此，正常新生儿具有一定程度的水肿，尤其早产儿更为明显，甚至可以出现指压痕，以手背、足背及眼睑等处较为明显。近年来认为生理性水肿的发生与新生儿（尤其是早产儿）血液循环中心房利尿钠钛水平偏低有关，从而影响了肾脏的排钠功能和排水功能。随着生理性体重的下降，多余的液体被排出体外后水肿可自然消退。

2. **贫血性水肿** 各种因素造成的严重贫血（同胎儿水肿）也可在新生儿出生后出现水肿表现，且水肿和贫血程度不一定是平行的。新生儿（尤其是体重 < 1500g 的早产儿）体内维生素 E 的储存量少，出生后生长发育迅速，对维生素 E 的需求量较大，当出现缺乏时可于新生儿后期出现水肿，以下腹部、外阴及大腿处尤为明显，到出生后 6 ～ 8 周贫血才可显示较重，但此时网织红细胞增高，血小板增加或出现固缩红细胞。使用维生素 E 治疗后水肿可迅速消退。

3. **心源性水肿** 各种严重的先天性心脏病、心肌炎、心律失常及心内膜弹力纤维增生症均可在新生儿时期发生心功能不全，继而出现水肿表现。严重肺炎时亦可导致心力衰竭的发生，发生水肿。

4. **肾源性水肿** 新生儿（尤其是早产儿）肾功能发育不成熟，肾小球滤过率较低，如钠摄入量或静脉输液过多，则易发生水肿表现。其他先天性泌尿系统疾病亦可导致水肿的发生，如先天性肾病综合征、泌尿系统畸形、肾静脉血栓形成等。

5. 低蛋白血症性水肿　血浆总蛋白 < 40g/L 或血浆白蛋白 < 20g/L 均可引起水肿，主要是由于血浆胶体渗透压下降所致。常见于肝脏、肾脏疾病，如各种病因所致的肝衰竭、肾功能不全等。

6. 新生儿硬肿症　新生儿硬肿症（scleredema neonatorum）也称为新生儿寒冷损伤综合征（neonatal cold injury syndrome）或新生儿冷伤（cold injury）。在寒冷季节多见，与冻伤、严重感染、低氧血症、颅内出血、窒息缺氧、早产儿和（或）低出生体重儿等因素有关，可因毛细血管渗透性增加、间质液增多出现凹陷性水肿表现；又可因皮下组织饱和脂肪酸凝固，出现非凹陷性水肿表现。临床表现主要是低体温，病情严重时出现皮肤硬肿。严重新生儿硬肿症可继发肺出血及多脏器功能衰竭而致死，是新生儿危重症之一。

7. 内分泌性水肿　先天性甲状腺功能减退的患儿常有黏液水肿、皮肤粗糙表现，为非凹陷性水肿，可伴有反应低下、黄疸消退减慢和（或）反复、便秘等症状。肾上腺皮质功能亢进、神经垂体抗利尿激素或肾上腺皮质醛固酮代谢障碍均可发生新生儿水肿。肾脏疾病时，体内的一些激素也是造成新生儿水肿的病理原因，如肾素 - 血管紧张素 - 醛固酮系统的活性增加，缓激肽和前列腺素增加；新生儿血浆泌乳素水平高，而且心房利尿钠肽对肾脏的作用减弱。

8. 低钙性水肿　低钙血症发生时，可导致新生儿全身性或仅双下肢水肿，发病机制尚未完全明确，可能与钙离子参与调解肾小管上皮细胞膜的渗透性有关，如钙离子减少，渗透压增高。钙离子与血管的通透性也密切相关，可导致毛细血管通透性增加，液体进入皮下组织间隙。补充钙剂后水肿可以迅速消退。

9. 局部因素性水肿　新生儿期先天的局部水肿可见于生殖道畸形和原发淋巴水肿（Milroy disease）。局部水肿也可发生在一些因主要静脉（如上腔静脉、下腔静脉、股静脉或腋静脉）插管后引起的血栓，造成静脉回流或淋巴排流受阻的患病新生儿。局部静脉炎或局部静脉输液渗液亦可导致水肿的发生。因治疗引起的肢体局部水肿，多是为了保护静脉穿刺点而限制肢体活动使用的绑带所致。

10. 其他原因所致水肿　在新生儿早期，由于复杂的对生理性液体迁移动力学激素调节的变化，糖尿病母亲分娩的健康早产儿和足月儿可能存在全身性水肿。治疗处理不当也是新生儿水肿的多见原因，包括液体过量、过于积极地进行补钠治疗。

全身性水肿是先天性心力衰竭的一个突出表现，也是新生儿期组织缺氧、败血症和休克时全身毛细血管渗漏的表现。其他较少见的原因有严重的贫血、肝衰竭、肠道疾病造成的蛋白质丢失、先天性感染、抗利尿激素分泌不正常、维生素 E 缺乏、醛固酮增多症和遗传性血管神经水肿。

11. 原因不明性水肿　新生儿的一般状态较好，水肿可以自然消退，亦可称为特发性水肿。

三、诊断要点

胎儿水肿是胎儿体内一种病理性液体聚积状态，大多数在产前通过妊娠期超声即可做出诊断。超声发现胎儿体内至少两处异常液体积聚即可诊断为胎儿水肿，包括腹水、胸腔积液、心包积液及胎儿全身性皮肤水肿（皮肤的厚度≥5mm），或有胎盘增大、胎盘增厚（妊娠中期厚度＞4cm 或妊娠晚期厚度＞6cm）、羊水过多亦是胎儿水肿的常见伴随表现。也可以通过胎儿心脏系统超声发现严重的心脏畸形或恶性心律失常，或通过羊水检查胎儿的血型、免疫物质、血清胆红素、染色体核型分析或 DNA 检测及血红蛋白电泳等化验，有助于对疾病进行病因诊断和治疗。

新生儿出生后水肿临床诊断较简单，但对于病因诊断相对复杂。根据母婴病史、临床表现、体征及血尿化验等可对新生儿水肿的病因进行疾病诊断。对于某些罕见病因则需要进行进一步的特殊的免疫学、内分泌、染色体或基因学检测。

四、治疗要点

水肿症的治疗原则主要是对因治疗和对症治疗。

1. 对因治疗　主要是查找导致水肿发生的原因。

（1）胎儿期发现水肿者，如在妊娠早期发现，则需要进行评估后决定是否进行人工流产；如为妊娠中期或妊娠晚期发现，则可根据病因决定治疗方案：①胎儿贫血严重者可进行宫内输血；②胎儿腹水量较多者可进行腹水抽液治疗；③双胎输血或母胎输血者，可进行胎盘吻合血管激光电凝术治疗；④胎儿心动过速可通过母体应用抗心律失常药物（如地高辛、氟卡尼、索他洛尔）进行治疗；⑤如评估胎儿出生后生存能力较强，可评估后提前剖宫产分娩，娩出后进行出生后的治疗。

（2）新生儿娩出后发现水肿者，需要积极查找导致水肿的病因。①急性心功能不全：强心剂（地高辛、去乙酰毛花苷等）、利尿剂（呋塞米、螺内酯等）、吸氧、镇静等治疗；②严重贫血：首先进行输血治疗，免疫性溶血严重者需要进行换血治疗；③低蛋白血症：输注血浆或输注白蛋白纠正低蛋白血症；④低钙血症：考虑与低钙有关的水肿时，需要积极补充钙离子至正常水平。

2. 对症治疗　①局部水肿较轻者，可暂时不给予特殊治疗或进行局部抬高即可缓解水肿；②全身性水肿者，可给予利尿剂（呋塞米），需要注意利尿剂的使用剂量，避免因利尿剂剂量过大造成脱水或严重电解质紊乱的发生。

（周　楠）

第3章

新生儿酸碱代谢紊乱

新生儿时期的多种疾病常伴有酸碱平衡失调，在早产儿中，尤其是超早产儿中更容易出现，严重影响机体代谢和生理功能，加重原发病的病情，危及生命。因此，了解机体酸碱平衡的调节机制、酸碱平衡紊乱的病理生理及诊断方法，对于早期发现酸碱平衡失调、维持内环境稳态和适当的治疗对于缩短病程、挽救患儿生命极为重要。

第一节　新生儿酸碱代谢调节

人体在代谢过程中会不断地产生酸性和碱性物质，尤其以产生酸性物质为主。在适当的范围，通过体内调节系统及器官（体液缓冲系统和肺、肾）的代偿调节作用，使体液pH常维持在相对稳定的正常范围，才能保证正常的生理和代谢功能。

一、体内酸性及碱性物质的来源

体内酸碱物质主要来源于三大营养物质的代谢产物，少量来源于食物、饮品和药物。

（一）酸性物质的来源

1. 挥发性酸（volatile acid）　即碳酸（H_2CO_3），是由糖、脂肪和蛋白质氧化代谢产物CO_2与H_2O结合生成的，它可以以CO_2的形式通过肺排出体外，故被称为挥发酸。H_2CO_3可再次解离为H^+和HCO_3^-。CO_2和H_2O结合生成H_2CO_3，以及其相反过程（即H_2CO_3解离成H^+和HCO_3^-），都是缓慢自发地进行。但是，在碳酸酐酶（carbonic anhydrase，CA；存在于红细胞、肾小管细胞及肺泡上皮细胞中）的作用下，反应速度能够大大加快，从而使得每日产生大量CO_2经肺排出体外。

$$CO_2+H_2O \underset{}{\overset{CA}{\rightleftharpoons}} H_2CO_3 \rightleftharpoons H^++HCO_3^-$$

2. 固定酸（fixed acid）　亦可被称为非挥发性酸，是指不能变成气体经肺呼出，主要通过肾排出体外的酸性物质，包括：①无机酸，主要为硫酸（H_2SO_4）和磷酸（H_3PO_4）。其中硫酸为含硫氨基酸（甲硫氨酸、半胱氨酸）的代谢产物，磷酸为含磷有机物（磷脂、核酸、磷蛋白、磷酸甘油酯）的代谢产物。②有机酸（乳酸、乙酰乙酸、β-羟丁酸、尿酸）是糖和脂肪的代谢产物。在正常情况下，有机酸可以通过氧化反应分解为CO_2和H_2O，并不影响体液的pH。但在某些疾病情况下，产量大大增加并潴留，且没有被机体及时中和代谢，进而导致酸中毒的发生。例如，当休克发生时，组织灌注不良、葡萄糖无氧酵解增加，发生乳酸性酸中毒；当发生糖尿病酮症时，脂肪分解代谢增多，乙酰乙酸和 β- 羟丁酸潴留，发生糖尿病酮症酸中毒。

3. 摄入酸性物质　如乙酸、枸橼酸等。

（二）碱性物质的来源

体液中的碱性物质主要是由食物或药物在体内代谢后产生的，例如蔬菜、水果等含有机酸钾盐或钠盐，其有机酸根在体内结合 H^+ 产生有机酸（如乳酸、枸橼酸、苹果酸等），继续氧化生成 CO_2 与 H_2O，才能被排出体外。而与有机酸根结合的 Na^+、K^+ 则与 HCO_3^- 结合生成 $NaHCO_3$ 和 $KHCO_3$，使血液中的 HCO_3^- 增加。氨基酸代谢过程中产生的氨亦为碱性物质。碱性物质生成的量与酸性物质相比要少得多。

二、酸碱平衡的调节

体内产生或摄入的酸性或碱性物质，在缓冲系统和肺、肾的代谢调节作用下，使体液 pH 保持在正常范围。如果体内酸性或碱性物质过多，或者调节酸碱平衡的功能失去正常的调节功能，使体液的 pH 不能在正常范围内波动，则可导致酸中毒或碱中毒的发生。

（一）体液的缓冲系统

缓冲物质是指在溶液中能够提供或吸收 H^+ 的物质。当向溶液中加酸或碱时，缓冲物质具有减轻 pH 变化程度的作用。体液缓冲系统是由弱酸及其弱酸盐（缓冲对）组成，具有对抗外加少量强酸或强碱而保持溶液 pH 维持在相对稳定水平的特征称为缓冲，包括细胞内外液中的碳酸氢盐（HCO_3^-）及非碳酸氢盐缓冲系统。

1. 体液缓冲系统的分布

（1）血液

血浆中：HCO_3^-/H_2CO_3、Pr^-/HPr、$HPO_4^{2-}/H_2PO_4^-$。

红细胞中：Hb^-/HHb、$HbO_2^-/HHbO_2$、$HPO_4^{2-}/H_2PO_4^-$、有机磷酸盐。

在血浆及红细胞中，分别以 HCO_3^- 及 Hb 缓冲系统为主（表 3-1）。

表 3-1　全血中各缓冲系统的分布

缓冲系统		全血缓冲系统的总量占比（%）
HCO_3^- 缓冲系统	血浆	35
	红细胞	18
	合计	53
非 HCO_3^- 缓冲系统	Hb 及 HbO_2	35
	血浆蛋白	7
	无机磷酸盐	2
	有机磷酸盐	3
	合计	47

（2）间质液（包括淋巴液）：HCO_3^-/H_2CO_3、$HPO_4^{2-}/H_2PO_4^-$，以前者为主。

（3）细胞内液（不包括红细胞）：Pr^-/HPr、HCO_3^-/H_2CO_3、$HPO_4^{2-}/H_2PO_4^-$、有机磷酸盐，

以前两者为主。肌肉占体细胞的 1/2，是发挥细胞内缓冲作用的主要组织。因为细胞内液含量大，正常人体 60% 对酸或碱的缓冲作用是由细胞内液完成的。

2. 缓冲系统的作用机制

（1）体内挥发性酸（碳酸，H_2CO_3）：由非 HCO_3^- 缓冲系统起缓冲作用进行酸碱调节的，其中最重要的是 Hb 缓冲系统。其缓冲能力占血液的 90% 以上。

（2）固定酸或碱可被所有 HCO_3^- 及非 HCO_3^- 缓冲系统所缓冲。以 HCO_3^- 缓冲系统的作用最大。其含量占血液缓冲系统总量的 53%，且该缓冲系统为开放系统，肺脏、肾脏可分别对 CO_2 和 HCO_3^- 的含量进行调节，使其缓冲能力大大增加，远超过其化学反应作用，是细胞外液中最重要的缓冲系统，但对碳酸并无缓冲作用。细胞外液（extracellular fluid，ECF）缓冲系统仅起到第一线的作用，细胞内液（intracellular fluid，ICF）也具有重要作用，最后需要经过肺脏和肾脏的调节。现以 HCO_3^- 缓冲系统为例说明缓冲系统的作用。

当固定酸（应用表达式 HA 表示）进入血液时：

$$HA + NaHCO_3 \rightarrow H_2CO_3 + NaA$$
$$\longrightarrow H_2O + CO_2 \uparrow （由肺脏排出）$$

使强酸变为较弱的碳酸，再分解为 CO_2 及 H_2O，其中 CO_2 由肺脏排出体外。

当碱性物质进入血液时：

$$NaCO_3 + H_2CO_3 \rightarrow 2NaHCO_3$$

使强碱变为碱性较弱的 $NaHCO_3$，过多的 $NaHCO_3$ 由肾脏排出体外。

（二）肺脏的调节作用

人体每天产生的大量 CO_2 需从肺脏排出体外。当体内 CO_2 产生增加，$PaCO_2$ 增高，刺激外周（颈动脉体和主动脉体）及中枢化学感受器和动脉血 $[H^+]$ 增高（pH 降低）刺激外周化学感受器，都使呼吸增强，CO_2 排出增多，$PaCO_2$ 下降；反之，呼吸减弱，CO_2 排出减少，$PaCO_2$ 增高。因此，肺通过改变通气量以增减 CO_2 排出量，控制 $PaCO_2$ 和 H_2CO_3 的水平，以维持正常的 $[HCO_3^-]/[H_2CO_3]$ 比值和血液 pH。新生儿出生时外周和中枢化学感受器的功能已经发育成熟。

（三）肾脏的调节作用

HCO_3^- 是细胞外液中对酸性物质进行缓冲的最重要的缓冲盐。肾脏通过调节 HCO_3^- 的再吸收和重新生成，以维持 HCO_3^- 浓度和酸碱平衡。

1. HCO_3^- 的再吸收和重新生成

（1）再吸收 HCO_3^-：在血液流过肾小球时，血浆中的 HCO_3^- 几乎全部滤出到肾小球滤液中、数量巨大，需要由肾小管再吸收。如果再吸收障碍，HCO_3^- 大量丢失，将发生严重的代谢性酸中毒。在近曲小管上皮细胞内，CO_2 和 H_2O 在碳酸酐酶催化下形成 H_2CO_3，随即解离为 H^+ 和 HCO_3^-。H^+ 分泌到小管腔中，与 $NaHCO_3$ 的 Na^+ 交换。H^+ 与 HCO_3^- 生成 H_2CO_3，在肾小管上皮细胞的微绒毛膜上的碳酸酐酶催化下，解离为 CO_2 和 H_2O（可降低小管的 H_2CO_3 和 H^+ 浓度，保持小管液与小管细胞 H^+ 梯度，有利于 H^+ 继续泌出），CO_2 弥散到上皮细胞内，重复上述过程，H^+ 再泌出到管腔。Na^+ 被吸收到细胞内，与 HCO_3^- 一起进入血液循环。每次泌出的一个 H^+ 与一个 HCO_3^- 结合，小管液中即消失一个 HCO_3^-，而

肾上皮细胞有一个 HCO_3^- 进入血液循环，即一个 HCO_3^- 的再吸收。分泌出的 H^+ 同时再吸收的 HCO_3^- 是等毫摩尔的。肾小球滤液中 HCO_3^- 约 90% 由近曲小管吸收。吸收量受细胞外液容量和有效循环血量的影响，后两者增加（减少）时，HCO_3^- 再吸收减少（增加）。近曲小管未吸 HCO_3^- 在远曲小管被部分或全部吸收。

（2）重新生成 HCO_3^-：是通过远曲小管泌 H^+、产氨和酸化尿液的过程而完成的，以补偿体液用于缓冲机体产生酸性物质所消耗的 HCO_3^-。在远曲小管上皮细胞内 H^+ 的生成和泌出与近曲小管相同。泌出到远曲小管腔中的 H^+ 同 HCO_3^- 结合者，导致进入远曲小管的 HCO_3^- 的再吸收（见上述）。为了重新生成 HCO_3^-，必须额外生成和泌出更多的 H^+。

2. 新生儿 HCO_3^- 再吸收和重新生成功能的发育

（1）分泌 H^+ 功能：在妊娠晚期，胎儿的净酸排出能力已经成熟。足月儿出生后 1 个月内对 NH_4Cl 负荷试验的反应良好，但早产儿（胎龄 29～36 周）在出生 3 周后才能达到足月儿水平。

（2）再吸收 HCO_3^- 功能：正常成人血浆 HCO_3^- 为 24～26mmol/L，足月儿为 19～21mmol/L，早产儿为 16～18mmol/L。足月儿和早产儿的肾脏排出 HCO_3^- 的阈值较成人相比较低，可能与新生儿血浆 HCO_3^- 偏低和尿液偏碱的原因有关。新生儿血浆 HCO_3^- 偏低可能是一种生理现象。因为胎儿和刚出生的新生儿的 ECF 占体重的 40%～60%，出生后降到 30% 以下。胎儿和新生儿 ECF 扩张导致近曲小管再吸收 HCO_3^- 降低，进入远曲小管的 HCO_3^- 增多，则出现碱性尿。出生后发生利尿，ECF 减少，肾小管再吸收 HCO_3^- 即增加，尿液也变得偏酸。

（四）酸碱平衡紊乱的代偿

代谢性酸中毒和代谢性碱中毒有 HCO_3^- 及非 HCO_3^- 缓冲系统和呼吸代偿（呼吸代偿于几分钟内即可以发生，12～24h 达到最大代偿状态）。新生儿与成人相似。呼吸性酸中毒和呼吸性碱中毒由非 HCO_3^- 缓冲系统和肾脏代偿。呼吸性酸中毒和呼吸性碱中毒发生时，根据肾脏代偿开始起主要作用的时间划分为急性期和慢性期。急性期主要由非 HCO_3^- 缓冲系统进行缓冲，10～15min 达到最大代偿，稳定约数小时。以后肾脏代偿变得更强更明显，进入慢性期，呼吸性酸中毒和呼吸性碱中毒分别于 3～5d 及 1～2d 达到最大代偿，即新的稳定状态。

从上述新生儿肾脏泌 H^+ 和再吸收和重新生成 HCO_3^- 的情况分析，除早产儿较差外，足月儿已具有对呼吸性酸中毒、呼吸性碱中毒较好的代偿能力。有报道日龄 5～12d 的新生兔对呼吸性酸中毒的代谢性代偿能力良好。

三、判定酸碱平衡的指标及临床意义

（一）动脉血气分析及 pH

采动脉血或动脉化毛细血管血。

1. pH　pH 为表示血液中 $[H^+]$ 的指标。正常值为 7.40（7.35～7.45）。新生儿出生时的 pH 偏低，参考范围为 7.242±0.059；随着出生时间的延长，pH 逐渐提高，出生后 1h pH 参考范围为 7.332±0.031；出生后 24h pH 基本可以达到正常成人水平。

2. 二氧化碳分压（$PaCO_2$）　二氧化碳分压（$PaCO_2$）是指血浆中溶解的 CO_2 所产生的

张力，为表示肺通气即呼吸性酸碱平衡紊乱的指标。正常参考范围为 40（35～45）mmHg。新生儿出生时 $PaCO_2$ 稍高，一般正常范围为（49.1±5.8）mmHg，随出生时间延长逐渐下降，于出生后 1～6h 达成人水平。早产儿 pH 在正常范围情况下，允许高碳酸血症的 $PaCO_2$ 为 45～55mmHg。$PaCO_2$ 在正常范围为正常或对代谢性酸碱失衡没有失代偿；当 $PaCO_2$ 降低时，考虑为过度通气，可能是呼吸性碱中毒的原发性变化或代谢性酸中毒的继发性呼吸代偿；当 $PaCO_2$ 增高时，考虑为通气不足，可能是呼吸性酸中毒的原发性变化或代谢性碱中毒的继发性呼吸代偿。但是也都可能是混合性酸碱平衡紊乱。

3. 标准碳酸氢盐（HCO_3^-，SB）及实际碳酸氢盐（AB）　标准碳酸氢盐（SB）是全血在 37℃ 条件下，Hb 完全氧合和用 $PaCO_2$ 为 40mmHg 的气体平衡时测得的血浆 HCO_3^- 含量，是表示代谢性酸碱失衡的指标。正常值为 24（19～26）mmol/L。新生儿的 SB 水平较低，出生时为（18.7±1.8）mmol/L，以后随出生时间延长逐渐上升，出生 1 周后为（21.8±1.3）mmol/L。结果在正常范围内考虑为正常状态或呼吸性酸碱失衡没有代偿。SB 结果增高，考虑为代谢性碱中毒的原发性变化或呼吸性酸中毒的肾脏代偿；反之，结果降低，则考虑为代谢性酸中毒的原发性变化或呼吸性碱中毒的肾脏代偿。但是也有可能是混合性酸碱平衡紊乱。

实际碳酸氢盐（AB）即 Henderson-Hasselbalch 公式中的 [HCO_3^-]，是在患者的实际情况下测得的血浆 HCO_3^- 含量，其正常值及意义与 SB 相同。

SB 不受呼吸因素（$PaCO_2$）的影响，而 AB 则与呼吸因素密切相关。当 $PaCO_2$ 增高或降低时，AB 亦稍增高或降低。AB 与 SB 的差值表示呼吸因素的影响程度。AB > SB 提示有 CO_2 蓄积，AB < SB 提示 CO_2 排出过多。

4. 血浆二氧化碳结合力（CO_2CP）　血浆二氧化碳结合力（CO_2CP）为在隔绝空气条件下采集静脉血，于室温下分离血浆，与正常人肺泡气 CO_2 分压（P_ACO_2=40mmHg）平衡后测定其 CO_2 含量，再减去物理溶解的 CO_2 量，即为 CO_2CP。是表示代谢性酸碱平衡的指标。以标准状态下的毫升数表示时正常值为 50（40～60）vol%。若以 HCO_3^- mmol/L 表示时为 22（18～27）mmol/L。其意义与 SB 基本相同。

5. CO_2 总量（$T-CO_2$）　该指标为血浆中溶解的和结合的 CO_2 总量，包括 dCO_2、H_2CO_3 及 HCO_3^-。正常参考范围为 23～28mmol/L，新生儿为 13～22mmol/L，出生时该数值较低。$T-CO_2$=[HCO_3^-]+（0.03×$PaCO_2$）。正常 $PaCO_2$ 为 40mmHg 时，溶解于血浆中的 CO_2（dCO_2）=0.03×40=1.2mmol/L，而 [HCO_3^-] 为 24mmHg，所以 $T-CO_2$ 主要是反映 HCO_3^- 的变化。

6. 缓冲碱（BB）　该化验指标为全血中缓冲阴离子含量的总和，包括碳酸氢根、Hb、血浆蛋白及磷酸盐缓冲系统。其中主要是碳酸氢根及 Hb 缓冲系统。为表示代谢性酸碱失衡的指标，其临床意义与碳酸氢相同，但更全面地反映体内缓冲固定酸的能力。正常值为 50（45～55）mmol/L，新生儿时期该指标正常值较低，为（44.1±1.82）mmol/L。动、静脉血的数值相同。该指标不受呼吸因素（$PaCO_2$）的影响。因为当 $PaCO_2$ 增高时，H_2CO_3 浓度升高，被 Hb 等非 HCO_3^- 缓冲阴离子所缓冲，生成 HCO_3^-。此时缓冲阴离子的减少量和 HCO_3^- 的增加量相等，故缓冲阴离子的总浓度不变。BB 也不受 Hb 血氧饱和度的影响，由于 HbO_2 升高时，Hb^- 下降；反之则相反，故 HbO_2^- 加 Hb 的总量不变。但 BB 受 Hb 及血浆蛋白浓度变化的影响。

7. 碱剩余（BE）　碱剩余（BE）是在 $PaCO_2$ 40mmHg、37.0℃和 Hb 完全氧合的条件下，用酸或碱将全血滴定到 pH 为 7.40，所用的酸量为碱剩余，以正值表示。所用的碱量为碱缺失，以负值表示。亦即实际 BB 与正常 BB 的差值。主要反映 $[HCO_3^-]$ 的变化，为表示代谢性酸碱平衡紊乱的指标。正常值为（0±4）mmol/L。新生儿该值较低，初生时为（－7.2±1.7）mmol/L，出生 7d 后为（－3.2±0.6）mmol/L。负（正）值增加为代谢性酸（碱）中毒，或呼吸性碱（酸）中毒的肾脏代偿。其临床意义与 SB 相似，但它反映总缓冲碱的变化，更为全面。代谢性酸中毒时 BE 负值增高，代谢性碱中毒时 BE 正值增加。

（二）血清电解质与酸碱平衡的关系

1. 血清氯离子（Cl^-）　血清 $[Cl^-]$ 的变化主要受两方面因素影响。

（1）体内的含水量状态：当脱水发生时，可产生高钠血症（浓缩），$[Cl^-]$ 与 $[Na^+]$ 呈同方向、同比例升高趋势；相反，当水含量过多时，则可产生低钠血症（稀释），$[Cl^-]$ 与 $[Na^+]$ 呈同方向、同比例地下降。

（2）酸碱平衡紊乱：当 $[Cl^-]$ 与 $[Na^+]$ 不成比例地变化，提示酸碱平衡紊乱。此时，$[Cl^-]$ 与 $[HCO_3^-]$ 呈相反方向变化。代谢性碱中毒（代碱）和呼吸性酸中毒（呼酸）时 $[Cl^-]$ 降低，高血氯代谢性酸中毒（阴离子间隙 AG 正常）和呼吸性碱中毒时增高。

2. 阴离子间隙　阴离子间隙（anion gap，AG）为血浆中未测定的阴离子（undetermined anion，UA）总数与未测定的阳离子（undetermined cation，UC）总数的差值。由于细胞外液中阴阳离子总数相等，且血清 Na^+、K^+ 及 Cl^-、HCO_3^- 分别为主要阳离子和阴离子，故阴离子间隙（AG）=UA－UC=$[Na^++K^+]$－$[Cl^-+HCO_3^-]$，正常值为（16±2）mmol/L。又由于在健康和疾病时 K^+ 的变化值很小，且 K^+ 浓度很低，因此一般用 AG=$[Na^+]$－$[Cl^-+HCO_3^-]$ 计算，正常值为（12±4）mmol/L（正常参考范围 8～16mmol/L，平均为 12mmol/L）。表示用常规方法未测出的各种有机酸或无机酸阴离子（如白蛋白、乳酸、酮酸、枸橼酸、水杨酸、硫酸、磷酸等），但主要是由白蛋白构成的，为判定代谢性酸中毒性质的指标。临床上多以 AG＞16mmol/L 作为判断是否有 AG 增高型代谢性酸中毒的界限；AG＞30mmol/L 几乎都是由代谢性酸中毒造成的，20～30mmol/L 常为代谢性酸中毒。

（1）根据 AG 可将代谢性酸中毒分为正常 AG（高血氯）型及高 AG（正常血氯）型。有助于缩小鉴别诊断范围，结合病史、临床表现和血气检查迅速确定诊断。

（2）有助于诊断某些类型混合性酸碱平衡紊乱（详见酸碱平衡诊断方法）。

（3）有助于监测和指导高 AG 代谢性酸中毒的治疗：例如糖尿病酮症酸中毒或乳酸性酸中毒时，由于给予胰岛素或改善循环和组织供氧，这些有机酸阴离子经过代谢，可重新生成 HCO_3^-，因而 AG 逐渐降低，HCO_3^- 回升。所以对于上述酸中毒的治疗，除非 pH＜7.20，需给予适量碱性药物使 pH 维持在 7.20 以上之外，不可以把 pH 纠正到正常水平，否则在恢复期将发生代谢性碱中毒。

（4）除代谢性酸中毒外，引起 AG 增高的其他原因，一般来说仅是 AG 轻微增高，不会给高 AG 代谢性酸中毒的诊断带来困难。

1）脱水：血清 Na^+、Cl^-、HCO_3^- 及 AG 均成比例地增加。但 AG 升高甚微，若明显升高，多为组织灌注不足和乳酸性酸中毒所致。

2）输注各种有机阴离子的含钠盐：①输注乳酸钠、枸橼酸钠或醋酸钠治疗代谢性酸中毒时，因为都是可代谢的有机酸阴离子，若循环良好，可被迅速代谢和生成 HCO_3^-。若代谢迟缓（组织缺氧）则可使 AG 增高。②应用某些抗生素（如羧苄青霉素、青霉素等），因含有不能吸收的抗生素阴离子，可使 AG 增高，但除非大量应用，AG 改变轻微。由于这些不吸收的阴离子在远端肾小管使 K^+、H^+ 排出增加，Na^+ 及 HCO_3^- 重吸收增多，引起低钾性代谢性碱中毒，而非代谢性酸中毒。

3）碱中毒（代谢性及呼吸性）：是使 AG 增高最常见的非酸中毒原因。AG 增高常在 $3 \sim 5mmol/L$ 或以下，由于血液 $[H^+]$ 降低，血浆蛋白与 H^+ 结合减少，负电荷增加，以及促进糖酵解而使乳酸轻度增高。正常情况下，糖酵解率受几个环节的调节，其中最重要的是磷酸果糖激酶（phosphofructokinase，PFK）反应（使 6- 磷酸果糖转变为 1, 6- 二磷酸果糖），此酶对 pH 变化最为敏感，碱中毒时作用增强，因而碱中毒使葡萄糖经丙酮酸向乳酸转化增多，对高 pH 可起一定的缓冲作用。呼吸性碱中毒作用更强，可能由于呼吸性碱中毒对细胞内液 pH 的影响比代谢性碱中毒更大。也有研究称胃液吸引和利尿剂引起的代谢性碱中毒使 AG 明显增高。酸中毒时磷酸果糖激酶反应受抑制。

4）血清白蛋白（Alb）与 HCO_3^- 相关。输注大量白蛋白或严重脱水都可引起高白蛋白血症。由于白蛋白是构成阴离子间隙（AG）的主要成分，因而使 AG 增高。血清 $[HCO_3^-]$ 被白蛋白释放的 H^+ 缓冲破坏而减少。被未测定的白蛋白所替代。出现高白蛋白血症性代谢性酸中毒。

$$NaHCO_3+HAlb \rightarrow NaAlb+H_2O+CO_2$$

低白蛋白血症时则 AG 降低，血清 $[HCO_3^-]$ 增高，发生低白蛋白血症性代谢性碱中毒。

5）由 K^+、Ca^{2+}、Mg^{2+} 等未测定阳离子的个别降低所致的 AG 增高很罕见，因为严重降低将危及生命。在低镁血症时常伴低钙血症和低钾血症，若这三种阳离子均减少，其伴随的 Cl^- 相应降低可使 AG 轻微增高。

（周　楠）

第二节　新生儿代谢性酸中毒

新生儿代谢性酸中毒包括代偿性酸中毒和失代偿性酸中毒。

一、疾病病因

造成代谢性酸中毒的根本原因是体内的酸增加或 $[HCO_3^-]$ 丢失。

1. 正常阴离子间隙（anion gap，AG）（高血氯）代谢性酸中毒：主要是由于体内碱性物质（HCO_3^-）大量丢失所致。

（1）经消化道丢失：腹泻，小肠、胰腺、胆管引流或瘘管、先天性失钠性腹泻。

（2）经肾脏丢失

1）肾小管性酸中毒、范科尼综合征（Fanconi syndrome）。

2）醛固酮缺乏：①应用碳酸酐酶抑制剂（乙酰唑胺）或醛固酮拮抗剂（螺内酯）；②先天性肾上腺皮质增生症（21- 羟化酶、3β- 羟脱氢酶或 20，21- 碳链裂解酶缺乏）；③其他原因所致的醛固酮缺乏症。

（3）慢性低碳酸血症突然解除。

（4）细胞外液容量（有效循环血量）增加（稀释性代谢性酸中毒）、大量滴注生理盐水（氯摄入过多）。

2. 高阴离子间隙（正常血氯）代谢性酸中毒：是由于体内酸性物质大量增加或排出障碍所致。

（1）酮血症：饥饿性酮症（进食不足或吸收不良，如短肠综合征等）、糖尿病酮症。

（2）乳酸性酸中毒

1）A 型乳酸性酸中毒：由于缺氧和（或）组织灌注不足所致，属于继发性。血清乳酸增高，丙酮酸正常。常见于呼吸衰竭、心力衰竭、脱水、出血、休克、心搏呼吸骤停、严重贫血、一氧化碳（CO）中毒等。

2）B 型乳酸性酸中毒：由于糖代谢所需酶的活性低下或缺乏所致，属于原发性。血清乳酸和丙酮酸均增高。常见疾病因素有：①肝衰竭；②糖尿病；③恶性肿瘤（淋巴瘤、白血病、肉瘤、燕麦细胞癌等）；④惊厥大发作；⑤低血糖；⑥肾衰竭；⑦摄入生物素不足。

3）药物和中毒因素：双胍类药物（二甲双胍等）、乙醇、甲醇、果糖、山梨醇、水杨酸盐、超量肾上腺素、氰化物、亚硝基铁氰化钠（硝普钠）、异烟肼、乙二醇、丙二醇、链脲佐菌素、聚乙醛（副醛）、乙醚、木糖醇、噻唑青胺（碘化噻唑青胺为广谱驱肠虫药）。

4）遗传代谢病

①糖异生障碍：a. 丙酮酸羧化酶缺乏症，单纯丙酮酸羧化酶缺乏；生物素酶（biotinidase）缺乏症；全羧化酶合成酶（holocarboxylase synthetase）缺乏。b. 葡萄糖 -6- 磷酸酶缺乏（Ⅰ型糖原贮积症）。c. 果糖 -1，6- 二磷酸酶缺乏症。

②丙酮酸氧化障碍（丙酮酸脱氢酶复合物缺乏）：a. 丙酮酸脱羧酶（丙酮酸脱氢酶成分 E_1）缺乏；b. 二氢硫辛酸转乙烯酶（丙酮酸脱氢酶成分 E_2）缺乏；c. 二氢硫辛酸脱氢酶（丙酮酸脱氢酶成分 E_3）缺乏；d. 丙酮酸脱氢酶磷酸酶缺乏。

③线粒体呼吸链障碍：构成呼吸链五大类复合物的酶缺乏。

④亚急性坏死性脑脊髓病（Leigh 综合征）。

⑤枫糖尿症。

⑥有机酸血症：甲基丙二酸血症、丙酸血症、异戊酸血症。

⑦摄入酸性物质过多：滴注盐酸精氨酸、盐酸赖氨酸或复方氨基酸，新生儿晚发代谢性酸中毒。

3. 混合型（正常和高阴离子间隙）代谢性酸中毒。

二、临床表现

根据 [HCO_3^-] 将代谢性酸中毒分为轻度（13 ～ 18mmol/L）、中度（9 ～ 13mnol/L）和重度（＜ 9mmol/L）。

轻度代谢性酸中毒的临床表现并不明显，仅表现为呼吸增快，不做血气分析很难做出诊断。较重的代谢性酸中毒可出现呼吸深快、厌食、恶心、呕吐、疲乏、无力、精神萎靡、烦躁不安等表现，进而表现为嗜睡、昏睡，甚至昏迷。

严重代谢性酸中毒（pH ＜ 7.20）时，心率转慢，周围血管阻力下降，心肌收缩力减弱，心排血量减少；可发生低血压、心力衰竭和降低室颤阈，危及生命。代谢性酸中毒发生时 [HCO_3^-] 和 pH 均降低，H^+ 进入细胞内与 K^+ 进行交换，导致细胞内液的 K^+ 降低和细胞外液的 K^+ 增高，可促使出现心律失常。代谢性酸中毒时还可以造成血浆游离钙增高，且钙离子水平可在代谢性酸中毒纠正后明显下降，使得原有低钙血症的患儿发生手足搐搦或惊厥发作。新生儿和小婴儿呼吸代偿功能较差，当发生代谢性酸中毒时，呼吸变化往往不典型，通常仅表现为精神萎靡、拒食和（或）面色苍白等非典型表现，难以发觉。

三、治疗方案

病因治疗是解决代谢性酸中毒的根本疗法，并且在对因治疗的基础上，应积极改善循环、肾脏和呼吸功能，以尽快恢复机体的调节作用。去除引起代谢性酸中毒和使之继续存在的病因，可以减少和终止碱性物质的额外丢失和（或）酸性物质的过多产生或排出障碍，最终得以恢复正常酸碱平衡。因此，必须尽早、尽快开始对因治疗。代谢性酸中毒的预后取决于原发疾病是否能够得到有效的治疗。补充碱性物质只是一种暂时性的对症治疗方法，以即刻减轻严重代谢性酸中毒（酸血症）对机体的损害。轻症代谢性酸中毒经过对病因的治疗，通过机体的代偿即可自行恢复，并不需要碱剂治疗。当 pH < 7.20 时，即为急重症，必须首先通过紧急处置尽快减轻或恢复酸中毒程度，随即开始病因治疗和后续治疗。对于病因难以根治或难以明确者，需要通过持续替代治疗或对症治疗，尽最大可能维持内环境 pH 在正常范围内，同时尽快查明病因。

1. 正常阴离子间隙（高血氯）代谢性酸中毒　主要是由于体内碱性物质（HCO_3^-）大量丢失所致，需要补充碱剂治疗：①纠正低 HCO_3^- 血症；②补偿继续丢失的 HCO_3^-；③代谢性酸中毒时非 HCO_3^- 缓冲对因参与缓冲而发生变化（例如 $H_2PO_4^-$ 增高，HPO_4^{2-} 降低等），给予的碱剂对变化了的非 HCO_3^- 缓冲对（例如 HPO_4^{2-} 增高等）进行缓冲，使其比值趋向正常。碱剂需要量取决于这三方面的综合需要。对中、重度代谢性酸中毒的治疗碱剂首选碳酸氢钠，直接提供缓冲碱，生效迅速。计算碱剂需要量的经验公式为：

$$碱剂需要量（mmol）＝（24 － 测得 HCO_3^-）mmol/L × 0.5^* × 体重（kg）$$

（注：每千克体重给予 1.4% 碳酸氢钠 3ml 或 5% 碳酸氢钠 1.0ml 均可提高 HCO_3^- 1mmol/L；
* 为计算碱剂需要量的常用系数，重症患者的碱剂需要量偶可大于用此系数计算的量。）

计算公式只能作为粗略指导，患者的病情各异，碱剂治疗的剂量必须个体化。一般先给予计算量的 1/2。若无条件测定血气时，可按提高 HCO_3^- 5mmol/L 计算。根据给予碱剂后的临床反应和血气结果决定是否继续用药和应用剂量。严重代谢性酸中毒特别是血 pH < 7.20 时需紧急处置，使 pH 迅速恢复到 7.20 ～ 7.25，即刻减轻严重代谢性酸中毒（酸血症）对机体的危害。由于机体的调节作用，大多数患儿无须给予足够的剂量即可完全恢复。

在治疗过程中应注意以下事项。

（1）给予碳酸氢钠后，首先使血浆 HCO_3^- 升高，15min 后在细胞外液平衡而下降，2 ～ 4h 进入细胞与其他缓冲物质平衡，进一步下降。所以采血时间与给药时间越近、血浆 HCO_3^- 越高，不能反映平衡后的效果。在评估复查化验结果时，应注意时间对检验结果的影响。

（2）避免频繁应用高张液，以免发生体液高渗状态的危险（新生儿，尤其是早产儿发生颅内出血的风险增加）。

（3）避免过快地完全纠正酸中毒，因为 HCO_3^- 进入细胞和通过血脑屏障比 CO_2 慢，当血浆 HCO_3^- 迅速回升到正常时，在数小时内呼吸仍然持续增快，$PaCO_2$ 仍低，可继发碱中毒，故需要警惕碱剂输入过快导致的并发症。

（4）腹泻严重脱水时，首先需要以等张（1.4%）碳酸氢钠溶液扩容和部分纠正酸中毒，一般经验为 2ml/kg 5% 碳酸氢钠溶液与 5% 葡萄糖溶液配比为 1.4% 碳酸氢钠后进行快速输注，然后用含碱溶液（例如 4 : 3 : 2 溶液）继续滴注。

（5）肾小管酸中毒时肾脏不能酸化尿液，造成 HCO_3^- 的持续丢失。在应用碱剂使血浆 HCO_3^- 恢复正常后，仍需口服适量碱剂进行维持治疗。

（6）除各种原因所致的醛固酮缺乏症需要限制钾盐摄入量外，其他病例常需要补充钾剂。

2. 高阴离子间隙代谢性酸中毒　主要是由于体内酸性物质产生过多或排出障碍所致，与丢失碱性物质引起的正常阴离子间隙（高血氯）代谢性酸中毒不同。当体内酸性物质产生过多或排出障碍导致酸性物质潴留时，HCO_3^- 对其缓冲而减少，但非真正的丢失，而是处于潜在缺少的状态。所以在治疗方面亦具有其独有的特点。

（1）有机酸产生过多引起的代谢性酸中毒：糖尿病酮症经过给予胰岛素和纠正脱水治疗循环得以改善；继发性 A 型乳酸性酸中毒经过对原发病的治疗，缺氧和（或）组织灌注不足得到纠正，它们增加的有机酸阴离子各自经过代谢可等毫摩尔地生成 HCO_3^-（内源性的）。故补充的 HCO_3^-（外源性的）能维持血液 pH 达 7.20 即可，若补碱过多，在恢复期可出现继发性碱中毒。

（2）肾衰竭：当血 pH < 7.20 时，必须进行紧急处置。由于肾衰竭时酸性物质排出障碍，酸性物质堆积持续增加，单纯应用碱剂难以阻止代谢性酸中毒的进展。而且本病还存在尿毒症，在急性肾衰竭恢复前或慢性肾衰竭难以恢复的情况下，首选透析疗法。

（3）B 型乳酸性酸中毒：主要是针对病因的积极治疗。当病因难以消除或缺乏有效治疗方法或治疗效果不佳者，可采用透析疗法减轻代谢性酸中毒。其中由遗传代谢病引起代谢性酸中毒发生者，大多在新生儿期即发病。除早期有效治疗个别疾病外，大部分代谢性疾病缺乏有效的治疗，预后不佳，甚至死亡。

1）单纯丙酮酸羧化酶缺乏：给予维生素 B_1 治疗，亦可用二氯乙酸；生物素和硫辛酸对其无效。

2）生物素酶或全羧化酶合成酶缺乏所致的丙酮酸羧化酶缺乏：生物素治疗效果良好，需要终身应用。

3）线粒体呼吸链障碍：试用改善能量代谢的药物。

（4）有机酸血症：为先天性遗传代谢性疾病，由氨基酸代谢障碍引起，出生早期即出现难治性高阴离子间隙代谢性酸中毒。延误诊断而不能及时治疗者，预后不佳。

1）甲基丙二酸血症：大量应用维生素 B_{12} 反应良好。无效者给予低蛋白饮食。

2）丙酸血症和异戊酸血症：酸中毒发作时给予无蛋白饮食，以后改为低蛋白饮食。

（5）枫糖尿症：为支链氨基酸代谢障碍性疾病，主要治疗方法是饮食疗法。

（周　楠）

第三节　新生儿代谢性碱中毒

一、病因

由于体内固定酸丢失或 HCO_3^- 蓄积所致。

（一）生理盐水治疗有效的代谢性碱中毒

此类中毒的细胞外液容量减少，尿氯 < 10mmol/L。

（1）经胃肠道丢失盐酸：长期呕吐或胃管引流、胃肠减压、肥厚性幽门狭窄、先天性失氯性腹泻病。

（2）应用利尿剂：噻嗪类、呋塞米、依他尼酸（利尿酸）等。

（3）细胞外液（有效循环血量）减少（浓缩性代谢性碱中毒）。

（4）HCO_3^- 蓄积：①应用碳酸氢钠等碱性药物过多，超过肾脏的代谢能力；②有机酸经代谢转变为 HCO_3^-，如乳酸、酮酸，输注枸橼酸盐抗凝血液。

（二）生理盐水治疗无效的代谢性碱中毒

此类碱中毒的细胞外液容量正常或增加，尿氯 > 20mmol/L。

（1）盐皮质激素分泌过多：原发性醛固酮增多症、Cushing 综合征、Bartter 综合征（肾小球旁器增生症）、脱氧皮质激素分泌过多（先天性肾上腺皮质增生症，如 11β- 羟化酶缺乏症或 17- 羟化酶缺乏症）。

（2）出现类似醛固酮增多样表现的疾病：原发性远端肾小管转运功能障碍（liddle 综合征）或摄入甘草（含甘草酸）过多，均使 Na^+ 回收及 H^+、K^+ 排出量增多，而肾素及醛固酮分泌受到抑制。

（3）严重缺钾。

（4）高钙血症：使近端肾小管 HCO_3^- 回吸收增多及细胞外液减少（多尿）和继发性醛固酮增多。

（5）低白蛋白血症。

（6）慢性高碳酸血症突然解除（高碳酸血症纠正过快）。

（7）大量应用肾脏不能吸收的阴离子：青霉素、氨苄西林和羧苄青霉素，使远端肾小管 H^+、K^+ 排出及 Na^+、HCO_3^- 回吸收增多。

二、临床表现

多与细胞外液减少和缺钾有关。碱中毒发生时，主要表现为神经系统症状，如倦怠、头晕，精神迟钝、嗜睡，甚至精神错乱或昏迷。失代偿性碱中毒使血中游离钙减少，使神经肌肉兴奋性增加，可出现手足搐搦或惊厥发作。代偿性呼吸浅慢使肺泡通气量减少，可伴发低氧血症。碱血症使 Hb 与氧的亲和力增加，氧解离曲线左移、加重组织缺氧。但在相同程度的低氧血症时，发绀表现较轻。严重碱中毒则会造成心排血量减少，周围血管阻力增加；更易发生心律失常，伴有低钾、低氧血症或应用洋地黄制剂时更易发生。缺钾可引起碱中毒，碱中毒亦可引起低钾，故碱中毒常伴低钾症状。

三、治疗要点

病因治疗是根本治疗方法。去除引起代谢性碱中毒和使之继续存在的病因如低血钾、低血氯及细胞外液减少等，使 HCO_3^- 回吸收减少和排出量增加，恢复正常的酸碱平衡。补充酸剂只是一种暂时性的对症疗法。某些病因难以消除，只能对症治疗。

（一）生理盐水治疗有效的代谢性碱中毒

应用生理盐水纠正脱水，恢复有效循环血量，以改善肾脏调节功能，同时补充氯化钾，大多数患者经过数日治疗后即可恢复。

重症（pH > 7.50）或伴有心、肾功能不全者，需要补充酸剂。①纠正高 HCO_3^- 血症；②代谢性碱中毒时非 HCO_3^- 缓冲对也参与缓冲而发生变化，给予的酸剂尚需缓冲变化了的非 HCO_3^- 缓冲盐，使其比值趋向正常；③缓冲继续从肾小管过多回吸收的 HCO_3^-；④补充继续丢失的盐酸。酸剂需要量取决于这四个方面的综合需要。给予盐酸精氨酸，通过肝脏代谢生成盐酸，缓冲 HCO_3^- 和非 HCO_3^- 盐，迅速降低 pH 及 HCO_3^-。计算酸剂需要量的经验公式为：

$$酸剂需要量（mmol）=（测得 HCO_3^- - 24）mmol/L × 0.5 × 体重（kg）$$

注：盐酸精氨酸 1mmol=210.5mg，每千克体重给予 25% 盐酸精氨酸 0.4ml 可降低 HCO_3^- 1mmol/L。0.5 为计算酸剂需要量的常用系数。

计算公式只能作为粗略指导，患者的病情因人而异，酸剂治疗的剂量必须个体化。一般先给予计算量的 1/2，或按降低血浆 HCO_3^- 5mmol/L 计算。根据给予酸剂后的临床反应和血气分析结果决定是否继续用药和所用剂量。由于机体的调节作用，大多数患者无须给予足够的剂量即可完全恢复。

（二）生理盐水治疗无效的代谢性碱中毒

治疗比较困难，且应该尽量去除致病因素。

（1）手术切除肾上腺皮质肿瘤。

（2）碱性药物应用过量者，应立即停用碱剂。

（3）低钾血症：补充氯化钾，注意补钾的浓度及速度，见尿补钾。

（4）原发性醛固酮增多症、库欣综合征和 Bartter 综合征：给予螺内酯。

（5）先天性肾上腺皮质增生症（11β- 羟化酶缺乏症或 17- 羟化酶缺乏症）：用醋酸可的松或氢化可的松抑制 ACTH 分泌，减少脱氧皮质酮及皮质酮的过量产生。

（6）Liddle 综合征：用氨苯蝶啶（triamterene）或限盐治疗有效，本病应用螺内酯治疗无效。

（7）伴水肿（由于充血性心力衰竭、肝硬化腹水或肾病综合征等）的代谢性碱中毒：给予醋氮酰胺（diamox）。如果治疗无效，静脉滴注盐酸精氨酸，必要时进行透析治疗。

（8）肾衰竭合并代谢性碱中毒：静脉滴注盐酸精氨酸，必要时进行透析治疗。

（9）高碳酸血症突然解除所致的代谢性碱中毒：及时调节呼吸机参数，使 $PaCO_2$ 回升到患者原来耐受的水平，以后逐渐调低。同时需要补充生理盐水和氯化钾，或加用醋氮酰胺治疗。

（周　楠）

第四节 新生儿呼吸性酸中毒

一、病因

由于通气障碍导致体内出现 CO_2 潴留和 H_2CO_3 增高。

（1）呼吸道梗阻：疾病状态、喉头痉挛或水肿、呼吸道异物、支气管哮喘、分泌物堵塞、吸入性肺炎（羊水、胎粪、乳汁、分泌物等）、溺水等。先天发育畸形，先天性双侧后鼻孔闭锁、Pierre-Robin 综合征、Treacher-Collins 综合征、喉狭窄或囊肿、气管蹼或狭窄、先天性食管闭锁、食管气管瘘等。

（2）肺、胸腔和胸廓疾病：严重肺炎、呼吸窘迫综合征、胎粪吸入综合征、湿肺、膈疝、肺发育不全、肺不张、肺水肿、肺气漏（肺间质气肿、气胸、纵隔积气）、血胸、大量胸腔积液、阻塞性肺气肿（慢性支气管炎、慢性支气管哮喘）、肺广泛纤维化、重度硅肺、肺含铁血黄素沉着症、胸廓畸形、胸膜增厚。

（3）心脏疾病：心搏骤停、心室颤动、心源性休克、心力衰竭引起肺部淤血水肿等。

（4）新生儿窒息。

（5）呼吸肌麻痹或痉挛：脊髓灰质炎、严重低钾血症、周期性麻痹、破伤风等。

（6）呼吸中枢抑制：脑炎、脑膜炎、颅脑损伤、缺血缺氧性脑病、颅内出血、脑梗死等。

（7）药物或中毒：药物过量（镇静催眠药、麻醉药）、肌肉松弛剂使用不当。

（8）呼吸机使用不当。

二、临床表现

主要是原发病和通气障碍的症状。通气障碍都伴发缺氧，因为组织缺氧，无氧酵解增强，乳酸产生过多，多数患者亦合并高 AG 代谢性酸中毒。

三、治疗要点

主要治疗方案是针对原发病的治疗、保持呼吸道通畅和改善通换气功能。呼吸道异物被取出和新生儿窒息经过满意复苏后，肺的通、换气功能即恢复。但是某些疾病从开始治疗原发病到通、换气功能的改善和恢复正常，需要一定的时间，常需要呼吸机辅助治疗。

1. 新生儿窒息由于产前、产时或产后的各种病因引起气体交换障碍，在出生后 1min 内无自主呼吸或未能建立规律的呼吸，伴有低氧血症、高碳酸血症和代谢性酸中毒。出生后即刻进行复苏，大多数窒息新生儿只需清理呼吸道和触觉刺激即可啼哭和正常呼吸；若仍无呼吸或呼吸不充分，再用复苏囊正压通气给氧；少数患儿心率＜ 60 次 / 分，还需要胸外心脏按压才可达到满意复苏。仅极少数患儿需要用药。

2. 呼吸机治疗是重要的辅助方法，可改善通、换气功能，纠正高碳酸血症（呼吸性酸中毒）和低氧血症、改善组织器官供氧和功能、在原发病和呼吸功能恢复前帮助患者度过疾病的严重阶段。

3. 缓解气道梗阻：吸痰治疗。

4. 碱剂对呼吸性酸中毒的治疗效果是有限的，且仅用于血液 pH ＜ 7.20 时，以即刻减

少 HCO_3^-/H_2CO_3 比值的偏移程度和提升 pH，暂时减轻严重酸血症对机体的损害。但是碱剂治疗并没有降低 CO_2 潴留和阻止其继续升高的作用。而且当呼吸性酸中毒合并高 AG 代谢性酸中毒时，必须在通气改善后再给予碱剂，如果在通气没有改善之前给予碱剂治疗，虽然代谢性酸中毒可以暂时减轻，但呼吸性酸中毒却进一步加重。如果出现病因在短时间内难以消除的情况，必要时及时应用呼吸机辅助通气治疗。

（周　楠）

第五节　新生儿呼吸性碱中毒

一、病因

由于过度通气致使血液中的 CO_2 减少和 H_2CO_3 降低。

（1）神经系统疾病：① 脑炎；② 脑膜炎/脑膜脑炎；③ 脑部肿瘤；④ 颅脑损伤；⑤ 颅内出血；⑥ 脑梗死；⑦ 癔症。

（2）缺氧：① 吸入气氧浓度降低（如窒息、高原环境）；② 肺部疾病（如肺炎、肺水肿、肺梗死）；③ 心脏疾病，如发绀型先天性心脏病（如完全型大动脉转位、法洛四联症等）、心力衰竭；④ 血液疾病（如严重贫血、CO 中毒等）。

（3）药物应用：水杨酸盐制剂、尼古丁、氨茶碱等。

（4）不恰当地使用呼吸机。

（5）长时间剧烈哭闹。

（6）其他因素：持续高热、热射病、败血症、肝衰竭等。

二、临床表现

最突出的临床表现为呼吸深快，其他症状与代谢性碱中毒相似。

三、治疗要点

主要是病因治疗，当原发病得到控制后，呼吸频率减慢，呼吸性碱中毒可逐渐恢复正常。大部分情况下呼吸性碱中毒的程度均不严重，通常不需要临床上给予特殊的治疗。如果是焦虑发作或情绪激烈（如生气、悲痛等）引起的呼吸性碱中毒，可将纸袋罩在口鼻上，重复吸入呼出气，大部分可得到缓解。当治疗无效时，可给予镇静剂。如果伴有手足搐搦发作，则需要给予钙剂。

（周　楠）

第六节　新生儿混合型酸碱失衡

一、病因

多种新生儿急重症常伴有酸碱平衡紊乱，尤其初生新生儿及早产儿的酸碱平衡调节功能较差，更易发生酸碱失衡。特别是合并混合性酸碱失衡时，严重影响患儿的代谢及生理功能,容易使病情加重,甚至导致死亡。因此,在新生儿急重症治疗中,如何在早期识别混合性酸碱平衡紊乱并给予及时适当的治疗显得尤为重要。新生儿混合型酸碱失衡的根本原因是几种单纯型酸碱失衡的疾病病因组合,区别在于它们各自表现的严重程度有所不同。

二、临床表现

主要是引起混合型酸中毒原发病的表现,至于原发病引起的混合型酸碱失衡对机体的影响,主要取决于血气分析中 pH 变化的严重程度。引起混合型酸碱失衡的各因素的酸化作用和碱化作用的严重程度、相加和(或)相消作用的综合影响及其相对优势和净结果决定 HCO_3^-、$PaCO_2$(H_2CO_3)和 pH 的变化趋向。它们都可以增高、降低或正常。具体影响需要通过判别酸碱失衡进行综合分析。

(1)起相加作用的两联酸碱失衡,例如当出现代谢性酸中毒和呼吸性酸中毒时,pH 显著降低(酸血症);而当出现代谢性碱中毒和呼吸性碱中毒时,则 pH 呈增高表现(碱血症)。

(2)起相消作用的两联酸碱失衡,则 pH 变化较小,常接近于正常值。

(3)三联酸碱失衡的 pH 变化取决于造成酸碱失衡发生的各因素之间的相加、相消作用的净结果,pH 常接近正常。当 pH 呈显著异常时(酸血症或碱血症),对机体的影响较大;反之,pH 变化较小或在正常范围内时则影响小或者没有明显影响。

三、治疗要点

(一)病因治疗

当发生混合型酸碱失衡时,其基本的治疗方法仍是病因治疗。基本治疗原则为:对于引起混合型酸碱失衡的各病因要同时进行治疗。

(1)如果针对两种酸碱失衡的病因只治疗其中一种,则会使起相消作用的另一种酸碱失衡突显出来,致使两种酸碱失衡之间出现新的病理平衡,pH 将随之变化。当代谢性碱中毒和呼吸性酸中毒同时发生时,pH 常接近正常;如果只治疗呼吸性酸中毒,则使得代谢性碱中毒变得异常突出,pH 随之升高。

(2)同理,针对三联酸碱失衡的病因只治疗其中一种或两种,则会使另两种或一种病因的作用也变得突出,pH 随之变化。此外,即便同时治疗混合型酸碱失衡的各种病因,其各自恢复的速度也不会是成比例的,血气分析中的 pH 将随之发生相应的动态变化。血气分析可以直接反映酸碱平衡的动态变化,因此动态监测血气分析具有重大意义。

(二)对症治疗

混合型酸碱失衡治疗的最终目的是维持血液 pH 正常或接近正常,以减少严重 pH 改变对机体造成的重大影响或不可逆损伤。若混合型酸碱失衡的 pH 正常或接近正常,除了对疾病的病因进行治疗外,可以暂时不予处理酸碱失衡,但是要持续密切监测患者的临床表现和血气分析的动态变化,根据化验情况随时调整治疗方案,避免造成 pH 产生的严重偏移(酸血症或碱血症)。当血液中 pH < 7.20 或 pH > 7.50 时,则需要紧急处置,静脉给予碱剂或酸剂,使得血 pH 迅速恢复到 7.20 ~ 7.25 或 7.50 以下,即刻减轻严重酸血症或碱血症对机体的危害。如果存在严重的通气障碍,则需要及时进行呼吸机辅助通气治疗,

以缓解 CO_2 潴留；当存在通气过度时，则需要给予相应治疗以减少过度通气的发生。根据实时的血气分析结果决定下一步的治疗措施。

（三）同时兼顾并纠正电解质紊乱

混合性酸碱失衡常同时存在严重电解质紊乱，其中 HCO_3^- 和 Cl^- 变化与 CO_2 变化有关，不需要特殊处理。临床上要重视对低 K^+、低 Na^+ 的纠正。针对低钠血症，主要还是以预防为主。根据病情变化及化验中 Na^+ 水平酌情调整静脉补钠剂量。要牢记低钾碱中毒和碱中毒合并低钾这一规律。要牢记补钾原则：见尿补钾、多尿多补、少尿少补、无尿不补。

（四）注意纠正低氧血症

危重患者并发混合性酸碱失衡时，常存在低氧血症，特别是伴有呼吸性酸碱失衡的患者，常可存在严重的低氧血症。缺氧不仅可以引起乳酸性酸中毒，更重要的是缺氧可使肾脏、心脏、肝脏、肺脏等重要脏器的损害加重。因此对于伴有低氧血症的混合性酸碱失衡的救治应常规氧疗，纠正其低氧血症。

（魏　兵　周　楠）

第 4 章

新生儿脂肪代谢紊乱

第一节　新生儿脂肪代谢调节

一、脂肪组织

脂肪组织（adipose tissue）是由大量富集的脂肪细胞组成的特殊疏松结缔组织。根据脂肪细胞结构和功能的不同，脂肪组织可分为两类，一类是含储脂较多的白色脂肪组织（white adipose tissue，WAT），另一类是含线粒体、细胞色素较多的棕色脂肪组织（brown adipose tissue，BAT），后者较前者更易分解供能。哺乳动物一般均含有这两种脂肪组织。白色脂肪组织，即通常所说的脂肪组织，一般呈黄色，由大量单泡脂肪细胞聚集而成，细胞中央有一大脂滴，胞质呈薄层，位于细胞周缘，包绕脂滴。在 HE 染色切片上，脂滴被溶解成一大空泡，胞核呈扁圆形，被脂滴推挤到细胞一侧，连同其周围部分胞质呈新月形。白色脂肪组织主要分布在皮下、网膜和系膜等处，是体内最大的贮能库，参与能量代谢，具有产生热量、维持体温、缓冲保护和支持填充等作用。棕色脂肪细胞内含有大量血红蛋白和高水平的血红素卟啉，呈棕色，其特点是组织中含有丰富的毛细血管，脂肪细胞内散在许多小脂滴，线粒体大而丰富，胞核呈圆形，位于细胞中央，这与其产热功能相匹配。这种脂肪细胞又称为多泡脂肪细胞。

二、新生儿棕色脂肪组织

近几十年来人们才开始认识到棕色脂肪组织作为产热的器官，是哺乳动物体内非战栗产热的主要来源。棕色脂肪组织主要分布部位为：①肩胛间区；②腹部大血管及其周围；③肌肉、颈部血管周围。其主要功能是在寒冷刺激下，通过非战栗产热，棕色脂肪细胞内的脂类分解、氧化，从而释放大量热能，而不转变为化学能。新生儿在面临外界寒冷环境时，机体正是靠着这一过程进行御寒。不同种系的新生子代，棕色脂肪组织的发育有着明显的不同，如大鼠、小鼠，它们一窝产多子，新生子代没有毛，为了保持体温，只能挤作一团，体内棕色脂肪组织发育缓慢，在出生后数天才能达到高峰。另外，如仓鼠、袋鼠的子代出生时受外界温度的刺激，其棕色脂肪组织随着中枢神经系统的发育而发育，除此之外，牛、羊等出生时即有毛，且具有发育良好的棕色脂肪组织，故出生后棕色脂肪组织开始逐渐萎缩。而人类子代虽然出生时发育已经相当完善，但仍有许多不成熟的地方，其围生期棕色脂肪组织的发育与大鼠子代相似。从解剖学来看，绝大多数组织器官在体内有固定的位置，并由同源的稳定细胞组成，然而棕色脂肪组织并非如此，它可在体内多个部位进行储存。

对于胎儿来讲，37℃或略高的温度是最佳的环境温度，医学上称之为胎儿中性温度。在这个温度下，机体消耗最少，新陈代谢处于最佳状态。而新生儿出生后，首先面临的问题就是寒冷。新生儿体重是成人的 5%，体表面积是成人的 12%，其体表面积与体重之比是成人的 2 倍，且皮肤薄嫩，血管多，利于散热；皮下脂肪又远比成人薄得多、保暖能力也不如成人，因此，散热多、保暖差是新生儿的特点。

由于新生儿体表面积与体脂的比值较高，体温散失较快，棕色脂肪组织可及时分解产热以补偿体温的散失。即棕色脂肪组织是寒冷环境中急需热量的重要来源。当新生儿所处环境温度低于新生儿最适宜中性温度时，机体就开始向外界散发热量，此时棕色脂肪就被氧化分解，释放能量给予补充，以维持正常的体温。一旦棕色脂肪被耗尽，机体代偿性产热以保持正常体温的能力消失，体温开始下降。因此新生儿在面临寒冷时，主要利用其天然的两个优势来抵御寒冷，一是肩胛等处的棕色脂肪组织被激活分解，产生热量，来抵御温差变化带来的寒冷；二是新生儿常有一过性甲状腺功能亢进，使基础代谢率升高，产热增多，以此平衡由于温差带来的不适。但新生儿的棕色脂肪是有限的，早产儿则更少，且棕色脂肪组织很快会退化。因此，母亲必须用保温性能好的衣、被，帮助新生儿度过从胎儿中性温度（36～38℃）到成人中性温度（25～28℃）的转换。一般来说，足月新生儿前 5d 的中性温度为 31～33℃，5d 到满月为 30～32℃，以后逐渐下降，1 岁后接近成人。

一般来说，新生儿体内的棕色脂肪组织较成人多，一些种系新生子代体内的脂肪组织全是棕色脂肪，成年后才转化为白色脂肪组织。但是这些细胞的生物学意义尚不十分清楚。当然，也有某些白色脂肪组织可能在新生儿期的功能与棕色脂肪组织相似，并且可能在特定条件下再转变为棕色脂肪组织。

三、解偶联蛋白与棕色脂肪组织产能

棕色脂肪组织的线粒体中富含一种特殊的蛋白质——解偶联蛋白（uncoupling protein，UCP）。UCP 是决定棕色脂肪组织功能的关键因素，从形态学来看，白色脂肪组织受寒冷刺激可能转变为棕色脂肪组织，并且存在棕色脂肪组织中的特殊线粒体，然而在这种线粒体中没有检测到 UCP 或 mRNA 的存在。某些种族的新生子代（如海豹、犬等），在受到拟交感神经药物刺激后，其皮下脂肪亦可表达 UCP，并且在这些种族中，皮下脂肪不仅仅是御寒的"毛毯"，还是一种"电热毯"。因此，除了某些脂肪组织缺乏转变成棕色脂肪组织的能力外，绝大多数脂肪组织是有这种潜能的，并且可能在某些物理或药物刺激下实现这种转化。

热能的产生可能是由于寒战或非寒战的生热作用。在新生儿中，由于其通过寒战产生热量的能力尚未完全发育成熟，因此额外产热的第一来源即是非寒战产热。通过非寒战产热的主要来源是棕色脂肪组织。产热的信号来源于下丘脑，由交感神经传递，并由去甲肾上腺素在细胞内转运，从而导致一系列反应。

UCP 主要分布在线粒体内膜，在线粒体内有较高浓度，占整个线粒体蛋白的 6%～8%，占膜蛋白的 14%。目前发现的 UCP 有 3 种：UCP1、UCP2、UCP3。相当多的研究表明，

UCP 是调节非寒战产热的限速酶。目前其蛋白和 cDNA 的序列均已测定完成，仓鼠、大鼠、小鼠的 UCP 氨基酸序列也已获得，这些种系的氨基酸序列高度保守。人 UCP 氨基酸序列与鼠的同源性为 79%，人和啮齿类动物的 UCP 有相当高的免疫交叉性，而鼠和牛、羊、兔之间却很少。从氨基酸序列分析来看，UCP 是线粒体载体蛋白家族中的一员，可能有 3 个跨膜结构。UCP 插入棕色脂肪组织线粒体时，这些线粒体表现出一系列独有的特性，包括 ADP 缺乏时或解偶联状态时的高呼吸率、高质子传导性和高氯离子传导性。人和鼠的 UCP 基因是单拷贝基因，小鼠 UCP 基因定位于第 8 号染色体，人则位于第 4 号染色体。这一基因的内含子和外显子之间有着非常明显的功能性连接，其蛋白跨膜结构上 6 个跨膜片段，每一个即代表 1 个外显子。

棕色脂肪细胞线粒体膜中的 UCP 功能逐渐明了。线粒体进行氧化呼吸时，电子随呼吸链下传并经电子传递链泵出质子，即质子穿过线粒体内膜形成跨线粒体内膜的 H^+ 梯度，然后再由 ATP 合成酶将 H^+ 导回基质并将其化学渗透能转移到 ATP，为 ATP 合成提供热量。当棕色脂肪细胞未受到产热刺激时，跨内膜的 H^+ 梯度正常，这有利于 ATP 的合成，但速度较慢。如果进入解偶联状态，棕色脂肪组织线粒体的呼吸速率及相应的产热随即提高。位于线粒体内膜的 UCP 作为离子通道，驱散在线粒体呼吸时形成的 H^+ 梯度，从而增加呼吸并阻止 ATP 的形成。其结果是更多的燃料被氧化，能量以热能的形式释放出来，而并非生成 ATP。

出生时 UCP 的总量被认为是非寒战产热的限速因子。新生儿期和成人期 UCP 的量受到精确调节，UCP mRNA 水平决定了 UCP 蛋白的水平。不同种系的新生子代，其围生期中棕色脂肪组织的发育有着明显的不同，因此棕色脂肪细胞中 UCP 的表达亦不同。诸如大小鼠种系，出生前后 UCP 的量随 mRNA 水平的增加而增加，引起这一变化的原因可能是出生后子代个体发育或受寒冷刺激。另一些种系，如仓鼠、袋鼠，它们的新生子代对外界环境的反应较迟，UCP 的出现稍晚，但出现方式与前者相似。而牛、羊等的 UCP 则在胎儿期就已表达。由于人类新生儿的分类尚不完全清楚，因此没有最好的动物新生子代模型可供研究。目前的研究发现，在足月儿体内存在着相当多的棕色脂肪组织，并且在出生后还会增加。在儿童时期，UCP 的含量很高，甚至在成人期也可检测到。

四、棕色脂肪组织产热机制

早期的产热作用主要依靠组织内甘油三酯提供的脂肪酸燃烧供能，棕色脂肪细胞内 cAMP 的含量增加，cAMP 依赖的蛋白激酶活化率由胎儿期的 0.3 升高到出生后的 0.7。在啮齿类动物中已经发现 β_3 受体在其中发挥了主要作用，但是其在人类棕色脂肪细胞中的作用目前尚不十分清楚。β_3 受体活化对 cAMP 水平变化的影响可被同样存在于棕色脂肪组织中的 α_2 肾上腺素能受体和腺苷受体中和。

活化的 cAMP 依赖蛋白激酶的一个重要底物是棕色脂肪细胞内的激素敏感性脂肪酶。这一脂酶的活化将导致储存在棕色脂肪细胞中的甘油三酯分解，释放的脂肪酸可能在线粒体内迅速燃烧，甘油则进入循环，用电子显微镜可以观察到出生后甘油三酯脂滴变小。棕色脂肪细胞内储存着可用于产热的甘油三酯，但是它的数量是有限的。如果新生兔出生后不进食，只有头 3d 产热是足够的，之后新生兔将因低体温而死亡。这一现象同样也可在人类早产儿中观察到。

与白色脂肪组织显著不同的是，去甲肾上腺素（NE）的刺激可促进棕色脂肪组织中脂蛋白脂酶的活化。这种刺激是由 β 肾上腺素能受体介导的，并引起 cAMP 水平和脂蛋白脂酶基因表达的增加。因此，去甲肾上腺素被认为是调节棕色脂肪组织产热的主要因子。给予 NE 或其激动剂，可以使肩胛间棕色脂肪组织增加 50%。棕色脂肪组织中 NE 的受体有 β_1、β_2、β_3，其中以 β_3 为主。β_3 受体和儿茶酚胺亲和力低，但作用较大，对分解棕色脂肪组织也起作用。

除此以外，胰岛素在调节棕色脂肪组织中 UCP 的浓度及组织产热能力方面也有重要作用，其机制可能是通过调节线粒体 UCP 浓度和整个组织 UCP 数量来影响产能的。

总之，棕色脂肪组织在非寒战产热和能量平衡中具有重要作用，该作用随种属、年龄、体重的不同而不同。决定棕色脂肪组织功能的关键是 UCP，而调节 UCP 的因素又十分复杂，既有单独作用，又有协同作用。

五、新生儿脂质供能

（一）脂类供能作用

能量代谢是指生物体内营养物质（主要是葡萄糖、脂类和蛋白质）在代谢过程中所伴随的能量产生和利用过程。脂类是人体重要的营养素之一，它与蛋白质，碳水化合物是产能的三大营养素。其主要功能是供给热能，提供脂溶性维生素并促进其消化吸收，提供必需脂肪酸以构成生物膜，减少体热散失及保护脏器不受损伤等，因此脂类在人类膳食中占有重要地位。脂类包括脂肪和类脂。人体脂肪主要由膳食脂肪和摄入的碳水化合物及蛋白质转化合成。

过去发达国家由于食用动物性食物较多，故脂肪摄入量很高，随着对脂肪与心血管疾病及癌症关系的深入认识，脂肪的推荐摄入量限制在总摄入能量的 30% 以下。2 岁以下婴幼儿由于生长发育迅速，对营养影响的承受能力差，应供给充足的能量和脂肪以保证正常的生长发育，每日脂肪摄入量应占总能量的 45% ～ 50%。如 0 ～ 6 个月婴儿按每日摄入母乳 800ml 计，则可获得脂肪 27.7g，含能量 244.8kcal，占总能量的 47%。

众所周知，新生儿特别是早产儿各脏器功能发育不够成熟，脂肪代谢的许多功能尚未完全发育成熟，且其单位体重的能量消耗量比婴幼儿或成人高出许多，能量需求量高，因此能量摄入不足势必导致营养不良，从而阻碍小儿的生长发育。脂肪和碳水化合物是新生儿的主要能量来源。在新生儿甚至是极低出生体重儿，配方奶中脂肪的吸收率通常也可超过 85%，而糖的吸收率，即便是出生体重最小的婴儿，在其出生后的几周内，也可一直维持在 95% 以上，因此，脂肪和糖是氧化代谢的主要营养素。在母乳和适宜足月儿的配方奶中，脂类的含量为 3.5 ～ 4g/dl，提供总能量的 40% ～ 50%。特别适用于早产儿的配方奶中，脂肪含量为 3 ～ 4g/dl，提供总能量的 35% ～ 40%，如果不考虑蛋白质提供的能量，那么脂肪供应了 50% 以上的能量。

（二）胎儿和新生儿期的脂质代谢

在胎儿期，葡萄糖是主要的能量来源。据测算，在胎儿期约 80% 的能量来源于糖的氧化代谢。如果胎儿平均每天耗能 50kcal/kg，则胎儿每天需氧化 10g/kg 糖，其余则来源于蛋白质的氧化代谢。因此，在胎儿期，脂类并不是主要的能量来源。

但出生后的新生儿营养来源发生了很大的变化：从胎儿时期以碳水化合物为主要能源的供应状态迅速转变为以富含脂肪的奶类为主要能源的供应状态。断脐后，即便迅速哺育，足月儿出生后最初几小时的能量供应也是极低的。出生后第 1 天，新生儿的呼吸商（RQ）从 0.9 下降到 0.8，这时脂肪提供了 60% ～ 70% 的能量，随后血浆中的游离脂肪酸和甘油的增加也证明了脂肪分解代谢的存在。出生后 1 周，婴儿营养供应充足时，脂肪得到充分代谢。然而经测算，正常喂养的足月儿在出生后 1 周与 1 个月时的 RQ 值只有细微不同，其数值约在 0.85 或稍高。基于此，由氧的消耗为每分钟 7 ～ 8ml/kg，可推算出每天有 2 ～ 3g/kg 脂肪被氧化。

早产儿用母乳或配方奶喂养，其 RQ > 0.9，但用母乳喂养的 RQ 值较用早产儿配方奶喂养的 RQ 值略低。高 RQ 值可能是由于糖的氧化效率增高（脂肪几乎不作为能量来源），或者是由于糖以甘油三酯的形式储存增加所致。脂肪平均每天氧化 1.5g/kg [约 14kcal/（kg·d）]，其中约 30% 的脂肪被吸收，20%（10% ～ 35%）被氧化。母乳中的能量 35% ～ 40% 来源于脂肪 [1.9g/（kg·d）]，而在早产儿配方奶中脂肪则占 10% ～ 30%[1.1g/（kg·d）]。这种脂肪氧化率的不同很难确定食物热量是由母乳的品质不同引起的。然而，如果仅研究早产儿配方奶，则利用高能量代谢率食物喂养的婴儿，其 RQ 值就会维持很高。对于配方奶喂养的早产儿，其脂肪氧化率低主要是由于糖提供较高的能量需求，而不是奶类品质的不同造成的。

（三）中链甘油三酯氧化供能

由于牛奶中的脂肪吸收率低，建议早产儿配方奶中添加中链甘油三酯（middle chain triglycerides，MCTs）。中链甘油三酯（MCTs）常含 C8 ～ C10 脂肪酸。牛奶中的部分长链脂肪酸被 MCTs 替代后，脂肪的吸收率上升。婴儿的配方奶添加这种脂肪后，血浆中羟丁酸和乙酰乙酸盐浓度的增加都证实了 MCTs 发生了氧化。用 MCTs 含量在 20% 以上的配方奶喂养婴儿，每天每千克体重 160ml，计算早产儿脂肪氧化的总量，结果显示 MCTs 优先氧化。如同时有长链脂肪酸氧化，表明中链脂肪酸储存较少。

（四）肠道外营养中脂肪氧化

脂肪乳剂是静脉营养的重要组成部分和能量的主要来源，在新生儿静脉营养中发挥重要作用。根据游离脂肪酸和酮体的浓度变化及 RQ 值的变化可以证明，静脉给予的脂肪可部分转化成能量。甚至在出生后第 1 天，尤其在低出生体重和小于胎龄儿的脂蛋白脂酶活性减低时，酮体的增加提示肠外营养时脂肪氧化的存在。当前普遍认为静脉脂肪的使用量应为 1 ～ 3g/（kg·d），并且应连续 20 ～ 24h 给药。

静脉脂肪的氧化与总能量的摄入有关。当能量摄入增加时，脂肪的氧化百分率下降，即增加葡萄糖的氧化可以导致脂肪氧化的下降。全胃肠道外营养时，当葡萄糖作为能量的主要来源时，葡萄糖的氧化会降低脂肪的利用。

总能量摄入增加时，增加脂肪的摄入并不增加脂肪氧化的效率，当非蛋白能量摄入低时，增加脂肪量，可以增加脂肪的氧化，当静脉脂肪是唯一能量来源时，其氧化效率明显提高，可以达到 85%，提示在全胃肠道外营养时，仅增加脂肪的量并不合适。

六、血脂定义及分类

（一）血脂与脂蛋白

血脂是血清中的胆固醇、甘油三酯（triglyceride，TG）和类脂（磷脂、糖脂、固醇、类固醇）的总称，其中，胆固醇和 TG 与临床密切相关。总胆固醇（TC）分为高密度脂蛋白胆固醇（high-density lipoprotein cholesterol，HDL-C）和低密度脂蛋白胆固醇（low-density lipoprotein cholesterol，LDL-C）。

血脂不溶于水，必须与载脂蛋白（apolipoprotein，Apo）结合形成脂蛋白（lipoprotein，Lp）才能在血液中存在。脂蛋白为球状的大分子复合物，其表面是少量蛋白质、极性磷脂和游离胆固醇，它们的亲水基团突入周围水中，从而使脂蛋白分子溶于血液，并被运输至组织中进行代谢。由于蛋白质的比重较脂类大，因此脂蛋白中的蛋白质含量越高，脂类含量越低，密度越大；反之，密度越小。血浆脂蛋白的密度和颗粒的大小是一个连续的变化，因此在进行血浆脂蛋白分离时，各种脂蛋白间常有重叠。利用超速离心技术可人为地将血浆脂蛋白进行分类：乳糜微粒（chylomicron，CM）、极低密度脂蛋白（very low density lipoprotein，VLDL）、中间密度脂蛋白（intermediate density lipoprotein，IDL）、低密度脂蛋白（low density lipoprotein，LDL）和高密度脂蛋白（high density lipoprotein，HDL）。这五类脂蛋白的密度依次增加，而颗粒则依次减小。因此，TC 包含了所有脂蛋白中的胆固醇，其中 LDL-C 占 60% ~ 70%。非高密度脂蛋白总胆固醇，包含低密度脂蛋白和甘油三酯。

1. 乳糜微粒（CM）　在血浆脂蛋白中，颗粒最大，密度最低。主要来源于食物脂肪，外源性 TG 近 90%，健康人体空腹 12h 后采血时，血浆中无 CM。餐后及某些病理状态下血浆中含有大量的 CM，血浆外观浑浊。

2. 极低密度脂蛋白（VLDL）　主要在肝脏产生，其中 TG 含量占 50% 以上。由于 VLDL 比 CM 分子小，空腹 12h 的血浆是清亮透明的，当空腹血浆中 TG > 3.3mmol/L（300mg/dl）时，血浆才呈乳状光泽直至浑浊，但不上浮凝聚。

3. 中间密度脂蛋白（IDL）　是 VLDL 到 LDL 转化过程中的中间产物，与 VLDL 相比，其胆固醇含量明显增加。健康人血浆中 IDL 含量很低。

4. 低密度脂蛋白（LDL）　主要为 CM 和 VLDL 的代谢产物，是胆固醇含量最多的一种脂蛋白，血浆中胆固醇 70% 在 LDL 内。因此，单纯性高胆固醇血症时，血浆中胆固醇浓度的升高与 LDL-C 水平呈正相关。即使血浆中 LDL 的浓度很高，但因为 LDL 颗粒小，血浆也不浑浊。

5. 高密度脂蛋白（HDL）　HDL 主要由肝脏合成，少数也可由 CM 和 VLDL 代谢形成。其结构特点是脂质和蛋白质几乎各占一半，是颗粒最小、密度最高的血浆脂蛋白。HDL 可分为 HDL2 和 HDL3 两个亚组。HDL2 颗粒大于 HDL3，而其密度小于 HDL3。化学结构中，HDL2 的胆固醇酯含量较多，而载脂蛋白的含量相对较少。

6. 脂蛋白 Lp（a）　脂蛋白 Lp（a）是 1963 年由北欧遗传学家 Berg 发现的一种新的脂蛋白。其脂质成分类似于 LDL，但其所含的载脂蛋白部分，除 Apo B100 外还含有另一种分子即 Apo（a），两者以二硫键共价结合。目前认为 Lp（a）是一类独立的脂，直接由肝脏产生，不能转化为其他脂蛋白。1987 年，Mclean 等首次成功克隆了人 Apo（a）的

DNA，证明其与纤维蛋白溶解酶原有 80% 的同源性。

（二）载脂蛋白（Apo）

Apo 是位于脂蛋白表面的蛋白质，具有十分重要的生理功能。目前已报道的 Apo 有 20 余种，而临床意义较为重要且认识比较清楚的有 Apo A Ⅰ、Apo A Ⅱ、Apo A Ⅳ、Apo A Ⅴ、Apo B100、Apo B48、Apo C Ⅱ、Apo C Ⅲ、Apo E、Apo H、Apo J 和 Apo（a）。其中，HDL 是 Apo A Ⅰ 的储存库，而 Apo B 是 LDL 的重要组成成分。

Apo 由肝脏和肠道上皮细胞合成，在肝脏和末梢组织中降解。虽然以多种形式和不同的比例存在于各类脂蛋白中，但有共同的生理功能，包括：①维持脂蛋白分子的结构和物理特性。②转运脂质以维持体内各组织间脂蛋白的稳定。③参与调节酶活动。Apo C Ⅱ 是脂蛋白脂酶（LpL）的激活剂，而 Apo C Ⅲ 是 LpL 活性的抑制剂。卵磷脂胆固醇酰基移换酶（LCAT）活性可被 Apo A Ⅰ 和 Apo A Ⅳ 激活。④识别细胞膜上的脂蛋白受体：Apo B100 能被 LDL 受体识别，Apo E 不仅能被 LDL 受体识别，还能被 CM 残粒受体识别，促进这些含有 Apo 的 LDL、VLDL 和 HDL 的代谢。

（三）脂蛋白受体

1. LDL 受体　是目前了解较为清楚的脂蛋白受体。这种受体存在于哺乳动物和人体几乎所有的细胞表面，肝细胞上最为丰富，对脂蛋白分子中的 Apo B 和 Apo E 有特异性识别和高亲和性结合能力，故亦称为 Apo B、Apo E 受体。LDL 受体主要参与 VLDL、IDL 和 LDL 的分解代谢。它通过介导血浆胆固醇的主要载体 LDL 进入细胞，来调节血浆胆固醇水平。LDL 受体在粗面内质网中合成，经过高尔基体加工成熟后转移到细胞表面，在被覆陷窝内聚集成簇，与血浆 LDL 中的 Apo B100 或 Apo E 结合，进入细胞内进行代谢。

2. 其他脂蛋白受体　除了 LDL 受体外，还有其他脂蛋白受体。其中较为确切的是近年来发现的仅存在于肝细胞表面膜上的一种特异性受体——Apo E 受体。这种受体主要识别含 Apo E 丰富的脂蛋白，包括 CM 残粒和 VLDL 残粒（β-VLDL），所以又称为残粒受体（remnant receptor）。在单核巨噬细胞膜上还有氧化修饰的清道夫受体和 VLDL 受体，后两种受体数量比较恒定，不受细胞内游离胆固醇的含量的调节。

（岳小哲　张丽颖）

第二节　新生儿高脂血症

血脂异常通常是指血清中胆固醇和（或）TG 水平升高，因为脂质不溶或微溶于水，必须与蛋白质结合以脂蛋白的形式存在才能在血液中循环，所以血脂升高通常是通过高脂蛋白血症表现出来的，统称为高脂蛋白血症（hyperlipoproteinemia），简称高脂血症（hyperlipidemia）。常见的高脂血症类型分为高甘油三酯血症、家族性高胆固醇血症等。

原发性高甘油三酯血症（primary hypertriglyceridemia）是由于单一基因或多个基因突变所致的一种脂肪摄入、清除、储存和使用的生理失衡性疾病。多具有家族聚集性，有明显的遗传倾向，故临床上通常称为家族性高甘油三酯血症。家族性高甘油三酯血症通常是由于参与甘油三酯代谢的脂蛋白脂解酶基因、*Apo C2* 基因、*Apo A5* 基因突变导致，主要表现为重度高甘油三酯血症（TG > 10mmol/L）。这类疾病一般呈现家族聚集性，有明显的遗传倾向，血脂紊乱程度重，发病率不高。

早产儿和危重婴儿更易患高甘油三酯血症（hypertriglyceridemia，HTG），因为他们各脏器功能发育不够成熟，所以需要依赖静脉脂质乳剂（ILEs）作为热量和脂肪酸的来源。具体来说，脂肪储存的限制和低活性的脂蛋白脂肪酶（LPL）降低了有效储存和清除循环中甘油三酯的能力。HTG 的常见危险因素包括早产、静脉注射脂乳剂剂量和油脂成分、LPL 活性降低、胎儿生长受限、低出生体重、脓毒症和肾衰竭等。

生理条件下，血浆中的甘油三酯通过脂质摄取和降解来维持体内的平衡。然而，在 HTG 中，循环中甘油三酯的流入超过了机体储存、使用和清除的代谢能力。由于有限的脂肪储存和不成熟的酶系统，尤其是脂蛋白脂肪酶（LPL），早产儿不能有效地储存和清除甘油三酯，因此他们处于 HTG 的高风险中。低出生体重、早产、胎儿生长受限、暴露于 ILEs、脓毒症和应激是 HTG 公认的危险因素。出生体重和胎龄是 HTG 的高度预测因素。出生体重 < 1000g 及胎龄 < 28 周的婴儿患 HTG 的风险最高。出生体重每降低 100g，血浆甘油三酯浓度 > 200mg/dl 的概率增加 1 倍。

在早产儿中，ILE 的剂量与甘油三酯的浓度呈正相关。低出生体重的早产儿甘油三酯清除率为每小时 0.15g/kg（相当于每天 3.6g/kg）。然而 TG 可能会在更低的 ILE 剂量下发生。ILE 剂量与脂质不耐受发生率之间存在正线性关系（定义甘油三酯浓度为 2.26mmol/L）。当 ILE 剂量超过阈值 2.6g/（kg·d）时，HTG 发生率显著升高。在一项调查 ILE 输注率和 HTG 的随机试验中，在肠外营养的前 7d，以每天 2g/kg 的 ILE 起始剂量开始的婴儿 HTG（甘油三酯浓度 2.26mmol/L）的发生率高于每天 0.5g/kg 的婴儿（15% vs 4%）。最终 ILE 目标为 3g/（kg·d）。

一、HTG 的诊断

甘油三酯的浓度测量了循环中 VLDL 颗粒和乳糜微粒（内源性或外源性）携带的总甘油三酯。当循环中甘油三酯的内流超过清除时，HTG 发生。然而，早产儿的最大甘油三酯阈值并没有确定。目前普遍认可的甘油三酯范围为 1.7 ～ 3.1mmol/L。美国肠外和肠内营养学会建议，成人和年龄较大的儿童的甘油三酯浓度分别不超过 4.52mmol/L 和 3.1mmol/L。欧洲儿科胃肠病学、肝脏病学和营养学学会建议成人和年龄较大的儿童甘油三酯的最高摄入量为 4.52mmol/L，接受 ILE 治疗的新生儿甘油三酯的最高摄入量为 3mmol/L。较高的 4.52mmol/L 阈值是基于体外研究显示，当甘油三酯浓度为 4.52mmol/L 时，LPL 饱和，而较低的 3mmol/L 阈值是基于新生儿时期 LPL 相对缺乏的假设。一般来说，甘油三酯浓度 < 2.82mmol/L 的患者耐受性好，不良反应少，通常在甘油三酯浓度达到 4.52 ～ 5.65mmol/L 时才明显。

二、HTG 的管理

HTG 的管理目前仍然存在争议，尚无普遍认可的指导方针。NICU 中患者的 HTG 治疗应该首先考虑病因治疗，其次这些病因中是否有可以被解决的。如果糖皮质激素的使用是一个因素，但婴儿有血压抵抗性低血压，那么停止使用糖皮质激素可能是不可行的。另一个需要考虑的是 ILE 剂量的减少。ILE 的剂量减少并不是最常见的方法。如果采用减少剂量的策略，关键是要确保提供最低剂量的 ILE。因为 HTG 通常发生在肠外营养和 ILE 给药期间，早期肠内营养的启动是重要的。

有 HTG 风险的住院婴儿也容易患低钙血症，因此，确保正常的血清钙浓度可能有助于优化 LPL 折叠和其活性水平。在不同条件下（包括有无人血清、有无大量电解质和矿物质），LPL 活性水平是否恢复反映了失活后正常蛋白质有无重新折叠。虽然人血清是恢复 LPL 活性的必要条件，但钙的添加对恢复 LPL 活动也至关重要。在大鼠脂肪细胞中细胞外钙的缺失阻碍了 LPL 的活性。当没有足够的数据说明血清钙浓度与 LPL 折叠和其活性无关时，使 HTG 危重婴儿的血钙浓度正常化似乎是一种谨慎的做法。

（岳小哲　张丽颖）

第三节　新生儿家族性高胆固醇血症

家族性高胆固醇血症（familial hypercholesterolemia，FH）是一种以血液低密度脂蛋白胆固醇（low-density lipoprotein cholesterol，LDL-C）显著升高为特征的严重的显性遗传代谢性疾病。这种疾病通常是低密度脂蛋白受体（low-density lipoprotein receptor，LDLR）及其相关基因发生突变从而引起胆固醇代谢障碍造成的。胆固醇代谢障碍又会引发多部位黄色瘤、早发冠心病等一系列心血管疾病，严重威胁心血管健康。FH 的致病基因主要是 LDLR，其他可引起低密度脂蛋白清除障碍的基因突变也可导致严重的 FH 样表型。FH 可分为纯合子 FH（homozygous familial hypercholesterolemia，HoFH）和杂合子 FH（heterozygous familial hypercholesterolemia，HeFH）两种类型。其中，HeFH 患者的 LDL-C 水平较正常人高，他们患冠状动脉性疾病的风险是正常人的 3.5 ~ 16.0 倍，而 HoFH 患者的 LDL-C 水平在儿童时期就非常高，甚至超过 10.0mmol/L，故儿童时期就会出现明显的腱黄色瘤和皮肤黄色瘤。如果不治疗，10 ~ 20 岁即可发生冠心病。该病致病基因包括 LDLR（85% ~ 90%）、载脂蛋白 B-100（apolipoprotein B-100）（1% ~ 12%）和前蛋白转化酶枯草杆菌蛋白酶 9 型（proprotein convertase subtilisin type 9，PCSK9）（2% ~ 4%）。

一、诊断

（一）儿童及青少年 FH 的临床特征

HoFH 患者在童年时，部分在出生后就可出现黄瘤病。由于体内的胆固醇在皮肤和肌腱等部位沉积，多在肘关节、膝关节伸侧、臀部或手部、跟腱、指 / 趾伸肌腱等部位出现黄色瘤，并在 10 ~ 20 岁即可发展为颈动脉斑块及早发冠心病。而大多数 HeFH 儿童和青少年不会在早期表现出特有的临床特征。

FH 患者可能存在认知功能方面的问题。动物研究显示，FH 模型小鼠（高胆固醇饮食的 LDLR-/- 小鼠）存在认知缺陷和海马血脑屏障破坏。与没有患 FH 的人相比，50 岁以上 FH 患者表现出轻度认知障碍比例明显升高（21.3% vs 2.9%）；在 18 ~ 40 岁 FH 患者的群体表现出更多的执行功能和记忆障碍。

（二）临床诊断

可能由于人种、时间等多种因素的影响，国内外关于 FH 的诊断标准不尽相同。

FH 临床诊断标准指出，未治疗儿童血清 LDL-C 水平 ≥ 3.62mmol/L 同时满足患 FH 或早发冠心病的一级亲属可以被诊断为 FH；LDL-C 水平 ≥ 10.34mmol/L HoFH 怀疑患有 FH，当 LDL-C 水平 ≥ 12.92mmol/L，HoFH 直接诊断为 FH。

中国专家建议，儿童血清 LDL-C ≥ 2.9mmol/L，排除继发性高脂血症，可作为可疑人群。由于临床表现不同，部分儿童 LDL-C < 12.92mmol/L 也可能是 HoFH，具体情况需要结合父母或家属的血清 LDL-C 水平、肌腱黄瘤、早期冠心病等协助诊断，或进一步考虑基因检测诊断。

若个体 LDL-C ≥ 3.62mmol/L 并排除继发性原因，有 Ⅱ 级及以内亲属诊断 FH 或早发冠心病家族史（男性 < 55 岁，女性 < 65 岁患冠心病）可诊断为 FH。如果只有 LDL-C 水平 ≥ 3.62mmol/L，那么需要先排除继发性高脂血症。若血脂 < 3.62mmol/L，且只有 Ⅱ 级及以内亲属被诊断为 FH 或早发冠心病家族史，需每 3～6 个月复查 1 次血脂。如果在复查期间多次观察到 LDL-C ≥ 3.62mmol/L，应怀疑 FH。若 LDL-C < 3.62mmol/L 则 FH 基本排除。若 LDL-C 为 2.60～3.62mmol/L，应怀疑 FH，每年至少检测 1 次 LDL-C，并随访几年，患有黄色瘤的儿童应高度怀疑 FH。

（三）基因诊断

FH 致病基因的研究主要集中在 *LDLR* 基因上。不同的基因突变对降脂治疗有不同的反应。即使是相同的 *LDLR* 基因突变，血浆 LDL-C 水平也会有所不同。因此，如果怀疑 HoFH，建议在临床诊断明确的情况下仍然进行基因诊断。*LDLR* 是 FH 基因诊断中最常见的致病基因，其次是 *Apo B*、*PCSK9*、*ABCG5/G8*、新报道的 CYP7A1 和 LDL 受体连接蛋白 1 基因。产前诊断有助于评估疾病，降低疾病风险，寻找新的诊断和治疗方法。

（四）级联筛查

在过去，FH 筛查被广泛使用，中国 FH 诊疗指南强调，从医学经济学的角度来看，级联筛查是最有效和最经济的筛查方法。级联筛查包括系统跟踪和检查遗传性疾病儿童的家庭成员，目的是尽快发现 FH 儿童并进行早期治疗。以家庭中第一个被诊断为 FH 的人为先证或指示病例，可通过他找到患儿的亲属并检查血脂。若有基因诊断，可通过基因检测确定或排除特定家族突变。建议儿童在 10 岁前进行级联筛查和血液检查（HOFH 儿童应更早）。中国专家共识指出，儿童血清 LDL-C ≥ 2.9mmol/L，且能排除继发性高脂血症，就应进行筛查。印度通过级联筛查方法，在 24 例 FH 儿童的 133 名家庭成员中发现了 88 例新病例，级联筛查已成为印度预防冠心病的成功措施，对 FH 筛查具有指导意义。

脐血筛查有利于家族遗传性高胆固醇血症的早期诊断。在宫内生长发育过程中，胎儿没有胆固醇和脂肪的饮食来源，脂蛋白分子量过大，不能通过胎盘，胎儿使用母亲血液中的葡萄糖和游离脂肪酸来满足其能量需求。大部分胆固醇出生时由 HDL 携带，脐血胆固醇升高的新生儿主要是 LDL-C 水平的升高，因此，脐血胆固醇的测定可以用来筛查 FH。脐血诊断 FH 时，注意分娩后尽快取出脐血，减少母亲对早期诊断的干预。

（五）鉴别诊断

有些疾病临床特征与 HoFH 相似，即可能出现黄色瘤、LDL-C 水平升高等，需进行鉴别诊断。常见与 HoFH 有相似临床表现的疾病主要有溶酶体酸性脂肪酶基因突变引起的沃尔曼病（胆固醇酯贮积病）、*ABCG5/G8* 基因突变引起的植物固醇血症、固醇 27- 羟化酶基因（*CYP27A1*）突变引起的脑腱黄瘤病和谷固醇血症等。

二、心血管病变评估

无创检查是儿童 FH 评估心血管疾病进展的首选检查方法。当怀疑急性心肌梗死时，应检测血清肌酸激酶 - 同工酶（CK-MB）、肌钙蛋白 T。超声主要用于评估外周动脉（尤其是颈动脉）的动脉粥样硬化程度，通过检查判断是否有斑块以及内膜厚度变化和长期变化的情况。对于无主动脉瓣狭窄或上腔主动脉瓣狭窄的儿童，可行运动超声心动图，以检查和评估动脉粥样硬化性心血管疾病的进展。检查时应考虑心肌缺血引起心室颤动的风险。CT 主要用于评估冠状动脉疾病，因为辐射相对较大，只有在怀疑冠状动脉疾病发生时才用于儿童检查。磁共振成像和血管造影可用于检查主动脉、外周动脉和冠状动脉狭窄。如果需要使用镇静剂，应注意安全，防止并发症的发生。若怀疑有严重狭窄，应住院进行冠状动脉造影。

三、治疗要点

在儿童 FH 中，高 LDL-C 水平是动脉粥样硬化的独立危险因素。欧洲动脉粥样硬化协会和英国国家卫生与临床优化研究所均提出在婴儿期开始治疗会降低未来心血管事件的发生率。

（一）治疗目标

LDL-C 水平应 < 3.62mmol/L，尤其是有早发冠心病和（或）有糖尿病家族史的儿童。若难以达到此目标值，建议将血清 LDL-C 水平降低至少 50%。如果 FH 儿童在生活方式调整后仍然有 LDL-C 水平 > 4.65mmol/L 的情况，应在 10 岁以后开始服用最低剂量的他汀类药物进行治疗。若患儿不足 10 岁，LDL-C 水平持续 > 5.17mmol/L，根据 LDL-C 水平、年龄和家族史，应咨询血脂领域的相关医师。HoFH 一旦确诊，应及时使用他汀类药物治疗，并逐渐增加到最大耐受剂量。如果血脂仍不达标，通常需要与依折麦布等调脂药物联合使用。HoFH 治疗越早，预后越好。若不能有效降低 LDL-C 水平，应及时采用脂蛋白分离术。

（二）治疗方法

对于 FH 儿童来说，首先要改善生活方式，合理饮食，适当锻炼。吸烟是动脉粥样硬化性心血管疾病（ASCVD）的独立危险因素。FH 儿童 LDL 分解代谢缓慢，易氧化，因此 FH 儿童及其家长应避免吸烟。对于不符合饮食和运动治疗标准的儿童，应选择药物治疗。即使在 LDLR 缺乏（< 2% 残余 LDLR 活性）的 HOFH 中，他汀类药物也可以降低 ASCVD 和全因死亡率，所以他汀类药物是 FH 儿童降脂的首选。治疗应从最小剂量开始，并根据 LDL-C 的降低反应和 FH 儿童对他汀类药物的耐受性进行调整。如果他汀类药物的最低剂量不能有效降低 LDL-C 水平，应考虑增加剂量，或改为更有效的他汀类药物，也可结合另一种降脂药物治疗。如果对某种他汀类药物不耐受，可以尝试多种他汀类药物，或者使用低剂量他汀类药物联合依泽替米贝或树脂。最佳治疗应该是耐受性最好的治疗方案，以实现 LDL-C 靶点（图 4-1）。

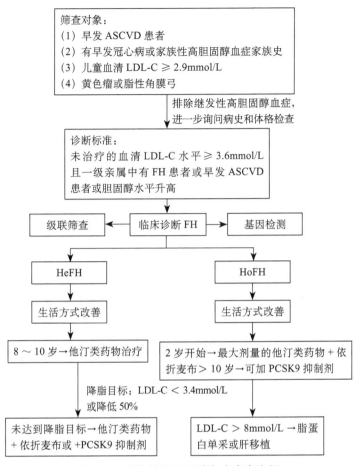

图 4-1　家族性高胆固醇血症诊治流程

他汀类药物与依折麦布、树脂、PCSK9 抑制剂和普罗布考物联合使用，可有效减少受体缺失儿童（2% ～ 25% 残留 LDL 受体活性）的 LDL-C 水平。普罗布考显著减少了心血管事件的复发，有效减少了黄色瘤。他汀类药物与 PCSK9 抑制剂的联合应用对 LDL 受体突变和 PCSK9 功能获得性突变（双杂合子）儿童有显著影响。但到目前为止，还没有证据表明 PCSK9 可应用于儿童 FH。在美国和欧洲，依折麦布可用于 10 岁以上 HoFH 儿童，以延缓接受脂蛋白分离治疗的 LDL-C 水平的增加。

基于 LDL 受体缺陷儿童最大剂量的阿托伐他汀联合血浆置换可使 LDL-C 下降 20%。脂蛋白分离术应在 5 岁开始，也有从 3.5 岁开始治疗的报道。如果儿童患有冠状动脉狭窄、闭塞及主动脉瓣狭窄，当药物治疗反应较差时，即使婴儿也应立即开始进行脂蛋白分离，每周或每 2 周分离 1 次，并监测治疗前后的 LDL-C 水平。目前，日本的脂蛋白血液成分分离治疗主要采用 3 种方法：简单的血浆置换、双膜过滤和选择性 LDL 吸收。对体重 30kg 的患儿，由于体外循环过大，可以选择简单的血浆交换。长期脂蛋白血液分离会消退斑块，改善心绞痛的症状和稳定预后。当血管通路不畅时，脂蛋白分离术可进行分流，但应注意 LDL-C 水平升高时存在高度闭塞的风险。

（三）药物治疗注意事项

肝转氨酶、肌酸激酶和肌酐水平应在开始治疗前进行评估，并在开始使用他汀类药物后1个月内再次进行评估。还应监测肌肉骨骼症状，如有肌肉骨骼症状，应监测肌酐水平。但要注意识别肌酐升高是由运动还是应用他汀类药物引起的。由于有报道称他汀类药物会增加成人新发糖尿病的风险，故使用高剂量他汀类药物的儿童应检测空腹血糖和（或）糖化血红蛋白。对他汀类药物不耐受的儿童，应尝试使用多种他汀类药物。普罗布考会延长QT间期，需要定期进行心电图检查。

FH病进展迅速，实际发病率可能远远被低估。近年来，国际社会越来越重视FH的危害，儿童FH检出率不断提高。然而，目前对FH的认识还不够普及。许多儿童以皮肤黄瘤为首发症状，但他们不注意检查血脂，导致误诊，延误了最佳治疗机会。儿童FH治疗仍然是一个挑战。

附4A-1 家族性高胆固醇血症筛查与诊治中国专家共识

中华医学会心血管病学分会动脉粥样硬化及冠心病学组，中华心血管病杂志编辑委员会

经典的家族性高胆固醇血症（familial hypercholesterolemia，FH）是一种常染色体（共）显性遗传病，其主要临床表现为血清低密度脂蛋白胆固醇（low density lipoprotein-cholesterol，LDL-C）水平明显升高，以及皮肤/腱黄色瘤。FH患者早发动脉硬化性心血管疾病风险明显增高，而早期筛查和尽早接受药物治疗可改善FH患者的存活率。目前，FH已受到国际社会广泛关注，并相继发布了相关诊断和治疗专家共识或指南，但FH诊断率和治疗率仍严重不足。根据中国患者血脂异常特点，参考国内外临床研究证据和相关指南共识，中华医学会心血管病学分会动脉粥样硬化及冠心病学组、中华心血管病杂志编辑委员会组织制定本共识，旨在提高我国临床医生发现FH患者的能力，促进FH的早期诊断和治疗，规范FH的临床管理。

一、概述

FH是由于低密度脂蛋白受体（low density lipoprotein receptor，LDLR）介导的LDL在肝脏代谢有关的基因发生致病性突变所致，最主要是编码LDLR、载脂蛋白B（apolipoprotein B，Apo B）、前蛋白转换酶枯草溶菌素9（proprotein convertase subtilin/kexin type 9，PCSK9）和LDL受体衔接蛋白1（LDL receptor adaptor protein 1，LDLRAP1）的基因突变，其中以LDLR基因突变最为常见。随着基因测序技术的发展，越来越多的基因，如STAP1、LIPA、PNPLA5等被认为可能也和FH的发病相关。除单基因突变致病外，部分FH患者可能是多基因突变的叠加效应所致。FH可分为杂合子（heterozygote familial hypercholesterolemia，HeFH）、纯合子（homozygote familial hypercholesterolemia，HoFH）、复合杂合子和双重杂合子4种类型，以前两类多见。由于FH患者从出生就处于高血清LDL-C水平暴露状态，所以动脉粥样硬化性心血管疾病（arteriosclerotic cardiovascular disease，ASCVD）风险明显增高。HoFH患者全身动脉粥样硬化发生早，进展快，可在儿童及青年期发生心绞痛或心肌梗死，并于20～30岁之前死亡；未经治疗的HeFH患者早发冠心病风险亦显著高于正常人，颈动脉内中膜增厚及冠状动脉钙化也十分常见。因此尽早开展级联筛查，早期诊断、早期治疗是改善FH患者临床预后的重要措施。

二、流行病学

HoFH 较为罕见，患病率为（1 ～ 3）/100 万。HeFH 患病率为 0.20% ～ 0.48%，但最近的研究提示，采用荷兰临床脂质网络（Dutch Lipid Clinic Network，DLCN）标准（附表 4A-1）在总人群中 HeFH 的患病率高达 2%。基于江苏营养研究的数据，采用临床标准（改良的 DLCN 标准）诊断 FH，中国人群 FH 患病率为 0.28%（标化后为 0.18%）。我国学者研究发现，在冠心病患者（$n=8050$）中采用基因诊断确诊的 FH 检出率为 3.5%。而单纯采用临床指标（DLCN 标准），早发心肌梗死患者中 FH 患病率为 7.1%。基因检测是 FH 诊断金标准，但与临床诊断之间可能存在不一致的情况，所以专家建议更准确的 FH 诊断需要结合临床指标和基因检测。最近我国学者同时采用基因测序和改良的 DLCN 标准，发现我国早发心肌梗死人群中 FH 的患病率可高达 23.6%。诊断标准的不同是造成 FH 患病率差异较大的原因之一。FH 的知晓率和诊断率均非常低，大多数国家的诊断率＜ 1%，治疗状况更差。丹麦普通人群研究结果显示，在明确的或可能的 FH 患者中，仅 48% 的 FH 患者接受了他汀类药物治疗。

附表 4A-1　诊断家族性高胆固醇血症的 DLCN 标准

项目	分值
家族史	
一级亲属有早发冠心病史（男性＜ 55 岁，女性＜ 60 岁）	1
一级亲属中血 LDL-C 水平超过人群 95% 可信限（经年龄和性别校正）	1
一级亲属有腱黄素瘤和（或）脂性角膜弓，或	2
＜ 18 岁的孩子血 LDL-C 水平＞ 95% 可信限（经年龄和性别校正）	2
临床病史	
早发冠心病（男性＜ 55 岁，女性＜ 60 岁）	2
早发脑血管病或外周血管病（男性＜ 55 岁，女性＜ 60 岁）	1
体格检查	
腱黄素瘤	6
脂性角膜弓（＜ 45 岁）	4
血 LDL-C 水平	
＞ 8.5mmol/L	8
6.5 ～ 8.4mmol/L	5
5.0 ～ 6.4mmol/L	3
4.0 ～ 4.9mmol/L	1
分子遗传学实验（DNA 分析）	
在 *LDLR*、*Apo B* 或 *PCSK9* 基因上发现致病突变	8

注：DLCN 为荷兰临床脂质网络标准；分值＞ 8 分为确诊家族性高胆固醇血症（FH）、6 ～ 8 分为 FH 可能性大，3 ～ 5 分为可能的 FH；LDL-C 为低密度脂蛋白胆固醇，LDLR 为低密度脂蛋白受体，ApoB 为载脂蛋白 B。

三、临床特征

FH 患者的发病呈家族聚集性，主要临床表现为血 LDL-C 水平明显增高和早发 ASCVD，早期可无症状。

1. 血清 LDL-C 水平明显升高　HeFH 患者或 HoFH 患者的血清 LDL-C 水平分别为同一家系内未患病者的 2 倍和 4 倍。国外研究显示未治疗的 HeFH 患者血清 LDL-C 大多在 5.0mmol/L 以上，HoFH 患者血清 LDL-C 水平更高，常超过 13.0mmol/L。2002 年中国居民营养与健康状况调查研究显示成人血清 LDL-C 水平的第 95.0 和 97.5 分位值分别为 3.5mmol/L 和 3.8mmol/L，儿童为 2.66mmol/L 和 2.92mmol/L。我国 FH 患者的血清 LDL-C 水平有待于进一步研究。

2. 早发 ASCVD　早发 ASCVD 是 FH 的主要临床表现之一，其中早发冠心病是常见的临床表型。HeFH 男性患者多在 50 岁之前发生冠心病，女性发病年龄略晚于男性。HoFH 患者大多在青少年期就发生广泛的动脉硬化，并可见急性心肌梗死、猝死等心血管事件。在丹麦普通人群研究中，确定或很可能的 FH 患者冠心病发病率为 33%，未接受降脂治疗的 FH 患者冠心病发病风险是非 FH 患者的 13 倍。我国研究显示 44.2% 的 FH 患者罹患心血管疾病，FH 患者冠心病风险较非 FH 患者增加 15 倍。FH 患者早发 ASCVD 除累及冠状动脉外，也可累及主动脉、颈动脉和肾动脉，出现相应的临床表现。

3. 黄色瘤　皮肤/腱黄色瘤是 FH 临床诊断的重要标志，多出现在肘关节、膝关节伸侧，或臀部及手部等部位。FH 的黄色瘤可以分为疹样黄素瘤、块状黄素瘤、睑黄素瘤和腱黄素瘤，早期仅表现为跟腱增厚。腱黄素瘤对 FH 诊断价值最大，HoFH 患者黄色瘤比 HeFH 患者出现得更早更明显。

4. 脂性角膜弓　脂性角膜弓是角膜周边部基质内的类脂质沉积，约 30% 的 FH 患者有脂性角膜弓。< 45 岁的患者出现脂性角膜弓是提示 FH 的重要临床指标。

5. 其他　HoFH 患者可出现主动脉瓣叶和主动脉根部及其他动脉钙化，部分患者还可出现主动脉瓣狭窄等。

四、筛查与诊断

早期筛查和诊断是降低 FH 患者 ASCVD 发病风险，改善临床预后的重要举措。

(一) 筛查流程和内容

筛查可分为针对所有人群的普遍筛查和局限于某些重点人群的选择性筛查，本共识建议采用后者。根据我国人群血清胆固醇水平特点及 FH 的临床表现，为确定 FH 可疑人群，促进 FH 患者早期诊断和早期治疗，建议符合下列任意 1 项者要进入 FH 的筛查流程：①早发 ASCVD（男性 < 55 岁或女性 < 65 岁即发生 ASCVD）；②成人血清 LDL-C ≥ 3.8mmol/L，儿童血清 LDL-C ≥ 2.9mmol/L，且能除外继发性高脂血症者；③有皮肤/腱黄素瘤或脂性角膜弓（< 45 岁）；④一级亲属中有上述 3 种情况。

筛查需要完成以下内容：①家族史。询问早发 ASCVD 及 FH 家族史，家族成员（特别是一级亲属）的血清 LDL-C 水平，以及是否存在黄素瘤和脂性角膜弓等 FH 特征性的临床表现。②临床病史。是否为早发 ASCVD 患者，除关注冠心病的发病外，不要忽略卒中和外周动脉粥样硬化病史；同时要询问是否存在可使 LDL-C 水平继发性增高的疾病，例如甲状腺功能减低、肾病综合征及某些药物等，特别要注意除外和 FH 临床表型相似性较大的谷固醇血症。③体格检查。除规范的全身查体外，要特别关注有无黄色瘤和脂性角膜弓。对存在跟腱黄素瘤或脂性角膜弓（< 45 岁）的患者要高度怀疑 FH。④检测血清 LDL-C 水平。是筛查的必检项目。虽然基因检测是 FH 诊断的金标准，但无论基因突变检查有无异常发现，对可疑人群均需进行血 LDL-C 水平检测。

本共识建议一旦发现 FH 患者，应尽可能开展针对 FH 患者一级亲属的级联式筛查

(cascade screening)。级联式筛查是效价比较高的 FH 筛查方式，新英格兰在过去 20 年内通过这种方式至少发现了 27 000 例 FH 患者，中国既往 FH 的级联筛查也效果显著。

（二）诊断标准

作为遗传性疾病，检测到 *LDLR*、*Apo B*、*PCSK9* 和 *LDLRAP1* 基因致病性突变是诊断 FH 的金标准，但未发现上述基因突变并不能除外 FH。早期 FH 的诊断主要根据皮肤 / 腱黄素瘤，但随着对疾病认识的不断深入，血 LDL-C 水平和早发 ASCVD 也成为 FH 重要的临床诊断依据。目前国际上尚无统一的 FH 诊断标准，常用的有 Simon Broome 标准、DLCN 标准、日本标准和美国早期诊断早期预防组织（Make Early Diagnosis-Prevent Early Death，MEDPED）标准。其中以 DLCN 标准应用最为广泛（附表 4A-1），依据患者的得分分别诊断为：确诊 FH（＞ 8 分），FH 可能性大（6 ～ 8 分）和可能的 FH（3 ～ 5 分）。在 FH 的临床诊断标准中，确定血 LDL-C 诊断水平是最关键的工作之一。日本是较早开展 FH 研究的国家之一，日本学者通过对 419 例 FH 和 937 例非 FH 患者研究发现，当血 LDL-C 水平≥ 4.7mmol/L 时，诊断 FH 的敏感度和特异度分别为 94.3% 和 99.1%；而血 LDL-C 水平≥ 4.9mmol/L 时，诊断 FH 的敏感度和特异度分别为 92.1% 和 99.1%；因此，2012 年日本的"家族性高胆固醇血症处置指南"将诊断 FH 的血 LDL-C 界值定为 4.7mmol/L。我国对 FH 的研究起步较晚，没有统一的 FH 诊断标准。根据中国人群血 LDL-C 水平和 FH 的特点，并借鉴国外的经验，本共识建议成人符合下列标准中的 2 项即可诊断为 FH：①未接受调脂药物治疗的患者血清 LDL-C 水平≥ 4.7mmol/L；②有皮肤 / 腱黄色瘤或＜ 45 岁的人存在脂性角膜弓；③一级亲属中有 FH 或早发 ASCVD，特别是冠心病患者。儿童 FH 的诊断标准：未治疗的血 LDL-C 水平≥ 3.6mmol/L 且一级亲属中有 FH 患者或早发冠心病患者。

对于 *LDLR*、*Apo B*、*PCSK9* 和 *LDLRAP1* 基因检测到致病突变者也可诊断为 FH。FH 的筛查与临床诊断流程见附图 4A-1。

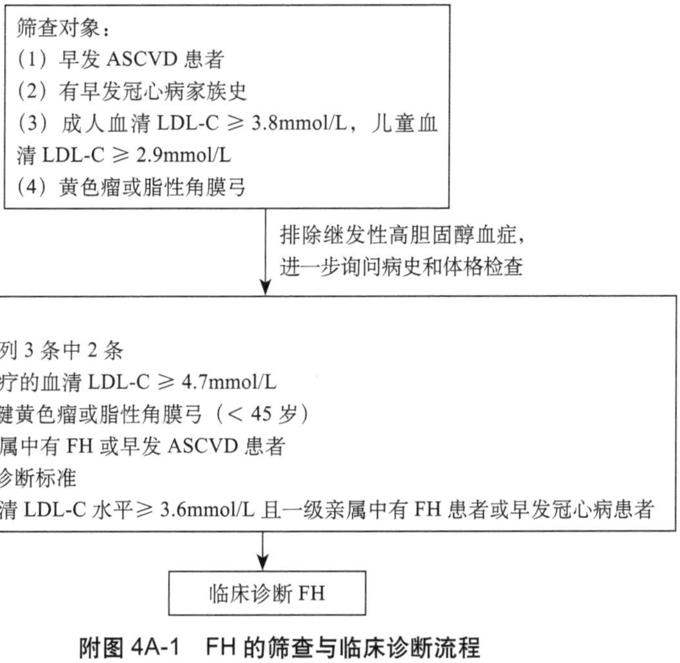

筛查对象：
(1) 早发 ASCVD 患者
(2) 有早发冠心病家族史
(3) 成人血清 LDL-C ≥ 3.8mmol/L，儿童血清 LDL-C ≥ 2.9mmol/L
(4) 黄色瘤或脂性角膜弓

↓ 排除继发性高胆固醇血症，进一步询问病史和体格检查

诊断标准：
成人符合下列 3 条中 2 条
(1) 未经治疗的血清 LDL-C ≥ 4.7mmol/L
(2) 皮肤 / 腱黄色瘤或脂性角膜弓（＜ 45 岁）
(3) 一级亲属中有 FH 或早发 ASCVD 患者
儿童 FH 的诊断标准
未治疗的血清 LDL-C 水平≥ 3.6mmol/L 且一级亲属中有 FH 患者或早发冠心病患者

↓

临床诊断 FH

附图 4A-1　FH 的筛查与临床诊断流程

（三）鉴别诊断

在确诊 FH 前需要除外一些可能引起血 LDL-C 水平升高的疾病。

1. 继发性高胆固醇血症　甲状腺功能减退、肾病综合征等因素可出现继发性高胆固醇血症。

2. 植物固醇血症（sitosterolemia/phytosterolaemia）　FH 和植物固醇血症都以早发冠心病及全身黄色瘤为典型表现，植物固醇血症也是由基因突变所致，但两者的致病基因不同。通过血清植物固醇水平测定或基因检测可以鉴别。

五、治疗

1. 治疗目标　合并与不合并 ASCVD 的成人 FH 患者血 LDL-C 的目标值分别为 < 1.8mmol/L 和 < 2.6mmol/L；儿童 FH 患者血 LDL-C 的目标值 < 3.4mmol/L。若难以达到上述目标值，建议至少将血清 LDL-C 水平降低 50%。

2. 治疗性生活方式改善　健康科学的生活方式是 FH 治疗的基础措施，要鼓励患者戒烟，进食低饱和脂肪酸、低胆固醇饮食。控制体重，建议患者积极参加体育锻炼。但由于严重的动脉粥样硬化和主动脉瓣狭窄等可能会导致心绞痛、晕厥，乃至猝死，所以建议 FH 患者在体育活动开始之前仔细评估心血管风险，特别是冠状动脉、主动脉和颅内动脉受累情况。

3. 药物治疗　FH 诊断后应立即启动降胆固醇药物治疗。如临床诊断的 FH 未发现已知基因的致病突变仍建议给予积极的降低胆固醇治疗。

建议成人 FH 的治疗方案如下。①他汀类药物：为首选药物，不仅可以降低血 LDL-C 水平，还可以改善 FH 患者的预后。建议使用最大耐受剂量的强效他汀类药物。②联合治疗：FH 患者常需联合调脂治疗。对他汀类药物单药治疗效果不好或因药物不良反应不能耐受大剂量他汀类药物的患者，可联合使用不同类别的调脂药物。他汀类药物联合胆固醇吸收抑制剂依折麦布是联合治疗的首选推荐。③PCSK9 抑制剂：能直接阻止循环中 PCSK9 与 LDLR 相结合，减少 PCSK9 介导的 LDLR 的分解，加强其对 LDL-C 的清除能力。临床研究显示，依洛尤单抗（evolocumab）和 alirocumab 在 HeFH 患者中均具有强效降 LDL-C 效果，已获得欧洲药物管理局（EMA）和美国食品药品监督管理局（FDA）批准用于 HeFH 患者。evolocumab 也可用于 HoFH 患者。本共识建议对经上述治疗仍不达标者可加用 PCSK9 抑制剂。FH 治疗流程见附图 4A-2。

4. 其他治疗　FH 的其他治疗方法包括：①脂蛋白血浆置换。若药物联合治疗效果欠佳，可考虑血浆置换。血浆置换主要用于 HoFH 患者，对伴有冠心病的高危 HeFH 患者或对他汀类药物不耐受或药物治疗下血 LDL-C 水平仍较高的 HeFH 患者也可以采用。②肝脏移植和外科手术。肝脏是清除血胆固醇的主要器官，通过肝移植纠正肝细胞上 *LDLR*、*PCSK9*、*Apo B* 等基因的分子缺陷，虽然可以降低 LDL-C 水平，但由于移植后手术并发症和死亡率高，以及供体匮乏等因素难以作为治疗 FH 的主要手段。部分回肠旁路或血管腔分流术曾是 FH 的治疗方法之一，但目前已不建议使用。③基因治疗。由于 FH 遗传的复杂性和目前基因治疗本身的局限性，该方法尚处于实验探索阶段。我国对 FH 的研究尽管取得了可喜的成绩，但尚处于起步阶段，FH 的知晓率、诊断率和治疗率均处在较低水平。所以在现有条件下对 FH 的筛查、诊断和防治达成共识，必将有助于推动我国 FH 研究和 FH 患者的早期诊治，改善患者预后，造福社会。

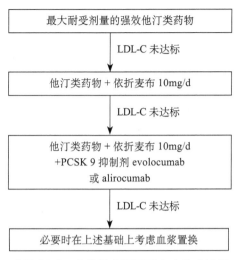

附图 4A-2　家族性高胆固醇血症治疗流程

（岳小哲　张丽颖）

第四节　新生儿谷固醇血症

谷固醇血症，即植物固醇血症，是 *ABCG5* 或 *ABCG8* 基因突变引起一种常染色体隐性遗传病，亚裔多为 *ABCG5* 变异，罕见，发病率约 1/20 万。该病的特点主要为肠道吸收谷固醇、菜油固醇、豆固醇等植物固醇增加且通过胆汁排泄减少。临床上通常表现为黄色瘤、高胆固醇血症、血植物固醇含量升高、早发动脉粥样硬化等，部分可有巨血小板减少症、溶血血液等系统损害表现。目前文献报道不足 200 例，其中 20 余例为中国患者，常被误诊为家族性高胆固醇血症，因高植物固醇饮食而发生严重血管并发症。

一、病因及发病机制

正常情况下，胆固醇及植物固醇首先在肠腔与固醇吸收转运蛋白（NPC1L1）结合，尔后被吸收。吸收入血后，一部分被胆固醇酰基转移酶 2（SOAT2）酯化，包裹于乳糜微粒中转运至肝脏，被肝脏 ABCG5/ABCG8 转运蛋白泵到胆汁中；另一部分通过固醇外排转运蛋白 1（*ABCG5* 基因编码）和固醇外排转运蛋白 2（*ABCG8* 基因编码）泵回肠道。植物固醇往往优先转运回肠腔，植物固醇的肠道吸收效率＜5%，低于胆固醇，因此血植物固醇含量很低。谷固醇血症由于基因突变导致肠道吸收植物固醇增加和胆汁排泄减少，血浆及组织的植物固醇堆积，从而出现一系列脏器损伤的临床表现。

二、临床特征

临床表型有异质性，纯合突变者，没有临床症状；杂合突变者表现为严重的高脂血症、早发动脉粥样硬化，甚至早发心肌梗死而死。

（一）血植物固醇及胆固醇升高

血总胆固醇及 LDL 常显著升高。患者血中谷固醇增高明显，菜油固醇及豆固醇等植物固醇的含量也增多，血胆固醇同时升高。儿童患者的血胆固醇也很高，有报道甚至高达 26.6 mmol/L。作用机制为植物固醇、胆固醇均吸收增加，同时儿童肠道发育未成熟可能会吸收更多的胆固醇。人乳中胆固醇含量高，因此母乳喂养的患儿血胆固醇水平可很高。断奶后，血胆固醇水平可降低，但不影响谷固醇水平，婴儿开始摄入水果和蔬菜后，血植物固醇开始增高，血胆固醇稍有下降。

（二）黄色瘤

出现较早，甚至在出生后第一年内即可出现。黄色瘤一般位于四肢伸侧，如跟腱、手指（足趾）伸肌腱、肘部和膝盖等部位。轻微创伤对黄色瘤的发展起重要作用。

控制固醇的摄入后，血浆胆固醇显著降低，黄色瘤会消退或完全消失。但血植物固醇仍相对较高。

（三）动脉粥样硬化性心血管疾病

血浆胆固醇和植物固醇升高可导致患者心血管疾病的早发。谷固醇血症患者的早发性动脉粥样硬化可导致心源性猝死，本病发病年龄较小，甚至有 5 岁儿童发病的报道。

（四）血液系统表现

谷固醇血症血液系统特征性表现为巨血小板减少症和口型红细胞溶血，并常伴脾大及异常出血。ABCG5 和 ABCG8 基因仅在肠道和肝脏表达，推测血中植物固醇累积进入红细胞和血小板，导致其形态和功能的异常，红细胞更易破裂，也影响血小板的大小、数量和功能，导致皮下或其他部位出血的发生。有报道以血液系统表现为首发症状，原因不明的溶血和巨血小板减少症，应进行血浆植物固醇分析。

（五）其他表现

有报道以肝硬化为首发症状，可能与植物固醇的肝脏积累导致肝功能障碍有关。另外，还有关节炎或关节痛等表现。

三、诊断

（一）生化诊断

目前常规的实验室检验无法区分植物固醇与胆固醇，但可以通过谷固醇气相色谱法和高效液相色谱法对血液中植物固醇（如谷固醇、菜油固醇、豆固醇等）进行定量检测，同时也可检测血中胆固醇的含量。谷固醇在正常人血中的含量为 1～15mg/L，而在谷固醇血症的患者血中其含量可能会增加数倍甚至数十倍。高胆固醇血症的患儿早期多没有症状和异常信号，通常在血液生化检验时，甚至在出现动脉粥样硬化后才被发现。根据美国心肺血液研究所（NHLBI）的建议：所有 9～11 岁儿童都应进行高胆固醇血症的筛查，17～21 岁青少年需要进行再一次的筛查。筛查出高胆固醇血症的患者，需要追踪其父母的血脂情况，若其双亲血胆固醇正常或患有不符合常染色体显性遗传的家族性高胆固醇血症，需要警惕其可能患有谷固醇血症。由于绝大多数实验室没有条件开展植物固醇检测，因此对不明原因的高胆固醇血症患儿需要进行 ABCG5/ABCG8 基因诊断。

（二）基因诊断

随着研究的深入，基因诊断已经成为常用的诊断方法，目前大部分谷固醇患儿是通过基因检测进行确诊的。*ABCG5* 基因和 *ABCG8* 基因并排位于人类染色体 2p21 上，两者均含有 13 个外显子，亚洲患者通常表现为 *ABCG5* 基因突变，而欧美患者则多表现为 *ABCG8* 基因突变。目前亚洲（中国、日本和印度）患者已经报道了 *ABCG5* 基因的 23 种不同突变，而在高加索人（主要是北欧血统）目前报道了 *ABCG8* 基因的 31 种不同突变。然而最近我国也有发现 *ABCG8* 突变的病例，这表明 *ABCG8* 基因突变并非只发生在白种人身上。

四、治疗要点

（一）饮食治疗

关于饮食治疗，由于谷固醇血症患者的血中谷固醇含量过高，因此就应严格限制植物固醇的摄入量。生活上常见的富含植物固醇的食物包括植物油、小麦胚芽、坚果、黄油和巧克力等。同时也应避免食用贝类和藻类，因为它们也含有大量植物固醇。然而，生活中不可能完全避免摄入植物固醇，因为植物固醇几乎存在于所有的植物性食物中，而少食含植物固醇的食物只会降低约 30% 血浆植物固醇水平。而且谷固醇血症患者通常血胆固醇的水平也会升高，因此也有必要适当限制动物固醇的摄入。如果黄色瘤消退，生化中的总胆固醇降至正常，但植物固醇仍然很高，此时通常需要联合药物进行治疗。

（二）药物治疗

目前用于谷固醇血症治疗的药物主要包括两大类：胆固醇吸收抑制剂和胆汁酸螯合剂。胆固醇吸收抑制剂，如依泽替米贝主要是通过靶向 NPC1L1 来抑制肠道胆固醇的吸收，是目前公认的治疗谷固醇血症最有效的药物，现已被广泛用于降低高胆固醇血症患者的血清 LDL 水平。对于 10 岁以上谷固醇血症患者，每天应用依泽替米贝 10mg 进行长期治疗，使用后，可观察到患者的黄色瘤逐渐消退，颈动脉杂音消失，心脏杂音得到改善。依泽替米贝也可在一定程度上逆转谷固醇血症患者血液系统的改变，即血红蛋白水平、红细胞形态、网织红细胞计数、血小板计数和胆红素水平等可恢复正常。虽然不主张对 10 岁以下儿童应用依泽替米贝治疗，但若患儿的胆固醇水平极高，则也可应用依泽替米贝进行治疗。目前有报道，一例 7 月龄谷固醇血症患儿应用依泽替米贝无效，针对这种情况，推测可能是该患儿的葡萄糖醛酸化系统尚未成熟，从而影响依泽替米贝产生对 NPC1L1 的结合有更高的亲和力的代谢产物，进而限制了依泽替米贝在这些婴儿中的有效性。但依泽替米贝可以明显改善 2 岁以上谷固醇血症患儿的临床症状。

胆汁酸螯合剂，如考来烯胺，可抑制胆汁酸在回肠中的重吸收，破坏胆汁酸的肠肝循环，从而减少肠道对植物固醇和动物固醇物质的吸收。据报道，胆汁酸螯合剂可使血浆植物固醇水平降低 45%，血浆胆固醇水平降低更加明显（50% ～ 80%），并可在一定程度上促使皮肤黄色瘤退化。考来烯胺的主要副作用为消化道反应，但大部分患儿都能耐受。若依泽替米贝与考来烯胺联用，则降低血浆植物固醇水平的作用更加明显，其他症状的恢复效果也更好。

谷固醇血症患者通常对他汀类药物没有反应，因为他汀类药物的作用机制是通过竞争性抑制 HMG-CoA 还原酶，继而上调细胞表面的 LDL 受体，加速血浆中 LDL 的分解代谢来降低胆固醇的。而谷固醇血症患者体内 HMG-CoA 还原酶已被最大化抑制，无法通过他汀类药物进一步上调 LDL 受体的表达。

（三）手术治疗

如果饮食和药物治疗均未见明显好转，在明确诊断的前提下，可联合外科行回肠旁路手术。行回肠旁路手术的治疗原理与胆汁酸螯合剂一样，主要影响胆汁酸的重吸收。研究发现在接受部分或完全回肠旁路手术的谷固醇血症患者中血浆植物固醇水平显著降低，表明了回肠旁路手术的有效性。

（岳小哲　张丽颖）

第 5 章

新生儿糖代谢紊乱

第一节　新生儿糖代谢调节

新生儿期糖代谢处于由从子宫内主要依赖母体，到出生后经自身调节的代谢过渡期，糖代谢平衡的调节功能尚不完善，加之围生期孕母和胎儿的多种病理生理状况及新生儿疾病的影响，易发生糖代谢紊乱。新生儿期糖代谢紊乱以低血糖和高血糖常见，大多数患儿症状隐匿，若未能及时发现和处理，有可能影响其脑部正常发育。早期发现并及时纠正血糖代谢紊乱对其预后有重大影响。糖代谢的稳定是机体对糖的利用与其产生及调控之间平衡的结果。

一、胎儿及新生儿代谢特点

胎儿期能量消耗大，不仅包括胎儿的发育需要和代谢的维持，妊娠末期更需要不断增加能量贮备如增加棕色脂肪等为出生做准备。胎儿的生长发育是经由胎盘不断接受来自母体的多种能量物质，如葡萄糖、乳糖、游离脂肪酸、酮体和氨基酸等。妊娠末期胎儿能量贮备迅速完善，足月时糖原贮备已达到肝与肌肉重量的 5%、心肌重量的 4% 左右。在母亲营养状态正常的情况下，胎儿一般不以脂肪酸或酮体作为能量的来源。正常胎儿很少产生葡萄糖，血糖水平主要依赖于母亲血糖水平及血糖调节机制，葡萄糖主要按照母亲 - 胎儿浓度梯度扩散的方式来源于母亲，胎儿通过类固醇皮质激素水平升高，促使肝糖原大量合成并储存，由于胎儿期糖异生前体如乳糖、丙酮酸和特殊氨基酸合成葡萄糖的能力被抑制，参与糖异生的酶活性很低，很少或不出现糖异生，出生后参与糖异生的酶活性迅速升高。糖原贮备是出生后短时间内新生儿的主要能量来源，胎儿的能量贮备可因早产及胎儿宫内生长发育延迟而受到不同程度的影响，急性宫内窘迫或慢性胎儿缺氧均可减少糖原的贮备。

新生儿出生后，离开母亲的葡萄糖供给环境，同时寒冷、呼吸运动和肌肉活动明显增加了能量需求，新生儿出生后血糖的维持依赖于肝糖原分解、糖异生作用的激活及外源性葡萄糖供给，因此当糖原储备不足或消耗过多、糖异生能力低下时，以及外源性葡萄糖供给不足者易发生低血糖。出生后最初能量代谢是糖酵解，由于出生短时间内肝糖原大量消耗，须以糖异生补充，之后依靠肠道喂养来源的糖及出生后建立有效的糖异生作用来维持血糖。新生儿的特殊性在于脑 / 身体比例较成人大，且脑葡萄糖利用率高，按照身体体重计算，新生儿葡萄糖需要量是成人的 3 ～ 4 倍。出生时已开始动员棕色脂肪分解，血浆游离脂肪酸可增加 3 倍并维持在较高水平，当婴儿以脂肪代谢产热为主时，呼吸商将降至 0.8 以下。游离脂肪酸和酮体可能通过以下因素稳定血糖：①节省心脏、肝脏、肌肉和脑组织的葡萄糖利用；②促进糖异生。

新生儿出生时血糖为母亲血糖的 60% ～ 70%，1 ～ 2h 后生理性下降，随着肠道喂养建立和肝脏糖异生功能成熟，血糖逐渐升高。至出生后 3 ～ 4d 达到成人水平。出生后 48h 内健康新生儿血糖不应 < 2.8mmol/L。

二、新生儿期激素水平的改变与调节

胎儿在胚胎早期体内胰腺形成后即可测到胰岛素及胰高血糖素，这两种物质不能通过胎盘，而是胎儿自己产生的，出生后胰高血糖素水平升高，胰岛素水平下降。新生儿血糖的动态平衡还由胰岛素及其他激素如生长激素、胰高血糖素、皮质醇及儿茶酚胺等相互作用来调节，其中胰高血糖素、皮质醇和儿茶酚胺促进糖异生和糖原分解使血糖升高，胰岛素抑制了糖原分解和糖原异生，促进了糖原生成，降低内源性葡萄糖的生成，控制新生儿葡萄糖的生成率。糖皮质激素和胰岛素是胎儿期糖原贮积的媒介，出生后儿茶酚胺升高、胰岛素和胰高血糖素比值下降导致肝糖原分解和糖异生，以维持出生后血糖正常，开奶后游离脂肪酸的氧化、酮体的利用和糖异生提供了合成代谢所必需的能量，胰岛素与胰高血糖素比值的升高最终促进了脂肪的合成。同时胎儿期胰岛素受体浓度高、亲和力强，促进胎儿合成代谢，抑制胎儿糖异生。出生后胰岛素受体数量和浓度较胎儿期下降，肾上腺素水平与胰高血糖素受体数量与浓度上升，肾上腺素通过促进糖原分解及促进肝糖异生，促进肠道对葡萄糖的吸收，同时肾上腺素还可通过抑制胰岛素分泌，刺激胰高血糖素释放，抑制肌肉细胞对葡萄糖的摄取，间接升高血糖。在肾上腺素及胰高血糖素两种激素共同作用下，使葡萄糖动员与脂肪分解。皮质醇对血糖的调节主要是激活肝细胞中糖异生关键酶，加快糖异生，增强肝细胞对促进糖异生的敏感性，抑制外周组织对氨基酸的摄取及蛋白质的合成，促进脂肪分解，使糖异生底物增多，还可通过抑制肝外组织摄取和利用葡萄糖，促使血糖增高。生长激素及甲状腺激素对血糖调节，均为双向调节，可升高和降低血糖。

血糖的动态平衡取决于肝糖原输出和末梢糖利用，足月新生儿在稳定状态下葡萄糖的利用速度是 4 ～ 6mg/（kg·min），胎儿和同胎龄早产儿为 8 ～ 9mg/（kg·min）。导致糖利用增加的因素有：缺氧时无氧酵解使末梢葡萄糖利用增加；高胰岛素血症时胰岛素敏感组织摄取葡萄糖增加；寒冷应激通过激活交感神经系统和促进甲状腺激素分泌增加了代谢率。一旦建立正常喂养，甘油和氨基酸持续进行糖异生，乳类中的乳糖在胃肠道水解生成的半乳糖促进肝糖原产生，在喂养间歇由糖原分解产生肝葡萄糖；喂养也会介导胃肠肽或促胰素而促进胰岛素分泌、降低肝葡萄糖产生、增加糖利用、产生能量并以糖原的形式储存。如果激素调控机制衰竭或底物减少使糖异生和糖原分解速度与糖利用速度不一致，将导致葡萄糖动态平衡紊乱。

许多内分泌激素的相互作用使血糖维持在稳定范围内，任何环节的功能失调，均可导致新生儿血糖紊乱，无论是低血糖还是高血糖，均可引起神经系统损伤，故应避免血糖代谢紊乱，出现血糖代谢紊乱时，积极查找病因并对症治疗，维持血糖稳定，减少因血糖波动引起的损伤。

（夏艳秋）

第二节　新生儿低血糖症

新生儿低血糖症是指新生儿血糖值低于正常新生儿的最低血糖值，是最常见的新生儿糖代谢紊乱性疾病之一。新生儿分娩后不仅环境发生改变，葡萄糖的来源也发生了变化，致使血糖水平容易发生较大波动。许多疾病都会导致低血糖的发生，低血糖可使脑细胞失去基本的能量来源，脑代谢和生理活动无法进行，如不及时纠正会造成永久性脑损伤，甚至死亡。所以对于新生儿低血糖的临床管理，除了要规范低血糖的预防、监测、干预等临床管理外，还要避免过度的医疗干预，又要防止新生儿低血糖引起的脑损伤。

一、分类及定义

新生儿低血糖分为过渡期低血糖、反复低血糖、持续低血糖、严重低血糖、症状性低血糖及临床处理阈值。

1. 过渡期低血糖：为出生后 1 ～ 4h，血糖水平 > 1.5mmol/L，< 2.6mmol/L，且无低血糖症状。过渡期低血糖多发生在出生窒息、重度溶血病、母亲糖尿病和延迟喂奶者，80% 的患儿仅血糖低而无症状；有症状者多发生于出生后 6 ～ 12h，只需补充少量葡萄糖[< 6mg/（min•kg）]即可纠正，常于 12h 内血糖达到正常水平。有报道与非低血糖和非糖尿病母亲新生儿的对照组比较，糖尿病母亲新生儿的低血糖可导致注意力、运动控制、知觉等轻微脑功能降低，长期神经功能异常的发生率轻度升高。

2. 反复低血糖：为连续 ≥ 3 次监测血糖水平 < 2.6mmol/L（包括常规监测及经临床干预 30min 复测血糖水平）。反复低血糖易发生于母亲患妊娠期高血压疾病或多胎，多为小于胎龄儿，还可伴发红细胞增多症、低钙血症、中枢神经系统疾病或先天性心脏病。多见于出生时或出生后 2 ～ 3d，80% 有症状，常反复发生低血糖。

3. 持续低血糖：为低血糖持续时间超过 48h。

4. 严重低血糖：存在以下情况之一。①血糖水平 < 1.5mmol/L；②葡萄糖输注速度 ≥ 8mg/（kg•min）仍存在反复或持续性低血糖；③需要药物治疗的新生儿低血糖。持续及严重低血糖多由于先天性内分泌或代谢性疾病引起，可伴有原发病如垂体发育不良、胰岛腺瘤、甲状腺功能亢进、亮氨酸过敏、半乳糖血症、糖原贮积症等的临床表现，患儿对治疗的反应差。

5. 症状性低血糖：是出现低血糖的相关临床表现，同时监测血糖水平 < 2.6mmol/L。

6. 临床处理阈值为血糖水平 < 2.6mmol/L。

二、病因

1. **糖原和脂肪储备不足**　多见于早产儿、小于胎龄儿及多胎儿。胎儿肝糖原的储备主要发生在妊娠晚期，胎儿棕色脂肪的分化从胎龄 26 ～ 30 周开始，一直延续至出生后 2 ～

3 周，所以早产儿、低出生体重儿因晚期储备不足，容易发生低血糖。

2. **消耗过多** 患严重疾病如窒息、围生期应激、呼吸窘迫综合征、败血症、体温过低、硬肿症、休克、妊娠糖尿病，产前 24h 内尤其是产时使用以下药物：β 受体阻滞剂、地塞米松、磺脲类降血糖药、抗抑郁药、静脉大量输注葡萄糖等，均易发生低血糖。应激状态下常伴有代谢率增加、缺氧、低体温、摄入减少，足月儿可迅速利用释放的葡萄糖，感染时新生儿糖代谢率增加，葡萄糖消耗率为正常儿的 3 倍左右，同时因新生儿糖原异生酶活性低，感染时炎症介质抑制糖异生及糖原分解的关键酶生成，使葡萄糖来源减少，感染时患儿的摄入、消化吸收功能均减弱，多种原因导致感染时可导致低血糖。

3. **高胰岛素血症**

(1) 新生儿暂时性高胰岛素血症：常见于患糖尿病母亲的婴儿。这些婴儿有丰富的糖原和脂肪储备，孕母血糖高，胎儿血糖随之增高，胎儿胰岛细胞代谢性增生，胰岛素分泌增加，胰岛素 - 血糖激素分泌失衡，以及出生后来自母亲的糖原中断，引起低血糖。孕母分娩前及分娩过程中输注葡萄糖，葡萄糖通过脐带血流进入胎儿，同样引起胰岛素分泌增加，出生后易引起低血糖。

(2) 新生儿溶血症：由于红细胞破坏，红细胞内的谷胱甘肽游离在血浆中，对抗胰岛素作用，也可引起胎儿胰岛细胞代偿性增生，发生高胰岛素血症。当溶血严重出现换血，经用枸橼酸葡萄糖作为保养液时，因保养液中葡萄糖浓度较高，刺激胰岛分泌，换血后短时间内血中胰岛素水平仍较高，引起血糖下降。

(3) 持续性高胰岛素血症：包括胰岛细胞腺瘤、胰岛细胞增殖症和 Beckwith 综合征（特征是体重大，舌体增大，脐疝和某些畸形伴高胰岛素血症等）。以上疾病均导致胰岛细胞增多，分泌过量的胰岛素释放入血，引起血糖降低。

(4) 亮氨酸敏感：亮氨酸过敏的新生儿，进食母亲乳汁或牛乳中的亮氨酸可使新生儿胰岛素分泌增加，血糖降低。

4. **内分泌疾病** 如脑垂体、甲状腺或肾上腺先天性功能低下、生长激素缺乏、胰高糖素缺乏等。

5. **遗传代谢缺陷病**

(1) 糖代谢障碍：半乳糖血症、糖原贮积症、果糖不耐受、α 抗胰蛋白酶缺乏症等。新生儿半乳糖血症时因血中半乳糖增加，葡萄糖相应减少；糖原贮积症患儿糖原分解减少，血中葡萄糖量减少。

(2) 氨基酸代谢障碍：枫糖尿症、甲基丙二酸血症等。枫糖尿症可伴有代谢紊乱，部分患儿可伴有低血糖。

6. **其他** 医源性（骤停静脉输注葡萄糖液、输血及换血后）、慢性腹泻、胰岛素抵抗、中枢神经系统异常等。

三、临床症状

1. **无症状低血糖** 大多数低血糖新生儿缺乏典型的临床表现；无症状性新生儿低血糖的发生率是症状性新生儿低血糖的 10 ～ 20 倍，相同血糖水平的低血糖不同个体的临床表现差异也可能较大。早产儿出现低血糖时通常以无症状低血糖为主。

2. **症状性低血糖**　新生儿低血糖常为非特异性的临床表现，主要包括交感神经兴奋性增高所致的症状和体征，症状多出现在出生后数小时至 1 周内，如出汗、面色苍白、易激惹、饥饿、肢体抖动（震颤）、呼吸不规则、心动过速和呕吐等；以及中枢神经系统葡萄糖缺乏所致的症状和体征，如呼吸暂停、喂养困难、肌张力低下、哭声弱或高尖、惊厥、意识水平变化（如淡漠、嗜睡、昏迷）等。交感神经兴奋性增高的临床表现出现得更早，血糖水平更低时出现中枢神经系统葡萄糖缺乏症状，甚至造成永久性脑损伤，进而导致不同程度的神经系统后遗症。主要与其出现症状和低血糖严重程度、持续时间及发作次数有关。其他低血糖的非特异性临床表现还包括发绀、窒息、低体温、心动过缓、气促等。

四、实验室检查

1. 血糖监测：低血糖高危儿常规使用床旁血糖仪进行末梢血糖监测，在进行新生儿低血糖症诊断时，采用静脉采血行己糖激酶法完善血浆葡萄糖检测作为新生儿低血糖症诊断的金标准；注意血糖值受标本类型、抗凝处理方法、放置时间、血细胞比容等的影响，其中全血标本葡萄糖值较血浆葡萄糖值低约 15%。

2. 胰岛素、胰高血糖素、C 肽、皮质醇、生长激素、促肾上腺皮质激素、甲状腺功能。

3. 血酸碱度、乳酸、脂肪酸、血尿酮体。

4. 考虑遗传代谢病者：血串联质谱、尿气相色谱检查，血浆氨基酸、血氨、丙酮酸。

5. 根据需要测定血型、血红蛋白、血钙、血镁，必要时做脑脊液检查。

6. 必要时进行基因检测分析。

五、影像学检查

1. 颅脑磁共振：严重性、持续性或症状性低血糖新生儿易出现低血糖脑损伤，低血糖脑损伤后 1 周内头颅 MRI 主要表现为双侧顶枕叶皮质及其皮质下白质梗死性损伤，部分损伤还可累及大脑半球白质、基底节、丘脑，在损伤后 24h 内甚至可在弥散加权成像（diffusion weighted imaging，DWI）显示出损伤区域的脑白质异常。

2. 振幅整合脑电图（amplitude-integrated electroencephalography，aEEG）：aEEG 可以监测惊厥的发生，可以及时发现无临床症状的电惊厥，可辅助诊断新生儿低血糖惊厥。

3. 必要时完善 X 线胸片、心电图或超声心动图等。

六、治疗要点

1. 首次 2.0mmol/L ≤血糖水平 < 2.6mmol/L，无临床症状者，行补充喂养，30min 后复测血糖，根据复测血糖水平进行相应处理。

（1）血糖水平 < 2.2mmol/L：立即进行血浆葡萄糖检测，静脉注射 10% 葡萄糖 2ml/kg，速度 1ml/min，后以糖速 5 ～ 8mg/（kg·min）静脉输注葡萄糖液或肠外营养液。

（2）2.2mmol/L ≤血糖水平 < 2.6mmol/L：继续补充喂养，每 1h 监测血糖，若连续两次补充喂养后复测血糖达不到 2.6mmol/L，则立即进行血浆葡萄糖检测，后以糖速 5 ～ 8mg/（kg·min）静脉输注葡萄糖液或肠外营养液。

（3）2.6mmol/L ≤血糖水平 < 2.8mmol/L：喂养频次为每 2 ～ 3h1 次。

2. 对于首次血糖＜2.0mmol/L者，应立即完善血浆葡萄糖检测，静脉注射10%葡萄糖2ml/kg，速度为1ml/min，后以葡萄糖输注率5～8mg/（kg·min）静脉输注葡萄糖液或肠外营养液。新生儿低血糖临床规范管理专家共识（2021年）中仍推荐综合安全性和我国国情，建议除首次血糖外，当血糖＜2.2mmol/L时可作为收入NICU/新生儿科的参考标准。

3. 非首次血糖监测中，当血糖＜2.2mmol/L或血糖＜2.6mmol/L伴低血糖症状时按低血糖处理：立即进行血浆葡萄糖检测，静脉注射10%葡萄糖2ml/kg，速度为1ml/min，后以葡萄糖输注率5～8mg/（kg·min）静脉输注葡萄糖液或肠外营养液。

4. 非首次血糖监测中，当2.2mmol/L≤血糖＜2.6mmol/L时尽快维持目标血糖水平，立即进行血浆葡萄糖检测，以葡萄糖输注率5～8mg/（kg·min）静脉输注葡萄糖液或肠外营养液。

5. 目标血糖为出生48h内2.8mmol/L＜BGL≤5mmol/L，出生48h后3.3mmol/L＜血糖≤5mmol/L；若出生48h内血糖＞2.8mmol/L或出生48h后血糖＞3.3mmol/L，频率调整为每3～6h监测喂奶前血糖，连续3次喂奶前血糖达到目标范围，可逐渐减少监测频率。

6. 对于静脉注射或静脉输注葡萄糖或肠外营养液的患儿，于处置30min后监测血糖，其后每1h复测一次直至稳定，稳定后可每3～6h监测一次；对于静脉输注葡萄糖或肠外营养液后，监测血糖水平，2.2mmol/L≤血糖＜2.6mmol/L者，可在24h内逐步提高葡萄糖输注率，每次提高2mg/（kg·min）直至10～12mg/（kg·min），当葡萄糖输注率＞8～10mg/（kg·min）仍不能维持正常血糖水平时，需考虑中心静脉置管；外周静脉输注葡萄糖浓度不超过12.5%，为了减轻液体负荷则需要提高糖浓度时，如超过此浓度，也需考虑深静脉置管（中心静脉置管、经外周静脉穿刺中心静脉置管、脐静脉置管）；当葡萄糖输注率＞10～12mg/（kg·min）时，需考虑胰高血糖素、糖皮质激素、二氮嗪、奥曲肽等药物治疗。反复性或持续性低血糖症对静脉葡萄糖浓度高度依赖，或需要葡萄糖输注速率＞8mg/（kg·min）才能维持正常血糖水平者，需高度警惕内分泌或代谢系统疾病。如静脉输注葡萄糖24h后，若症状消失，同时连续2次血糖监测正常，逐步降低输糖速度，每4～6h降低2～4mg/（kg·min）。新生儿静脉治疗输注葡萄糖速度和浓度计算见表5-1。

表5-1 葡萄糖静脉滴注速度计算

葡萄糖速度			不同浓度葡萄糖速度 [ml/（kg·d）]				
mg/（kg·min）	g/（kg·h）	g/（kg·d）	5%	10%	15%	20%	25%
4	0.24	5.76	115	58	38	29	23
6	0.36	8.64	173	86	58	43	35
8	0.48	11.5	230	115	77	58	46
10	0.60	14.4	—	144	96	72	58
12	0.72	17.3	—	173	115	86	69
14	0.84	20.2	—	202	134	101	81

7. 持续性低血糖（上述方法不能维持血糖水平）

（1）激素疗法：作用机制是减少外周葡萄糖利用，增加糖异生，降低胰岛素敏感性。氢化可的松每次 1 ～ 2mg/kg，q6h ～ q8h，至症状消失，血糖恢复后，24 ～ 48h 停止，可持续数日至 1 周。应用前应测定血皮质醇水平。

（2）胰高血糖素：作用机制是增加糖异生和糖原分解适用于有糖原储存的顽固性低血糖新生儿、难治的糖尿病母亲、高胰岛素血症引起的新生儿低血糖症。用法：胰高血糖素 0.025 ～ 0.2mg/kg，肌内、皮下或静脉注射，维持 1 ～ 20μg/（kg·h），最大剂量 1mg/d。同时需静脉补充葡萄糖，避免低血糖反弹。不良反应可出现恶心、呕吐、低钠血症、血小板减少症；当剂量 > 20μg/（kg·h）时，可引起胰岛素反常分泌。

（3）二氮嗪：作用机制为 B 细胞钾通道激活剂，抑制胰岛素释放。仅用于治疗高胰岛素血症导致的持续性低血糖。起始剂量为 5mg/（kg·d），分 3 次口服，最大耐受剂量为 20mg/（kg·d）。常见不良反应是液体潴留、多毛，不常见的不良反应为嗜酸性粒细胞增多、白细胞减少、低血压等。

（4）奥曲肽：作用机制为结合生长抑素受体，抑制胰岛 B 细胞钙通道，抑制胰岛素释放。适用于疑似 / 确诊的高胰岛素血症，不推荐新生儿期使用，在二氮嗪无效时，考虑单独应用或联合应用奥曲肽时需咨询儿童内分泌科医师。奥曲肽用法：皮下注射或静脉滴注，剂量为 5 ～ 25μg/（kg·d），频次为 q6h ～ q8h，常见不良反应为胃食管反应，可能出现恶心、呕吐、腹泻、腹痛、胆石症，内分泌方面可出现抑制 GH、TSH、ACTH、胰高血糖素、生长抑制等。

8. 对症治疗

（1）半乳糖血症患儿应完全停止乳类食品，以不含乳糖食品代替。

（2）亮氨酸过敏婴儿，应限制蛋白质。

（3）糖原贮积症应少量多次喂奶。

（4）先天性果糖不耐受症应限制摄入蔗糖及果汁等。

七、预后

多数足月儿出生后血糖降低，但随着喂养血糖逐渐上升，如无异常低血糖症状，短期低血糖对预后无影响，无明显临床意义；低血糖的远期不良结局的发生主要受不同病因、低血糖程度、持续时间、血糖的波动范围等因素影响，临床出现低血糖症状，尤其是惊厥表现，远期可能出现发育迟缓、脑瘫、智力受损、癫痫、致盲等永久性脑损伤，应密切随访神经系统发育状态。低血糖持续时间越长对脑损伤影响越大。

八、预防

1. 高危新生儿筛查及预防。

（1）有低血糖风险的新生儿，血糖首次监测应在第 1 次有效喂养后 30min，且不晚于出生后 2h。

（2）出生后尽早且不少于 1h 母婴皮肤接触、早吸吮、早开奶；母婴皮肤接触可通过皮肤 - 神经系统刺激以提高并稳定新生儿血糖水平，预防低血糖发生，兼具保暖、镇静、促进心肺系统稳定的功能；尽早吮吸可促进乳汁分泌，母乳量虽然较少，但有效的吮吸可通过神经 - 内分泌系统刺激儿茶酚胺类激素分泌，从而升高血糖。

（3）鼓励母乳喂养，母乳不足时可补充配方奶，不推荐糖水喂养；低血糖高危儿存在无母乳或母乳喂养不足等情况时，配方奶喂养亦可提供葡萄糖来源，符合使用配方奶喂养的医学指征，也不违背母乳喂养原则。不建议使用糖水或加糖奶喂养，因为快速提升血糖可刺激自身胰岛素的分泌，导致反应性低血糖。

（4）对高危新生儿需至少观察 24h，若最初 2 次血糖 ≥ 2.6mmol/L，随后可每 3 ～ 6h 监测喂奶前血糖，若连续 3 次血糖 ≥ 2.6mmol/L，出生 24 ～ 48h 可根据具体的低血糖高危因素适当减少血糖监测频次；北美地区临床医师根据低血糖高危因素决定监测时间；对于妊娠糖尿病母亲分娩的新生儿，最初数小时易发生无症状性低血糖，若出生 12h 内维持血糖 ≥ 2.6mmol/L，可考虑停止监测血糖；大于胎龄儿可早至出生 3h，晚至出生 10d 都可能发生低血糖；对于一般情况良好的早产儿、小于胎龄儿、胎儿宫内生长迟缓新生儿，均建议每 2 ～ 3h 喂养，并每 3 ～ 6h 监测奶前血糖，若一般情况良好，出生 24h 后可停止监测血糖；对于出生 24h 内未发生过血糖 < 2.6mmol/L 的其他低血糖高危儿，可根据具体的低血糖高危因素适当减少监测频次或减停监测；若出生后 24h 内出现过血糖 < 2.6mmol/L，则在出生后第二天再监测 1 ～ 2 次血糖，确保 BGL > 2.6mmol/L。美国儿童内分泌协会（Pediatric Endocrine Society）从神经内分泌途径指出，新生儿出生 48h 后血糖水平稳定并接近儿童及成人血糖水平，故建议根据低血糖高危因素及血糖水平结果，可在出生 24 ～ 48h 减停血糖监测。

（5）严重或反复性或症状性低血糖则需规律、频繁且长时间监测血糖；常规血糖监测应在喂奶前进行；及时识别并有效处理低血糖，避免新生儿低血糖脑损伤的发生。葡萄糖是大脑能量的主要来源，在发育关键期内，新生儿尤其是早产儿的大脑，对异常波动的葡萄糖水平极为敏感且具有双重易损性。低血糖本身可导致脑损伤，但低血糖后血糖上升幅度过大也可加重神经元损伤。临床除避免发生低血糖外，还需警惕发生高血糖，维持稳定的血糖水平更为重要。

2. 加强妊娠期孕母血糖监测及控制，监测胎儿妊娠期宫内发育情况；糖尿病母亲的婴儿即使出生后状态良好，也应按高危儿处理；因糖尿病母亲的婴儿最常见并发症为低血糖症，因此应比正常婴儿更早喂养，出生后如状态较好可立即吸吮母乳，尽早开始母乳喂养。加强保温，维持中性环境温度。

（魏　兵　夏艳秋）

第三节　新生儿高血糖症

新生儿高血糖症是指新生儿出生后血糖功能调节不成熟，对糖耐受力降低，或者在应激状态下，导致血糖升高的疾病。国内多以全血血糖 > 7mmol/L 或血浆血糖 > 8mmol/L 作为新生儿高血糖诊断标准，多见于早产儿。由于新生儿肾糖阈值低，当血糖 > 6.7mmol/L 常出现糖尿。

一、病因及发病机制

1. 血糖调节功能不成熟：主要见于对糖耐受力低下的新生儿，尤其是早产儿和小于胎龄儿，胰岛 B 细胞功能不完善、糖原分解酶不成熟导致胰岛素抵抗，缺乏成人所具有的 Staub-Traugott 效应（即重复输入葡萄糖后血糖水平递降和葡萄糖的消失率加快），因而葡萄糖清除率较低，当输液量过多时糖负荷增加。新生儿血糖增高多为暂时性，胎龄、体重及出生后日龄越小，血糖调节功能越不成熟。

2. 疾病应激影响：在应激状态下，激素分泌异常，影响糖代谢，如处于窒息、感染、寒冷、低体温、烧伤或手术的新生儿易发生高血糖；低体温患儿较正常体温新生儿葡萄糖清除率低，这与应激状态下胰岛反应差、分泌减少或受体器官对胰岛素的敏感性下降、儿茶酚胺分泌增加、血中高血糖素和皮质醇类物质水平增高、糖异生作用增强等有关。感染患儿易发生高血糖是因为感染可以抑制胰岛素释放，细胞因子或内毒素降低糖利用、增加皮质醇或儿茶酚胺均可导致血糖升高；机械通气或疼痛刺激通过儿茶酚胺及其他激素作用使早产儿内源性葡萄糖产生增加；缺氧可能使葡萄糖产生增加；外科手术患者由于输入过多含糖液体，以及手术时肾上腺素、糖皮质激素、胰高血糖素分泌增加可使血糖升高，同时术中麻醉药的应用也会促进上述激素的产生。中枢神经系统损伤影响血糖的调节机制尚不十分清楚，可能系下丘脑 - 垂体功能受损，使葡萄糖的神经、内分泌调节功能紊乱所致。

3. 医源性高血糖：常见于早产儿，主要原因为输注葡萄糖浓度较高、输注葡萄糖速度过快、孕母分娩前短时间内应用及分娩后应用糖皮质激素药物所致，均可引起血糖增高；同时出生后复苏时应用高渗葡萄糖或肾上腺素，某些药物如糖皮质激素、咖啡因、茶碱、苯妥英、二氮嗪等通过类儿茶酚胺作用或介导糖原分解及糖异生并抑制胰岛素作用导致血糖升高。

4. 新生儿暂时性糖尿病：占新生儿糖尿病病例的 50% ~ 60%，病因和发病机制尚不十分清楚，认为可能与胰腺发育不成熟或胰岛 B 细胞暂时性功能低下有关，出生 6 个月内发病，至少持续 2 周，病程呈暂时性，在发病数月内高血糖自行缓解或消失，约 50% 会在儿童期或青春期复发，需长期随访。

5. 真性糖尿病：新生儿少见，是一种特殊类型的糖尿病，与染色体 6q24 印记异常或基因突变有关，可持续终身。

6. 肠外营养脂肪乳中的游离脂肪酸有升高血糖的作用；喂养不当和高渗配方奶可导致暂时性糖尿病，表现为尿糖、高血糖及脱水。

二、临床表现

1. 新生儿高血糖症大部分均无明显临床症状，尤其是血糖轻度增高者，但却是原发病加重的重要体征。

2. 血糖增高显著或持续时间长的患儿可出现渗透性利尿、细胞内脱水、烦渴等，甚至出现体重下降；血浆渗透压增高，颅内血管扩张，严重时可发生脑水肿及颅内出血，甚至出现生命危险；与成人糖尿病不同的是，新生儿高血糖几乎不会出现酮症或代谢性酸中毒，高血糖使血浆渗透压增加（血糖每增加 1mmol/L，血浆渗透压增加 1mOsm/L）致尿糖及渗透性利尿。当血浆渗透压 > 300mOms/L 时，出现渗透性利尿尤其导致早产儿脱水、电解质紊乱，当血糖 > 25mmol/L，水自细胞内向细胞外转移，可发生颅内出血。

3. 血糖增高时，常出现尿糖，暂时性糖尿病尿糖可持续数周或数月。医源性高血糖或暂时性糖尿病尿酮体常为阴性或弱阳性。

4. 新生儿期糖尿病如出现多尿、脱水、酮症酸中毒、尿糖、高血糖、轻度尿酮体、消瘦，需立即治疗。

三、实验室检查

1. 葡萄糖测定：血浆葡萄糖测定、全血葡萄糖测定或末梢葡萄糖测定。
2. 尿常规：注意尿葡萄糖监测及尿酮体。
3. 血气分析：注意有无酸中毒。
4. 电解质：注意有无电解质紊乱。
5. 胰岛素、胰高血糖素、C肽、皮质醇、生长激素、促肾上腺皮质激素、甲状腺功能等。
6. 必要时进行染色体及基因检测分析。

四、预防

新生儿高血糖症多为自限性，主要预防措施是避免可引起高血糖的病因，尤其是医源性高血糖，需要控制葡萄糖的输注速度，尤其应注意以下几点。

1. 新生儿静脉输注液体前，对于母亲分娩前短时间内和新生儿在产房复苏时使用过葡萄糖者先测定血糖，再决定所需输注葡萄糖的速度。

2. 新生儿重症感染、窒息及低体温等应激情况下血糖多增高，应慎用浓度较高的葡萄糖静脉注射，稀释药物用 5% 葡萄糖溶液为宜。

3. 早产儿、小于胎龄儿或宫内发育迟缓儿尤其有中枢神经系统损伤者输注葡萄糖速度为 4 ~ 6mg/（kg·min），监测血糖、尿糖以调整葡萄糖输注的速度和浓度。

4. 肠外营养的新生儿不能单纯依靠提高葡萄糖浓度提供热量，应加用氨基酸和脂肪乳以达全营养混合液。部分稳定的超低出生体重儿出生后 1 周内会因肠外营养发生暂时性高血糖，多为自限性，降低糖浓度后可逐渐恢复。

五、治疗要点

积极治疗原发病、严格控制外源性葡萄糖输入、补液纠正高渗血症、必要时应用外源性胰岛素。

1. 病因治疗：去除病因，治疗原发病如停用激素、纠正缺氧、恢复体温、控制感染、抗休克等。预防和早期发现高血糖并及时调节输糖速度是治疗的关键。定期测定血糖及尿糖，如无渗透性利尿，高血糖多可耐受，缓慢降低输液速度，数日内可自行恢复正常。

2. 医源性高血糖症：根据病情暂时停用或减少葡萄糖入量，严格控制输液速度，并监测血糖、尿糖。如病情允许，尽早开始胃肠喂养，促进激素分泌并促进胰岛素分泌。肠道外营养摄入葡萄糖应从葡萄糖的基础量开始，逐步增加，监测血糖，根据血糖值调整静脉葡萄糖入量；胎龄 32 ~ 34 周的早产儿应每天增加基础量的 1%，较大早产儿和足月儿每天增加基础量的 2.5%。氨基酸和脂肪乳可以减少葡萄糖利用氨基酸还可促进胰岛素分泌。

3. 对症治疗：①脱水。及时补液，纠正脱水，同时注意监测离子，补充电解质，避免电解质紊乱，降低血糖浓度和减少糖尿。②酸中毒。持续高血糖，尿酮体阳性，应做血气监测，及时纠正酮症酸中毒。

4. 胰岛素治疗：由于高血糖的发生机制及胰岛素的作用机制尚不清楚，部分高血糖为自限性，不建议胰岛素常规用于新生儿尤其极低出生体重儿。当输注葡萄糖浓度 < 5%，输注速度 < 4mg/（kg·min）时，空腹血糖浓度 > 14mmol/L 或高血糖持续不见好转者，或由于限制葡萄糖摄入导致热量不足时，可试用胰岛素治疗，具体方法如下：①间歇胰岛素输注，0.05 ～ 0.1U/kg，每 4 ～ 6h 1 次，输注时间至少 > 15min。②持续胰岛素滴注：如用 3 次胰岛素血糖仍 > 11mmol/L，可持续静脉滴注胰岛素，剂量为 0.01 ～ 0.2U／（kg·h），新生儿对胰岛素较为敏感，注意每 30min 监测血糖，以调节胰岛素的滴注速度直至稳定，稳定后可每 4 ～ 6h 监测血糖；如果血糖仍 > 10mmol/L，增加滴注速度 0.01U/（kg·h），如果发生低血糖，停止静脉滴注胰岛素，按低血糖处理，予静脉输注 10% 葡萄糖 2ml/kg。③皮下注射胰岛素，主要见于新生儿真性糖尿病；密切监测血糖和尿糖的改变，以防止低血糖症的发生。

5. 滴注胰岛素期间每 6h 监测血钾水平。

6. 新生儿糖尿病应由内分泌医师管理。

（夏艳秋）

第四节　新生儿糖尿病

新生儿糖尿病（neonatal diabetes mellitus，NDM）是一种临床少见的特殊类型糖尿病，发生于出生后 6 个月内，多数患儿在出生后 3 个月内即出现高血糖，持续时间至少 2 周，空腹血糖 ≥ 7.0mmol/L（新生儿空腹 4h，婴儿空腹 8h 以上），需应用胰岛素治疗的糖尿病，还要除外自身免疫性型糖尿病（type 1 diabetes mellitus，TDM）。其病因为遗传因素所致胰腺发育异常、胰岛素合成分泌障碍。各地报道的发病率均不同，但均有逐年上升的趋势，我国目前尚无明确的数据统计结果，在欧美发生率为 1/400 000 左右。多基因型 NDM 可能在出生后 9 个月～ 1 岁甚至更晚出现症状。本病根据临床表现分为新生儿暂时性糖尿病（transient neonatal diabetes mellitus，TNDM）和新生儿永久性糖尿病（permanent neonatal diabetes mellitus，PNDM），发病率各占 45%，另外 10% 以临床综合征和胰腺发育不全的形式存在。

一、病因及发病机制

随着基因测序技术更加成熟，检测更加精准，对新生儿糖尿病致病基因研究的越来越深入，越来越多的致病基因被发现，基因突变类型或位点的不同将导致临床治疗和管理的差异。新生儿糖尿病最常见的原因是潜在的单基因突变，目前已知的基因突变为 *GCK*、*KCNJ11*、*ABCC8*、*INS*、*PDX1*、*PTF1A*、*HNF1B*、*NEUROD1*、*NEUROG3*、*RFX6*、*EIF2AK3*、*GLIS3*、*SLCI9A2*、*SLC2A2*、*IER3IP1*、*NKX2-2*、*MNX1*、*GATA6*、*GATA4*、

FOXP3、*ZFP57* 等。

K-ATP 通道是由 4 个磺脲类受体 1（SUR1）亚基（ABCC8 编码）和 4 个 Kir6.2 亚基（*KCNJ11* 编码）组成的八聚体结构。当其中的 2 个蛋白亚单位基因 *KCNJII* 或 *ABCC8* 突变时，K-ATP 通道对 ATP 的敏感性下降，部分通道开放异常，细胞膜去极化受影响，Ca^{2+} 内流消失，胰岛素分泌减少，引起糖尿病。近 2/3 PNDM 及大部分 TNDM Ⅰ 型的发生都是这种突变所致。且 *KCNJ11* 或 *ABCC8* 基因突变的糖尿病多在 1 岁内发病。因 K-ATP 通道在大脑中也广泛存在，当通道出现异常开放时，也可出现一系列的神经系统发育障碍。另一个引起新生儿永久性糖尿病的基因突变为 *INS* 基因，可分为隐性突变及显性突变，显性突变也可导致青少年发病的成人型糖尿病及自身抗体阴性的 1 型糖尿病。*INS* 基因编码前胰岛素原，显性突变可引起胰岛素原错误折叠，诱导蛋白质在内质网发生错误的折叠、聚集和降解，发生严重的应激反应，导致 B 细胞功能障碍和凋亡。INS 隐性突变引起胰岛素合成减少，临床表现较显性更严重，高血糖出现更早。*GCK* 基因参与葡萄糖激酶的基因编码，参与糖代谢，血糖升高时会激活葡萄糖激酶，磷酸化生成 6- 磷酸 - 葡萄糖（G-6-P），进一步发生糖酵解参与三羧酸循环，为胰岛素分泌过程提供能量。*GCK* 基因突变分为失活型和激活型，失活型中单个基因突变常导致青少年的成人起病型糖尿病 2 型（MODY2），两个等位基因突变包括同一点位的纯合突变及不同点位的杂合突变，多见小于胎龄儿，激活型多见于先天性高胰岛素血症。

染色体相关基因甲基化异常也是引起新生儿糖尿病的原因之一，其中染色体 *6q24* 基因的过度表达或甲基化异常是新生儿暂时性糖尿病（TNDM）的常见病因，是一种印记疾病，其父源的等位基因正常表达，而母源基因不表达。引起印记基因过渡表达的 3 种原因为染色体 6q24 的单亲二倍体性（父源 2 个 6q24 拷贝）、父源 6q24 等位基因的重复（3 个 6q24 拷贝，2 个父源，常染色体显性遗传）及母体甲基化丢失（母源等位基因沉默缺陷，隐性遗传）。母源基因的染色体 6q24 片段发生甲基化印记后，只有父源等位基因能够表达；当母源基因出现低甲基化缺陷时印记解除，一个亲本等位基因沉默，而另一个亲本等位基因保持活性，造成 2 个亲本等位基因差异性甲基化即基因组印记，引起糖尿病。还有研究发现染色体 *6q24* 基因的过度表达或甲基化异常与 6q24 编码的锌指蛋白基因突变有关，其作用机制可能与 B 细胞分化发育及 B 细胞功能相关。

宫内发育迟缓发生率高的孕妇的胰岛素不能通过胎盘，胎儿在妊娠 20 周胰岛 B 细胞开始分泌胰岛素，后者具有增强合成代谢如糖原、脂肪、蛋白质与核酸等合成的功能，对促进胎儿的生长发育有重要作用。由于新生儿糖尿病患儿在宫内胰岛素分泌缺乏，导致宫内发育迟缓。

二、临床表现

新生儿糖尿病患儿没有典型的"三多一少"症状，早期不易发现，约有 40% 的患儿在就诊时处于酮症酸中毒状态。新生儿糖尿病还可合并神经系统异常及先天性心脏病、巨舌、面容异常、脐疝、腹股沟疝等先天缺陷，可能与相关基因突变及染色体异常有关。与儿童糖尿病相比，先天性糖尿病起病急、症状重，未经治疗者病情迅速进展。

1. 新生儿暂时性糖尿病　可于出生后数日至数周内发病，高血糖持续至少 2 周，需胰岛素治疗，发病数月内高血糖可自行缓解，3 个月左右缓解，一般不超过 18 个月。多数患儿伴有宫内生长受限，宫外发育迟缓，皮下脂肪减少，体重增长缓慢、不增甚至下降，常突然发病，无明显呕吐、腹泻史，但出现脱水，多尿，脱水和高血糖导致的细胞外液渗透压增高，出现高渗性脱水。重度脱水可出现肢体凉、脉细弱、心率快和血压低等休克症状。多尿导致电解质丢失，常有缺钾，然而在脱水和酸中毒开始纠正前，血钾常不低。随着脱水的纠正，血钾被稀释；胰岛素治疗使葡萄糖合成糖原增加和酸中毒被纠正，钾由细胞外液向细胞内液转移，血钾继续降低。脱水较重者常发生肾前性肾衰竭。当病情严重，出现糖尿病酮症酸中毒时可出现呼吸急促、嗜睡、烦躁不安，很少发生昏迷。易合并感染，如败血症和尿路感染等。尽管高血糖是暂时性的，但 50% 的病例将在儿童期或青春期复发，可发展为持久性 1 型糖尿病或 2 型糖尿病。

2. 新生儿永久性糖尿病　高血糖持续终身，不会自发缓解。其临床表现及实验室检查与新生儿暂时性糖尿病基本相同，但症状较严重，出现高血糖时间略晚于新生儿暂时性糖尿病，血糖更高，脱水发生率较高，易早期出现血管并发症。

三、实验室检查

1. 空腹全血血糖 ≥ 7.0mmol/L 视为高血糖，未治疗的患儿血糖迅速升高，常高于 13.9mmol/L。

2. 尿常规：尿糖及尿酮体可出现阳性。

3. 血胰岛素、C 肽水平低下；血浆生长激素、糖皮质激素和甲状腺功能正常，胰高血糖素正常或升高。

4. 血浆渗透压增高；血清钠降低或正常低值，血清钾多正常。

5. 糖化血红蛋白升高；葡萄糖耐量试验异常，血浆胰岛素和 C 肽释放试验曲线低平。

6. 胰岛细胞抗体（ICA）均阴性。病毒和弓形虫感染的免疫学检查均阴性。

7. 对考虑存在脓毒症的患儿进行血细菌培养、尿细菌培养、X 线胸片等检查。对已经确诊 NDM 的患儿，需要进行基因及染色体诊断。

四、治疗要点

所有新生儿糖尿病都可通过胰岛素替代治疗，但新生儿对胰岛素治疗非常敏感，应严密观察和监测血糖、血 pH、电解质和血渗透压等，随时调整治疗措施。避免发生低血糖进而引起脑损害，一般不使尿糖转阴。一般将血糖和血浆 C 肽作为判断内源性胰岛 B 细胞的胰岛素分泌功能的指标。

1. 胰岛素治疗：通过胰岛素替代治疗，降低高血糖和恢复糖、脂肪及蛋白质的正常平衡，保证患儿正常生长发育；对于酮症酸中毒的患儿都应静脉滴注胰岛素治疗。采用小剂量持续静脉滴注的方法，以逐渐降低血糖和细胞外液渗透压，减少发生脑水肿的危险。正规胰岛素持续静脉滴注为 0.1U/（kg·h），密切监护治疗反应，监测血糖、尿糖、血酮、尿酮体和血气变化。发病后 12h 内，每小时测 1 次，以后每 2 ~ 4h 测 1 次。以判定对胰岛素的敏感性，根据临床反应和化验结果调整滴速。当血糖降低到接近 8 ~ 12mmol/L，酮症消失和进食良好，改为皮下注射每日 0.5 ~ 3.0U/kg 分为 6 次，喂奶前 30min 注射。注射前和注射后 2h 测血糖和尿糖，调整剂量。如果进食不佳，仍然需要静脉滴注糖盐水溶液。在停止静脉滴注胰岛素之前 1～2h 即开始皮下注射 1 次胰岛素，以便让胰岛素有时间吸收。

对没有酮症酸中毒的患儿，在进行分子缺陷检测之前，同样需要接受胰岛素治疗。因胰岛素泵输注的胰岛素浓度低、剂量小，建议应用胰岛素泵。初始剂量为 0.5U/（kg·d），根据血糖水平调整用量，每天增加或减少 0.1U/kg，平分在 24h 内应用。在确定分子学诊断前，应避免应用磺酰脲类药物，因有数据表明，在出生后 1 周内诊断 NDM 的患者中只有约 20% 可能对磺酰脲类药物治疗有反应。

2. 纠正脱水：补液包括补充累积损失量、生理需要量和继续损失量。对于轻中重度脱水分别按 120～150ml/（kg·d）、150～200ml/（kg·d）和 200～250ml/（kg·d）作为初始试验剂量。对于补充累积丢失量阶段，可根据血钠决定给 1/2 张或 1/3 张不含糖的盐水，输液速度按 10ml/（kg·h），以后按 6～10ml/（kg·h），于 12h 补充总液体量的 1/2。余量于 12～24h 滴完。当血糖降到 14～17mmol/L 时改用含 5% 葡萄糖的 1/2 张糖盐水溶液，但要注意以下几点：新生儿糖尿病的液体损失主要是高血糖渗透引起的排尿增多，可放置留尿袋监测每小时的尿量。早产儿皮下脂肪少，糖尿病患儿更为明显，不能按脱水征准确地判定脱水的程度，根据前后体重的变化更为合适。应将滴注胰岛素所用的生理盐水量等所有入量均包括在内。糖尿病酮症酸中毒患儿的脱水都比较严重，一般先可按中度脱水开始治疗。之后根据临床表现和实验室结果进行调整。当需要扩容时，对中重度脱水患者应用 0.9% 氯化钠溶液 20ml/kg 于 30～60min 静脉快速滴注。以迅速增加血容量，改善循环和肾功能。

3. 纠正酸中毒：新生儿糖尿病酮症酸中毒主要是由于酮体和乳酸的堆积所致，补充水分和胰岛素可以矫正酸中毒。轻症酸中毒不需要碱剂治疗。只有当 pH < 6.9 时，可用 5% 碳酸氢钠 1～2ml/kg 静脉输入纠正酸中毒，输入时间在 1h 以上，必要时可以重复。

4. 纠正电解质紊乱。钾离子补充：经过扩容，循环和肾功能改善，有尿后即开始补充氯化钾，按 3～4mmol/（kg·d）补充，有明显缺钾症状者增加到 4～6mmol/（kg·d），加入静脉滴注液体中，混合后的氯化钾浓度不超过 0.3%。如合并其他电解质紊乱，也应根据实验室结果及时纠正。

5. 磺酰脲类药物治疗，如确诊为 K-ATP 通道缺陷所致的新生儿糖尿病，可逐渐过渡到口服磺酰脲类药物治疗，一般应用格列本脲。在没有分子学诊断的情况下应用磺酰脲类药物，可能使对磺酰脲类药物无反应的患儿血糖升高，最终导致糖尿病酮症酸中毒。因此，新生儿一旦诊断为糖尿病，需要早期应用胰岛素治疗，并尽快完善分子学诊断，以决定是否应用磺酰脲类药物。

6. 如合并感染，同时应用抗生素抗感染治疗。

7. 治疗时，应设有床旁液体疗法记录单和胰岛素治疗记录单，包括血糖等相关实验室及症状体征变化。

8. 出院后指导家长对患儿进行监护，以及持续治疗的一般方法和注意事项。

（夏艳秋）

第6章

新生儿维生素 A 代谢紊乱

第一节　新生儿维生素 A 代谢调节

20 世纪 90 年代医学界提出的"成人疾病的胎儿起源"假说，认为生命早期母体营养不良将对后代成年期健康产生长期"程序化"影响。近年来，大量流行病学调查、动物实验和临床干预试验提供的证据提示，围生期的营养状况可能会对成年期体形和疾病的发生（如心血管疾病、肥胖、代谢综合征、癌症和学习记忆功能减退等）产生程序化效应。婴儿期和儿童期营养不良可能影响成年期认知功能，多种微量营养素的补充可促进营养不良儿童的智力发育。特别是脑发育过程，受蛋白质 - 能量摄入、维生素、长链多不饱和脂肪酸、矿物质和胆碱等多种营养素的调节。而目前仅有少数流行病学调查研究关注到了新生儿维生素的代谢状况，尤其是维生素 A（Vitamin A，VA）的缺乏。

VA 是一种脂溶性维生素，其储存在肝脏中，释放后与视黄醇结合蛋白（RBP）形成复合物，进入血液后，与甲状腺素转运蛋白进一步结合成复合体，对维持视觉功能、促进细胞增生分化、增强免疫功能、促进机体生长发育及骨骼代谢和改善贫血等有重要作用。新生儿由于 VA 储备及摄入不足，极易发生 VA 缺乏，从而引发多种疾病。补充 VA 能否降低新生儿疾病的发病率及病死率受到广泛关注，但 VA 在胎盘中的转运机制及调控方式尚未完全明确。妊娠期母亲血清中视黄醛水平会升高，这种升高是为了妊娠晚期将 VA 通过胎盘转运给胎儿以便胎儿储存和利用 VA；同时由于早产儿在发育中的代谢途径尚不成熟，血清视黄醇和血细胞比容低，从而导致肝脏储备有限，这可能是早产儿 VA 水平普遍较足月儿低的原因之一。

近年来新生儿 VA 的研究重点，聚焦于血浆中 VA 的代谢水平与新生儿的高胆红素血症、败血症、呼吸窘迫综合征、支气管肺发育不良（BPD）、早产儿视网膜病和坏死性小肠结肠炎等相关疾病的作用机制。

一、VA 与新生儿高胆红素血症的相关机制

人体红细胞膜抗氧化机制研究，包括 VA、维生素 E（Vitamin E，VE）、维生素 C（Vitamin C，VC）、相关微量元素及酶等代谢研究。其中酶包括过氧化氢酶、超氧化物歧化酶及谷胱甘肽过氧化物酶等。而新生儿，尤其是早产儿，出生时 VA 水平偏低，抗氧化机制不成熟，使氧化应激增加，进而使得红细胞膜容易受氧化损伤，发生高胆红素血症。同时，虽然视

黄醇和视黄醛不能猝灭单态氧，只能微弱地清除自由基，但 VA 可以影响其他抗氧化维生素、抗氧化酶及硒的代谢水平，从而发挥抗氧化功能。在持续胆汁淤积致胆道闭锁的新生儿中，尽管补充含有多种脂溶性维生素的聚乙二醇 1000 维生素 E 琥珀酸酯，但是包括 VA 在内的脂溶性维生素缺乏仍普遍存在。特别是黄疸早产儿血浆中 VA 的浓度较低，容易增加氧化应激及引起高胆红素血症。

二、VA 与新生儿呼吸窘迫综合征的相关机制

肺表面活性物质（pulmonary surfactant，PS）是由 Ⅱ 型肺泡上皮细胞合成并分泌的一种磷脂蛋白复合物。VA 能促进肺泡 Ⅱ 型上皮细胞的功能成熟，如果妊娠期出现 VA 缺乏，会使 PS 的生成减少，其中磷脂和蛋白质含量显著下降，而补充 VA 后能够促进 PS 的生成。新生儿呼吸窘迫综合征（neonatal respiratory distress syndrome，NRDS）是由于肺泡壁 Ⅱ 型上皮细胞合成和分泌 PS 不足，导致肺泡表面张力增加，进而肺泡萎陷后出现的进行性呼吸窘迫。VA 可通过促进磷脂及多种特异性蛋白，如牛肺表面活性物质相关蛋白 B（SP-B）、肺蛋白 1 和 Connexin 43 蛋白合成，调节表皮生长因子表达及前列腺素 PGF2 诱导 PS 形成，增加肺血管化等多种机制，增加 PS 生成及促进肺成熟。VA 还可以通过促进血管内皮细胞生长因子及一氧化氮的生成从而促进肺的血管化。对于伴有胎膜早破的孕妇，在产前给予 VA 与盐酸氨溴索处理可以促进胎儿肺成熟，减少新生儿呼吸窘迫综合征的发生。

三、VA 与新生儿支气管肺发育不良疾病的相关机制

支气管肺发育不良疾病（broncho-pulmonary dysplasia，BPD）是早产儿常见疾病，是由于肺发育不成熟或机械通气引起肺损伤相关的慢性肺部疾病。BPD 是导致早产儿和极低出生体重儿死亡的主要原因之一，严重影响其存活率及生活质量。

PS 是由 Ⅱ 型肺泡上皮细胞合成并分泌的一种磷脂蛋白复合物，其中磷脂占 90%，蛋白占 10%。磷脂中饱和磷脂占 50%，不饱和磷脂占 35%。蛋白中包括人肺表面活性物质相关蛋白 A、人肺表面活性物质相关蛋白 B、人肺表面活性物质相关蛋白 C 和人肺表面活性物质相关蛋白 D。VA 能促进肺泡 Ⅱ 型上皮细胞功能成熟，妊娠期 VA 缺乏，使 PS 生成减少，其中磷脂和蛋白质含量显著下降，进而诱发 BPD。

VA 可维持呼吸道上皮细胞的完整性，有助于 PS 的形成，降低复发性感染和支气管肺疾病发生的风险。VA 还可以通过增加血管内皮细胞生长因子及一氧化氮的生成从而促进肺的血管化，视黄酸还可通过上调肺蛋白 1、Connexin 43 蛋白的表达来影响小鼠肺的肺泡化。BPD 患儿血浆中 VA 及视黄醇结合蛋白（retinol-binding protein，RBP）水平明显低于正常新生儿，这与母胎转运率低、出生后摄入不足，以及肺氧化应激损伤后细胞再生 VA 需要量增加等有关。此时补充给予水溶性 VA 肠内制剂（推荐剂量为 5000U/d），对于极低体重 BPD 早产儿，有利于降低 BPD 的严重程度。而且及时补充 VA 的 BPD 患儿，其呼吸支持、迟发脓毒症、动脉导管未闭的发生率和住院时间也明显减少。

四、VA 与早产儿视网膜病的相关机制

早产儿视网膜病（retinopathy of premature infants，ROP）是导致儿童失明的主要原因

之一，20% ～ 50% 的极低出生体重儿合并 ROP，其中 4% ～ 19% 为严重病变。VA 的活性产物视黄醛是视网膜视紫红质组成的重要成分，在视觉周期中，视网膜需要有足够的视紫红质来行使其正常的功能，而早产儿含有的视紫红质数量有限，可能更容易受到氧化或其他有害因素的不良影响。极低出生体重儿预防性补充 VA，能够降低 ROP 的发生风险。对胎龄 < 32 周或者出生体重 < 1501g 的新生儿，早期（出生第 2 天开始，至少 2 周，或者持续直到建立口服喂养）每周 3 次肌内注射 10 000U VA，能够改善在矫正胎龄 36 周时有发生 ROP 风险的视网膜功能。

五、VA 与坏死性小肠结肠炎的相关机制

VA 是上皮细胞生长发育所必需的营养物质，对伤口的愈合也起着非常重要的作用。VA 的代谢不但影响肠上皮细胞的完整性，而且会降低肠道黏膜免疫能力，同时也会影响肠道正常菌群的平衡，使致病性抗原趁机而入。VA 在肠道中的抗感染作用，主要体现在其对肠道的屏障功能和对肠道黏膜的免疫调节功能，VA 缺乏可同时降化肠道黏膜的细胞免疫和体液免疫。应用全反式视黄酸通过其抗炎及抗氧化作用，对坏死性小肠结肠炎鼠模型的肠道损伤具有良好的保护作用。但目前 VA 同坏死性小肠结肠炎的研究仅限于动物模型，有待更深入的临床研究。

六、VA 与新生儿缺铁性贫血的相关机制

体内所储存的铁元素，其动员、运输和非血红素铁的生物利用度，是 VA 参与造血过程中的代谢基础。当 VA 缺乏时，可造成多能造血红细胞分化增殖障碍、促红细胞生成素减少、运铁蛋白合成减少、铁吸收及转运受阻等多种负面因素，进而加重贫血。VA 水平能影响铁制剂补充的效果，同时补充 VA 和铁制剂较单独补充铁制剂，能更好地改善贫血症状。轻至中度维生素 AD（Vitamin A/D，VAD）缺乏患儿，其血红蛋白水平显著低于非 VAD 患儿。早产儿给予重组人促红细胞生成素的基础上加用 VA，其血红蛋白、血细胞比容、血清铁蛋白及网织红细胞等数据的变化，表明可有效预防贫血。

七、VA 与新生儿感染性肺炎的相关机制

VA 可维持细胞膜和皮肤黏膜屏障的完整性，并能促进淋巴器官发育及细胞分化，增强吞噬细胞和自然杀伤（NK）细胞的功能，促进抗体合成，调节 Th1 和 Th2 细胞平衡等，从而提高机体的非特异和特异性免疫功能。

新生儿感染性肺炎的主要致病因素为免疫系统功能不完善。因此，对于该疾病的治疗，重在增强机体免疫能力。VAD 滴剂的主要作用是调节免疫功能，对肺炎的各项临床症状具有明显的改善作用。VAD 滴剂主要由 2000U VA 和 700U VD 组成，其中 VA 有助于维持人体的免疫功能，如果人体缺乏 VA，则会影响身体的体液和免疫功能，机体的呼吸道免疫能力就会受到影响，蛋白质吸收受阻，从而更容易发生呼吸道感染，促进肺炎发生。临床上对新生儿感染性肺炎，联合使用免疫球蛋白和 VAD 滴剂治疗，不仅能提高患儿的免疫抵抗力，而且能促进其免疫系统发育。因此，这种联合治疗是新生儿肺炎感染的重要治疗方法。

八、VA 与新生儿唇腭裂的相关机制

13- 顺式视黄酸（13-cis-RA），又称异维 A 酸（Isotretinoin, ITR），属于 VA 的衍生物，最早被关注的是其具有致畸作用。胎儿早期 13-cis-RA 暴露可导致中枢神经、心血管系统及颅面发育异常。13-cis-RA 在人体内半衰期为 1d，而其具有类似致畸作用的主要代谢产物 4- 羟基异维 A 酸，有长达 7 d 的半衰期。自 13-cis-RA 于 20 世纪 80 年代上市以来，妊娠早期较大剂量地口服 ITR 会导致新生儿唇腭裂的发生。孕妇在妊娠前 3 个月接受 40 ～ 80mg/d 的爱忧痛，会导致新生儿颌面部包括腭裂在内的严重畸形。

目前，对唇腭裂病因研究中使用最广泛的 VA 族致畸剂，是 VA 的氧化代谢物全反式视黄酸（at-RA）。at-RA 的唇腭裂致畸能力比 13-cis-RA 强 4 ～ 8 倍。VA 本身也具有导致腭裂的潜能，但弱于视黄酸。另外，多种 VA 族衍生物在试验中表现出腭裂致畸性，包括棕榈酸视黄酯、醋酸视黄酯和依曲替酯等，但均弱于 VA。同时 VA 缺乏症本身也被视为唇腭裂发病的环境因素。正常水平的维生素是腭正常发育的必要条件，能有效降低唇腭裂的发生。VA 族摄入足量的孕妇，仅有 5% 的后代存在患腭裂的风险。一方面，过量的外源性暴露或 VA 族缺乏症会导致唇腭裂发病升高；另一方面，适量补充 VA 族可预防唇腭裂发病。由此可见 VA 族在唇腭裂发病中扮演着双刃剑的角色。

九、VA 与新生儿主动脉弓变异的关系

视黄酸为 VA 在体内的活性衍生形式，而视黄酸信号通路是主动脉弓正常发育所需的关键途径。目前主动脉弓变异病例并不少见，变异体与心脏发育畸形相关，甚至影响其心肺功能。E3 泛素连接酶（Hectd 1）是心脏发育过程中视黄酸信号传导完全激活所必需的物质。视黄酸信号的减少与 Hectd 1 的基因剂量减少相关。而减少 VA 摄入量与 Hectd 1 基因剂量之间的相互作用，将导致小鼠胚胎发生主动脉弓变异的概率增加。而妊娠期间小鼠母体 VA 的摄入量减少，有可能导致其子代主动脉弓变异的发生率增加，这为新生小鼠相关的先天性心脏病研究提供了新的见解和思路。

十、VA 对新生儿胸腺功能的调节

补充 VA 对免疫功能有一定的影响，婴儿在补充大剂量 VA（50 000U）后于 1 周、6 周、10 周及 15 周测定其胸腺指数及 T 细胞受体切除环（为幼稚 T 细胞胸腺输出的指标），于 6 周、15 周、2 年时测定其外周血中的总 T 细胞及幼稚 T 细胞，结果表明补充大剂量 VA 对整体（所有年龄段）胸腺指数无显著影响，但早期 6 周、15 周有不同程度的下降，15 周时 T 细胞受体切除环降低约 19%，提示在婴儿早期大剂量补充 VA，降低了其胸腺功能，但影响较小且时效较短。

十一、VA 与新生儿败血症的相关机制

新生儿早发型败血症（early-onset sepsis，EOS）是新生儿出生 72h 内发生的全身感染性疾病，可伴或不伴菌血症，全球每年超过 300 万例新生儿发病。EOS 起病隐匿，临床表现无特异性，且进展迅速，严重感染可使新生儿死亡率增加 9% ～ 20%。VA 有抗氧化作用，

还能维持黏膜上皮完整性，参与巨噬细胞、中性粒细胞的分化成熟，抑制促炎 T 细胞并促进抗炎 T 细胞分化，调节细胞和体液免疫。VA 被认为有可能降低早产儿 EOS 败血症的发生率或改善其临床结局。

（齐双辉）

第二节　新生儿维生素 A 缺乏症

一、新生儿 VA 缺乏症的现状及危害

VA 缺乏是全球范围内最普遍存在的公共卫生营养问题，可造成眼干燥症、免疫功能低下和感染性疾病如麻疹、疟疾、腹泻和呼吸道感染等，进而导致生长发育落后和贫血等严重并发症甚至死亡。目前全球约有 1.27 亿学龄前儿童存在 VA 缺乏，被世界卫生组织（World Health Organization，WHO）公认为世界上四大营养缺乏症之一。新生儿尤其是低出生体重儿，胎儿时期 VA 很难通过胎盘进入胎儿体内，导致 VA 贮备不足；出生后 VA 摄入不足；胰腺水解酶和胆酸量不足引起吸收减少，也会导致 VA 缺乏。住院新生儿 VA 的缺乏率达 33.6%，与 WHO 报告的 1995—2005 年全球学龄前儿童维生素 A 缺乏率 33.3% 大致相近。

很多新生儿由于母孕期 VA 储存不足、出生后喂养不足等原因，使脂溶性维生素吸收减少，而不能满足正常的生长代谢，极易出现 VA 缺乏。尤其是早产儿，由于通过母体胎盘转运来的 VA 数量有限，致使在出生时体内储存量较少，普遍存在 VA 缺乏症。自 1978 年第一次报道早产儿 VA 水平低下后，早产儿出生时的低 VA 浓度往往持续到整个新生儿甚至婴儿期，并且可影响新生儿及其长远的生长和发育，这已经达成共识。

国内一项关于 1 个月～ 12 岁儿童的研究显示，血中 VA 平均浓度为 0.2715mg/L，VAD 发生率高达 19.61%，但是目前没有新生儿维生素 A 缺乏症（VAD）的统计数据。新生儿由于 VA 储备及摄入不足，极易发生 VAD，引发多种疾病。另外，近年来补充 VA 能否降低新生儿疾病的发病率及病死率受到广泛关注，而对于补充 VA 的剂量、途径及远期效果等问题尚缺乏相关循证医学证据。在早产儿 VA 水平及相关影响因素研究中，提示早产儿组 VA 水平低于足月儿组，可能与足月儿能从母体获得较多的 VA 有关，因此应加强孕产妇保健，减少早产的发生。早产儿应更加重视补充 VA，做好 VA 缺乏症的预防及治疗。

在早产儿中，VA 缺乏可能在呼吸道感染和 BPD 的发展中扮演重要角色。约 76% 的极低出生体重儿缺乏 VA，足月新生儿比例是 63%。胎龄和出生体重越小则 VA 缺乏比例越高。所以超过 80% 的新生儿可在出生前 3d 开始补充 VA。患有 BPD 的早产儿血浆 β- 胡萝卜素和 VA 浓度较低。VA 供给与出生后 1 个月婴儿的死亡率降低或氧气需求量减少，以及矫正胎龄 36 周存活的超低出生体重儿（出生体重＜ 1000g 的早产儿）需氧量降低有关。此外，对 88% 存活婴儿的发育评估显示，纠正月龄 18 ～ 22 个月的早产儿神经发育评估没有差异。在使用不同 VA 剂量方案的研究中报道了类似的结果。有关早产儿 ROP 的三项研究表明，补充 VA 的 ROP 发病率降低，但对动脉导管未闭自发闭合率、院内脓毒症感染率或脑室内

出血发生率无影响。除了肌内注射 VA 会造成局部疼痛外，未见任何不良反应的报道。

VA 对胎儿的各系统发育及其成熟都有相关作用，妊娠期间对 VA 的要求更高。对新生儿及妊娠晚期母亲进行 VA 相关指标测定分析，发现孕母在 VA 充足的情况下，其采集的脐血视黄醇浓度及 β- 胡萝卜素水平相对较高，表明孕母的 VA 水平有可能影响其胎儿出生时的视黄醇及 β- 胡萝卜素水平。这提示孕母 VA 水平越高，其新生儿出生时体内 VA 含量相对越高，表明新生儿维生素 A 缺乏与孕母 VA 水平密切相关，尤其妊娠晚期其母体 VA 水平更是很大程度决定了新生儿出生时的 VA 水平。特别是在妊娠晚期，由于母体血容量的生理增加和胎儿发育的加速，更容易发生孕妇的 VA 缺乏。妊娠期母体 VA 缺乏与后期儿童肾功能和肾脏结构的负面影响有关。

VA 缺乏症的发生率与新生儿出生体重相关，极低出生体重新生儿、低出生体重新生儿和正常出生体重新生儿的 VA 缺乏症呈现显著的下降趋势。而且早产儿脐血 VA 的水平通常低于足月儿。但不同胎龄新生儿 VA 缺乏症发生率没有比较意义。

VA 缺乏症对人体的影响与缺乏的程度和阶段密切相关。当 VA 长期摄入不足时，最先出现的肝脏 VA 的分解消耗，但并不影响血浆中视黄醇的水平。只有当肝脏储存的 VA 达到相当程度（接近耗竭时）时，才开始出现周围血液循环中 VA 水平的下降（边缘型 VA 缺乏），此时已经引起各种组织细胞增殖分化与代谢功能的改变，对生长发育、免疫功能和造血系统产生不良影响，临床上可表现出生长减慢、反复感染和贫血等症状，群体儿童的患病率和死亡风险增加。当 VA 缺乏到严重程度（血浆视黄醇＜ 0.7μmoL/L）时可出现典型临床症状，如夜盲症、眼干燥症、角膜溃疡，甚至失明，皮肤干燥、毛囊角化、黏膜功能障碍，体液免疫和细胞免疫异常，是导致低龄儿童感染甚至死亡的重要原因之一。

二、新生儿 VA 缺乏症的影响因素

（一）围生期储存不足

VA 和类胡萝卜素都很难通过胎盘进入胎儿体内，因此新生儿血清和肝脏中的 VA 含量明显低于母体。胎儿获得维生素 D 的主要途径为胎盘，但脐血中 25 (OH) D_3 水平仅为母亲血清 25 (OH) D_3 的 60% ～ 85%，胎儿、新生儿体内含量低。若母亲患有严重的营养不良、肝肾疾病、慢性腹泻，以及早产儿、双胎儿、低出生体重儿等，体内 VA、维生素 D 的储存量均明显不足。

（二）生长发育迅速

整个儿童时期，生长是连续而不匀速的，具有阶段性，是循序渐进的过程。婴幼儿生长发育速度较快，身体各个系统和器官逐渐发育成熟，对 VA、维生素 D 的需求量相对较大。婴幼儿期是生长发育尤其是脑发育的最佳窗口期，必须有足够的营养支持。在这个阶段，如果营养长期供给不足，生长发育就会受限，甚至停止发育，影响儿童健康。

（三）营养供给不足

1. **母乳**　母乳中的 VA 具有较好的生物活性，是婴儿期非常重要的营养来源。虽然 VA 可以通过母乳转运给婴儿，但是对于哺乳期母亲来说，即使充足的母乳，乳汁中的 VA 含量依旧不能满足婴儿体格日益增长的所需，尤其是对早产儿、双胎儿和低出生体重儿来说，其自身体内储存不足，且出生后的生长发育迅速，VA 营养不足则更为显见。

2.天然食物　虽然 VA 存在于动物肝脏和深色蔬菜中,但类胡萝卜素的吸收转化率较低,长期食用动物肝脏容易引起 VA 过量。

3.其他因素

(1)膳食中脂肪含量不足,可影响 VA 和 VA 源的吸收。早产儿对脂肪的吸收能力较差,易致 VA 吸收不良。

(2)维生素 E 含量缺乏可降低 VA 的吸收,维生素 E 的抗氧化作用能够防止 VA 在肠道内被氧化破坏。

(3)蛋白质摄入过多可增加 VA 的利用,从而引起较多的消耗。

(四)疾病的影响

1.影响吸收　感染性疾病、慢性消化道疾病、肝胆系统疾病、急慢性肾炎和甲状腺功能亢进等疾病,均可影响 VA 的吸收。此外,肥胖儿童由于体内 VA 较多存储在脂肪组织中,使循环中的 VA 含量下降,导致体内 VA 的活性和功能降低。

2.消耗增加　感染性疾病患病期间会导致 VA 的大量丢失。感染可导致血清视黄醇含量急速下降,使机体处于 VA 缺乏的状态,发生一次感染甚至会消耗掉超过 50% 的肝脏存储量。感染合并发热的儿童其 VA 的排出量更大。感染越严重,VA 的排泄量越大。感染期间给患儿补充 VA 可以改善预后,并可降低未来 6 个月再感染的风险。

(五)药物的干扰

此外,长期服用某些药物,如考来烯胺、新霉素,以及抗惊厥药物、抗癫痫药物和糖皮质激素等。会对人体对 VA 的吸收和代谢造成影响,应引起注意。

三、新生儿血清药物标准含量

(一)血清药物测值评价标准

根据现有 WHO 推荐的血清药物 VA 缺乏症的诊断标准为:严重缺乏($< 0.1mg/L$)、缺乏($0.1 \sim 0.2mg/L$)、亚临床缺乏($0.2 \sim 0.3mg/L$)、正常($> 0.3mg/L$)。

(二)新生儿血清药物 VA 测值评价标准

2010 年欧洲儿科胃肠病肝病和营养学协会推荐早产儿 VA 摄入量 $1332 \sim 3330U/(kg \cdot d)$,出院后可参照下限进行补充。2013 版中国新生儿营养支持临床应用指南,推荐肠外营养期间新生儿每日所需 VA $150 \sim 300\mu g/(kg \cdot d)$。根据母乳中药物含量和婴儿摄乳量结果,中国居民膳食营养素参考摄入量(2013 版)推荐 $0 \sim 6$ 个月婴儿 VA 的适宜摄入量为 $300 \sim 600\mu g/d$(视黄醇活性当量)。

目前新生儿 VA 缺乏比例较高,而早产儿缺乏更为明显。新生儿 VA 水平为(0.17 ± 0.09)mg/L,其亚临床缺乏情况较高。早产儿血清 VA 总体缺乏率为 62.47%,且早产儿的出生胎龄、出生体重与血清 VA 的水平有明显相关性。随着早产儿出生体重、出生胎龄的增加,体内相应 VA 基础浓度逐渐提高,缺乏情况逐渐降低。

早产儿分别给予静脉(1650U/d)或口服(750U/d)补充维生素 A 治疗,共 2 周。早产儿血浆视黄醇浓度较出生时增高,VA 缺乏率较出生时下降,但未能完全纠正早产儿 VA 缺乏情况。目前对于新生儿,尤其早产儿的推荐 VA 补充剂量及补充时间尚无统一标准,但新生儿 VA 缺乏率较高,补充 VA 对其之后的疾病防治及生长发育意义重大。有待进一步研究和讨论明确 VA 剂量在新生儿尤其早产儿防治疾病中的应用。

（三）新生儿 VA 水平与孕母 VA 水平的相关性

VA 对胎儿的各系统发育及成熟都有相关作用，妊娠期间对 VA 的要求更高。在孕母 VA 充足情况下，其脐血视黄醇浓度及 β- 胡萝卜素水平较高，说明孕母的 VA 水平有可能影响胎儿出生时视黄醇及 β- 胡萝卜素水平，从而证明孕母 VA 水平越高，新生儿出生时体内 VA 含量相对越高。而 VA 测值正常的孕母，其对应的大部分新生儿存在 VA 缺乏。表明新生儿 VA 缺乏与孕母体 VA 水平密切相关，尤其妊娠晚期母体 VA 水平更在很大程度上决定了新生儿出生时的 VA 水平。在妊娠晚期，由于母体血容量的生理性增加和胎儿发育的加速，更容易发生孕妇的 VA 缺乏。妊娠期母亲 VA 缺乏与后期儿童肾功能和肾脏结构的负面影响有关。

四、新生儿 VA 缺乏症的预防和治疗措施

（一）新生儿 VA 补充方案

WHO 制定的大剂量 VA 补充方案已被证明是安全有效的，但会引起短暂的前囟饱满、恶心、呕吐和腹泻等不良反应，而低剂量方案大大降低了不良反应的发生风险，还能减少呼吸道感染的发生和缩短持续时间等。可能与疾病谱改变（如麻疹、疟疾发病率降低）和饮食习惯改善有关。

目前国内推荐新生儿 VA 补充量为 150 ～ 300μg/（kg·d），早产儿补充量为 400 ～ 1000μg/（kg·d），可通过静脉输注、肌内注射、口服及气管吸入等多种途径给药。由于国内外无静脉补充剂型且需避光输注等原因限制了静脉方式应用，反复肌内注射会增加疼痛感和新生儿皮肤感染风险，故推荐当肠内营养建立后，尽快通过口服途径补充 VA。VA 联合肺表面活性物质（pulmonary surfactant，PS）通过气管内给药，可被肝脏快速吸收，且不改变 PS 的活性作用。

新生儿的生长和发育需要充足的维生素。在过去 30 年里，这一领域少有新的研究数据发表。经肠外途径补充维生素通常是将不同维生素混合后使用。一些维生素可能会吸附在输液器管壁上和（或）遇光降解，而且易受环境湿度和温度的影响。因此，维生素实际输入患者体内剂量可能远低于预期剂量，尤其是 VA 缺乏及输液限速的早产儿。目前还没有确定儿童和新生儿肠外应用维生素的适宜供给量。市面上适用于早产儿和新生儿的维生素制剂较少。尽管不同制剂药理学特性不同（水溶性和脂溶性维生素混合制剂或单一脂溶性维生素的制剂），但适合婴儿使用的制剂中脂溶性维生素含量基本相同。考虑到潜在的毒性问题，不建议将含有丙二醇和聚山梨醇酯添加剂的成人制剂应用于婴儿。此外，急、慢性疾病儿童的维生素需要量可能不同，但研究数据很少。目前所有关于静脉补充维生素剂量的研究，均测定商品化混合溶液（葡萄糖 - 氨基酸溶液或脂肪乳剂）中的维生素含量，因此当前推荐的是基于特定制剂的成分含量。先前的肠外维生素推荐剂量已经在临床实践多年，并未出现明显的不良反应。

当 VA 及水溶性维生素一起与葡萄糖 - 氨基酸溶液混合输注时，大量 VA 因遇光分解或吸附在管壁上而造成损失。因此对早产儿已经提出使用长度较短的输液器、更短的输注时间、采用更稳定的 VA 棕榈酸酯或者将复合维生素与脂肪乳剂混合输注。

而肠外 VA 的总输入量低于预期剂量的 40%。造成 VA 损失的主要原因是输注的第 1 个小时吸附在输液器管壁上，而 VA 棕榈酸酯吸附到管壁上的量会少很多。聚氨酯"细管"比标准 PE 管更容易吸附亲脂性物质。PE 和 PVC 管均会吸附 VA。将 VA 添加入脂肪乳剂中是减少损失的最可行方案。

给予超低出生体质量儿肌内注射 VA（每次 5000U，每周 3 次，相当于 2143U/d）以预防 BPD，可使每日 VA 的摄入量达到推荐标准，但 VA 无法用来预测 ROP 手术。改良的肠外供给维生素方案是将 VA 量增加 35% 并与脂肪乳剂预混，这样极低出生体质量儿血浆 VA 浓度更高。预防性补充 VA 可预防支气管肺发育不良的发生，并减少对氧疗的需求。许多临床情况会导致 VA 缺乏，如感染（脓毒症、HIV 感染）、烧伤、机械通气、激素、肝胆功能不全、肾衰竭、创伤、血液病、肠功能障碍（无 β 脂蛋白血症）、蛋白质 - 能量营养不良、锌缺乏和囊性纤维化等。早产儿的 VA 适宜摄入量仍存在争议，并且极低出生体质量儿血浆 VA 的适宜浓度也不清楚。一般认为，血清浓度 < 200μg/L（0.7μmol/L）表明早产儿缺乏 VA，< 100μg/L（0.35μmol/L）表明严重缺乏和肝脏储存耗竭。6 个月以上儿童（包括成人）的正常值范围为 300 ～ 800μg/L（1.05 ～ 2.8μmol/L）。VA 水平也可通过血清视黄醇（HPLC 法，正常范围 1 ～ 3μmol/L）或视黄醇结合蛋白浓度（< 0.48mmol/L 与严重 VA 缺乏相关）评估。肌内注射 VA 后，血浆视黄醇结合蛋白应答和血清视黄醇浓度均相对升高，可用作评估 VA 营养状况。应激状态下测定血清视黄醇不准确，建议用视黄醇结合蛋白 / 甲状腺素转运蛋白比值代替。

VA 的使用单位较多，并易混淆，为方便使用，现归纳如下：血浆视黄醇 1μmol/L= 28.6μg/dl，1μg/dl=10μg/L=0.035μmol/L；1μg 视黄醇当量 =0.003 49μmol 视黄醇 =3.3IUVA，1U VA=0.3μg 视黄醇 =0.001 05μmol 视黄醇。国内最新指南推荐给新生儿肠外营养的 VA 量是每日 150 ～ 300μg/kg（相当于每日 495 ～ 990U/kg），临床使用的脂溶性维生素的用量是每日 1ml/kg，10ml 脂溶性维生素含 VA0.69mg，其 1ml 含 VA69μg，达不到指南所推荐的 VA 的量。国外亦有研究表明，在平均胎龄 30 周（26^{+2} ～ 33 周）的早产儿中，按目前的喂养策略，在出生后最初的 2 周，只有 11% 的早产儿能够达到指南所推荐的 VA 的摄入量。故在早产儿达到完全肠内营养前的早期，恰好是早产儿生长发育的关键时期，对 VA 的需求量高，但是补充的 VA 量却远远不足。2010 年欧洲儿科学、胃肠病学、肝脏病学和营养学营养委员会推荐给早产儿的 VA 用量是每日 400 ～ 1000μg/kg（1330 ～ 3300U/kg）。目前国内指南推荐给早产儿补充 VA 的量远少于国外。

（二）新生儿 VA 补充形式

1. 静脉补充　目前临床上通常通过静脉补充 VA（在肠外营养液中加入脂溶性维生素），但是 VA 会被管壁吸收，且会见光分解，故在输注时需避光或使用棕色输液器。国外建议 VA 应在安全准备好脂肪乳剂后尽早静脉补充，推荐在出生后的 24h 内。有学者建议肠外营养时需要约每日 2600U/kg VA 才能保持血视黄醇浓度 ≥ 0.7μmol/L，但是目前国内外均无单独的静脉 VA 制剂可用，临床上不能通过增加脂溶性维生素用量的方式来满足对 VA 的需要量。

2. 口服补充　当肠内营养建立后，可通过口服补充 VA。临床上使用的 VAD 滴剂（伊可新，< 1 周岁）含有 400U 维生素 D_3 和 1500U VA。需要注意的是，不同的早产儿配方

奶粉所含有 VA 的量是不同的，国内使用的某品牌早产儿水解奶粉，100ml 中含 610U VA，当达到完全肠内营养（150ml/kg）时，VA 的摄入量达到 976U/kg，能够达到国内指南所推荐的量。

3. 肌内注射　给超低出生体重儿出生后第 1 个月内每周 3 次肌内注射 5000U VA，能够降低早产儿死亡及氧气依赖的风险，然而反复肌内注射给婴儿造成疼痛，并且可增加败血症的发生率。国内肌内注射补充 VA 并不普及，国外目前仍建议在建立肠内营养之前给超低出生体重儿在出生的前 28d 每周 3 次连续 4 周肌内注射 5000U VA。

4. 气管吸入　在小猪模型中，VA 联合 PS 一起气管内给药，VA 能够被肝脏快速吸收，并且不改变 PS 的作用。与单纯吸入 NO 组相比，VA 联合吸入 NO 治疗机械通气的早产儿，能够降低出生体重在 750～999g 组的早产儿支气管肺发育不良的发病率，并且能够改善出生体重在 500～749g 组的早产儿在 1 岁时的神经认知功能。

（三）对新生儿 VA 补充方案的思考

VA 是具有多种生理功能的微量营养素，新生儿群体易发生 VA 而导致多种疾病，对患儿补充 VA 已成为一种治疗手段，但尚存在若干问题需要更多的研究来解决。

1. WHO 制定的 VA 缺乏标准（VA 正常，视黄醇浓度 ≥ 0.7μmol/L；VA 缺乏，视黄醇浓度 < 0.7μmol/L；VA 严重缺乏，视黄醇浓度 < 0.35μmol/L）只适用于儿童及成人，并不适用于新生儿。越来越多的研究显示，新生儿时期存在低 VA 状态，且由于生理结构及喂养等方面的特殊性，需建立特定的新生儿 VA 缺乏界值，以更好地指导诊断、治疗和 VA 补充等问题，避免因误诊甚至过度补充导致 VA 中毒。

2. 补充 VA 防治相关疾病的研究越来越多，但是结果并不一致。如 VA 对肺炎无明显作用，但也有 VA 可预防肺炎和缩短疾病病程的报道。故需要更多高质量证据来证实补充 VA 对疾病的防治作用，特别是对于新生儿群体。

3. 新生儿 VA 与母亲 VA 水平密切相关，脐带血中视黄醇转运率仅为母亲循环血浓度的 25%～60%，母亲 VA 水平依赖于妊娠期的饮食摄取和额外补充，故判定新生儿 VA 状态时需综合评估母亲 VA 水平及妊娠期补充情况。

4. 新生儿易发生多种营养素缺乏，除了 VA 外，其余微量元素如维生素 C、维生素 D、叶酸等对机体生理功能也有重要作用。研究表明维生素 D 和叶酸等与胎儿脑发育和儿童行为认知密切相关，所以需研究多种营养素水平以更全面地评估新生儿营养情况，更好地指导临床决策和新生儿期管理。

（齐双辉）

第三节　新生儿维生素 A 中毒

一、新生儿维生素 A 中毒现状

人体摄入过量的 VA 可引起中毒综合征，称为 VA 中毒症。VA 中毒很少见，但也有一定的发生概率，例如肝肾功能障碍时经静脉补充 VA。VA 缺乏与中毒间的窗口相对较窄。急性中毒（> 150 000μg）可出现颅内压增高（头痛、恶心 / 呕吐、眩晕、视物模糊和肌肉不协调等）；慢性中毒（约 30 000μg/d）时表现为骨骼异常（畸形、骨折）、皮炎、脱发、共济失调、肌肉疼痛、唇炎、皮肤病、视力障碍、假性脑瘤、肝细胞坏死、高脂血症和维生素 K 抑制等。VA 中毒可以通过检测视黄酯的浓度诊断。

目前并没有关于早产儿 VA 中毒的报道。国外有证据表明，肌内注射 VA，剂量高达每日 8500U/kg，随访到 18～22 个月，未见明显的不良反应。新生儿维生素中毒极少见，婴儿时期每日需维生素 A 1500～2000U，一般认为 VA 一次剂量婴幼儿超过 30 万 U 可引起急性中毒。VA 中毒的临床表现主要为颅内压增高，原因可能是脑脊液分泌过多或吸收障碍，希望能就此引起临床医师、家长和社会各方面的重视，对健康儿童添加 VA 制剂，必须严格掌握剂量，以免中毒。

VA 预防性补充干预是以预防营养素缺乏、降低疾病发生率和促进儿童早期发展为目的，其重点在预防，而不仅仅局限于对已发生营养素缺乏人群的矫正。预防性补充干预推荐的剂量，是基于中国营养学会推荐的每日生理需要量，采取预防性补充措施不会引起 VA 中毒的发生。

二、新生儿 VA 中毒的表现、诊断及治疗

1. **急性中毒**　一次摄入量超过 30 万 U 即可在 12～24 h 出现中毒症状，多见于 6 个月～3 岁的婴幼儿。VA 过量可致脑室脉络丛分泌脑脊液量增多或吸收障碍，造成颅内压增高，从而出现头痛、呕吐、烦躁、囟门饱满，头围增大、颅缝裂开、视盘水肿、复视、眼震颤等症状和体征。

2. **慢性中毒**　症状轻重与摄入量及个体差异有关，其表现多样，有颅内压增高症状。骨骼系统常有转移性骨痛伴软组织肿胀，但局部不红热，以四肢长骨较多见；颞、枕部颅骨骨膜下新骨形成而发生隆起。皮肤粗糙、瘙痒、脱屑、色素沉着和口角常有皲裂，毛发稀少、干脆易断。其他，偶有肝脾大和出血倾向。

3. **诊断**　除上述病史、症状及体征外，X 线检查对本病确诊有特殊价值，表现为管状骨造型失常，骨质吸收，骨折；骺板改变及软组织肿胀；骨干处骨膜下新骨形成；颅缝增宽，前囟饱满扩大。脑脊液压力增高，可达 2.55kPa（260mmH$_2$O），细胞和糖在正常范围，蛋白降低或正常偏低值。血清 VA 水平增高，常达 1000～6000μg/L 以上（婴幼儿正常水平为 300～500μg/L）。

4. **治疗**　VA 中毒症一旦确诊，应立即停服 VA，自觉症状常在 1～2 周迅速消失，但血内 VA 可于数月内维持较高水平。头颅 X 线征象可在 6 周～2 个月恢复正常，长骨 X 线征象恢复较慢，常需 6 个月左右，故应在数月内不再服 VA，以免症状复发。

5. **预防**　在服用 VA 时注意不可过量。有必要采用大剂量时，时间要严格限制，在医师的指导下服用。家中的 VA 制剂应放在远离婴幼儿可取之处，以防大量误服。

（齐双辉）

第7章

新生儿 B 族维生素代谢紊乱

第一节　新生儿 B 族维生素代谢调节

B 族维生素是维持人体正常功能与代谢活动不可或缺的水溶性维生素，包括维生素 B_1（thiamine，硫胺素）、维生素 B_2（riboflavin，核黄素）、维生素 B_6（pyridoxine，吡哆醇）、叶酸（folic acid）和维生素 B_{12}（cobalamin，钴胺素）等，主要参与三大营养物质的代谢、制造血液所需要的营养物质、维护神经系统的正常功能和帮助酒精代谢与分解。从肠道吸收后多数经尿液排出，在人体内储存较少。

维生素 B_1 也称硫胺素，有 1 个嘧啶环，是最早发现的水溶性 B 族维生素，进入人体后主要在小肠中被吸收，在空肠黏膜细胞内可转变为其主要活性形式焦磷酸硫胺素（thiamine pyrophosphate，TPP），通过门静脉输送到肝脏，然后经血液转运到机体组织中，是糖、脂肪酸和氨基酸氧化代谢中重要的辅助因子，维持细胞正常代谢、细胞生长和增殖，也对神经组织有良好的调节作用。

维生素 B_2 也称核黄素，是由核糖和异咯嗪组成的呈平面结构的物质，在肾、肝、心脏中较高，其中肝是主要储存器官。主要活性形式为黄素腺嘌呤二核苷酸（flavinadenine dinucleotide，FAD）与黄素单核苷酸（flavin mononucleotide，FMN），在生物氧化还原中发挥递氢作用，与机体蛋白质、脂肪、糖的代谢及机体铁的吸收、储存和动员有关，参与细胞的生长、维生素 B_6 和烟酸的代谢。

维生素 B_6 又称吡哆醇，基本结构为 2- 甲基 -3- 羟基 -5 甲基吡啶，包括吡哆醇（pyridoxine，PN）、吡哆胺（pyridoxamine，PM）、吡哆醛（pyridoxal，PL）3 种形式及其相应的磷酸化形式，即 5′- 磷酸吡哆醇（PNP）、5′- 磷酸吡哆胺（PMP）和 5′- 磷酸吡哆醛（PLP），主要在空肠和回肠被吸收。不同形式的维生素 B_6 可通过磷酸化 / 去磷酸化、氧化 / 还原及氨基化 / 脱氨基化过程进行相互代谢转化，以满足脑等组织细胞的利用，调控机体多种代谢反应和功能，包括氨基酸代谢、碳水化合物和脂质代谢、红细胞生成和线粒体功能。

叶酸由蝶酰和谷氨酸结合而成。食物中的叶酸绝大部分是以蝶酰多谷氨酸形式存在，仅 $10\% \sim 25\%$ 以单谷氨酸形式存在。在肠壁、肝脏、骨髓等组织内，在维生素 C、维生素 B_{12} 和还原型辅酶参与下，变成具有生理活性的 5，6，7，8- 四氢叶酸。四氢叶酸的 N-5 和 N-10 原子参与一碳单位的转移，这在嘌呤和嘧啶的合成中起重要作用。嘌呤和嘧啶是合成叶酸的原料。叶酸不能直接被肠道吸收，需要在小肠黏膜上皮细胞分泌的 γ- 谷氨酸酰基水解酶的作用下水解成单谷氨酸后方可被吸收。

维生素 B_{12} 基本结构为 4 个还原吡咯环包围中心的钴元素,故又被称为钴胺素,是唯一含有金属元素的维生素。根据中心钴元素上连接的不同配体,维生素 B_{12} 可有 4 种不同的形式:甲基、腺苷、羟基和氰钴胺素。羟基钴胺素和氰钴胺素在细胞内过氧化物酶的作用下转化为甲基钴胺素和腺苷钴胺素,参与甲硫氨酸循环和叶酸循环,维持神经和血液系统的正常功能。维生素 B_{12} 主要在胃、十二指肠和小肠吸收。

(李令雪　刘　俊)

第二节　新生儿维生素 B_1 缺乏症

维生素 B_1 缺乏症(vitamin B_1 deficiency)是由于长期缺乏维生素 B_1,影响机体糖和脂肪代谢,累及神经、循环、消化系统,表现为多发性神经炎、组织水肿、心脏扩张、循环紊乱和胃肠道症状。单纯母乳喂养易发生本病,本病发病急骤,进展快,极易造成误诊。

一、病因

1. 摄入不足　母乳喂养的患儿常见病因是母亲饮食缺乏维生素 B_1。

2. 吸收利用障碍　患呕吐、慢性腹泻、肠道寄生虫病可影响维生素 B_1 在十二指肠及小肠的吸收;多种慢性疾病、肝功能损害时干扰维生素 B_1 在体内的利用。

3. 消耗增多或需要量增加　代谢旺盛、甲状腺功能亢进、感染等增加体内对维生素 B_1 的需求;医源性维生素 B_1 缺乏症可见于静脉营养而未补充维生素 B_1。

二、临床表现

大多数为急性,常突然发作,病情危重。

1. 消化道症状　发病初期主要表现为厌食、恶心、呕吐、消化不良,有时腹胀、便秘、腹痛或腹泻,绿色稀便。多数病例伴有肝大。

2. 神经系统症状　在消化系统症状后出现。中枢神经系统症状突出,可分为脑型或神经炎型。早期阶段,有易怒、哭闹。脑型表现主要是前囟饱满、头部向后倾斜,严重者可发生脑充血水肿、颅内高压、昏迷和死亡。神经炎型主要表现为肢体感觉障碍、周围瘫痪,早期表现为四肢无力,其次症状加重,足趾背屈运动受限。脑脊液除蛋白质稍增高外无其他特殊变化。在神经麻痹发生前,大多先出现声音嘶哑、啼哭无声等喉返神经麻痹症状。重症者恢复后有的可见癫痫样发作的脑电图,提示可能有后遗症。

3. 心血管系统症状　表现为烦躁、气促、面色苍白、口周发绀。因肺充血出现咳嗽,因末梢循环淤滞出现皮肤紫色花纹。还可出现奔马律、呼吸困难、晚期发绀、心脏扩张、心力衰竭。如果不及时治疗,很快就会死亡。

三、辅助检查

1. 维生素 B_1 负荷试验:口服 5mg 或肌内注射 1mg 维生素 B_1,4h 尿液测定硫胺素正常在 100μg 以上,低于 50μg 为维生素 B_1 缺乏。

2. 血液中丙酮酸和乳酸含量，维生素 B_1 缺乏者均明显升高，且大多数二氧化碳结合力降低明显。

3. 红细胞酮基移换酶活性，维生素 B_1 缺乏者该酶活性显著减低。

4. 心电图检查示 T 波平坦或倒置，QT 间期延长，但非特异。X 线胸片显示心脏扩大，以向右扩大为主。

四、诊断

根据患儿的临床表现、饮食情况、疾病史、实验室检查及维生素 B_1 负荷试验阳性可做出诊断。

五、治疗要点

1. 发病第 1 周，口服维生素 B_1 10mg/d。第 2 周起给予 3～5mg/d 直到临床症状消失，维持量为 1～5mg/d。由于常伴同其他 B 族维生素缺乏症，故应同时口服复合维生素 B。

2. 对心力衰竭患者，必须尽快抢救，给予丙硫胺或呋喃硫胺静脉注射。对呼吸困难、酸中毒者，应同时吸入氧气，滴注适量 5% 碳酸氢钠等对症疗法。

（李令雪　刘　俊）

第三节　新生儿维生素 B_2 缺乏症

维生素 B_2 缺乏（vitamin B_2 deficiency）是一种由于维生素 B_2 摄入不足或需要量增加所导致的疾病，主要以舌、唇口等皮肤黏膜病变为特征。维生素 B_2 存在于食物中，大多与蛋白质结合存在，能耐热、耐酸、耐氧化，不耐光，特别是紫外线，水、磺胺药剂、雌激素、酒精和碱性物质亦影响其吸收。其缺乏常与其他 B 族维生素同时存在，特别与烟酸关系密切。

一、病因

1. 摄入不足。

2. 吸收障碍：腹泻、肝胆疾病、遗传性疾病等。

3. 消耗增多或需要量增加：维生素 B_2 因体内储存较少，在应急状态下体内蛋白质消耗增多维生素 B_2 需要量增加。

4. 疾病治疗及药物影响：见于新生儿高胆红素血症接受光疗时，因胆红素与维生素 B_2 可同时被降解，血浆中维生素 B 明显下降。因母乳中维生素 B_2 含量低，故长期光疗时，母乳喂养者更易缺乏。长期静脉营养治疗而遗漏添加维生素 B_2 者。

二、临床表现

1. 唇舌症状

（1）口角炎（angular stomatitis）：初起时口角湿润、发白，逐渐发生糜烂或裂缝，表皮剥脱后形成溃疡，常有黄色或黄黑色结痂，张口时易出血。

（2）唇炎（cheilosis）：上下唇干燥，唇缘处黏膜可呈鲜艳的绯红色，严重者可出现糜烂，张口或哭闹时裂缝出血。沿黏膜与皮肤连接处可见零星的血痂。

（3）舌炎（glossitis）：常伴痛感，舌面平而光滑，呈鲜艳的洋红色。早期有蕈状乳头及舌后部轮廓状乳头肥厚，以后萎缩、消失、乳头变平。

2. 眼部症状　一般呈血管增生性结膜炎，且为炎症增生的毛细血管由结膜侵入角膜，在角膜边缘还可出现小白疱，出现畏光、流泪、烧灼感或痒感。进一步发展可引起虹膜炎。睑缘亦可发炎，以下睑及眼眦部为重，表现为红肿及黏稠分泌物。

3. 皮肤症状　主要是脂溢性皮炎，多发生于鼻唇交界处、鼻翼、耳后、额眉间等皮脂腺较多处。开始时皮脂溢出，高出于皮面，多则结成干痂，可见黄白色的脱屑，擦拭后在皮褶中可见红点。

4. 贫血　主要为缺铁性贫血。

三、辅助检查

1. 血红细胞维生素 B_2 含量、尿中维生素 B_2 浓度或排出量测定。

2. 尿排泄负荷试验：在口服维生素 B_2 5mg 后，4h 尿液测定结果 < 400μg/4h 为缺乏，400 ～ 799μg/4h 者为不足。

3. 红细胞谷胱甘肽还原酶活性系数（EGR-AC）测定：是目前检测体内维生素 B_2 有无缺乏的特异性方法。正常值为 0.2 ～ 12。如果介于 1.2 ～ 1.5 为体内维生素 B_2 不足，如果 ≥ 1.5 则为维生素 B_2 缺乏。此指标不适用于 G6PD 患儿。

四、诊断

诊断依据本病的特殊症状、详细饮食史、实验室检查及维生素 B_2 治疗的快速反应。但由于本病常与其他 B 族维生素同时存在，故诊断较为困难。

五、治疗要点

口服维生素 B_2 5 ～ 10mg/ 次，3 次 / 日，直至症状完全消失。如与烟酸或复合维生素 B 合用则效果更好。不能口服者可肌内注射 5 ～ 10mg/d。同时给予平衡膳食，并于短期内予以较日常更多的 B 族维生素。皮肤伴有糜烂和渗出者可给予 1% 硼酸液湿敷；合并化脓等感染者进行抗生素治疗。接受光疗的新生儿或接受血液透析疗法及静脉营养的患儿均应注意补充维生素 B_2。

（李令雪　刘　俊）

第四节　新生儿维生素 B_6 缺乏症

维生素 B_6 缺乏症（vitamin B_6 deficiency）是由于维生素 B_6 摄入不足、排泄增多或吸收不良等因素，引起以皮肤、内脏多系统症状的营养素缺乏性疾病。目前严重的临床维生素 B_6 缺乏已罕见，但轻度缺乏较常见，通常与其他 B 族维生素缺乏同时存在。

一、病因

1. 摄入不足　常见于患儿营养不良、牛奶加温过高或反复加热等。

2. 需要量增加　生长发育速度较快；服用某些药物如异烟肼、青霉胺、环丝氨酸或维

生素 B_6 的拮抗剂等，可消耗过多的维生素 B_6。

3.肠道吸收减少　常见于慢性腹泻、吸收不良综合征等消化系统疾病患儿。

4.依赖量的不足　维生素 B_6 依赖综合征，如维生素 B_6 依赖性痉挛、贫血、胱硫醚尿症、黄尿酸尿症和同型半胱氨酸等先天性代谢性疾病，对维生素 B_6 的需求均属超常。

二、临床表现

1.非维生素 B_6 依赖型　临床症状主要包括生长速度缓慢、神经兴奋性增强、周围神经炎、皮炎及贫血等。

（1）抽搐：常见于用缺乏维生素 B_6 的配方奶喂养者。

（2）周围神经炎：可发生于用异烟肼治疗结核病过程中，服用维生素 B_6 或减少药物剂量可改善其症状。

（3）皮炎及贫血：口角炎、舌炎、眼周、鼻周及口周皮脂溢出。可出现小细胞贫血、草酸尿、草酸膀胱结石、高血糖、淋巴细胞减少、抗体生成减少及各种感染等。

2.维生素 B_6 依赖综合征　主要系由于某些先天性酶结构及功能缺陷，致使磷酸吡哆醛代谢异常或活性低下，引起相关代谢紊乱。

（1）维生素 B_6 依赖性痉挛：主要见于多种基因缺陷引起的先天性遗传代谢病，出生后不久至 6 个月即可出现反复惊厥或痉挛样发作，往往伴呼吸暂停、低血压和昏迷等，出生时可出现 Apgar 评分减低和低脐带血氧等窒息表现，出生后常伴明显的烦躁、入睡困难和呕吐等脑病表现，颅脑磁共振显示缺血缺氧性脑损伤样改变，脑电图改变为典型的肌阵挛高振幅型。

（2）维生素 B_6 反应性贫血：系氨基乙酰丙酸合成酶异常，维生素 B_6 缺乏时活性更低，导致血红蛋白合成障碍。红细胞为小细胞低色素，血清铁浓度增加，铁结合蛋白饱和度亦上升，含铁血黄素沉积在肝及骨髓，利用铁合成血红蛋白能力降低。

（3）胱硫醚尿症：为常染色体隐性遗传，由于胱硫醚酶（维生素 B_6 为其辅酶）的缺陷使胱硫醚不能分解成半胱氨酸与丝氨酸，大量胱硫醚随尿液排出；患儿呈现智力低下、肾性尿崩症、耳畸形伴耳聋或眼畸形等。治疗可给予大剂量维生素 B_6。

（4）维生素 B_6 依赖性同型半胱氨酸尿症：又称 I 型高胱氨酸尿症，为常染色体隐性遗传蛋氨酸代谢病。由于胱硫醚 β 合成酶缺陷，与辅酶维生素 B_6 结合障碍，致使半胱氨酸与丝氨酸结合为胱硫醚受阻，血半胱氨酸与蛋氨酸水平升高，尿中半胱氨酸排出增多。患儿表现出智力低下、血栓形成、晶状体脱位、骨骼异常等。治疗可给予大剂量维生素 B_6。

三、辅助检查

1.PLP 和总维生素 B_6 测定，其血浆浓度易受血浆白蛋白的影响，而其在红细胞中的含量则相对稳定。

2.尿中吡哆酸和总维生素 B_6 测定，可及时反映饮食维生素 B_6 的摄入变化。

3.尿色氨酸负荷试验，维生素 B_6 缺乏时，色氨酸代谢产物和衍生物增加。

4.天冬氨酸转氨酶和丙氨酸转氨酶活性降低。

四、诊断

根据患儿的临床表现、饮食情况、疾病及药物服用史，即可做出初步诊断。鉴于维生素 B_6 缺乏症的临床表现与其他营养不良所致代谢感觉运动轴索神经病变有些相似，较难鉴别，因此应结合实验室诊断，并进行试验性治疗。

五、治疗要点

对于膳食摄入不足的患儿，予维生素 B_6 5～25mg/d，连续 3 周，以后 2～5mg/d，持续数周。对于药物所致维生素 B_6 缺乏的患儿，口服或肌内注射 15～300mg/d，共 3 周，然后 1～2mg/（kg·d）维持治疗。对维生素 B_6 依赖征的患儿，可口服或肌内注射维生素 B_6 10～250mg/d，直至痊愈；维持剂量为 2～10mg，大多需要终身治疗。对于由于维生素 B_6 缺乏或依赖引起的抽搐，应肌内注射维生素 B_6 100～200mg/d 或 20～30mg/（kg·d），如果疗效不佳时可加剂量至 300～400mg/d 或 40～50mg/（kg·d），持续 1 周；然后口服 5～25mg/d 维持治疗。必要时，可同时补充其他 B 族维生素。在日常喂养和饮食方面，应多摄取维生素 B_6 丰富的食物，如全谷类、瘦肉、鱼肉、大豆、坚果等。

（李令雪　刘　俊）

第五节　新生儿维生素 B_{12} 缺乏症

维生素 B_{12} 缺乏症（vitamin B_{12} deficiency）是一种由于维生素 B_{12} 摄入不足或吸收障碍所导致的疾病，其缺乏主要引起可逆性骨髓造血异常及神经脱髓鞘疾病，多发生于自身免疫性萎缩性胃炎患者及素食母亲完全母乳喂养的婴儿，临床以巨幼细胞贫血、各种神经精神症状、舌炎和皮肤广泛对称性色素沉着等为特征。由于体内维生素 B_{12} 储量大，一般在维生素 B_{12} 缺乏 3～5 年后才会发展为缺乏状态，故本病起病隐匿。

一、病因

1. 储备和摄入不足：先天储备不足和后天摄入不足是主要原因。新生儿缺乏维生素 B_{12} 的主要原因是母体维生素 B_{12} 缺乏或摄入不足，可能会因为乳汁中维生素 B_{12} 含量低导致婴儿的维生素 B_{12} 缺乏。

2. 需求增加：溶血及人免疫缺陷病毒患者对维生素 B_{12} 的需求增加。

3. 吸收障碍：先天或获得性内因子分泌缺陷导致维生素 B_{12} 的吸收障碍。

4. 转运及代谢障碍：内因子受体和钴胺传递蛋白缺乏及氰钴胺素突变导致转运及代谢障碍。

二、临床表现

维生素 B_{12} 缺乏症典型临床表现为神经系统和血液系统损害。

1. 典型临床表现

（1）神经系统：神经系统损害最常见部位是周围神经、脊髓后侧索，表现为四肢末端感觉障碍、感觉性共济失调、下肢痉挛性瘫痪。神经系统表现可先于血液学变化，甚至可能在没有任何血液系统表现的情况下发生。早期表现为精神情绪异常、表情呆滞、少哭少闹、反应迟钝、嗜睡等症状，最后会引起贫血。

（2）血液系统：表现为面色蜡黄，毛发稀疏，结膜、口唇和指甲明显苍白。常有乏力、头晕、心悸、气短等症状。有些维生素 B_{12} 缺乏症可因红细胞严重巨幼变而破碎成红细胞碎片，掩盖了巨幼变表现。此外，许多维生素 B_{12} 缺乏症患者贫血症状不明显，甚至严重缺乏也仅出现神经精神异常。严重维生素 B_{12} 缺乏症可有血小板减少症、全血细胞减少症、白血病、皮肤出血点或瘀斑。

2. 不典型临床表现

（1）生育与出生缺陷：叶酸是神经管缺陷（NTD）保护因素，与叶酸代谢紧密联系的维生素 B_{12} 是 NTD 独立危险因素。维生素 B_{12} 缺乏也是妊娠早期流产、反复性流产的危险因素之一。在新生儿期，维生素 B_{12} 缺乏可严重损害神经系统的发育和功能。

（2）认知和行为异常：妊娠母亲维生素 B_{12} 缺乏除造成新生儿出生缺陷外，对其后代的认知功能和行为也有明显影响。孕母维生素 B_{12} 缺乏可导致后代儿童持续注意力和短期记忆力明显低下。婴儿过度哭闹与母亲妊娠早期维生素 B_{12} 水平低下者相关。此外维生素 B_{12} 还参与褪黑素的合成，影响婴儿睡眠 - 觉醒节律形成，这可能也是造成维生素 B_{12} 缺乏导致婴儿过度哭闹的机制之一。

（3）不自主运动：维生素 B_{12} 缺乏可引起不自主运动，如舞蹈样动作、帕金森样症状、肌张力障碍和震颤。维生素 B_{12} 缺乏引起的舞蹈样动作包括全身性和局灶性运动，如不及时治疗，局灶性运动也可发展为全身性运动，这些动作特点通常是无目的、不规则、快速、短暂和无法自我控制的。维生素 B_{12} 缺乏引起帕金森样症状通常表现为锥体外系综合征，包括运动迟缓、双手震颤、面无表情、肌强直和帕金森样步态，这些症状对左旋多巴、金刚烷胺等药物无明显反应，甚至可能加重病情。肌张力障碍表现为眼睑痉挛、局灶性肌张力障碍及肌阵挛。维生素 B_{12} 缺乏可导致小脑或相关桥脑结构紊乱，引起直立性震颤。

（4）婴儿震颤综合征：维生素 B_{12} 缺乏是婴儿震颤综合征的重要原因，缺乏原因为经济条件差、营养不良和严格的素食母亲母乳喂养。因肝脏储存有限，缺乏维生素 B_{12} 的婴儿在出生后的前 6 个月会继续健康发展，如果不及时摄入足量的维生素 B_{12}，则引起相应的症状。

（5）视神经病变：维生素 B_{12} 在正常眼功能的代谢反应中发挥重要作用。其缺乏可损害视神经，导致对称性、无痛和渐进性视力下降。早期可无症状，但存在异常视觉诱发电位。眼底检查可见视盘水肿、毛细血管扩张、视神经萎缩及中央盲点。

（6）色素沉着：皮肤色素沉着也可能是维生素 B_{12} 缺乏的典型特征及早期表现。色素沉着的特征为口腔黏膜及手足背部色素沉着，趾间关节及终末指骨处加重，偶见于手掌及足掌的折痕处，少数可表现为全身性色素沉着。

（7）其他：维生素 B_{12} 缺乏症患儿的骨密度降低，维生素 B_{12} 缺乏导致骨质疏松可能与甲基丙二酸（MMA）代谢障碍有关；维生素 B_{12} 缺乏也可出现舌炎、腹泻、呕吐等消化系统症状，婴幼儿还可表现为体重不增、易激惹及厌食等，这可能与肠道感染影响维生素 B_{12} 的吸收利用有关；维生素 B_{12} 缺乏症患者对肺炎链球菌多糖抗体反应明显降低，提示维

生素 B_{12} 缺乏也可影响机体免疫功能。此外，维生素 B_{12} 缺乏也可引起癫痫、发热、呼吸困难、直立性低血压等。

三、辅助检查

1. 血清维生素 B_{12} 水平　血清维生素 B_{12} 浓度通常在 $200 \sim 900pg/ml$。如果血清或血浆维生素 B_{12} 浓度低于 $200pg/ml$ 或 $250pg/ml$，结合贫血和神经系统症状，可诊断缺乏；$> 298pg/ml$ 表明维生素 B_{12} 充足，介于两者之间被认为略微不足。另外，合并某些疾病（如肝脏疾病、肾衰竭、实体肿瘤等）时血清维生素 B_{12} 含量可正常或升高。

2. 血清叶酸水平　叶酸因参与细胞功能，与维生素 B_{12} 协同作用，因此应给予检测并做相应纠正。

3. 全血细胞计数和血涂片　维生素 B_{12} 缺乏症患者中，全血细胞计数会表现为血红蛋白和血细胞比容降低。测量红细胞大小的平均红细胞体积（MCV）将增加到 94fl 以上的水平。维生素 B_{12} 缺乏的其他血液学表现包括轻度白细胞减少、血小板减少、全血细胞减少和中性粒细胞减少。

4. 内因子抗体　建议对具有临床维生素 B_{12} 缺乏征象的患者（如存在血液学或神经症状），无论其血清维生素 B_{12} 水平如何，都要进行内因子抗体检测检查。

5. 其他

（1）血清全转钴胺素（holotranscobalamin）含量：转钴胺素能体现体内生物活性维生素 B_{12} 的水平，且不受维生素 B_{12} 结合蛋白降低情况的影响。但此指标不能反映机体维生素 B_{12} 的储存状况，如其浓度降至 $20 \sim 45pmol/L$ 以下，提示可能存在缺乏。

（2）甲基丙二酸（MAA）：MAA 一种维生素 B_{12} 相关代谢物，是维生素 B_{12} 状态最敏感的标志物，已被推荐为诊断维生素 B_{12} 缺乏的二线检测方法。

（3）同型半胱氨酸：血清同型半胱氨酸水平随着维生素 B_{12} 状态的下降而迅速上升，其浓度 $> 21\mu mol/L$ 提示维生素 B_{12} 临床缺乏，特异性差。

四、诊断

依据临床表现，结合饮食、喂养史及实验室检查进行诊断。然后进行病因识别诊断。同时注意亚临床缺乏的识别，体内维生素 B_{12} 含量降低，但无临床症状，多由于维生素 B_{12} 吸收不良引起。而新生儿和婴儿维生素 B_{12} 缺乏症的诊断应始终包括对母亲维生素 B_{12} 状况的全面检查。

五、治疗要点

1. 维生素 B_{12} 治疗：应肌内注射维生素 B_{12} $100\mu g/d$，2 周后改为每周 2 次，连续 4 周或待血象正常后每月 1 次，维持治疗至痊愈。治疗过程中注意监测血钾变化。为了防止剂量过大导致低钾血症，可从小剂量开始，前 3 日 $10\mu g/d$，第 4 日 $100\mu g/d$，第 5 日 $500\mu g/d$，然后 $1000\mu g$ 隔日 1 次，连用 5 次。对于出现明显神经系统症状时，应肌内注射维生素 B_{12} $500 \sim 1000\mu g/d$，至少 $1 \sim 2$ 周，再减量维持治疗。对于恶性贫血或胃切除的患儿，应长期接受维持治疗。对于巨幼细胞贫血的患儿，可加用叶酸、维生素 B_6 和铁剂，以纠正贫血。

2. 维生素 B_{12} 缺乏性不自主运动诊断成立，则需及时给予维生素 B_{12} 肌内注射或口服治疗。

3. 由吸收障碍或先天代谢异常所造成的维生素 B_{12} 缺乏，需要维生素 B_{12} 终身治疗。

（李令雪　刘　俊）

第六节　B 族维生素缺乏所致的新生儿贫血

一、巨幼细胞贫血

巨幼细胞贫血（megaloblastic anemia）又称大细胞性贫血，由于成熟红细胞生成减少，各期红细胞均大于正常、平均红细胞容积（MCV）> 94fl。幼红细胞核染色质疏松、副染色质明显，胞质嗜碱性强。除红细胞系发生形态改变外，粒细胞和血小板均可减少。中、晚幼和杆状核粒细胞胞体增大，粒细胞核分叶过多。巨幼细胞的改变主要因 DNA 合成障碍而导致细胞核发育停滞，但 RNA 的合成相对较多，造成核质发育不平衡，胞核停留于网状结构，形成体积较正常细胞偏大的巨幼细胞。

（一）病因

1. 摄入量不足　母乳中维生素 B_{12} 的含量极少，单纯母乳喂养而未及时添加辅食的婴儿，尤其是母亲长期素食或患有维生素吸收障碍疾病者，亦可致婴儿维生素 B_{12} 摄入不足。孕妇在妊娠期间缺乏维生素 B_{12}，可导致婴儿维生素 B_{12} 储存不足。

2. 需要量增加　新生儿、婴儿因生长发育较快，维生素 B_{12} 的需要量相应增加，严重感染时维生素 B_{12} 的消耗量增加，如摄入量不足，可导致发病。

3. 吸收和运输障碍　食物中维生素 B_{12} 与胃壁细胞分泌的内因子结合成维生素 B_{12}- 内因子复合物，然后在回肠末端被肠黏膜吸收，进入血液循环后需与转钴胺素蛋白结合，再运送到肝储存。如先天性或后天性原因使内因子生成减少或体内产生了抗内因子抗体均可使维生素 B_{12} 吸收减少；体内某种蛋白如先天性运钴胺 II 缺乏常造成维生素 B_{12} 转运或利用障碍。

4. 维生素 B_{12} 代谢障碍　发生在肝病患者和长期服用某些药物，如对氨基水杨酸、新霉素等。

（二）临床表现

由于肝脏储存一定量的维生素 B_{12}，因而发病慢，多于出生后 6 个月以后发病。

1. 血液系统　一般皮肤呈蜡黄色，可有轻度黄疸，睑结膜、口唇、指甲等处明显苍白，头发细黄且稀疏，颜面稍显水肿，呈非凹陷性。少数病例有皮肤出血点。淋巴结肿大不明显，肝脾一般呈轻度肿大，其中以肝大较为多见。

2. 神经系统　神经系统表现与贫血的程度不完全平行，有时贫血并不十分严重，或无明显贫血就已经出现明显的神经系统症状。主要表现为表情呆滞，对周围反应不灵敏，目光发直，少哭不笑，条件反射不易形成，甚至对饮食没有要求，嗜睡，不认亲人，运动功能发育慢或减退。在重症病例可发展为神经系统器质性病变，出现不规则震颤，手足无意识运动，偶见发生呼吸辅助肌颤动者，难以维持规律性呼吸。

3. 消化系统 出现较早，如厌食、恶心或呕吐等。粪便微绿、稀薄，含有少量黏液，无白细胞，便秘者罕见。晚期病例可见吸吮及吞咽困难，此时常伴有哭声嘶哑和咽喉部有痰声。

4. 循环系统 循环系统症状比缺铁性贫血显著，心前区听到功能性收缩期杂音的达 60% ～ 70%，心脏扩大，易并发心功能不全。

（三）辅助检查

1. 血常规 大细胞性贫血主要表现为平均红细胞体积（MCV）、平均红细胞血红蛋白量（MCH）升高，MCV > 94fl，MCH > 32pg，严重者可出现全血细胞减少。

2. 血涂片 红细胞形态明显大小不等，以胞体直径和厚度较正常大和中央淡染区不明显甚至消失的大红细胞为主，嗜多色性和嗜碱性点彩红细胞易见，可见到巨幼细胞变的有核红细胞，白细胞计数偏低，分类正常或粒细胞减低，重症者粒细胞减低明显。粒细胞体积偏大，核分叶过多（5 叶核占 5% 以上或出现 6 叶以上核），还可见巨型杆状核粒细胞。

3. 骨髓象 骨髓增生活跃或明显活跃，红系显著增生，细胞胞体大、胞质较胞核成熟。成熟粒细胞有多分叶表现；巨核细胞体积增大，分叶过多。骨髓铁染色常增多。

4. 血清维生素 B_{12} 正常值为 200 ～ 800ng/L，发生巨幼细胞贫血时，血清维生素 B_{12} < 100ng/L。

5. 内因子抗体 大细胞性贫血患者血清中可能会检测出内因子抗体。

6. Schilling 试验 又称维生素 B_{12} 吸收试验。患者需口服含有标记的维生素 B_{12}，然后测定经尿液排出的维生素 B_{12}，以判断肠道对维生素 B_{12} 吸收情况。本实验有助于明确引起维生素 B_{12} 缺乏的病因。

7. 其他 维生素 B_{12} 缺乏者可能会出现尿甲基丙二酸的排泄量增加，血清胆红素水平可有中度增高。

（四）诊断

发病年龄、喂养史和神经系统症状都可协助诊断。血象对诊断很重要，特别是出现白细胞的典型改变时，更可疑为本病。根据骨髓象的特殊变化，一般即可确诊，血清维生素 B_{12} 测定低于 100ng/L 是最直接的证据。血清叶酸水平多增高。

（五）治疗要点

1. 肌内注射维生素 B_{12} 剂量为每次 100μg，每周 2 ～ 3 次，连用数周，直至临床症状明显好转、血象恢复正常为止；或用 500 ～ 1000μg 一次肌内注射。对于由于维生素 B_2 吸收缺陷所致的患者，应给予长期肌内注射维生素 B_{12} 治疗，每月 1mg。当有神经系统受累表现时，应按 1mg/d 剂量连续肌内注射至少 2 周。单纯缺乏维生素 B_{12} 时，不宜加用叶酸治疗，以免加剧精神神经症状。

疗效判断：维生素 B_{12} 治疗 2 ～ 4d 后，一般精神症状好转；网织红细胞 2 ～ 4d 开始增加，6 ～ 7d 时达高峰，约于 2 周时降至正常。骨髓内巨幼细胞于肌内注射维生素 B_{12} 后 6 ～ 7h 即可转为正常幼红细胞。精神神经症状大多恢复较慢，少数患者须经数月后才完全恢复。

2. 对症治疗 肌肉震颤可用镇静剂治疗，如因震颤影响呼吸者，应给予氧气吸入。婴儿患者极易并发呼吸道感染，从而使病情加重，故应尽量预防和积极治疗继发感染。

3. 输血 重度贫血者可预输红细胞。

4. *治疗原发病* 对于其他原因所致的巨幼细胞贫血，应同时治疗其原发病。

二、叶酸缺乏性巨幼细胞贫血

叶酸（folic acid）属于水溶性 B 族维生素，化学名称为蝶酰谷氨酸（pteroylglutamic acid，PGA）的一类化合物的统称，最早于 1941 年被 Mitchell 等从菠菜中发现而命名。自然界中叶酸广泛存在于动物性和植物性食物中，如肉类、肝、蘑菇、新鲜蔬菜（菠菜、莴苣、芦笋）、豆类和水果中。

（一）病因

1. 摄入量不足：羊乳含叶酸量很低，牛乳制品如奶粉、蒸发乳经加热等处理后，所含叶酸亦遭到破坏，故单纯用这类乳品喂养而未及时添加辅食的婴儿容易缺乏叶酸。

2. 生长期婴幼儿、甲状腺功能亢进、溶血性疾病、感染等均可使叶酸需求量增加，如未注意补充可引起缺乏。

3. 药物作用：长期应用广谱抗生素可使正常结肠内部分细菌被清除而减少叶酸的供应。长期使用抗叶酸代谢药物（如甲氨蝶呤、硫嘌呤等）可抑制叶酸代谢而致病；长期服用抗癫痫药（如苯妥英钠、苯巴比妥等）也可影响叶酸的吸收而致叶酸缺乏。

4. 代谢障碍：遗传性叶酸代谢障碍、某些参与叶酸代谢的酶缺陷也可导致叶酸缺乏。

5. 吸收不良：各种空肠（小肠上段）疾病，如慢性腹泻、小肠疾病等可致叶酸吸收障碍。

6. 排泄增加：肝病、心脏疾病及维生素 B_{12} 缺乏时，可增加叶酸的排泄。

7. 先天性叶酸吸收障碍：是一种较少见的常染色体隐性遗传疾病。

（二）临床表现

同维生素 B_{12} 缺乏所致的巨幼细胞贫血。除先天性叶酸吸收障碍外，均不出现神经系统症状。其血象和骨髓象与维生素 B_{12} 缺乏所致的巨幼细胞贫血不能区别。

（三）诊断

除血象和骨髓象外，血清乳酸脱氢酶（LDH）多增高，可测血清叶酸含量，正常值为 $5 \sim 6\mu g/L$，发生巨幼细胞贫血时，血清叶酸 $< 3\mu g/L$。

（四）治疗

1. 叶酸治疗：口服剂量为 5mg，每日 3 次，连服数周至临床症状明显好转、红细胞和血红蛋白恢复正常为止；维生素 C 能促进叶酸利用，同时口服可提高疗效。

疗效判断：服叶酸 $1 \sim 2d$ 后，食欲好转；网织红细胞 $2 \sim 4d$ 开始增加，$4 \sim 7d$ 达高峰；以后血红蛋白、白细胞和血小板亦随之增加，$2 \sim 6$ 周后红细胞和血红蛋白可恢复正常。骨髓中巨幼细胞大多于 $24 \sim 48h$ 转变为正常幼红细胞，但巨大中性晚幼粒细胞则可继续存在数天。

2. 因使用抗叶酸制剂而致病者，可用亚叶酸钙治疗。

3. 对先天性叶酸吸收障碍者，口服叶酸的剂量须达每日 $15 \sim 50mg$ 才能维持正常的造血需要。

（李令雪 刘 俊）

第 8 章

新生儿维生素 C 代谢紊乱

婴幼儿从母乳和食物中获得所需的能量和营养素。根据性质和功能可将营养素分为六类：蛋白质、脂肪、碳水化合物、维生素、矿物质和水。由于婴幼儿群体生长发育迅速和对食物供给需求的特殊性，婴幼儿期较易缺乏的营养素主要包括维生素 A、维生素 D、铁、锌等。新生儿维生素 C 适宜摄入量（AI）为 40mg/d [数据引自《中国居民膳食营养素参考摄入量（2013 版）》]。目前国内外尚缺少婴幼儿维生素 C 的平均需要量数据。基于母乳含量和婴儿摄入量，0 ～ 12 个月婴儿维生素 C 的适宜摄入量为 40mg/d。1 ～ 3 岁婴幼儿维生素 C 平均需要量为 35mg/d，推荐摄入量为 40mg/d。

第一节　新生儿维生素 C 代谢调节

一、维生素 C 的代谢

维生素 C 又称 L- 抗坏血酸（ascorbic acid），是 L- 己糖酸内酯，具有不饱和的一烯二醇结构。抗坏血酸分子中的 C_2 和 C_3 羟基可以氧化脱氢生成脱氢抗坏血酸，后者又可以接受氢再还原成抗坏血酸（图 8-1），L- 抗坏血酸是天然的生物活性形式。维生素 C 为无色无臭的片状晶体，易溶于水，不溶于脂溶性溶剂。维生素 C 在酸性溶液中比较稳定，在中性、碱性溶液中加热易被氧化破坏。

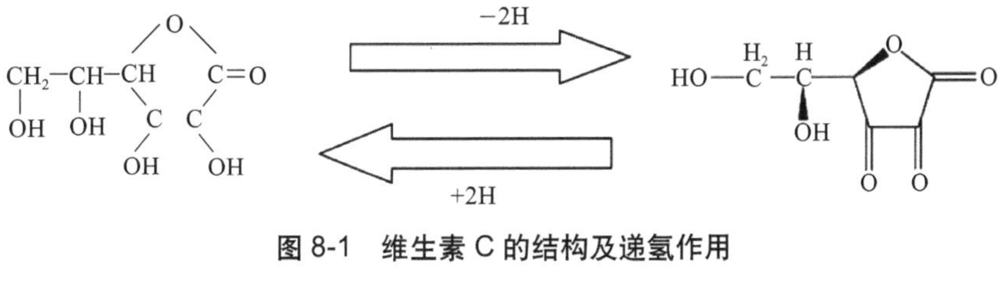

图 8-1　维生素 C 的结构及递氢作用

人类和其他灵长类、豚鼠等动物体内不能合成维生素 C，必须由食物供给，维生素 C 广泛存在于新鲜蔬菜和水果中，蔬菜中以辣椒、莴苣、苦瓜、白菜、豆角、菠菜等含量丰富；水果中酸枣、红枣、草莓、柑橘、柠檬等含量最多。植物中的抗坏血酸氧化酶能将维生素 C 氧化灭活为二酮古洛糖酸，所以永存的水果和蔬菜中的维生素 C 含量会大量减少。干种子中虽然不含维生素 C，但其幼芽可以合成，所以豆芽等是维生素 C 的丰富来源。

维生素 C 主要通过主动转运，由小肠上段吸收进入血液循环，还原型抗坏血酸是细胞内与血液中的主要存在形式。血液中的脱氢抗坏血酸仅为抗坏血酸的 1/15。

维生素 C 在体内的代谢过程及转换方式，仍无定论，但可以确定维生素 C 最后的代谢物是由尿液排出。维生素 C 经由肾脏排泄，所以肾脏具有调节维生素 C 排泄的功能。当组织中维生素 C 达到饱和量时，排泄量会增多；当组织含量不足时，排泄量则减少。如果尿中的维生素 C 浓度过高时，可让尿液中 pH 降低，防止细菌滋生，所以有避免尿道感染的作用。当血浆浓度 > 14μg/ml 时，尿内排出量增多，可经血液透析清除。

二、生物学功能

1. **参与体内多种羟化反应** 维生素 C 是维持体内含铜羟化酶和 α- 酮戊二酸 - 铁氢化酶活性必不可少的辅因子。在含酮氢化酶催化反应中，Cu^+ 被氧化生成 Cu^{2+}，后者在维生素 C 的专一作用下，再被还原成 Cu^+。

（1）在苯丙氨酸代谢过程中，对 - 羟苯丙酮酸在对 - 羟苯丙酮酸羟化酶催化下生成尿黑酸，维生素 C 缺乏时，尿中可出现大量的对 - 羟苯丙酮酸。多巴胺 β- 羟化酶催化多巴胺羟化生成去甲肾上腺素，参与肾上腺髓质和中枢神经系统中儿茶酚胺的合成。维生素 C 的缺乏可引起这些器官中儿茶酚胺的代谢异常。

（2）维生素 C 是胆汁酸合成的关键酶 7α- 羟化酶的辅酶，参与将 40% 胆固醇正常转变成胆汁酸。此外，肾上腺皮质类固醇合成过程中的羟化作用也需要维生素 C 的参与。

（3）依赖维生素 C 的含铁羟化酶参与蛋白质翻译后的修饰，例如胶原脯氨酸羟化酶和赖氨酸氢化酶分别催化前胶原分子中脯氨酸和赖氨酸残基的羟化，促进成熟胶原分子生成。维生素 C 是维持这些酶活性所必需的辅因子。胶原是骨骼、毛细血管和结缔组织的重要构成部分，脯氨酸氢化酶也是骨钙蛋白和补体 C1q 生成所必需的。

（4）体内肉碱合成过程中需要维生素 C 羟化酶的参与。维生素 C 缺乏时，由于脂肪酸 β- 氧化酶减弱，患者往往出现倦怠乏力。

2. **参与体内氧化还原反应**

（1）维生素 C 具有保护疏基的作用，它可以使疏基酶的—SH 保持还原状态。维生素 C 在谷胱甘肽还原酶的作用下，将氧化型谷胱甘肽（GSSG）还原成还原型谷胱甘肽（GSH）。还原型谷胱甘肽能清除细胞膜的脂质过氧化物，起到保护细胞膜的作用。

（2）维生素 C 能使红细胞中的高铁血红蛋白（MHb）还原成血红蛋白（Hb），使其恢复运氧能力。

（3）小肠中的维生素 C 能将 Fe^{3+} 还原成 Fe^{2+}，有利于食物中铁的吸收。

（4）维生素 C 作为抗氧化剂，影响细胞内活性氧敏感的信号转导系统（如 NF- κB 和 AP-1），从而调节基因的表达，影响细胞分化与细胞功能。维生素 C 还是重要的活性氧清除剂，可以清除 O_2^- 及 ·OH 等活性氧类物质。

3. **维生素 C 具有增强免疫力的作用** 维生素 C 促进体内抗菌活性、NK 细胞的活性、促进淋巴细胞的增殖和趋化作用提高、提高吞噬细胞的吞噬能力、促进免疫球蛋白的合成，从而提高免疫力，临床上用于心血管疾病、感染性疾病等的支持性治疗。

此外，维生素 C 还可促进各种有机药物或毒物的转化解毒。维生素 C 参与维持牙齿、骨骼、血管和肌肉的正常功能，并在促进伤口的愈合中发挥着重要作用。

（杨　明　尤　瑄）

第二节　新生儿维生素 C 缺乏症

维生素是一类维持机体正常生理功能所必需的有机化合物，在体内不能合成或合成极微，必须由外源供给，在人体生长、发育、代谢等过程中发挥着至关重要的作用。维生素 C（抗坏血酸）是许多酶的辅酶和强抗氧化剂。成人体内平均含量为 1500mg，每天消耗 40 ～ 60mg。成人维生素 C 需要量通常根据血清浓度和药代动力学数据确定，但早产儿、足月儿和大龄儿童的需要量尚不清楚。脂溶性底物在母体胎盘中的转运有限，新生儿特别是早产儿出生时体内维生素的储存量较低，出现维生素缺乏症风险较高，因此在新生儿肠外营养中补充适量维生素尤为重要。2018 年 ESPEN 建议从早产儿出生的第 1 天起提供足够的脂溶性维生素。目前国内临床上新生儿常用注射用水溶性维生素和脂溶性维生素注射液（Ⅰ）根据体质量进行维生素的补充。早产儿出生 4 周内每天输注维生素 C 48mg/kg，会使血清浓度显著高于足月儿或大龄儿童。每天 100mg/kg 维生素 C 肠外给药 7d 使血清浓度达脐动脉血水平的 2 倍。一项研究表明，对于大多数早产儿，25mg/（kg·d）的剂量是足够的。超早产儿的一项随机对照试验表明，在生命的最初 28d 内，补充较多或较少维生素 C 没有显著的有利或有害影响。因此，建议早产儿肠外营养中添加 15 ～ 25mg/（kg·d）的维生素 C。此外，炎症性疾病需要更多的维生素 C 以维持正常的血清浓度。

因维生素 C 是胶原蛋白形成所必需的物质，有助于保持细胞间质物质的完整，当严重缺乏时可引起维生素 C 缺乏病（vitamin C deficiency），又称坏血病（scurvy）。维生素 C 缺乏没有明确的临床指标。坏血病通常与严重营养不良相关，是维生素 C 耗尽或几乎耗尽的结果。前驱症状起病较慢，表现体重减轻、四肢无力、衰弱、肌肉关节疼痛，婴儿发病多在出生后 6 个月 ～ 1 周岁；全身各部位均可出现大小不等和程度不同的出血，最初局限于毛囊周围和牙龈等处，进一步发展可出现皮下组织、肌肉、关节等处出血，甚至血肿或瘀斑。其他临床症状还有牙龈炎和骨质疏松等。坏血病表现为毛细血管脆性增强易破裂、牙龈腐烂、牙齿松动，骨折及创伤不易愈合等。我国普通膳食中有大量新鲜蔬果，婴儿又多为母乳喂养（母乳含维生素 C 227.2 ～ 397.5mol/L），大多均能维持维生素 C 生理需要量，因此本病少见。由于机体在正常状态下可储存一定量的维生素 C，坏血病的症状经常在维生素 C 缺乏的 3 ～ 4 个月后才出现。

一、病因

如孕母营养适当，新生儿出生时有适宜的维生素 C 储备，脐血血浆维生素 C 含量比母体血浆高 2 ～ 4 倍，故 3 个月以下婴儿发病较少。正常人乳含维生素 C 40 ～ 70mg/L，可满足一般婴儿的需要。人乳中维生素 C 含量与乳母摄食维生素 C 的多少成正比。但如孕母饮食中缺乏维生素 C，新生儿也可患坏血病。新鲜兽乳所含维生素 C 比人乳少，牛乳中含量一般只有人乳的 1/4，经储存、消毒灭菌及稀释等程序后，所存无几。因此，用牛乳、羊乳或未强化乳粉、奶糕、面糊等喂养的婴儿，如不按时补充维生素 C、水果或蔬菜，极易发生坏血病。妊娠期长期应用大量维生素C，新生儿即使出生后每日摄入常规量的维生素C，仍可能患坏血病。此外，生长活跃时，体内组织的维生素C含量锐减。早产儿生长发育较快，维生素C的需要量相对较正常婴儿为大，应予较多补充。

二、临床表现

任何年龄均可发病，多见于6～24个月小儿。

1. 维生素C缺乏的口腔表现　维生素C缺乏最重要和最早的表现是牙龈炎、牙龈出血和牙龈肿胀。牙龈肥大过长，松软如海绵，暗紫红色，稍按压即出血，肿大的牙龈可覆盖牙冠，可能出现表面糜烂、溃疡及继发感染，常有疼痛和血腥样口臭。若存在局部刺激因素或口腔卫生不良，可使症状加剧，逐渐发展成牙周炎，最后牙齿松动而脱落。除牙龈出血外，其他口腔黏膜也可见出血或瘀斑。若颞颌关节内有出血，则患者在张口、闭口时有疼痛。此外伤口愈合障碍，对传染的易感性增加，易并发坏死性龈口炎。

2. 全身症状　起病缓慢，自饮食缺乏维生素C至发展成坏血病历时4～7个月。常先有一些非特异性症状如激动、软弱、倦怠、食欲缺乏、体重减轻及面色苍白等，也可出现呕吐、腹泻等消化紊乱症状，常不能引起父母的注意。此阶段称为隐性病例。一般都有低热，似与出血有关。有并发症时，体温可更高。脉搏与体温成比例地增加，可能因腿痛致交感神经兴奋所致。呼吸亦较浅，可能与肋骨疼痛有关。

3. 局部症状　下肢尤以小腿部肿痛最常见。肿胀多沿胫骨骨干部位，压痛显著。局部温度略高，但不发红。发病的较晚阶段，患部经常保持一定的姿势：两腿外展、小腿内弯如蛙状，不愿移动，呈假性瘫痪。由于剧痛，患儿深恐其腿被触动，见人走近，便因恐惧而哭泣。下肢肿的原因是骨膜下出血，指压时不出现凹陷。肋骨与肋软骨交界处，尖锐凸出，形成坏血病串珠。在凸起部分的内侧可摸得凹陷，这是由于肋骨与肋软骨接合处的胸骨板半脱位。而佝偻病的串珠则因骨骺软骨带增宽，凸出处两侧对称，没有这种凹陷。

4. 出血症状　全身任何部位可出现大小不等和程度不同的出血，最常见者为长骨骨膜下出血，尤其是股骨下端和胫骨近端；这种出血可能不易被X线检查所发现，直至痊愈期才开始伴有表面钙化。皮肤瘀点和瘀斑多见于骨骼病变附近，膝部与踝部最多见。其他部位的皮肤亦可出现瘀点。牙龈黏膜下经常出血，绝大多数见于已经出牙或正在出牙时。在上切牙部位最为显著，也可见于正在萌出的磨牙或切牙等处。牙龈呈紫红色，肿胀光滑而松脆，稍加按压便可溢血，如肿胀面积扩大，可遮盖牙齿，表面可有瘀血堆积。如续发奋森菌感染，可引起局部坏死、腐臭与牙齿脱落。眼睑或结膜也可出血，使眼部形成青紫色。眼窝部骨膜下出血可使眼球突出。发病的晚期，偶有胃肠道、生殖泌尿道和脑膜出血，约1/3患儿的尿中出现红细胞，但肉眼很少见到血尿。

此外，年长儿患坏血病时，有时表现皮肤毛囊角化，其外观与维生素A缺乏所致者难以区别。婴儿患者常伴有巨幼细胞贫血，由叶酸代谢障碍所致，可能同时也缺乏叶酸；因影响铁的吸收与利用，亦可合并缺铁性贫血。

三、辅助检查

1. **四肢长骨 X 线检查**　对本病诊断极为重要。从膝、踝、腕部摄取 X 线片，可以得到坏血病早期诊断依据，尤以稍增厚的和不整齐的白色骺线（显示临时下化带因钙的累积而加厚）、骺线下靠近骨干的部分出现全宽度的黑色缝或侧角的黑色点，或一三角形缺损（显示不同程度的骨质稀疏，在 X 线片上为透亮的缝或点），为本病特征。病程进展，可见以下几种变化：①骨皮质变薄，骨小梁结构萎缩，导致骨干透明度增加，如磨玻璃样；②上述的稀疏点或稀疏缝增大，成为全宽度的黑色带，称为"坏血病带"；③骨化骨骺的中心亦如磨玻璃样，其周围绕以明显的白色环线，与骨干端相近处最为稠密；④在骨骺端两侧线与增厚的骺线相连处，出现细小骨刺，由于它的位置伸向侧面，称为"侧刺"（lateral spur）；⑤骨膜下出血处的阴影，使受累的长骨形如杵状或梭状，有时在长骨的两个远端出血，则形成哑铃状，经治疗后其轮廓更清楚；⑥严重病例还可出现骨骺与骨干分离和错位；⑦肋骨前端增宽，其顶端圆突如压舌板状，易与佝偻病肋骨的杯状末端相区别。

2. **实验室检查**　对坏血病的诊断远不如 X 线检查的简捷。①禁食后血浆维生素 C 浓度 > 6mg/L，可排除坏血病。但较低的浓度也不能证实坏血病的存在，临床诊断与血浆维生素 C 浓度并不平行。标本必须在收集后的 48h 内测定。②通过草酸处理的血液经过离心沉淀出现的白细胞 - 血小板层（血块黄层），测定其抗坏血酸浓度，是一种较好的证实维生素 C 缺乏的方法。其浓度正常值为 280 ~ 300mg/L，当其含量降到零值，虽无临床症状，亦表明为隐性坏血病。③另一种较好的方法是耐受试验，将抗坏血酸 20mg/kg 置于生理盐水中配制成 4% 溶液，静脉注射。如 4h 后尿标本维生素 C > 15mg/L，可以排除坏血病。④维生素 C 缺乏时，24h 尿所含维生素 C 减少（正常值为 20 ~ 40mg），虽大量补充维生素 C，亦不能使尿中维生素 C 的含量达到正常，因体内各组织都需要补充，余量可由尿液排出，直到全身已达饱和，血液中含量增多后，过剩的维生素 C 才由尿液排出。⑤此外，非特异性氨基酸尿见于坏血病，但血氨基酸值仍在正常范围。酪氨酸负荷试验可见坏血病婴儿排泄的代谢产物与未成熟儿所排泄相类似。毛细血管脆性试验在隐性坏血病可能为阴性，显性坏血病则为阳性。血清钙、磷正常，碱性磷酸酶活力减退，数值下降，与活动期佝偻病所见相反。晚期有明显贫血，一般为小细胞性，当叶酸代谢受到障碍时，可出现大细胞贫血。

四、诊断

坏血病的好发年龄为 6 ~ 18 个月，结合前述某些非特异性症状和喂养史，可提供早期坏血病的诊断线索。如本病已发展到一定阶段或晚期，可根据肢体肿痛、蛙形腿、牙龈及黏膜下出血等症状做出诊断。此外，怀疑坏血病时，用维生素 C 治疗有特效，可以协助诊断。

五、鉴别诊断

1. **肢体肿痛**　应与化脓性关节炎、骨髓炎、蜂窝织炎和深部脓肿等相鉴别。这些病多见于单侧肢体，并有局部红肿与灼热，全身症状显著，多有高热、中毒现象及白细胞增加，均与坏血病明显不同。风湿性关节炎少见于 2～3 岁以下婴儿，为游走性，还有其他风湿热的特异性症状和体征可资鉴别。坏血病的骨膜下出血有时需与肿瘤相鉴别，但坏血病的其他症状易与肿瘤识别，必要时可借助 X 线检查及治疗试验即可明确诊断。婴儿骨皮质增生症的周身症状及骨骼压痛有时与坏血病相似，但病变多见于扁平骨，如下颌骨、肩胛骨、颅盖骨、锁骨等。面部常多累及，有时也同时累及四肢，红细胞沉降率增快及血清碱性磷酸酶增多有助于鉴别。其发病年龄多在出生后 6 个月，坏血病则多在 6 个月以后。骨皮质增生症的病程很不规律，短者数周，长者数月，有时反复发作，一般自然痊愈。X 线检查可见骨质增生和骨皮质变厚，经数月渐消，与坏血病无共同之处。重金属中毒可出现骨痛症状，并具有特征性的手足皮肤发红、发痒和剧痛，高血压，出汗及肾功能损害，严重者手指和足趾变黑，甚至脱落，易与坏血病相鉴别。

2. **肢体假瘫** 须与脊髓灰质炎、佝偻病、创伤、先天性梅毒等相鉴别。①脊髓灰质炎表现为弛缓性瘫痪，无肿痛，有其他周身性症状。②佝偻病有特殊的体征和 X 线所见。③创伤病例应有受伤史，而双侧对称受伤者极少。X 线检查两者差别非常显著。④先天性梅毒多发生于 4 个月以下婴儿，母亲患显性或隐性梅毒，患儿具有先天梅毒的特异性体征，血清学检验及 X 线长骨摄片可资鉴别。

3. **出血症状** 应与其他出血性疾病相鉴别。①血小板减少性紫癜、过敏性紫癜、血友病等可根据血小板、出血和凝血时间及其他凝血试验和家族史予以鉴别；②白血病所致的出血，血象及骨髓象有其特征性变化；③败血型流行性脑脊髓膜炎，有神经系统体征及脑脊液变化，还易从皮肤紫癜内及脑脊液内找到致病菌，容易鉴别；④眼窝出血和眼球突出时应与神经母细胞瘤及慢性黄色瘤相鉴别，后两者无坏血病的其他特征；⑤牙龈出血时，应与牙龈炎相鉴别，后者在婴儿少见，其牙龈大都潮红，且不伴有坏血病的其他症状。

六、治疗要点

对轻症患儿给予维生素 C，每日 3 次，每次 100～150mg 口服。对重症患者及有呕吐、腹泻或内脏出血症状者，应改为静脉注射，1 次输注 1 日用量。同时还应供给鲜橘汁等含维生素 C 丰富的食物。此外，还要根据需要适当补充其他维生素，特别要注意补充同时缺乏的维生素 D。合并巨幼细胞贫血者，维生素 C 治疗量应加大，另给适量叶酸。骨骼病变明显的患儿，应安静少动，以防止骨折及骨骺脱位。有牙龈出血者应注意口腔清洁。有并发症者应针对病因和症状予以适当的处理。做好口腔护理，预防或治疗继发感染；保护好疼痛的肢体，限制活动以防骨折。对骨膜下大血肿或维生素 C 缺乏的骨折不需手术治疗，补充维生素 C 后血肿可逐渐消失，骨折可自愈。如合并其他维生素缺乏或继发感染者，给予相应治疗。

七、预后

按以上疗法处理，轻症一般在 1～2d 局部疼痛和触痛减轻，食欲好转，4～5d 下肢即可活动，7～10d 症状消失，体重渐增，3 周内局部压痛全消。同时毛细血管脆性也恢复正常。巨幼细胞贫血经维生素 C 及叶酸治疗后网织红细胞显见增多。骨骼病变及骨膜下出血所致血肿的恢复需时较长，重者需经数月消失。即使骨骼病变很严重也易恢复，不致于发生畸形。但若不予以治疗，坏血病患儿可并发营养不良、出血或因感染而死亡。

八、预防

母乳维生素 C 含量高，是强调人乳喂养的理由之一。孕妇和乳母的饮食应包括维生素 C 丰富的食物如新鲜蔬菜和水果等，或维生素 C 片溶于水加糖口服，其维生素 C 的需要量为每日 80 ～ 100mg 或更多，可以保证胎儿和乳儿获得足够的抗坏血酸。

维生素 C 缺乏直接影响胆固醇的转化，引起体内胆固醇增多，是动脉硬化的危险因素之一。

（杨　明　尤　瑄）

第9章

新生儿维生素 D 代谢紊乱

第一节 新生儿维生素 D 代谢调节

一、概念

维生素 D（VD）是一种脂溶性类固醇，主要包括维生素 D_2（麦角钙化醇）和维生素 D_3（胆钙化醇）两种形式，维生素 D_2 的来源主要为植物和菌类，维生素 D_3 主要来源于鲑鱼、鲭鱼、鲱鱼等深海鱼类及动物肝脏、奶酪、蛋黄，或由 7- 脱氢胆固醇通过日光照射经皮肤产生。维生素 D_2 及维生素 D_3 生物活性基本是类似的。两者经肠道吸收进入淋巴系统，成为乳糜微粒，继而入血。此时维生素 D 是没有生物活性的，在肝脏 25- 羟化酶的作用下羟化为 $25(OH)D_3$，这是维生素 D 的主要循环形式，也是临床诊断维生 D 缺乏或过量与否的指标，其半衰期较长，为 2～3 周。

二、维生素 D 的来源

1. **外源性途径** 通过食用鱼类、蛋类、奶制品及动物内脏，经过肠道消化后形成的维生素 D。维生素 D 在自然状况下仅有 10% 从膳食中获得，膳食中富含维生素 D 的食物主要有深海鱼、动物内脏和蛋黄。

2. **内源性途径** 皮肤中胆固醇衍生物（7- 脱氢胆固醇）经紫外线照射后产生维生素 D 前体，然后转化成维生素 D_3。对于正常人群，作为维生素 D 的来源，阳光一般比食物更重要。维生素 D 90% 接受紫外线照射后由皮肤产生，受季节、纬度、生活方式和居住环境等多因素影响。

3. **新生儿维生素 D 的来源**

（1）人体自身合成：新生儿基本无户外活动，自身合成少。

（2）膳食摄入：配方奶中维生素 D 含量高于母乳。

（3）母体胎儿转运：为新生儿维生素 D 来源的主要途径；妊娠期女性体内维生素 D 水平随妊娠的进展逐渐增加，母体维生素 D 以 $25-(OH)D_3$ 形式经胎盘向胎儿转运，储存在胎儿肌肉组织，出生后很快被新生儿利用，满足新生儿的早期需要。

（4）母体维生素 D 水平与下列有关：①环境。与全年紫外线照射时长、空气污染程度轻重有关。②饮食。母亲在妊娠期摄入富含维生素 D 食物的种类及量；③妊娠期维生素 D

补充的推荐剂量。

三、吸收与转运

1. 微粒依赖性被动扩散　维生素 D 通过不饱和被动扩散经小肠吸收，此过程依赖于微粒的溶解及胆盐的助溶作用。

2. 从乳糜颗粒转运到血浆　维生素 D 与乳糜颗粒表面脂蛋白结合，因为维生素 D 的一部分可以从乳糜颗粒转运到血浆中的结合蛋白，也可以直接或随乳糜颗粒降解。在血浆中不被转运的维生素 D 与乳糜颗粒的残余部分被肝脏吸收，在肝脏被转运给相同的结合蛋白并释放入血浆。

四、维生素 D 的组织分布

在皮肤合成或肠道吸收的维生素 D 几小时内到达肝脏，很快从肝地均匀地分布到其他组织的疏水部位。维生素 D 在脂肪组织中大部分与脂质相结合，因此代谢比较困难。体内约 50% 的维生素 D 以维生素 D_3 的形式存在，而另一种主要存在形式是 $25(OH)D_3$，约占全部的 20%。然而在血浆中，$25(OH)D_3$ 的代谢产物占大多数。肾脏、肝脏、肺脏、主动脉和心脏通常都会蓄积 $25(OH)D_3$。

（王雪娜）

第二节　新生儿维生素 D 缺乏性手足搐搦症

一、病因

维生素 D 缺乏性手足搐搦症发生的主要原因是维生素 D 缺乏导致血清钙浓度降低。正常血清钙浓度维持在 2.2 ～ 2.7mmol/L，当总血钙浓度 < 1.5mmol/L 或游离钙 < 0.9mmol/L 时，就可导致本病发生。本病的发生主要受以下因素影响。

1. 冬季婴儿户外活动的时间少，接受到阳光照射减少，体内维生素 D 的含量下降。春季之后，日光骤增，接受阳光照射的时间也延长，体内维生素 D 增加，或大剂量使用维生素 D 后，血钙迅速向骨骼沉积，骨骼钙化加速，肠道对钙的吸收相对不足，使血钙浓度降低。

2. 小儿在发热或感染时，组织分解使磷从细胞中释放出来，血磷增高，致使血钙浓度降低。长期腹泻或发生梗阻性黄疸时，也会使维生素 D 与钙的吸收减少，使血钙降低。

3. 在过度换气所致呼吸性碱中毒、碱性溶液注射过量或纠正酸中毒时，因为血 pH 升高，也可能发生血钙浓度降低。

4. 人工喂养使用含磷过高的奶制品，导致高血磷、低血钙症状。

5. 6 个月以内婴儿生长发育速度最快，需要的钙较多，若饮食中钙供应不足，加之维生素 D 缺乏则易发生此病。本病发病年龄早还与母亲妊娠时缺乏维生素 D 有关，一般婴儿体内储存的维生素 D 足够 3 个月内的应用，如果在此之后，婴幼儿没有得到充足的维生素 D 就可能导致血钙降低。

上述原因所致的血钙浓度降低都可使患儿神经肌肉兴奋性增高，发生局部或全身肌肉的抽搐。

二、临床表现

1. 无热惊厥：是最常见的症状，小婴儿多见，表现为突然发生，可多次发作，时间可从数秒到半小时左右，惊厥发作时患儿意识丧失，手足发生节律性抽动，面部肌肉也会发生痉挛，眼球上翻，大小便失禁，婴儿有时出现的最初症状为面肌抽动。

2. 手足搐搦：即腕部弯曲，手指伸直，拇指贴近掌心，足趾强直而跖部略弯呈弓状。多见于较大的婴幼儿和儿童。

3. 喉痉挛：多见于 6 个月以下婴儿，由于声门及喉部肌肉痉挛，患儿可出现呼吸困难、吸气延长发生哮鸣，哭闹时更加明显。可由于窒息而猝死。新生儿和 6 个月以内的小婴儿有时喉痉挛缺乏典型性，可表现为无热、阵发性发绀。

4. 多汗、哭闹、睡眠不安等佝偻病活动初期的表现及不同程度的佝偻病体征。

三、诊断

1. 临床症状　婴儿期以无热惊厥最为重要，如果患儿数次发生惊厥，手足搐搦为本病的特征性表现，即使患儿没有出现惊厥和喉痉挛，也要考虑本病的可能。

2. 实验室检查　血清钙大都低于 1.8mmol/L，甚至下降至 1.0 ～ 1.25mmol/L，血清碱性磷酸酶增高。

四、治疗要点

1. 止痉　严重喉痉挛发作时，可立即肌内注射苯巴比妥钠，剂量为 7mg/kg，也可给10% 水合氯 40 ～ 50mg/kg 保留灌肠；喉痉挛发作时，需要立刻将舌拉出口外，吸氧，必要时行气管插管保持呼吸道通畅。

2. 补钙　可用 10% 葡萄糖酸钙每次 2ml/kg，以 5% 葡萄糖液稀释 1 ～ 3 倍缓慢静脉注射（1ml/min），避免注入过快引起心脏障碍和呕吐等毒性反应。必要时间隔 6 ～ 8h 重复给药。在注入钙剂的过程中，注意心率保持在 80 次 / 次以上。惊厥停止后改为口服补钙 2 ～ 4周，维持血钙在 2 ～ 2.3mmol/L。

3. 补充维生素 D　补充钙剂 3 ～ 4d 后，可每日口服维生素 D 3000 ～ 5000U，1 个月后改为 400U，以促进钙的吸收和利用。

4. 预后　本病若能得到早期诊断、早期治疗，大多数患儿可以在 1 ～ 2d 停止惊厥，预后尚可。如果患儿同时并发严重的感染或婴幼儿腹泻，则可能使本病加重或迁延不愈，影响儿童的正常生长发育。

（王雪娜）

第三节　新生儿代谢性骨病

代谢性骨病早在 1891 年即被提出，主要是指成人因甲状旁腺激素和维生素 D 分泌异常所引起的骨软骨病、骨质疏松、骨纤维结构发育不良和佩吉特病（Paget disease）等。随着极低和超低出生体重儿存活率的增加，早产儿代谢性骨病（metabolic bone disease，MBD）的发生率也逐渐增高。

一、骨矿物质代谢平衡

1. *胎儿期代谢特点*　骨骼系统主要由中胚层发育而来，颅骨由外胚层的神经嵴发育而来，中轴骨和四肢骨分别由轴旁中胚层和侧中胚层发育而来。骨矿化作用在胚胎时期已经发生，但整个过程主要发生在妊娠最后 3 个月，骨组织是人体钙、磷储存库，约 80% 的钙、磷储备发生在胎龄 24～40 周，故早产儿钙、磷储备不足，胎龄越小，出生体重越低，体内矿物质储备越少，越易发生 MBD。

2. *出生后代谢特点*　出生后新生儿的矿物质补充、体内激素环境及机械压力情况迅速改变。早产儿出生后很快接受肠外营养矿物质补给，血清钙水平仍降低，进而刺激甲状旁腺激素（parathyroid hormone，PTH）分泌。甲状旁腺对于离子钙水平降低的反应迟钝，最终导致血清钙水平在出生后 48h 内处于生理性低点，此后 PTH 作用于肾脏，增加钙的重吸收，同时降低磷的重吸收，导致大量磷从尿液中排出，同时 PTH 还能增加 $1,25(OH)_2D_3$ 的合成，从而增加小肠中钙、磷的吸收，在骨组织中，PTH 促进骨的重吸收进而释放钙、磷，由于 PTH 对肾脏的作用强于对骨的重吸收，所以可能导致高钙血症及低磷血症，低磷血症影响钙平衡，可能进一步导致高钙血症、高钙尿症及肾结石。

二、早产儿发生 MBD 的病因及高危因素

1. *储备减少*　80% 的钙、磷转运发生在胎龄 24 周至足月期间，所以胎龄越小的早产儿从母体获得的矿物质越少。

2. *母亲妊娠时的状况*　如孕母营养不良，维生素 D、钙、磷缺乏，会直接导致供给胎儿营养不足，影响胎儿出生后的状态。另外，孕母吸烟、多胎妊娠、胎盘慢性损伤（如感染、子痫前期、绒毛膜羊膜炎等）会使母体输送给胎儿的磷酸盐减少，从而增加患 MBD 的风险。

3. *疾病影响*　很多早产儿受自身疾病，如脓毒症、支气管肺发育不良、酸中毒、坏死性小肠结肠炎及胆汁淤积性肝病等的影响，增加患 MBD 风险。

4. *缺乏活动*　户外活动减少刺激骨的重吸收及肾脏钙排泄增加，并且肌肉运动减少也会减少新骨组织形成。

5. *药物影响*　①使用利尿剂、激素及甲基黄嘌呤等药物会增加骨矿化不良的风险；②早产儿在出生后早期静脉营养中大剂量氨基酸可能与低磷血症发生有关。

三、临床表现

MBD 早期无特异性临床表现，很多病例在影像学检查发现典型改变后才确诊，但此时骨内矿物质缺失可高达 20%～40%。如不及时治疗，早产儿会有佝偻病样表现，严重时甚至出现骨折。肋骨骨折时可引起呼吸困难或因胸壁顺应性过高导致撤机困难，从而形成恶性循环。

四、实验室检查

1. *血清钙及磷*　血钙水平一般通过骨重吸收可以维持在正常范围内，故不能仅通过它的改变评估 MBD 患病风险。血磷浓度与 MBD 相关，能够反映骨组织中磷的含量，低磷血症是矿物质代谢紊乱最早的标志物，通常发生在出生后 7～14d，但作为诊断 MBD 的敏感性不足。

2. *血清碱性磷酸酶（ALP）*　MBD 最常见的生化改变包括低血磷和高 ALP。低血磷可以作为矿化不足的最早的指标，出生后 7～14d 即可出现异常，ALP > 700～750U/L 时，提示骨细胞活动度增加，骨量可能减少，临床可能仍无明显表现。

3. *血清 PTH*　血清 PTH > 100pg/ml 提示超低出生体重儿可能发生 MBD。高水平 PTH 不仅与甲状旁腺功能亢进有关，同时与肾小管磷重吸收率（tubular reabsorption of phosphate，TRP）密切相关。低水平 TRP 伴随高水平 PTH 提示钙缺乏，高水平 TRP 伴随低水平或正常 PTH 提示磷缺乏。

五、影像学检查

1. *X 线双能吸收法*　双能 X 线吸收法是评估 BMD 的金标准。对于新生儿，宜选择腰椎、前臂或跟骨作为检查部位。胎龄 < 31 周（出生体重 < 1500g）。该项检查要求静止状态，需反复操作，造成辐射量增加，故 X 线双能吸收法有一定的局限性。

2. *X 线*　MBD 的 X 线主要表现为骨质变薄、肋骨软化、长骨骨质疏松、骨骺变宽、骨折等。但早期 MBD 的 X 线表现无明显异常，故一般不用于 MBD 的早期诊断。

3. *定量超声（quantitative ultrasound，QUS）检查*　QUS 检查能够精确检测骨矿物质容量及骨有机质含量。优点在于无创、操作简单、可以在床旁实现以减少新生儿外出转运风险。QUS 检查是评估早产儿骨健康的一项重要手段。

4. *定量 CT 扫描*　定量 CT 扫描可以测量单位体积的骨骼质量，但因辐射量大，一般不用于儿科临床。

六、治疗要点及预后

早产儿 MBD 主要以预防为主，对已出现 MBD 的早产儿，需加强钙、磷和维生素 D 等的补充，如已骨折，则需及时手术治疗，把 MBD 的影响降至最低。一般情况下，早产儿代谢性骨病会在 2 岁时恢复，或者予以强化配方奶喂养，6～12 周可恢复。

MBD 已成为极低和超低出生体重儿生长发育中一个重要问题，对具有高危因素的早产儿进行常规筛查、早期预防与诊断，虽然早产儿 MBD 大多会在 2 岁左右恢复，但对身高有长远的影响，并可能导致成年后的骨质疏松，且早期亦可影响呼吸功能，甚至导致撤机困难、骨折等，因此重视早产儿 MBD，减少近期及远期并发症，是保证早产儿骨健康发育的关键。

七、预防

1. 妊娠期：妊娠期保证充足的钙、磷补充，有利于胎儿宫内的钙、磷储备，可在一定程度上减少早产儿 MBD 的发生。

2. 出生后喂养：①母乳喂养的早产儿钙、磷的储存不足，出生后若纯母乳喂养，摄入的钙、磷明显不够，纯母乳喂养需添加母乳强化剂；②不能母乳喂养的早产儿，需选择早产儿配方奶，并及时补充钙、磷、维生素 D 等。

3. 肠外营养的早产儿需定期检测血钙、尿钙、血磷、血 ALP 水平，及时补充钙、磷，尽量避免低钙、低磷的发生。

4. 补充维生素 D：如果 MBD 筛查异常，应该补充维生素 D 不少于 600U/d。早产儿出生后第 1 天即给予维生素 D 400 ～ 1000U/d，直至矫正胎龄至 40 周，之后维持补充剂量 400U/d。

（马　明　王雪娜）

第四节　新生儿维生素 D 中毒

维生素 D 缺乏是一个世界范围内的公共健康问题。近年来，随着我国卫生保健水平的提高，公众对维生素 D 缺乏的危害认知深入，维生素 D 缺乏性佝偻病的发病率已逐年降低，随着补充维生素 D 意识的提高，过量补充维生素及治疗维生素 D 缺乏时盲目采用大剂量突击疗法极易造成维生素 D 中毒。

一、病因

1. 短期内多次给予大剂量维生素 D。

2. 预防量过大，摄入维生素 D 过多，或大剂量维生素 D 数月内反复肌内注射。

3. 误将其他骨骼代谢性疾病或内分泌疾病诊断为佝偻病而长期大剂量摄入维生素 D。

二、临床表现

1. 轻中度维生素 D 中毒多数无症状，维生素 D 中毒的早期症状可能缺乏特异性，包括食欲减退、体重减轻、腹痛、呕吐、便秘、口渴、脱水、多尿等，晚期出现高热、便秘、嗜睡及抽搐等症状。

2. 肾脏系统：血尿、低钾高钠、肾结石、肾脏钙质沉积症、肾小管酸中毒、急慢性肾衰竭等。

3. 神经系统：肌张力减退、感觉异常、头痛、深部腱反射降低、精神异常等。

4. 心血管：心律不齐、心动过缓、ST 段升高、高血压、心肌病、心脏停搏等。

5. 骨骼肌肉系统：肌无力、骨痛、骨量减少、骨硬化病等。

6. 皮肤：瘙痒、钙化等。

三、诊断

1. 用药史 大剂量维生素 D 应用史，如每日维生素 D 用量在 4000U 以上，连用数月或反复大剂量维生素 D 肌内注射史。

2. 临床表现 多以呕吐、食欲减退、体重减轻、口渴、多饮、多尿和便秘为首发症状就诊。

3. 实验室检查与辅助检查 维生素 D 中毒患者中，通常出现以下表现。

（1）钙高于正常或正常。

轻度高钙血症：血清钙＜ 3mmol/L。

中度高钙血症：血清钙 3 ～ 3.5mmol/L。

重度高钙血症：血清钙＞ 3.5mmol/L。

（2）正常或高血清磷。

（3）正常或低碱性磷酸酶。

（4）高水平的血清 $25(OH)D_3$：血清 $25(OH)D_3$ ＞ 375nmol/L 应视为维生素 D 中毒。

（5）尿钙阳性：高钙血症使得通过肾脏滤过的钙增加，进而远端小管对于钙的重吸收增加，最终导致高钙尿症。

（6）低血清甲状旁腺素。

（7）高尿钙 / 肌酐比值。

（8）肾脏超声：长期的高钙尿通常导致钙沉积在髓袢的上皮基底膜和管状细胞，并引起皮质 - 白质交界处钙化，超声检测可见肾髓质钙质沉着症，应随访尿钙肌酐比率，来监测肾钙质沉积症的发展。

（9）骨 X 线：早期改变不明显，后期出现骨质疏松与骨干骺端致密改变。

四、治疗要点

1. 停止摄入维生素 D，低钙磷饮食。

2. 补充大量生理盐水，每天静脉给予循环血量 1.5 ～ 2.5 倍的生理盐水，在给心脏和肾脏疾病患者补充大量生理盐水时应谨慎。

3. 袢利尿剂：补充大量生理盐水后加入袢利尿剂，如呋塞米和依他尼酸，可抑制尿钙再吸收，并通过增加尿钙排泄使血钙水平降低。呋塞米使用剂量为 1 ～ 2mg/（kg·d），间隔 4 ～ 6h 使用。治疗期间应监测电解质和心电图。

4. 糖皮质激素：严重高钙血症患者，除了补充大量生理盐水和利尿剂外，还应同时使用糖皮质激素。糖皮质激素抑制骨化三醇的活性，减少 $1,25(OH)_2D_3$ 的产生和肠道钙的吸收。泼尼松龙的常规剂量为 1 ～ 2mg/（kg·d），通常 24 ～ 72h 后起效。

5. 降钙素：降钙素可抑制破骨细胞的活性，并通过增加尿钙排泄减少骨吸收。降钙素应用后会出现降钙素受体下调，推荐间歇给药。降钙素最适宜应用于血清钙浓度超过 14mg/dl 并有症状的患者，可迅速降低血钙浓度。

6. 双膦酸盐：在顽固病例中，补充大量生理盐水和利尿剂后，应静脉注射或口服双膦酸盐。静脉滴注帕米膦酸钠 1mg·d，连续 3d 为一疗程，每疗程间隔 4 个月。

7. 血液透析：可用于药物治疗无效的严重高钙血症患者，它可以迅速降低血清钙水平。血液透析是高钙血症危象和急、慢性肾衰竭患者的首选治疗方式。

8. 随访：维生素 D 储存于脂肪组织，它在脂肪组织的半衰期约为 2 个月，而在循环系统中的半衰期是 15d。维生素 D 中毒发生后，高钙血症可能持续 6 个月以上。因此，应对维生素 D 中毒患者进行随访，直到 $25(OH)D_3$ 和钙水平恢复正常。

五、预防

1. 对怀疑维生素 D 依赖性佝偻病的患者应检查血清维生素 D 的水平，并在开始维生素 D 治疗前询问先前的维生素 D 使用情况。

2. 在大剂量维生素 D 突击治疗过程中应注意间断性查尿钙。

3. 在防治佝偻病中应谨慎给药，剂量应注意安全、偏低、有效，给药途径以口服为妥。治疗过程中应注意定期查血钙、尿钙等。

4. 应用维生素 D 预防和治疗相关疾病时应谨慎选择维生素 D 摄入量和用药周期，密切观察、定期随访，避免维生素 D 中毒事件的发生，以期达到降低维生素 D 缺乏及维生素 D 缺乏性佝偻病的发生率。

5. 外源性途径摄入维生素 D 的同时，增加户外活动时间，多进行日光照射以产生内源性维生素。

（马　明　王雪娜）

第 10 章

新生儿维生素 E 代谢紊乱

第一节　新生儿维生素 E 代谢调节

一、维生素 E 的结构和性质

维生素 E（vitamin E，VE）是一种重要的营养物质，最早是由 Evans 和 Bishop 在 1922 年发现的，最初命名为"因子 X"或"抗不育因子"，1924 年，Sure 将这种成分命名为"维生素 E"，1936 年，Evans 等从小麦胚芽油中分离出维生素 E，并将其命名为"α- 生育酚（α-TocH）"，1966 年 Whittle 等从橡胶树胶乳中首次分离出生育三烯醇，即具有类异戊二烯侧链的不饱和维生素 E。维生素 E 是生育酚（Tocpherol，T）与三烯生育酚（Tocotrienol，T3）的总称，主要包含 8 个异构体，即 4 个生育酚（α-，β-，γ- 和 δ- 生育酚）和 4 个生育三烯醇（α-、β-、γ- 和 δ- 三烯生育酚）。α- 生育酚（α-T）是自然界中分布最广泛、含量最丰富且活性最高的形式，也是人体组织中维生素 E 的主要形式（占 90%）。

维生素 E 是一种黄色黏性油状液体，在光照、氧气和过渡金属离子下很容易氧化。它们不溶于水，但溶于乙醇、有机溶剂和植物油。不同形式的维生素 E 有相同的基本化学结构：一个色满醇基及植醇的侧链，生育三烯醇和生育酚的区别在于前者侧链 3′、7′ 及 11′ 位有双键，这使得生育三烯醇能更好地渗透到脂肪组织，如大脑和肝脏，并能更好地分布在细胞膜上。在维生素 E 分子中有 3 个不对称的 C，可以形成光学异构体，消旋式的生物活性仅为 α 型的 50%。色满醇上的 OH 基可用 NH_2 代替，与相应型的维生素 E 有相同的生物活性。以 $CH-NH_2$ 代替 OH，其 β 型或 γ 型衍生物的生物活性与 α 型相同，色满醇环上 3 个甲基是生物活性所必需的，甲基数量少，则活性低。

在自然界中，维生素 E 广泛存在于蔬菜、植物和植物油中。α- 生育酚在植物界的分布主要是在绿叶植物中，γ- 生育酚在水果和种子等非绿色植物部位。α- 生育酚的常见食物来源有杏仁、鳄梨、榛子、花生和葵花籽；β- 生育酚常见于罂粟籽；核桃、开心果、芝麻和核桃中含有丰富的 γ- 生育酚；δ- 生育酚常见于毛豆和树莓。玉米、花生油、大豆油等常见食用油中含有丰富的 α- 生育酚和 γ- 生育酚。相比之下，生育三烯醇在食物来源中相对较少。有学者认为生育三烯醇可以生物转化为生育酚，并可能作为中间体在植物中合成 α- 生育酚。在植物性食物，即米糠油、棕榈油和红木种子中，生育三烯醇含量丰富。生育三烯醇也可以从大麦、燕麦、大米、黑麦和小麦等谷物中获得。其特点是籽粒中生育三烯醇与生育酚的含量较高。由此可见维生素 E 在自然界中普遍存在，因此理论上维生素 E 摄入不足应该不常见；然而调查显示 90% 美国人的摄入量并没有达到推荐量的 15mg/d。因为维生素 E 并不稳定，可在光、热及 Fe^{3+}、Cu^{2+} 的促进下被氧化成氢醌或醌，高温加热、食用油精制、面粉漂白过程中都可破坏，食物经辐射也使其有一定的损失，因而导致维生素 E 的实际摄入量并不理想。

维生素 E 为脂溶性，因此当小儿肠道对膳食脂肪的吸收功能低下或发生障碍时，维生素 E 的吸收也会受到影响，继而发生维生素 E 缺乏（vitamin E deficiency）。人类维生素 E 缺乏主要导致脊髓小脑共济失调伴深部腱反射消失，躯干和四肢共济失调等神经系统异常。

婴幼儿的神经系统因未发育完善，对维生素 E 缺乏更为敏感，因而在维生素 E 缺乏时，神经系统症状出现较早。维生素 E 缺乏主要影响脊索的后柱、第三和第四脑神经核、周围神经的大髓鞘轴突管、脑干的细长核和楔形叶，以及肌肉和视网膜。维生素 E 缺乏及早治疗其症状可以恢复和预防发展，如治疗过晚则可能遗留后遗症。

二、维生素 E 的代谢

维生素 E 及基酯的吸收率仅占摄入量的 20% ～ 40%，酯式比游离式稳定，市售产品多为维生素 E 酯。酯在消化道内一部分水解为游离式，一部分仍为酯式。各种类型的维生素 E 在吸收上虽无较大差别，但在组织储存上有区别。α- 维生素 E 与 γ- 维生素 E 的吸收率类似，但组织储留 γ- 维生素 E 量有限。所以 γ- 维生素 E 的生物活性约为 α- 维生素 E 的 10%，但也有学者认为是 35%。

维生素 E 的吸收与脂肪一样，影响脂肪吸收的因素也影响维生素 E 的吸收。口服天然来源的维生素 E 会与胆汁酸、胆固醇、磷脂和甘油三酯形成胶束，从而使维生素 E 到达肠腔。这些胶束随后被肠道细胞吸收。当维生素 E 到达乳管时，它与胆固醇、磷脂和甘油三酯形成乳糜微粒。合成的乳糜微粒形式的维生素 E 可通过淋巴系统循环，经胸导管进入血液循环，也可到达肝脏后，被极低密度脂蛋白（VLDL）吸收并释放到血液中。当 α- 生育酚转移蛋白（α-TTP）从肝脏转移到血液时，α- 生育酚会优先释放到血液中。未与 α-TTP 结合的维生素 E 异构体通过 Ⅰ 期代谢（分解代谢和侧链缩短）和 Ⅱ 期代谢（硫酸化和葡萄糖醛酸化）进行代谢。这些代谢物随后通过粪便和尿液从体内排出。组织中的维生素 E 为游离式，其在肾上腺、脑下垂体、睾丸及血小板中浓度最大。多烯脂肪酸量多的器官维生素 E 含量也较多，脂肪组织、肝脏及肌肉为维生素 E 最大的储存场所，在细胞内的分布，在肝脏中以线粒体内膜最多，肌肉中以肌浆网状膜为最多，在红细胞中多分布膜上，并为 α 型。由于摄取不同类型的维生素 E，血浆中维生素 E 反映的摄取情况也不同。吃母乳的婴儿血浆中有 α、γ 两种类型，人工喂养者有 α、γ、δ 三种类型。若不吃或少吃富含维生素 E 的食物，血浆及肝中的维生素 E 最先减少，其次是骨骼肌和心肌，脂肪组织中的消耗最慢。

1. 生理作用　维生素 E 缺乏的症状：动物实验表明，当维生素 E 缺乏时雄鼠睾丸不能生成精子，雌鼠卵子不能植入子宫内，胎儿易被吸收；肌肉易发生病变，从而产生肌酸尿、肌肉麻痹，食草动物甚至会出现心肌麻痹而导致死亡；红细胞存活时间短，长期缺乏维生素 E 的猴子有贫血现象。当新生儿维生素 E 水平低时，红细胞溶血试验提示敏感。

维生素 E 缺乏大鼠的心脏、肌肉及睾丸不但有组织的病理病变，而且酶也有改变，三种组织中的磷酸肌酸激酶，肌肉及心脏中乳酸脱氢酶、谷草转氨酶及肌肉中丙酮酸激酶、谷丙转氨酶都有不同程度的降低，而血浆中上述酶及酸性磷酸酶增加，可能是这些酶从受损害的组织流入到血浆中所致。

2. 生化功能

（1）抗氧化作用：维生素 E 异构体的抗氧化作用取决于色胺环上甲基的数量，通过甲基提供氢来清除脂质过氧自由基。例如，α- 生育酚有 3 个甲基，而 δ- 生育酚只有 1 个甲基。一般认为，在维生素 E 异构体中，抗氧化活性的强弱顺序为 α ＞ β ＞ γ ＞ δ，生育酚比生育三烯醇强。维生素 E 主要存在于细胞膜上，可参与了细胞膜脂质的过氧化反应，是细胞膜（或细胞器膜）上的主要抗氧化剂。维生素 E 同系物即使在每 2000 个磷脂分子中有 1 个分子的浓度下，也能发挥最大的作用。与 α- 生育酚中完全取代的色酚环相比，γ- 生育酚有一个未取代的 5 位，因此能够捕获亲电物质，如活性氮，这些亲电物质在炎症发生时生成增加。与 α- 生育酚单独作用相比，生育酚混合物对人红细胞脂质过氧化的抑制作用更强。

（2）对脂类代谢的影响：生育三烯醇通过转录后抑制 HMG-CoA 还原酶从而抑制胆固醇产生。γ- 生育三烯醇可能是维生素 E 异构体中最有效的胆固醇抑制剂，它可以降低血清总胆固醇、LDL、载脂蛋白 B、血栓素、血小板因子 4 和葡萄糖的水平。

关于动脉壁脂类与维生素 E 关系近年来也有研究。众所周知，血液中氧化低密度脂蛋白（LDL）的存在与动脉粥样硬化和血栓形成有关。维生素 E 可防止低密度脂蛋白囊泡中的脂质过氧化，增强其对 ROS 氧化的抵抗能力。在 TNF 刺激的内皮细胞中，α- 生育三烯醇通过降低 VCAM-1 和 ICAM-1 的表达来降低单核细胞黏附，从而延缓动脉粥样硬化。在一项慢性乙醇摄入导致动物动脉粥样硬化的研究中，也观察到在用 α- 生育酚处理的动物内皮壁变化显著改善。由此可见，维生素 E 可抑制动脉粥样硬化的形成。

（3）对衰老的影响：血及组织中脂类过氧化物水平随年龄增长而增加，维生素 E 缺乏动物也有类似的现象，脑、心肌、肌纤维中褐脂质（lipofusin）比同年龄补充维生素 E 者要多。有些学者从维生素 E 对氮代谢影响角度阐述维生素 E 对衰老的作用。大鼠喂以不同水平的维生素 E 83 周，高维生素 E 体重增加到 70 周，睾丸也比对照组大，并推迟退化时间。N 贮留 9 周时最多，22 周起逐渐减少，66 周时 N 损失量大于摄取量。但高维生素 E 者 N 排出量比低者要少。血浆总蛋白从 9 周到 44 周逐渐增加。高维生素 E 者比低者多 9% ～ 16%，以后血浆总蛋白逐渐减低。实验末，高维生素 E 者为低者的 121%。维生素 E 可能减缓动物成熟后蛋白质分解代谢的速度。有些老年病学者认为衰老的过程是自由基对脂类、DNA 及蛋白质损害的积累，所以主张给予大剂量维生素 E 以减缓衰老过程。

（4）对前列腺素类化合物（prostaglandin，PG）的影响：维生素 E 的功能如抗血小板聚集及肌肉退化可能都与 PG 有关。关于这方面的工作尚在进行中，结论还未阐明。维生素 E 缺乏时，动物血小板合成 PG 增多，肌肉及睾丸等组织中合成减少。每日剂量 400 ～ 1200U，维生素 E 也可减少人的胶原蛋白所诱导的血小板聚集。维生素 E 与其醌有同样效用。维生素 E 可能对血栓患者有好处，临床给予大剂量维生素 E 使血小板维生素 E

值为正常值的 3 倍并减轻血小板聚集作用。PG 是由 C20：4 酸借脂类氧化酶作用形成羟基 C20：4 酸，再通过环氧化酶作用而合成。维生素 E 能抑制环氧化酶作用，因此，维生素 E 缺乏动物产生较多的 PG（如凝血噁烷等）使血小板聚集作用增强，但也有学者认为维生素 E 抑制脂类氧化酶作用，使 C20：4 酸变成羧基，20：4 酸减少。

（5）肌肉也是对维生素 E 营养状况敏感的组织。尼曼 - 皮克病是一种以游离胆固醇在中枢神经系统溶酶体中积累为特征的致命神经退行性疾病。在 nieman-pick C 小鼠中，α- 生育酚可能通过减少小脑的星形胶质细胞增生、硝基酪氨酸和磷酸化 p73 来延缓体重减轻、改善协调能力和运动功能并增加生存期。这些观察结果强调了 α- 生育酚在维持中枢神经系统功能中的重要作用。

（6）对眼睛的影响：正常情况下，人类视网膜血管完全发育于宫内环境。他们对 O_2 张力的变化特别敏感。因此，在早产儿中，即使没有接受高浓度吸氧或长时间吸氧治疗，这些血管也暴露在较高的紧张中。早产儿或多或少地缺乏维生素 E，维生素 E 是生物膜的天然抗氧化剂。使用维生素 E 治疗可降低瘢痕性视网膜后纤维增生及相关后遗症的总体发病率，并降低急性期疾病的严重程度和持续时间。尤其对出生体重 < 1500g 的早产儿影响最大。

（7）对环境污染的抗击作用：许多环境毒素可产生自由基，维生素 E 可减少其毒性。城市空气中 NO_2 及 O_3 易使肺损伤。大鼠 NO_2 暴露后，缺维生素 E 组除肺维生素 E 量下降外，其他指标如蛋白质、脂类及抗击自由基酶系统活力均增加。补充维生素 E 者肺维生素 E 上升，其他指标无改变。缺维生素 E 组无多余维生素可输送至肺。必须动用其他抗击自由基酶系统。

影响需要量的因素如下。

（1）维生素 C 与维生素 E 的关系：维生素 C 与维生素 E 都有抗氧化作用，但维生素 E 为脂溶性，对防止生物膜的脂类过氧化更有效。两者有协同作用。缺维生素 E 者若补充维生素 C 可使血浆维生素 E 水平升高，但不能减少脂类氧化及红细胞溶血作用及 GSH 水平。维生素 C 慢性缺乏豚鼠组织中维生素 E 水平降低 50%，上述结果说明维生素 C 可节约维生素 E。但大剂量维生素 C 作用与之相反，可以降低维生素 E 抗氧化能力。喂以 0.41U 维生素 E 的豚鼠每日补充 2mg 或 10mg 维生素 C，高维生素 C 促红细胞溶血及肝脂类过氧化作用加强，血浆维生素 E 及红细胞 GSH 减少。喂 0.8U 红细胞溶血及脂肪过氧化作用不受影响，说明大剂量维生素 C 能降低体内抗氧化的能力，相应地提高维生素 E 需要量。

（2）膳食中多不饱和脂肪酸的含量：膳食中维生素 E 与 PUFA 比值应为 0.4 ～ 0.5。硒及蛋氨酸可以节约维生素 E。

（3）早产儿：人乳的维生素 E 含量为 2 ～ 5U/kg。新生儿经母乳喂养 2 ～ 3 周后，达到成人水平。早产儿出生时维生素 E 水平低，由于通过胎盘达到胎儿的维生素 E 量有限，早产儿消化系统不健全，维生素 E 不易吸收，因而易因缺乏维生素 E 而致贫血。这种贫血使用铁剂反而加重，必须补充维生素 E 铁才有效。早产儿从第 10 天应开始补给维生素 E，可给予乳剂以利于吸收或注射。

α- 生育酚在肠道的吸收是一种被动机制，维生素 E 酯化形式的水解可促进其吸收。足月儿及早产儿似乎对两种形式的维生素 E 均能很好地吸收。然而，患有慢性脂肪吸收不良或胆道疾病的婴儿会出现维生素 E 吸收不良。吸收后，维生素 E 从淋巴管吸收进入静脉循环，并由低密度脂蛋白携带运送到机体各个组织。维生素 E 在组织中的浓度与该组织的脂肪含量密切相关。脂肪组织、肝脏和肌肉组织中维生素 E 的储存量最大。

三、维生素 E 的调节

维生素 E 的功能主要是作为生物抗氧化剂，抑制细胞膜脂质层中的多不饱和脂肪酸（PUFA）的过氧化。由于含有高浓度 PUFA 的饮食会导致相应细胞膜 PUFA 含量的改变，从而导致脂肪酸的过氧化的易感性更高，对饮食中维生素 E 的需要量随即增加。铁有可能参与催化细胞膜过氧化反应，这就是为什么当饮食中铁含量增加时，维生素 E 的需要量也会相应地增加。在 20 世纪 60 年代，奶粉喂养的早产儿经常出现溶血性贫血，并发现其体内的 PUFA 含量很高，而维生素 E 的含量却很低。鉴于这些发现，人们对早产儿奶粉配方做了相应的改良，这些症状也迅速消失。

有很多文献报道了药理剂量生育酚的作用。然而，在早产儿中维生素 E 药理剂量的应用，目前还只能停留在实验室水平，还需积累更多的资料。由于静脉大剂量消旋 -α- 乙酸生育酚（商品名是 E-Ferol）的应用，造成了一过性的肺损害、凝血病变和肝肾衰竭，故加速了 E-Ferol 从市场上的消失。研究还发现，早产儿应用药理剂量（平均血清水平为 5.1mg/dl）的维生素 E 后，还会增加败血症和坏死性小肠结肠炎发生的概率。

四、维生素 E 的需要量

初乳中含有高浓度的维生素 E，母乳喂养足月儿血中生育酚的浓度，在其断奶前一直在正常成人范围。因此，RDA 推荐新生儿维生素 E 的摄入量为 3mg 右旋 -α- 生育酚（约相当于 4.5U）。AAP-CON 推荐为足月儿设计的奶粉中应含有维生素 E 的最低量为 0.5mg 生育酚当量（约相当于 0.75U/100kcal），维生素 E：PUFA 比率为 0.5mg 生育酚 /g 亚油酸。

早产儿对维生素 E 的需要量可能较高，因为他们对脂肪的吸收不佳，并且体内储存不足。母乳喂养的早产儿，特别是那些喂以自己母亲母乳的早产儿，其血清中维生素 E 的水平比较充足。因而，对于这些婴儿到底需要添加多少维生素 E，目前还没有定论。早产儿专用配方奶粉中应该提供的维生素 E 最低量为 0.7U/100kcal（相当于 0.5mg 生育酚当量），并且其维生素 E：PUFA 比率至少应为 1U 维生素 E/g 亚油酸。此外，专家建议，早产儿最好接受维生素 E 添加剂，剂量为 5～25U/d。对于其他婴儿，则没有必要常规添加上述剂量。接受 TPN 治疗的足月儿和体重＞ 30kg 儿童的研究资料表明，每天从静脉接受 7mg α- 生育酚，即可达到适合的血维生素 E 水平。因而，推荐足月儿和儿童摄入上述剂量。有关早产儿的资料非常有限。对于出生体重＞ 1～1.5kg 的婴儿，建议摄入 4.6mg/d。若出生体重＜ 1kg，则建议摄入 3.5mg/d 更合适。

（曲双双　刘　明）

第二节　新生儿维生素 E 缺乏症

一、病因

1.*体内储存少*　早产儿出生时体内维生素 E 水平低，因为新生儿体内维生素 E 基本上是妊娠晚期从母体获得，故早产儿体内维生素 E 的储存低于正常新生儿；同时早产儿对脂肪及脂溶性维生素吸收较差，因而存在维生素 E 缺乏。

2.*摄入减少*　母乳中维生素 E 的含量与多不饱和脂肪酸量的比例适宜，其比例系数在 0.5 左右。配方奶中如多不饱和脂肪酸含量过高，比例系数失调，临床上易出现维生素 E 缺乏症状。

3.*吸收障碍*　在胆汁流出障碍或肠内脂蛋白合成缺陷时，可发生严重的维生素 E 吸收不良，如胆道闭锁、胆汁淤积性肝病、短肠综合征、囊性纤维性变（多发生于白种人）、β-脂蛋白血症、慢性腹泻等。

4.*需求、利用增加*　①新生儿在出生时由于暴露于高氧环境，存在高氧化应激，可降低新生儿维生素 E 水平；②早产儿铁剂摄入量过大，则相应地对维生素 E 的需要量加大，以保护细胞膜的类脂质免于氧化。如过早使用铁剂治疗贫血，则破坏胃肠道中的维生素 E，阻止其吸收，加重其缺乏。患地中海贫血、镰状细胞贫血及葡萄糖 -6- 磷酸脱氢酶缺乏症等疾病时，由于红细胞破裂或缺乏其他抗氧化途径，可能引起维生素 E 利用过度，导致维生素 E 缺乏。

二、代谢及病理生理

维生素 E 只能在植物中合成，因此植物性食物是其重要来源，其中谷物类、大豆及植物油中维生素 E 的含量最为丰富，其人体吸收率在 40% 左右。维生素 E 属于脂溶性，食物中的维生素 E 在小肠中胆酸、胰液和脂肪的共同作用，以混合微粒形式被吸收利用。首先以乳糜微粒为载体被转运到肝脏，然后再被组装到极低密度脂蛋白（VLDL）中，与 α-生育酚转运蛋白结合，分泌到血液循环，到周围组织器官发挥功能。在血液循环中，维生素 E 在脂蛋白和红细胞之间进行快速交换，红细胞中维生素 E 每天有 1/4 被交换，提示红细胞中的含量与血浆中的含量高度相关。因此，血浆维生素 E 水平下降时，会导致红细胞中含量降低而发生膜破裂和溶血。

在人体内维生素 E 主要储存在脂肪组织、肝脏和肌肉中；在各种组织器官中，以肾上腺、脑垂体、睾丸、血小板及红细胞中浓度最高。在膳食缺乏时肝脏及血浆和红细胞中的含量则迅速下降，而脂肪组织中的含量则保持相对稳定；其他组织如脑神经、心脏和肌肉中维生素 E 含量也下降缓慢。维生素 E 主要被氧化成生育醌、葡萄糖醛酸从胆汁排出，或进一步在肾脏被降解为生育酸经尿液排出；另外，皮肤和肠道粪便也是其排泄的途径。

三、临床表现

维生素 E 的主要功能是通过与自由基等作用，氧化自身而发挥抗氧化作用，清除体内自由基并阻断其引发的链反应，防止生物膜（细胞膜、细胞器膜等）和脂蛋白中多不饱和脂肪酸、细胞骨架及其他蛋白中的巯基免受自由基和氧化剂的攻击。维生素 E 发生氧化还原和发挥抗氧化的过程中，需要维生素 C、β- 胡萝卜素和硒的参与，因而相互之间有协同作用。当维生素 E 缺乏时，生物膜上的多不饱和脂肪酸容易发生过氧化反应，特别是微粒体和线粒体的膜。如毛细血管内皮细胞受损，可使毛细血管通透性增加，产生水肿、出血，如早产儿的颅内出血。

1. 神经系统改变　常见于无 β 脂蛋白血症（Bassen-Kornzweig 综合征）、慢性胆汁淤积性肝胆管病或囊性纤维化的儿童。特征是脊髓小脑共济失调伴深部腱反射消失，躯干和四肢共济失调，振动和位置感觉消失，眼肌麻痹，肌肉衰弱，上睑下垂，视野障碍，眼球移动障碍（眼肌麻痹），构音障碍等。有研究显示，患慢性胆汁淤积性肝胆管病或囊性纤维化的儿童在 1～3 岁，约 50% 的维生素 E 缺乏儿童出现神经异常；3 岁以后，所有维生素 E 缺乏的儿童都出现神经异常。反射是 1～4 岁出现的第一个异常；躯干和肢体共济失调，周围神经病变和眼肌麻痹发生在 3～6 岁。

2. 贫血　多发生在出生体重 1500g 以下的早产儿及婴幼儿，通常在出生后 4～6 周发生，表现为溶血性贫血，网织红细胞增多；给予维生素 E 后溶血即可停止。也有对常用喂养方法的分析表明，饮食中 α- 生育酚与多不饱和脂肪酸的比例一般足以预防维生素 E 缺乏症，无须补充。据说体外大剂量的维生素 E 可以保护暴露在富氧环境和机械通气中的早产儿免受肺纤维增生和支气管肺发育不良并发症的影响。

3. 水肿　多见于小婴儿，全身水肿以下肢为主、早产儿易发生新生儿硬肿症，使用 3d 维生素 E 后大多可缓解。

近来研究发现，维生素 E 还可以激活或抑制诸多酶的活性，比如激活 PP2A、甘油二酯激酶和 HMG-CoA 还原酶，抑制蛋白激酶 C（PKC）、NAD-PH 氧化酶、磷脂酶 A2、5-脂质氧化酶（5～10）、腺苷酸环化酶 2（COX-2）等；同时对多种代谢过程中基因的表达具有调控作用。

（曲双双　黄万杰）

第三节　新生儿维生素 E 缺乏症诊治策略

维生素 E 缺乏症（vitamin E deficiency）多见于早产或长期脂肪吸收障碍（如发生胆道闭锁和胰腺纤维囊性变等）的新生儿。维生素 E 缺乏时红细胞膜易于受损而发生溶血性贫血。

新生儿体内维生素 E 的含量与胎龄和出生体重呈正相关，胎龄越小或体重越轻，维生素 E 含量越低。有人测量出生体重 1000g 的早产儿，维生素 E 的储存量仅为出生体重 3500g 足月儿的 1/7。又因维生素 E 为脂溶性，在母血中不易通过胎盘屏障，故即使是足月出生的新生儿其体内维生素 E 的含量也只有母亲的 1/3。

不仅如此，新生儿维生素 E 缺乏症与喂养方法和肠道吸收功能也有关：①早产儿胆盐合成少，胰酶活力不足，因而会影响肠道对维生素 E 的吸收，故发病率较高。胰腺囊性纤维化和肝内胆汁淤积症患者血中维生素 E 明显降低，亦证实肠道吸收功能与该病的关系。

②维生素 E 在母乳中的含量较牛乳高 5/6，特别是初乳中维生素 E 的含量是成熟乳的 3 倍，而牛乳中硒元素含量较母乳低，体内硒缺乏时，对维生素 E 的需要量增加。③出生后 2 个月内人工喂养的早产儿，应用铁剂治疗缺铁性贫血时易导致维生素 E 缺乏。④人工喂养儿的饮食中含大量不饱和脂肪酸时，可增加维生素 E 的需要量。

一、病因及发病机制

维生素 E 具有保护生物膜的作用，其缺乏多与下列因素有关。

1. 早产儿　新生儿出生时维生素 E 即处于相对不足的状态，血清维生素 E 在足月儿为 $2.32 \sim 8.12 \mu mol/L$，早产儿为 $1.16 \sim 8.12 \mu mol/L$，而正常成人则为 $11.6 \sim 46.4 \mu mol/L$。胎龄越小，出生体重越低，血清维生素 E 越低。足月儿出生后经肠道吸收维生素 E，约在 2 周达成人水平。早产儿胃肠道消化吸收功能尚不成熟，加之出生时维生素 E 水平较低，如不补充维生素 E，其水平会逐渐下降；出生后 2 ~ 3 个月，消化功能接近足月儿时，血清维生素 E 才回升。所以维生素 E 缺乏几乎都见于早产儿。

2. 人工喂养　牛乳中含维生素 E 0.4mg/L，低于人乳（2mg/L），而且煮沸时易受损失。人乳中多价不饱和脂肪酸（PUFA）含量较低，维生素 E/PUFA 比值较高（> 0.6），更适合于新生儿。红细胞膜磷脂中含有较多的 PUFA，其脂类构成受食物中脂类构成的影响，食物中 PUFA 增高，红细胞膜的 PUFA 含量也增高。如果细胞内产生的 H_2O_2 不能被过氧化物酶催化分解，可使 PUFA 的不饱和键过氧化产生自由基和过氧化脂质，导致红细胞膜损伤而发生溶血，因此维生素 E 的需要量随食物中 PUFA 的增加而增多（维生素 E 1U/g 亚油酸）。近年来，配方奶中维生素 E/PUFA 比值提高，特别是早产儿专用配方奶的比值高于足月儿专用配方奶，以满足早产儿对维生素 E 的需求。

3. 其他　铁可催化 PUFA 的过氧化反应，故补充铁剂的早产儿维生素 E 需要量增加。维生素 E 在小肠上部吸收最强，胰脂酶和胆汁对其消化和吸收起重要作用，故有消化系统及肝胆疾病的患儿，若不及时补充维生素 E，易发生维生素 E 缺乏。

二、临床表现

该病多见于人工喂养儿，尤其是低出生体重的早产儿，出生后 2 ~ 3 周即可发病，但最常发病于出生后 4 ~ 8 周。有胰腺囊性纤维变性、胆道疾患或对脂肪吸收障碍者更易患本病。

临床特点：①贫血、黄疸，呈轻、中度溶血性贫血，部分患儿有病理性黄疸；②水肿，常表现在大腿近端内侧、耻骨上、外阴部、眼睑、面颊等处，多数为局限性，少数为全身性；③伴随症状，如烦躁、睡眠不安、流清涕，皮肤散在红色斑丘疹。

三、实验室检查

主要为外周血红蛋白降低，网织红细胞和血小板轻度升高，红细胞形态大小不等，中心浅染，可见棘形红细胞和（或）碎片。过氧化氢试验示溶血率增高。血维生素 E 含量 < $11.6 \mu mol/L$。有学者发现较多小儿血维生素 E 在 $7.2 \sim 11.6 \mu mol/L$ 时，过氧化氢试验溶血率不高，故建议将此标准改为 < $7.2 \mu mol/L$。

四、诊断

早产儿出生后 2 个月内发生贫血者应考虑本病，尤其是过早补充铁剂和喂含 PUFA 较高乳方的人工喂养儿。血常规呈轻度溶血性贫血所见。血红蛋白及血细胞比容降低，网织红细胞轻度增高，血小板常增加。末梢血涂片可见棘状红细胞和红细胞碎片等。血清维生素 E < 11.6μmol/L。给予维生素 E 治疗后溶血性贫血症状及血液化验结果迅速好转，常在 2 ～ 3 周恢复正常。

五、治疗要点

1. 补充维生素 E　采用维生素 E 25mg/d 肌内注射，约 2 周症状缓解后改为肌内注射 25mg/ 次，口服 25 ～ 50mg/ 次，每 2d 1 次，逐渐减至每周 2 次，对早产儿一般用至出生后 3 个月。对胆道疾病、胰腺囊性纤维变性或肠道脂肪吸收不良患儿应适当增加维生素 E 用量。

2. 补充维生素 C　一般 0.1g/ 次，每日 3 次。因维生素 C 是一种还原剂，体内含量增加时，可减少维生素 E 的需要。

治疗中应注意：维生素 E 缺乏所致贫血不要补充铁剂。因多数早产儿铁贮量可满足 10 ～ 14 周的造血需要；又因铁可催化红细胞膜的 PUFA 自身氧化而形成自由基，而维生素 E 能阻断此反应，从而增加维生素 E 的消耗，加重溶血性贫血。贫血不易纠正者，可输新鲜全血。

六、预防

鼓励母乳喂养或应用类似母乳的乳方（低 PUFA）喂养，以降低红细胞膜 PUFA 的含量。由于初乳和早产儿母乳中 α- 生育酚的含量较成熟乳高 2 ～ 3 倍，且易于吸收，故对于母乳喂养的健康早产儿是否需要常规补充维生素 E 尚有争论。有学者建议早产儿出生后应及时补充维生素 E，也有学者认为母乳喂养的早产儿无须常规补充维生素 E。

（曲双双　黄万杰）

第四节　新生儿维生素 E 中毒

维生素 E 虽然毒性小，但若长期大剂量使用会对人体存在一定危害。维生素 E 可缩短新生儿全血凝固时间，即具有一定的抗凝活性，因而长时间大量服用会增加出血倾向。如果体内维生素 E 水平过高可能会影响其他脂溶性维生素，如维生素 A、维生素 D 等的摄入。如果早产儿或新生儿体内维生素 A 或维生素 D 不足，可能引起维生素 D 缺乏性佝偻病、夜盲症等相关疾病。

维生素 E 一般可见天然和合成两种，其生理功能相近，主要包括调节性腺功能，促进能量代谢；改善微循环，增加组织供氧，防止动脉粥样硬化；抗氧化及保护肝功能。

它在常规剂量使用时很少有不良反应，长期大剂量应用则有潜在毒性，可出现唇炎、恶心、呕吐、眩晕、视物模糊、胃肠功能及性腺功能紊乱等症状。如果长期每天服用

200 ～ 600mg 的维生素 E，还会诱发血栓性静脉炎、肺栓塞、下肢水肿、免疫力下降、血清胆固醇一过性升高等问题。

尽管维生素 E 对人体有多方面益处，但也要根据病情需要适量服用，并且每天的摄入量最高也不超过 200mg。

（曲双双　黄万杰）

第 11 章

新生儿钠代谢紊乱

第一节 新生儿钠代谢调节

机体体液的组成和分布随妊娠时间不同而发生变化。妊娠 23 周左右，体液占人体体重的 90%，其中 2/3 的体液分布在细胞外液（extracellular fluid，ECF），1/3 分布在细胞内液（intracellular fluid，ICF）。妊娠达足月后，体液占总体重的比率则下降至 75% 左右，体液在细胞外液和细胞内液之间的分布比例大致相同。而在成人，体液约占人体体重的 60%，其中 1/3 是细胞外液，2/3 是细胞内液。人体中的钠主要存在于细胞外液，是细胞外液中的主要渗透活性阳离子，细胞内液含量很少。足月新生儿每日钠需要量 2 ~ 3mmol/kg，早产新生儿每日钠需要量 3 ~ 5mmol/kg，体内钠含量与胎龄和日龄成反比，总体钠含量变化和细胞外液容量改变平行。

钠和水的排出主要依靠肾脏。在成人，经肾小球滤过的 Na^+ 有 60% ~ 80% 在近端小管和亨利袢的升支粗段以等渗方式被重新吸收，未被吸收的 Na^+ 进入远曲小管和集合管。远曲小管和集合管对水钠的重吸收受肾素 - 血管紧张素 - 醛固酮系统（renin-angiotensin-aldosterone system，RAAS）的调节，以维持正常的管球平衡状态。

肾素 - 血管紧张素 - 醛固酮系统是肾脏钠排泄的主要调节体系。当机体水容量不足时，肾小球滤过率（glomeruar filtration rate，GFR）降低，进入远端肾单位的钠含量下降，引起近球小体入球小动脉细胞肾素释放，当肾素进入血液后与肝脏产生的 α_2 球蛋白作用，使之形成血管紧张素 I，血管紧张素 I 进一步经血管紧张素转化酶（ACE）裂解形成具有活性的血管紧张素 II，血管紧张素 II 通过降低钠滤过负荷，增加钠的重吸收。同时，血管紧张素 II 可兴奋肾上腺皮质细胞，分泌盐皮质激素醛固酮，醛固酮进入远曲小管和集合管上皮细胞后，经过一系列的相互作用，最终导致钠和水的重吸收增加，钾的排出量增加。

新生儿对水钠平衡的调节能力较成人明显不足，原因是新生儿，尤其是早产儿肾脏功能发育不完善，且胎龄越小，越不完善。

1. 新生儿 GFR 明显低于成人。研究表明，在胎龄 27 ~ 31 周，无明显肾脏疾病的早产儿中，通过肌酐清除率测量的 GFR 在出生后第 1 周可能低于 10ml/（min·1.73m²），到出生后 4 周，GFR 仅增加到大于 15.5ml/（min·1.73m²）。早产儿出生后在纠正胎龄达 40 周时 GFR 才达到足月儿水平，足月儿在 1 ~ 2 岁时可达成人水平。肾小球滤过率越低，肾脏维持容量和电解质稳态的能力越弱，无法耐受过多的水和电解质负荷。

2. 新生儿在出生 1 周后，尿液稀释能力虽接近成人水平（30 ～ 50mOsm/L），但由于 GFR 低，足月新生儿和早产新生儿对钠负荷的排泄能力有限，摄入水量过多时易发生水肿和低钠血症。

3. 足月儿和早产儿的肾浓缩功能都很差，因为肾小管上皮细胞对抗利尿激素（antidiuretic hormone，ADH）反应低下，髓袢短和肾髓质高渗区的浓度梯度较低。即使在失水情况下，只能使尿浓缩到 600 ～ 700mOsm/L（成人为 1400mOsm/L），因此排泄同等剂量的溶质所需的水量较成人多，而且新生儿不显性失水量相对较大，在摄入水分不足或失水增加时，易于超过肾脏浓缩功能的限度，发生代谢产物潴留和高渗性脱水。

4. 足月儿为正钠平衡以供生长所需，因为血浆醛固酮较高，远端肾小管再吸收钠较多。但当钠负荷增加时，肾排钠能力低，易于潴钠。钠负荷增加可导致肾素 - 血管紧张素 - 醛固酮系统活性显著下降，早产儿肾上腺皮质对血浆肾素及远端肾小管对醛固酮的反应均低，出现球管失衡。

Na^+-K^+-ATP 酶（Na^+-K^+-ATPase）是所有真核细胞中负责 Na^+ 主动转运的酶。该酶是存在于细胞膜中的一种特殊蛋白质，通过分解 ATP 获得能量，并对 Na^+、K^+ 进行主动转运，即能逆浓度梯度把 Na^+ 从细胞内液转运到细胞外液，将 K^+ 从细胞外液转运入细胞内液，通过主动转运机制控制细胞膜内外的 K^+、Na^+ 的浓度差，维持细胞内外液的渗透压。

新生儿，尤其早产儿 Na^+-K^+-ATP 酶主动转运钠的能力低，保钠能力差，基础排钠量较多，易于失钠，若每日钠摄入量少于 2mmol/kg 时可发生低钠血症，当钠摄入量为 3mmol/kg 时，血清钠方可达到足月儿和成人水平。早产儿将血流从保钠的近髓肾单位转向失钠的皮质肾单位的能力很低，又易于潴钠，因此容易发生高钠血症或细胞外液扩张。

由于上述生理特点，新生儿又无主动调整摄入水、盐量的能力，所以新生儿特别是早产儿水、电解质平衡紊乱较为多见。随着出生后日龄的增长，新生儿肾保钠作用的加强是由于远端小管对醛固酮的反应增强，以及 Na^+-K^+-ATP 酶和转运蛋白数量增加所致。在发育过程中，排出钠负荷的能力也逐渐成熟。肾脏 Na^+-K^+-ATP 酶活性的增加或减退是促尿钠排泄反应的短效调节的最终共同途径。引起尿钠排泄的下调因子包括心房利尿钠肽（atrial natriuretic peptide，ANP）、多巴胺和利尿剂。而上调因子如去甲肾上腺素则可以导致钠潴留。肽类调节因子与细胞膜受体结合，并通过一系列细胞内信使而发挥其效应。这些细胞内信号系统的发育成熟对钠平衡起到了精准的调节作用。

（魏　兵　李　沫）

第二节　新生儿低钠血症

新生儿低钠血症是指血清钠 < 130mmol/L，是由各种原因引起的体内钠缺乏和（或）水潴留导致的临床综合征。低钠血症是新生儿最常见的体液和电解质平衡紊乱，在危重新生儿患者中，其发病率为 25% ～ 65%。既往认为，新生儿低钠血症多为良性疾病，近年来，越来越多的临床研究表明，钠在中枢神经系统的发育中起到必不可少的作用，慢性低

钠血症可引起早产儿出现发育不良和发育迟缓。另外，血清钠浓度的大幅波动，是导致脑出血、脑瘫、感音神经性听力损失、行为和记忆障碍甚至死亡的风险因素。在血清钠浓度 < 120mmol/L 的住院患儿中，有 50% 患有低钠血症性脑病。随着血清钠浓度的下降，患儿死亡率呈指数增长，当血清钠浓度降至 115mmol/L 以下时，死亡率可高达 50%。

一、病理生理

机体总水量和总盐量是影响血清钠水平的两个最重要因素。正常人钠水的摄入量和排出量处于动态平衡状态，故体液量维持恒定。当机体出现游离水相对过剩，合并肾功能损伤出现排泄障碍时，就导致低钠血症的发生。

二、病因与分类

钠离子是形成血浆渗透压的重要组成部分，按照渗透压的不同，低钠血症可分为低渗性低钠血症和非低渗性低钠血症。

1. 低渗性低钠血症（< 280mOsm/L）　此类型在新生儿期最常发生。低渗性低钠血症指血清渗透压值 < 280mOsm/kg。根据患者的细胞外液容量状况可分为 3 种类型：低血容量性、正血容量性和高血容量性。

（1）低血容量性低钠血症：该类型的特点是机体失 Na^+ 多于失水的同时伴有细胞外液量的减少。最常见的是因呕吐、腹泻或引流造成的自胃肠道的丢失；烧伤或出汗造成的皮肤损失；慢性肾小球肾炎、肾小管坏死恢复期、肾病综合征利尿期也可自肾丢失大量钠；较少见的盐皮质激素缺乏、肺囊性纤维性变也可造成低渗脱水。另外，中枢神经系统感染也可发生低血容量性低钠血症。

（2）正常血容量性低钠血症：其特征是全身水分增加，但钠浓度正常或接近正常。正常血容量性低钠血症通常与精氨酸加压素（arginine vasopressin，AVP）分泌过多或不当有关，精氨酸加压素是一种调节肾脏水分排泄的激素。如果发现患者血清精氨酸加压素水平高，尿液渗透压高，应考虑抗利尿激素分泌失调综合征（syndrome of inappropriate antidiuretic hormone secretion，SIADH）。该病可导致体内出现相对的排尿不足、水钠潴留，出现稀释性低钠血症的临床表现。

（3）高血容量性低钠血症：该类型主要见于水摄入过多，如短期迅速口服或静脉注入大量葡萄糖，或溺水，或水分排出减少，如肾炎、肾病综合征、肾小管坏死等可造成水潴留。另有一种少见的情况即抗利尿激素分泌过多可造成细胞外水过多，其原因可能是中枢神经系统疾病如炎症、出血、栓塞等及肺疾患、某些肿瘤或特殊药物如血管加压药等。

2. 高渗性低钠血症（> 295mOsm/L）　该类型是指机体水钠同时丢失，但失水多于失钠。可见于中枢性口渴感觉功能失调等原因引起的摄入水分不足或丢失水分过多引起的脱水。另外，甘露醇、高浓度葡萄糖的过量输注，细胞外液呈高渗状态，导致水从细胞内液转移至细胞外液。

3. 假性低钠血症（280 ～ 295mOsm/L）　往往是由于机体体液容量及总钠量均正常，而血浆中脂质或蛋白质浓度明显升高所致。临床常用的钠浓度检测方法建立在血浆含有

93%的水溶液和7%的可溶性大分子这种假设基础之上，当血浆中脂质或蛋白质浓度升高时，相应水溶液减少，测量结果将低于实际。假性低钠血症可见于高蛋白血症、严重高脂血症、严重高胆固醇血症等。

按照低钠血症发生的速度不同，可将低钠血症分为急性发作性低钠血症（48h 内发生）和慢性低钠血症（超过 48h 后发生）。

按照出现时间的不同可分为早期低钠血症（出生后第 1 周内）和晚期低钠血症（出生第 1 周以后）。早期发生的低钠血症通常是由于水分过剩所致，而晚期低钠血症的原因通常是负钠平衡。

三、临床表现

低钠血症的临床表现取决于血清钠降低的浓度及血清钠降低的速度。一般血清钠 < 125mmol/L 即可出现相关症状，主要是低渗性脱水的症状。患者少有口渴症状，但细胞外液减少后，患儿可有皮肤弹性减低、眼窝及前囟凹陷、心率增快、四肢凉、血压降低等情况发生，严重者可出现休克。如血钠 < 120mmol/L 则可发生脑细胞水肿，出现神经系统症状。低钠血症发生的速度显著影响神经系统表现的严重程度。急性低钠血症患儿早期可出现进食困难、恶心、呕吐、易怒、虚弱、嗜睡、抽搐和昏迷等表现，晚期则表现为呼吸暂停、昏迷、脑干突出、非心源性肺水肿、心律失常、癫痫发作、体温过低。慢性低钠血症患儿则常无症状或症状轻微。

四、实验室检查

当患儿血清钠 < 130mmol/L 时，应进行尿钠的检查，以进一步评估肾脏对低钠血症的调节能力。早产儿尿钠的排泄量随着胎龄和日龄的不同而表现出明显差异。对于尿钠的正常值，目前尚无统一的标准。有研究显示，胎龄 26 ～ 34 周的早产儿尿钠排泄量在出生后 12 ～ 24h 约为 1mmol/（kg·d），出生后第 2 ～ 3 天增加到 5 ～ 7mmol/（kg·d），在出生后第 4 天则为 3.5 ～ 5mmol/（kg·d）。

在低钠血症初期，尿钠的改变往往不明显。由于尿液钠浓度的高低受游离水量的影响，单个随机测量值存在准确性差的可能，因此最好计算分段钠，因为它是一种与尿液稀释度或浓度无关的钠含量测量方法。在肾前性急性肾衰竭的情况下，肾脏对钠的重吸收相对增高以维持循环水平，使尿钠排出减低，钠排泄分数（FENa）明显降低。足月新生儿的钠排泄分数 < 3%，早产儿的钠排泄分数 < 4%，而成人的钠排泄分数 < 1%。相反，在实质性肾衰竭患者中，尿钠含量较高，因为肾小管损伤阻碍了钠的重吸收，尿钠排出明显增多，因此钠排泄分数 > 5%。

五、诊断

血清钠 < 130mmol/L 即可诊断为低钠血症。低钠血症的诊断重点在于明确病因，以进一步进行针对性处理和治疗。具体流程详见图 11-1。

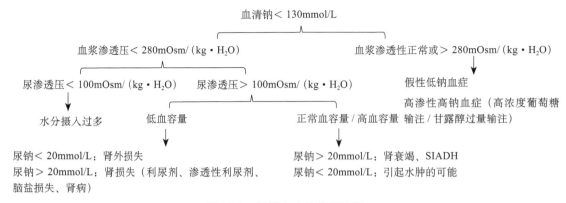

图 11-1　低钠血症的诊断流程

引自 Yıldızdaş H Y，Demirel N，İnce Z. Turkish Neonatal Society Guideline on fluid and electrolyte balance in the newborn[J]. Turk Pediatri Ars，2018，53（Suppl 1）：S55-S64.

六、治疗要点

对于急性发作的低钠血症，治疗首先是解除其对机体的危害，使血清钠恢复到 120mmol/L 以上，而不是在短时间内使之完全恢复正常。对于慢性发病者，需对因治疗。低钠血症的纠正速度取决于低钠血症的发病速度：当钠浓度发生急性变化时，应迅速治疗，但慢性变化者，则需相对长时间的治疗。慢性低钠血症迅速纠正后可能会导致脑损伤。在低钠血症迅速纠正的极低体重早产儿中，痉挛性脑瘫、神经感觉听觉损伤和行为问题的发生率较高。

1. **失钠性低钠血症**　补充盐使血清钠及现存体液渗透压恢复正常。

所需钠量（mmol）=（140 − 患者血清钠）（mmol/L）×0.7× 体重（kg）[*]

公式中 * 表示 0.7× 体重（kg）= 体液总量。

先给计算量的 1/2，根据治疗后的反应，决定是否继续补充及补充的剂量。一般在 24 ～ 48h 补足。若同时存在脱水和异常继续损失（如呕吐、腹泻等），可将纠正脱水和补充正常及异常继续损失所需溶液分别计算共同给予。中度脱水伴循环障碍和重度脱水者需首先扩容，最初 8 ～ 12h 滴速稍快 [8 ～ 10ml/（kg·h）]，使脱水基本纠正，血清钠恢复到 125 ～ 130mmol/L，一般速度约每小时提高 1mmol/L。但血浆钠含量在最初 24h 内不应增加超过 8 ～ 10mmol/L，以避免发生脑水肿和髓鞘溶解。同时还需要纠正酸中毒和补充钾剂（肾上腺皮质功能低下除外）。

若发生明显的症状性低钠血症（血清钠 < 120mmol/L）需紧急治疗，应用 3%NaCl（1ml=0.5mmol）静脉滴注，使血清钠较快恢复到 125mmol/L，一般每小时提高钠浓度为 1mmol/L。随后放缓速度，使低钠血症在 24 ～ 48h 缓慢地完全纠正。

所需 3%NaCl（ml）=（125 − 患者血清钠）（mmol/L）×0.7× 体重（kg）÷0.5

除上述紧急处理外，肾上腺皮质功能不全患者尚需给予皮质醇或盐皮质激素，单纯性醛固酮合成不足者补充盐皮质激素，根据不同疾病的需要进行处理。早产儿和各种原因所致的失钠增加者需增加钠摄入量，以保持钠平衡，停用利尿剂。

2. 稀释性低钠血症 清除体内过多的水，使血清钠和体液渗透压及容量恢复正常。

体内过剩水量（L）=[（140－患者血清钠）（mmol/L）×0.7×体重（kg）]÷140（mmol/L）

限制水的摄入量，使之少于生理需要量（不显性失水量及尿量），适当限制钠的摄入量。对有水钠潴留的低钠血症可应用袢利尿剂如呋塞米等，以加速水和钠的排出。对明显症状性低钠血症给予 3%NaCl 静脉滴注，使血清钠较快提高到 125mmol/L，同时使用利尿剂。伴心力衰竭和肾衰竭者的肾脏排水障碍患者，必要时进行腹膜透析治疗。SIADH 多为暂时性现象，应积极治疗引起 SIADH 的原发病，随着原发病的好转而缓解。当血清钠恢复正常后，可试行增加进水量，如果血清钠下降，尿渗压仍高，表示 SIADH 仍然存在，尚需限制进水量。若血清钠仍正常，排尿量增多，尿渗透压下降，水负荷能充分排出，则 SIADH 已消除。

在治疗过程中要密切进行临床观察，记录出入水量，监测体重变化、血清电解质、血气、血细胞比容、血浆及尿渗透压、尿钠含量等，随时调整治疗。

（李 沫）

第三节 新生儿抗利尿激素分泌异常综合征

抗利尿激素异常分泌综合征（syndrome of inappropriate antidiuresis，SIAD）由 Schwartz 等于 1957 年首次报道，该病是由于下丘脑、垂体受刺激致抗利尿激素（antidiuretic hormone，ADH）不适当分泌导致体内水钠潴留所引起的以稀释性低钠血症、尿钠排泄增多、尿渗透压浓度异常性升高为特征的一组临床综合征。新生儿发病率为 1.2%～1.4%，早产儿发病率约为 1%。该病起病隐匿，症状及体征无特异性，其临床表现主要与稀释性低钠血症引起的脑水肿有关。若发展迅速，可出现神经系统症状，如惊厥、昏迷等，严重者导致神经系统永久性损伤，甚至死亡。目前报道引起抗利尿激素异常分泌综合征的病因有 60 余种，最常见的病因为肺部疾患和颅脑疾病。

一、发病机制

抗利尿激素又称血管升压素，亦称精氨酸加压素（arginine vasopressin，AVP），主要由下丘脑视上核及室旁核的神经细胞分泌并存储于神经垂体，通过渗透压感受器、容量和压力调节其释放。精氨酸加压素的释放对机体渗透压的变化高度敏感，血浆渗透压降低约 1% 即可刺激垂体后释放精氨酸加压素。当血液容量减少≥10% 时，机体可通过位于左心室、主动脉弓、颈动脉和肾传入小动脉中的压力感受器来促进精氨酸加压素的分泌。其他非渗透性刺激，如恶心、疼痛、压力、药物均可促进精氨酸加压素的释放。

当全身水分相对全身钠过量，血浆渗透压降低时，就会出现稀释性低钠血症。血浆渗透压主要通过口渴机制和精氨酸加压素的作用维持稳定。当血浆渗透压升高时，口渴机制和精氨酸加压素的分泌受到刺激。精氨酸加压素分泌增多，促进了肾集合管对游离水的重吸收。相反，血浆渗透压降低会抑制口渴中枢，抑制精氨酸加压素分泌，自由水的排泄量增加。在 SIADH 患者中，精氨酸加压素的分泌不受生理调节。即当血浆渗透压降低时，机体抑制精氨酸加压素分泌不足及精氨酸加压素或类似物分泌过多，导致肾远曲小管和集合管水通道开放，自由水重吸收增加，尿排钠增多，尿量减少，尿渗透压升高。细胞外液扩张，导致稀释性低钠血症；肾小球滤过率增加，尿排钠增加；同时，肾素 - 血管紧张素 - 醛固酮系统受到抑制，醛固酮分泌减少，肾脏的潴钠能力随之减弱，尿钠排出增加。细胞外液容量的增加还引起心房利钠肽分泌增加，使得尿钠排出增多，进一步加重低钠血症和体液的低渗。

二、病因

肿瘤引起成人抗利尿激素异常分泌综合征是最常见的病因，多发生在恶性疾病中，最常见的是肺部肿瘤（小细胞型），其次是头颈部肿瘤。

颅脑疾病是引起新生儿抗利尿激素异常分泌综合征发生的首要病因，由于脑组织缺氧、损伤，脑水肿可直接刺激下丘脑神经垂体使精氨酸加压素过度分泌，加之新生儿，尤其是早产儿存在能量代谢障碍，脑毛细血管上皮细胞的钠泵失调，更加重了低钠血症及脑水肿的发生。

肺部疾病是引起该病的另一重要病因。常出现在肺部疾病的极期。低氧血症、酸中毒、胸腔内压的增高可刺激左心房容量感受器及颈动脉窦压力感受器，引起精氨酸加压素分泌增加。炎症时产生的 IL-6 可刺激精氨酸加压素分泌增加致该病的发生。

另外液体量的不恰当输入也是引起新生儿抗利尿激素异常分泌综合征发生的危险因素。

三、临床表现

抗利尿激素异常分泌综合征多继发于其他疾病，起病隐匿，症状及体征往往缺乏特异性，易被原发基础疾病的临床表现所掩盖。该病的临床表现主要可分为如下两个方面。

1. *低钠血症*　抗利尿激素异常分泌综合征的临床特点与低钠血症、水潴留及低血浆渗透压有关。其临床症状和发病的速度与低血钠的严重程度及其进展的速度密切相关，而低钠血症的症状与体征主要由脑细胞水肿、中枢神经系统功能障碍所致。轻度低钠血症或慢性低钠血症患儿临床症状往往轻微。当血清钠 < 125mmol/L，即可出现低渗性脱水的症状。血钠快速降低时患儿可发生急性脑水肿，出现神经系统症状，如呕吐、烦躁不安、肌痉挛、反射减弱、昏迷、惊厥、甚至中枢呼吸衰竭或死亡。

2. *原发病*　颅脑疾病是引起抗利尿激素异常分泌综合征的常见病因，患儿常有相关疾病的临床表现。值得注意的是，重症肺炎患儿在极期突然出现面色苍白、拒乳、烦躁、少尿、心率增快、肺部啰音增加，可能是肺炎并发 SIADH 而引起非心源性循环充血，与心力衰竭极为相似。

四、实验室检查

实验室检查主要包括血清钠、血浆渗透浓度、尿钠、尿渗透浓度。血气分析显示二氧化碳结合力正常或稍偏低，血清氯化物偏低。血清尿素氮、肌酐、尿酸、白蛋白常降低。

虽然测定精氨酸加压素水平有助于诊断，但其半衰期短，在血浆中比较活跃，标本不易保存。因此临床上精氨酸加压素检查对抗利尿激素异常分泌综合征的诊断并不重要，有时即使精氨酸加压素在正常范围，也不能排除抗利尿激素异常分泌综合征。例如，低血容量低钠血症患者会因急性血容量减少而出现 AVP 水平升高。

五、诊断

抗利尿激素异常分泌综合征是一种排除性诊断，其诊断标准如下：①血清钠＜ 135mmol/L；②血浆渗透压＜ 270 ～ 280mOsm/（kg·H$_2$O）；③高尿钠；④相对于血浆渗透压，尿液渗透压较高，即尿渗透压/血浆渗透压＞ 1；⑤垂体、肾、肾上腺及甲状腺功能正常；⑥无水肿，限水后病情好转。因皮质醇缺乏会导致水潴留，因此，诊断该病之前须评估肾上腺功能以排除糖皮质激素缺乏。

血浆渗透压 =[2× 血清钠（mmol/L）]+ 血糖（mmol/L）/18+BUN（mmol/L）/2.8

六、治疗要点

预防是治疗的关键。对于有发生该病可能的高危新生儿，应定期监测电解质、血浆渗透压。在积极治疗原发病的同时，避免使用肾毒性药物，限制入液量。有研究显示，控制静脉输液量＜ 50ml/（kg·d），可有效降低该病的发生。纠正低钠血症的速度不可过快，推荐的速度为 24h 内血钠上升 8 ～ 10mmol/L。在限液补钠的同时，可使用袢利尿剂，促进低渗尿液的排出。盐皮质激素具有提高血钠的作用，近年来，托伐普坦、考尼伐坦等精氨酸加压素受体拮抗剂为治疗该病提供了新的途径。

（李　沫）

第四节　新生儿高钠血症

新生儿高钠血症（hypernatremia）是指血清钠＞ 145mmol/L，该病是由于各种原因所致的水缺乏和（或）钠过多引起的临床综合征，多为水平衡紊乱所致，均伴有高渗综合征。体钠可能正常、增加或减少。防止高钠血症的保护机制是尿液浓缩和强烈的口渴感。新生儿尿液浓缩能力有限，并且无法表达口渴，成为增加高钠血症风险的因素。

一、病因

高钠血症的 3 个主要原因分别是水分流失增加、水分摄入不足和钠摄入过多。

1. 水分流失增加　新生儿尤其是早产儿体表面积相对较大，胎龄越小，不显性失水越多（表 11-1）。发热、辐射保温、光疗和呼吸增快均使不显性失水增多。极低/超低出生体重儿肾脏功能不成熟，浓缩尿液能力降低，可导致水分流失增多。另外，肾性疾病如尿崩症、肾小管病变、抗利尿激素缺乏等；胃肠道疾病如呕吐、腹泻、结肠造口、回肠造口术、渗透性腹泻等均可造成机体失水量增加。临床当中利尿剂、甘露醇、高张葡萄糖溶液等药物的不当应用也可造成体液的大量丢失。

表 11-1　新生儿出生后 30d 内不显性失水量和液量需求

出生体重（g）	不感蒸发量 [ml/（kg·d）]	总液体需求量 [ml/（kg·d）]		
		1～2d	3～7d	8～30d
＜ 750	100	80～140	120～200	120～180
750～1000	50～70	80～120	100～150	120～180
1001～1500	30～65	60～100	80～150	120～180
＞ 1500	15～30	60～80	100～150	120～180

2. 水分摄入不足　喂养不当、乳量不足可造成人为性水分摄入不足。母乳喂养新生儿常因喂养不当，母乳喂养延迟、缺乏母乳喂养经验等原因，易发生高钠血症。某些疾病如先天性心脏病、新生儿支气管肺发育不良等，治疗过程中往往需限制液体摄入量，出现医源性水分摄入不足。

3. 钠摄入过多　腹泻脱水时盐溶液配制不当（浓度过高）；纠正酸中毒时应用过多的碳酸氢钠；误将食盐当作糖配乳；冲洗动脉或静脉插管用的生理盐水未计算在供给的钠维持量内；血液制品的大量输注等均可造成钠过多的摄入，而新生儿肾脏排钠能力差，则易于发生高钠血症。在罹患醛固酮增多症、充血性心力衰竭、肾衰竭等疾病时，机体可出现钠潴留的情况。

二、分度

根据血清钠水平的不同，可将高钠血症分为以下程度（表 11-2）。

表 11-2　高钠血症分度

分度	血清钠水平（mmol/L）
轻度	145～149
中度	150～169
重度	170～180
极重度	＞ 180

三、临床表现

1. 失水性高钠血症的临床表现为高渗性脱水的症状，但其脱水征较相同失水量的等渗性和低渗性脱水为轻，周围循环障碍症状也较轻，因为大部分失水量由细胞内液承担（约占 2/3）。若严重脱水亦可发生休克，单纯失水者的脱水征更较轻，易被忽略。

2. 钠摄入过多性高钠血症的细胞外液扩张，可出现皮肤水肿或肺水肿。

一般高钠血症均有烦渴、血压和尿量降低的症状，但新生儿往往表现不明显，且容易被忽略。典型的脱水症状如发热、呼吸困难、烦躁、嗜睡、昏睡、昏迷、震颤、反射亢进、肌张力增高、颈强直、尖叫、惊厥等，在疾病晚期才会出现。对于急性高钠血症，在疾病早期即出现神经系统症状。重症病例可出现颅内出血。脱水和高凝状态可能导致硬脑膜窦、外周、肾血管血栓形成。

四、诊断

实验室检测血清钠＞ 145mmol/L 即可诊断高钠血症。诊断该病的同时，需详细询问病史进一步明确高钠血症的类型及病因（表 11-3）。如果机体出现脱水表现，考虑病因为失水。若机体无脱水发生，应完善钠摄入量的评估。钠潴留时钠排泄分数增加，而失水性高钠时钠排泄分数减少。如果机体同时出现钠、水缺乏，可通过尿液检查区分肾性或非肾性病因。非肾性病因所致，机体可出现尿量减少、尿液浓缩、尿钠排泄量偏低（尿钠＜ 20mmol/L，钠滤过分数＜ 1%）。当肾功能减退时，尿钠增高，尿液无法浓缩。

表 11-3　根据体重变化和尿液分析确定高钠血症的原因

病因	体重	尿液分析		
		尿量	渗透压	钠滤过分数
失水增加 / 液体摄入减少	减少	减少	增加	减少
钠摄入量增加	不变 / 增加	增加	减少	增加

五、治疗

治疗的目的是通过提供足量的游离水使血清钠水平恢复正常。纠正高钠血症的同时需评估患儿是否存在休克。

1. 低血容量合并休克。高钠性脱水患者通常不会出现心动过速和低血压，因为血管内容积得以保留。当患儿出现休克症状，如嗜睡、循环衰竭、毛细血管再灌注时间延长（＞ 3s）、少尿、低血压或无尿，则应立即在 10 ～ 20min 给予 0.9% 氯化钠 10 ～ 20ml/kg，若症状无缓解，可重复给予。

2. 轻度高钠血症且无休克可肠道喂养儿，可因喂养不足，出现轻度高钠性脱水，通过肠道途径（口服或鼻胃管）提供乳液，在 24h 内纠正血清钠水平。对于出生后 10d 以内的足月儿，在计算液体缺乏量时，应从总量中减去生理性体重下降的量（平均为出生体重的 5%），如果婴儿的日龄＞ 10d，则无须进行这种矫正。例如：在出生后第 7 天体重减轻 15% 的婴儿，生理性体重下降量应视为体重的 10%（100ml/kg），但如果患儿为出生后第 15 天者，则应为体重的 15%（150ml/kg）。

3. 新生儿中度至重度脱水。将血清钠降低 1mmol/L 所需的游离水量为 3 ～ 4ml/kg。

所需水量（L）=0.7× 体重（kg）×[1 － （目标钠浓度 / 患者血清钠）]

公式中 0.7 表示体内水分的百分比。

如果测量的血清钠水平＜ 170mmol/L，目标血清钠水平应为 145mmol/L，如果测量的钠水平≥ 170mmol/L，目标血清钠水平应为 150mmol/L。

纠正高钠血症（高渗）的速度不可过快，否则可发生脑水肿和惊厥。一般血清钠的降低不可超过 1mmol/（L·h）或 10mmol/（L·d）。约需 2d 完全纠正。此外尚需补充生理需要的水量。

4. 如果血清钠＞ 170mmol/L，在纠正过程中，应积极监测血清钠水平，前 4h 每小时监测 1 次，之后每 2～4h 监测 1 次；如果血清钠水平＜170mmol/L，液体治疗 4h 后需复查血清钠含量，之后每间隔 4～6h 复测。如果血清钠下降速度＞0.5mmol/（L·h），则应减少输液速度或增加液体中的钠含量。

5. 部分高钠性脱水患者，可出现高血糖症，但在这种情况下不应使用胰岛素。应根据液体的含量，添加适量的 Na^+/K^+，以取代持续损失量（表 11-4）。

表 11-4　常用静脉输液中钠及游离水含量

静脉输液	钠（mmol/L）	游离水（%）
5% 葡萄糖	0	100
0.2% 氯化钠	34	75
0.45% 氯化钠	77	50
0.9% 氯化钠	154	0

（李　沫）

第 12 章

新生儿钾代谢调节

第一节 新生儿钾代谢

人体中钾的重要性早在 100 多年前就引起了人们的注意，以后随着原子物理学、化学、生物化学、电生理学及其他相关学科的发展，医学家们对钾在人体中的作用进行了更为深入的临床和实验研究。1939 年 Heppel 对动物进行钾缺乏的研究实验后提出了钾在机体中的重要意义。自此，人们又通过放射性核素、电生理等多种研究手段，加深加快了对钾代谢的认识，钾的正常和异常代谢也普遍受到临床医务人员的重视。

人体内钾主要存在于细胞内，仅有 2% 的钾在细胞外，钾在细胞内的浓度超过细胞外液浓度的 4 倍。血清钾参与细胞内蛋白质的合成代谢，在糖原的合成和糖的氧化过程中有许多酶需要钾作为激动剂，同时，对维持体液的酸碱平衡及渗透压也有重要作用。细胞内钾则保持神经、肌肉的应激性及细胞电活动的稳定性。钾对神经肌肉的应激性、兴奋性和传导性的影响作用至关重要，尤其是对心肌细胞作用更显突出，轻度钾代谢紊乱就会引起心电活动异常，细胞内外钾的浓度差保持了静息电位的正常，静息电位对动作电位有直接影响，从而影响神经肌肉的功能。稍有改变的血清钾浓度对膜电位的影响很大，若细胞内的钾有 1% 进入细胞外液，心肌即可出现传导异常而发生严重的心律失常甚至危及生命。低钾血症同样对心肌的兴奋性、传导性、自律性和收缩性产生很大的影响，出现特征性的心电图变化和严重的心律失常。

一、钾的来源

各种动植物类食物含钾丰富，人乳含钾约 13mmol/L（初乳为 74mmol/L），牛乳含钾约 35mmol/L。新生儿需钾量 1.50 ~ 1.75mmol/kg，所以进食良好者不致缺钾。成人体钾总量为 50 ~ 55mmol/kg，总量的 98% 存在于细胞内液（ICF），尤其是骨骼肌细胞（占 75% 或以上）。新生儿和婴儿的肌肉不发达，体钾总量较少，35 ~ 40mmol/kg。ICF 的钾浓度约 150mmol/L，而细胞外液（ECF）仅 3.5 ~ 5.5mmol/L。新生儿由于胎儿期处于相对缺氧的环境，红细胞数量代偿性增多，出生后血氧分压升高，过多的红细胞被破坏，新生儿红细胞寿命短及肾脏排泄钾负荷的能力较低，出生后约 10d 内血清钾较高，为 5.0 ~ 7.7mmol/L。

成人每天钾的生理需要量为 40 ~ 52mmol，相当于氯化钾 3 ~ 4g。小儿需钾量较成人为高，新生儿每天需氯化钾 0.25g，婴儿每天需氯化钾 0.5 ~ 1g，较大儿童需钾量相当成人的 50%。

二、钾的排出

1. 钾以肾脏排出为主。体内超过生理需求量的钾，绝大部分经肾脏排出。肾小球滤过钾的 90% ～ 95% 在近曲小管重吸收，当流经远曲小管和集合管时由于管腔侧细胞膜内、外化学电位差的变化再进行 Na^+-K^+ 的交换，该过程受钾摄取量及血钠浓度的影响，并受醛固酮及糖皮质激素的调节。

2. 肠道排泄：新生儿消化道液较多，且消化液含钾量较高，新生儿尤其是早产儿胃肠道功能发育不完善，易出现呕吐、消化道出血、喂养不耐受等症状，可致钾大量排出。新生儿期各种消化道畸形等器质性病变亦可导致钾排出。

3. 汗腺排泄：经汗腺排钾量仅微量，但新生儿多汗时排钾可有小幅度增加。

4. 药物原因：某些排钾利尿药物可致钾排出。

三、钾的生理调节

钠和钾可透过细胞膜，循电化学梯度被动进出细胞。钾的通透性大于钠，但速度比水慢。细胞内外钠、钾分布是由细胞底侧膜的 Na^+-K^+ 泵（Mg^{2+} 激活的 Na^+-K^+-ATP 酶）的主动转运作用维持的。肾是调节钾的主要器官。钾可自由滤过肾小球，滤出的钾约 95% 在近端肾小管及髓袢再吸收，尿中的钾主要由远端肾小管和集合管排出。消化液含钾量较高（4 ～ 18.9mmol/L），年龄越小，消化道内液体交换量（消化液的分泌再吸收）越大。故新生儿期患消化道疾病时，消化液的大量丢失可造成失钾。生长发育期的小儿，除出生后短时间内钾呈负平衡外，其余都是正平衡。钾的摄入量是不均衡的，正常血清钾和体内储存量的维持是通过肾和细胞内外钠钾分布的调节机制完成的。当钾负荷缓慢增加时，肾可在数日内适应，增加尿钾排出量，结肠的钾排出量也增加，但远少于肾脏，肾衰竭时结肠排钾更为重要。肾脏和结肠对慢性钾负荷的适应机制是由于醛固酮分泌增加和结肠黏膜上皮细胞、远端肾小管及集合管上皮细胞底侧膜 Na^+-K^+-ATP 酶活性增加，细胞摄取钾增多并从黏膜面循化学梯度排出。在急性钾负荷时，肾脏适应机制较差，为 4 ～ 6h，肾脏仅排出钾负荷的 40%，如果残留的钾都存在于 ECF，将发生严重高钾血症。当 ECF 的钾增高时刺激细胞摄取钾，过多的钾暂时移贮于 ICF，最后仍由肾脏排出。肾脏的保钾功能较保钠功能为差，当钾摄入减少或无钾摄入时，在初期尿钾排出量仍较多，4 ～ 7d 降到 20mmol/L以下，7 ～ 10d 降为 5 ～ 10mmol/L。

1. **参与细胞新陈代谢**　机体内糖、蛋白质和能量代谢都必须有钾参与才能进行。向细胞内沉积 1g 糖原时，需要 0.36mmol 的钾随之进入细胞内（也有研究需要 0.15mmol），糖原分解时由同量钾从细胞向外释出，合成 6.35g 细胞蛋白时，需要积累 2.7 ～ 4.5mmol 的钾，但蛋白分解时释放的钾量却多于此数，这表示细胞内存在游离状态的钾。钾在细胞内与氮的正常比值是 (2.7 ～ 3) : 1，磷酸腺苷系统（ATP-ADP）能量释放过程也需有一定量的钾存在，钾在细胞内保持一定的浓度可保证细胞内酶的正常功能，细胞外钾的浓度与钠泵（Na^+-K^+-ATP 酶）活动关系非常密切，细胞外钾浓度增高时可将 Na^+-K^+-ATP 酶激活，并在其磷酸化过程中结合细胞外钾，将 K^+ 带入细胞内。

2. 维持细胞内外液渗透压和酸碱平衡　K^+ 是细胞内液中主要阳离子，全身 95% ～ 97% 的钾存在于细胞内液，其浓度可达 150mmol/L 左右。细胞内外钾的比例是（25 ～ 35）：1。所以钾是细胞内液的重要成分，在保持细胞电活动、恒定细胞内外渗透压起着重要作用。

人体内酸碱平衡依赖于血液中缓冲物质和肺肾的调节作用，肾脏对钾的排留也是这些调节作用的一部分。排钾量的多少，开始往往取决于血钾浓度高低和血液中 pH 的高低。当体内代谢使血液 pH 升高时，钾则从肾多量排出，血钾也向细胞内转移，从细胞内置换钠、氢入血，使 pH 下降。当血液 pH 下降时，钾发生与上述相反的变化，从细胞内入血，肾排钾量也减少（排 H^+ 量增加）使血液 pH 得以回升。曾有学者估计，血液 pH 提高 0.1，则使 30% 血钾从细胞外转移到细胞内，也有测定血液 pH 下降 0.1 时，血钾则平均上升 0.7mmol/L（0.4 ～ 1.2mmol/L）。因此，学者们认为钾在维持机体酸碱平衡中具有重要作用。

3. 细胞内外正常的钾量能维持神经肌肉正常的应激性　神经、肌肉是人体 4 种基本组织的两种。钾在神经肌肉中的代谢，除有其普遍的代表性之外，还有其自身的特殊性。

肌组织是人体最多的一种组织，骨骼肌的重量占体重的 50%，含钾量也是最多，占总体钾的 70%。所以有严重肌病时多影响血钾浓度和出现肌钾代谢的改变，在全身性细胞内外钾转移时，肌肉钾量往往发生较大的变化。

（1）钾参与神经传导的电生理活动：神经细胞、肌细胞都具有电生理活动，并被实验证明与细胞膜内外离子活动有关，这种离子活动是以 Na^+、K^+ 的活动为主要表现。

1）静息电位：安静状态下，细胞膜对较小的水合钾离子具有单独通透的能力，由于膜内钾多于膜外钾 30 倍左右，钾从细胞内向细胞外弥散，并使膜内电位下降，膜外电位上升，形成电位差和化学浓度差称为"电化梯度"。一定的电化梯度能阻止 K^+ 继续外流，故使膜电位保持相对稳定状态。此时细胞膜内外两种拮抗的力量相等（钾浓度差和电位差）达到"电化平衡"，形成了内负外正的"极化状态"。细胞膜内电位为 −79mV，称作静息电位。

2）动作电位

①去极化：极化状态的细胞受到刺激或有兴奋（冲动）经过时，细胞膜电位发生变化，此时主要是膜对 Na^+ 通透性增高，因为膜外 Na^+ 高于膜内 Na^+，所以 Na^+ 内流，改变了膜内外的电位，使其倒转成外负内正，称为去极化也称除极。

②复极化：除极后，细胞膜对 Na^+ 通透性回降，同时对钾通透性迅速增加，钾依其浓度差并顺电位差从细胞内被推出而迅速弥散外流，膜内电位迅速下降，恢复到静息电位水平，为复极化或复极。消化道平滑肌膜静息电位是 K^+ 通过细胞膜扩散的结果，也与 Na^+、Cl^- 平衡电位有关，而动作电位的离子基础是 Ca^{2+} 进入细胞内。骨骼肌除极复极的离子活动也如此。上述离子活动是因细胞膜对 Na^+、Ca^{2+}、K^+ 通透性改变而实现的，是顺电化梯度差而运转的所谓"下坡运动"，不耗能。其结果使细胞内 Na^+ 量增多、钾量减少。在此之后的恢复期内，出现离子向相反方向运转，Na^+ 外流、K^+ 内流，是逆浓度差进行的主动运转。这种"上坡运动"的完成被公认的理论是具有载体作用的"钠泵学说"。钠泵的工作需耗能，其能源是 ATP。

3）钾参与突触传递：在结构上两个神经元接触的接点叫突触。在功能上突触前细胞的活动可以引起突触后细胞之活动，这种联系叫突触传递。因递质和突触后膜的不同，存在着兴奋性和抑制性两种传递形式，传递过程与钾的通透性有关。

①兴奋性突触传递：递质的作用是突触后膜对一切小离子（Na^+、K^+、Cl^-）通透性增强引起去极化。

②抑制性突触传递：递质作用后，突触后膜只对 K^+、Cl^- 通透性增强，但 Na^+ 通透性无变化，所以引起超极化，表现出突触细胞的抑制作用。

（2）钾在神经细胞、肌细胞代谢中的作用。

1）K^+ 对神经、肌肉的影响：K^+ 是神经组织、肌组织中重要的电解质，是维持组织结构的重要成分，钾又以离子状态参与细胞内许多代谢的过程。例如糖代谢中葡萄糖合成糖原或分解产能时，多种酶的活性都需要有 K^+ 的参与；ATP 释放能量过程需要有 K^+ 的存在；乙酰胆碱（ACh）的合成和胆碱乙酰化酶（ChA）之活动也须有 K^+ 才能完成；在肌动蛋白、肌球蛋白的结合及神经肌肉应激性等方面 K^+ 也具有重要地位。因此，当血钾发生过高或过低的变化时，神经和各种肌肉的功能均显著受到影响，并出现相应的临床表现。

2）K^+ 对脑代谢的影响：通过对离体脑代谢的研究发现，K^+ 对脑细胞代谢有明显的影响，并与组织中 Ca^{2+} 的浓度有密切关系。当 K^+/Ca^{2+} 比例增高时，脑细胞耗氧量提高，甚至高出正常的 1 倍，大大提高脑组织的呼吸率。K^+/Ca^{2+} 比例增高，使脑细胞糖的氧化分解强度增加，三磷酸腺苷（ATP）含量减少，二磷酸腺苷（ADP）和无氧磷浓度增高。无氧酵解受抑制。K^+/Ca^{2+} 比例增高能加速 ACh 的合成，转换糖和氨基酸的过程加速，因而谷氨酸、γ- 氨基丁酸的形成也比平时状态为多。

3）影响钾在脑细胞代谢的一些因素：巴比妥盐类、乙醇、氯丙嗪等药物均能降低脑组织的耗氧量，其机制是它们抑制了 K^+/Ca^{2+} 比例对脑组织呼吸率的激活作用。一定数量的 Na^+ 对脑组织内 K^+ 的浓度有直接影响，在少 Na^+ 或无 Na^+ 的状态下，K^+ 即从细胞内释出。当脑兴奋性增高或代谢显著降低时，细胞内可见多量 Na^+ 蓄积，同时 K^+ 量减少。惊厥时的缺氧状态使脑内电解质紊乱，脑细胞内保持 K^+ 的能力降低。

（3）血钾变化对神经肌肉的影响：神经肌肉的正常活动需要细胞内外液中有一个比较稳定的 K^+ 浓度。K^+ 浓度增减超限都能影响细胞内蛋白质、糖的代谢，影响酶的活性，影响神经肌肉的电生理活动。这些影响在血清钾有变动时就可以表现出来。

各种肌肉的正常功能与 K^+ 浓度关系极大，所以血 K^+ 浓度改变后肌肉功能极易受到影响，这种影响有的是直接原因，有的是间接原因。代谢障碍往往是组织形态变化和功能障碍的基础。高血钾使骨骼肌、平滑肌兴奋性增强，最敏感的是血管平滑肌。高浓度 K^+ 可直接刺激末梢血管使血管平滑肌收缩，也能通过颈动脉、主动脉及体循环中其他小血管内末梢感受器的反射作用使周围毛细血管收缩，故首先出现周围供血不良的现象，从而影响神经肌肉的功能。由于缺血使肌肉的代谢活动发生障碍，此时骨骼肌、胃肠平滑肌的应激性反而降低，重者麻痹。若影响到脑血管供血和脑代谢时，则会出现神志迟钝、嗜睡以致昏迷。低血钾能使骨骼肌、平滑肌代谢紊乱，发生肌细胞坏死、肌纤维断裂、肌肉 pH 降低、K^+ 释出细胞外，肌细胞应激性降低，表现为肌张力减低、肌力减弱、腱反射迟钝、呼吸肌麻痹。胃肠平滑肌兴奋性降低后蠕动减弱，导致患者便秘、腹胀，严重时可见麻痹性肠梗阻。

4. 钾与心脏　心脏的不随意活动表现在它具有自律性、兴奋性、传导性、收缩性 4 个特性。心肌细胞内外的正常钾量能协调正常的心肌特性。高浓度钾对这些特性起抑制作用，低浓度钾则使心肌细胞兴奋性增高，两种情况均可引起心律失常。交感神经和副交感神经的心脏分支虽然能调节心脏的活动，但并不参与兴奋在心脏内部的传导。心脏特殊的性能必然是取决于它本身特殊的结构及其特殊的代谢状态。心肌收缩是心肌细胞收缩蛋白共同做功的表现，而收缩蛋白的活动则是心肌细胞兴奋的结果。心肌兴奋源于心肌电生理活动即心肌细胞静息电位和动作电位。电生理活动的发生是由于离子在心肌细胞膜两侧流动，不断变化其分布又不断生成电流的缘故。所以说离子电流是静息电位和动作电位的基础，也是心肌自发电活动（起搏活动）的基础。K^+ 是对心脏活动有影响的重要离子，是心肌细胞内主要的阳离子。静息时心肌细胞内浓度为 140 ～ 155mmol/L，细胞外浓度为细胞内 1/30 ～ 1/20，细胞内外 K^+ 浓度差是形成静息电位的基础条件，K^+ 主要对心肌细胞膜电位发生影响而参与了心肌的电生理活动。

钾的跨膜电位是静息电位形成的基础。心肌不断的舒缩活动标志着心肌细胞电活动的静息电位和动作电位的周而复始。静息电位的后期，心肌快反应自律组织细胞膜对 K^+ 有特异的通透性。此时 K^+ 由于细胞内外的浓度差（化学梯度）从细胞内沿着 K^+ 外流孔道渗透到细胞膜外，并产生外向电流，使细胞膜两侧出现新的电位差和 K^+ 浓度差（电化梯度），一定的电化梯度有阻止 K^+ 继续外流的作用，使膜内电压保持在 −90mV 的水平，称为休止电位或极化状态。

Na^+ 在膜内外的分布是动作电位的基础。这时，生理状态兴奋的传导使 K^+ 继续外流，细胞膜部分除极，膜内电压上升到 −70mV 时细胞膜的通透性就会发生显著的变化，选择性地开放快钠内流孔道，使 Na^+ 快速内流，膜内电位骤升到 −30mV 产生动作电位。然后，K^+ 外流 Cl^- 内流出现锋电位，复极开始。K^+ 仍外流且慢钙内流孔道开放，Ca^{2+} 持续内流，膜电位缓缓下降，几乎停滞在接近于 0 的等电位状态，故此时复极表现为较稳定的平期。Na^+、Ca^{2+} 进入细胞后，膜内电位和 K^+ 梯度推动 K^+ 迅速外流，使膜内电位快速下降呈斜坡样的 3 期，并使膜电位恢复到原来静息电位 −90mV 的水平。4 期之初，虽然电位静息，但离子活动并未停止，膜内外各种离子浓度并未恢复原态，此刻它们依赖细胞膜处的钠泵，利用 ATP 代谢能，由特殊载体主动运转，恢复到静息电位后期离子分布的状态。静息时主要是钾外流；去极化时钠快速内流；复极化时主要是钙缓慢内流，钾外流；动作电位恢复后，钠泵运转，吸钾排钠。

（李　勘）

第二节　新生儿低钾血症

体内血清钾浓度 < 3.5mmol/L 为低血钾，因低血钾引起的病症为低钾血症。体内钾缺乏时血清钾降低，但转移性低血钾或少数稀释性低血钾时，血清钾可正常或增高。

一、病因

（一）钾摄入不足

长期不能进食或进食较少。多数因早产、窒息、颅内出血、硬肿、肠道系统疾病、吞咽功能障碍等原因致吸吮能力差而推迟到产后 3d 开奶，且食乳量少，致钾摄入不足。细胞内钾浓度是细胞外的 30 ～ 40 倍，因存在生理性红细胞破坏，单纯因短期摄入不足造成的低钾血症在早期新生儿并不多见。

（二）钾丢失过多

1. 消化道

（1）钾在消化道的正常代谢：新生儿每天需氯化钾 0.25g，钾在食管中不被吸收，胃内有少量钾穿过胃黏膜细胞，小肠（主要是回肠）吸收摄入钾量的 90%，其余 10% 左右随粪便排出体外。钾除在消化道被吸收外，还能随消化腺所分泌的消化液向消化道中排泌，胃腔的负电位有利于钾被动分泌，醛固酮还能促使结肠黏膜增多泌钾量。消化液中含有多量钾和其他电解质，正常情况下这些电解质几乎全部被重吸收，再加上摄入电解质，使小肠内水和离子的交换数量相当大。空肠以上部位钾以排泌为主，回肠段钾以吸收为主。

（2）钾在消化道的吸收：钾摄入后不停地被吸收，吸收量与摄入量固然呈正相关，但资料表明进食含钾较多的食物后数小时内，血钾浓度变化不大，故考虑吸收入血的速度较慢。同时，低血钾时，消化道总体吸收功能受影响，多有食欲减退、恶心、呕吐等症状，亦可影响钾的吸收。

（3）钾在消化道的丢失：当禁食、胃肠减压、呕吐、腹泻、消化道外科术后（肠瘘、胰瘘、胆瘘）等以丢失消化道内容物为表现的疾病状态下，均能伴有钾的丢失。以胃内容物为主的呕吐同时大量失氯，有发生碱中毒的可能，此时尿钾排出增加，细胞外钾又转入细胞内使血钾更下降。腹泻初期失水失钾，由于机体代偿作用，钾随间质水分入血可不出现低血钾。腹泻持续大量失水后超出机体的代偿能力，血液浓缩并伴有代谢性酸中毒时，细胞内钾又转移入血，此时血钾浓度反可增高。

2. 肾脏

（1）钾在肾脏的正常代谢：钾吸收入血后，约有 90% 经肾脏排出体外。肾小球的滤过作用使一部分血钾成为原尿的一种成分。钾在原尿中的浓度与血浆中相似，原尿经过肾小管时，其中绝大部分钾被近曲小管上皮细胞所吸收，这种吸收是由于上皮细胞膜钠泵主动转运而完成。在髓袢升支、远曲小管和集合管内，钾既可少部分被吸收，又能为该处的上皮细胞所分泌，这种作用以远曲小管最为明显。远曲小管基底侧细胞膜从小管周围液中摄取多量钾进入肾小管细胞，使细胞内钾传送池增大，又通过对肾小管腔内钠重吸收作用使肾小管内外发生电位差的改变，因此促进肾小管细胞内钾再被动扩散入管腔。肾脏本身存在调整酸碱平衡的能力，人体代谢过程中，酸性代谢产物多于碱性者，故总趋势是向酸，因此具有调整酸碱平衡功能的器官主要倾向于排酸保碱，例如肺呼出 CO_2，肾对尿的酸化等。肾脏排酸保碱的机制是 Na^+-H^+ 交换，即管壁细胞从肾小管腔内吸收钠的同时，把细胞内的 H^+ 排泌入管腔之中。新生儿尤其是早产儿肾功能不健全，容易发生酸碱代谢紊乱，在纠正酸中毒时，血清钾浓度降低，这也是造成新生儿低钾不可忽视的原因。

（2）影响钾代谢的主要因素

1）醛固酮：醛固酮是肾上腺皮质球状带分泌的一种激素，它能促进肾小管对 Na^+ 的主动吸收，同时增加了钾的排泌量，具有保钠排钾的作用。肾血流量减少、肾上腺皮质功能亢进等因素可促进醛固酮分泌增多，醛固酮增多可导致体内水钠潴留，造成低血钾。肾上腺皮质肿瘤或皮质增生的醛固酮增多症和库欣综合征等可致醛固酮增多；某些慢性心力衰竭等也可伴有继发性醛固酮增多；肾上腺生殖综合征由于肾上腺缺乏 11- 羟化酶或 17- 羟化酶而使血中皮质醇减低，通过引起 ACTH 增多分泌的机制使盐皮质激素分泌量增加。

2）血管紧张素：肾血流量减少、肾素分泌增加可导致体内活性的血管紧张素 II 增多，血管紧张素能促进钾在肾小管内的重吸收使钾排出减少。血管紧张素的增多还能刺激肾上腺皮质增加对醛固酮的分泌，继发保钠排钾的现象。

3）排钾利尿剂：可减少 K^+ 在近曲小管的重吸收和远曲小管增加 K^+ 排泌量。

4）碱中毒：呼吸性、代谢性碱中毒均使肾小管细胞内 H^+ 浓度降低，K^+ 从远曲小管排泌增多使钾丢失。碱中毒时血钾还向细胞内转移加重低血钾。

5）低镁血症：髓袢升支重吸收钾有赖于 Na^+-K^+-ATP 酶的活性，镁离子是 Na^+-K^+-ATP 酶的激活剂，低血镁时，肾小管的钾重吸收减少，尿钾损失增多。

6）抗生素：青霉素类药物排入远曲小管后，成为不渗透吸收的阴离子，改变肾小管细胞内外之电位差，使管腔内负电荷增加，易于 K^+ 分泌，导致大量 K^+ 从肾脏丢失，出现低钾血症，而青霉素类药是新生儿患儿常用药。

（三）稀释性低血钾

因过多补充不含钾的溶液造成，例如在等渗或低渗性脱水时，大量补充少盐液体或无盐液体。

（四）钾的分布异常

1. 胰岛素　胰岛素可直接刺激 Na^+-K^+-ATP 酶的活性，促使细胞摄钾。糖尿病母亲新生儿出生后胰岛素水平较高，低钾血症发生率高。

2. 碱中毒　碱中毒机体代偿过程中，细胞液中的 H^+ 移出，K^+ 移入细胞内，引起细胞外液低钾。

二、病理生理

（一）肾脏

短期缺钾时，肾小管吸收钾功能加强，排泄钾量减少。长期缺钾时，组织学改变为间质性肾炎伴不同程度的肾小管损害及间质纤维化。近端肾小管出现空泡变性甚至萎缩使管腔扩大，肾小管细胞破坏及再生伴刷状缘损害，集合管中细胞发生水样变性和线粒体肿胀，细胞内形成许多含有酸性磷酸酶的颗粒，细胞增生膨胀引起集合管阻塞，也可见到肾小球病变及肾小动脉硬化等。

（二）心肌、骨骼肌、平滑肌

心肌、骨骼肌、平滑肌均可出现局部的肌细胞坏死、肌纤维断裂、肌横纹消失并可出现瘢痕及纤维化。间质内单核细胞和淋巴细胞浸润。

缺钾对心肌的影响主要是电生理和收缩力的变化。由于 ECF 低钾使心肌细胞膜的钾通透性降低，心肌静息电位（Em）负值减小，Em 与阈电位（Et）的差值变小，更接近 Et，引起去极化的阈刺激值降低，导致心肌兴奋性增高。复极化 2 期增快变陡（ST 段降低），使有效不应期缩短，而复极化 3 期减慢延长（T 波低平或倒置），尤以本期末段兴奋性较高的超常期的延长更为明显（出现 U 波），使动作电位时间（QT 或 QU 间期）延长。由于

Em 负值变小，动作电位去极化（0 期）的速度降低，兴奋传导减慢（PR 间期延长，QRS 增宽）。低钾时心脏的兴奋性增高，超常期延长和快反应自律组织(心房和心室特殊传导组织，包括希氏束 - 浦肯野纤维系统）的复极化 4 期（舒张期）自动去极化速度加快，使这些异位起搏点的自律性增高，均易于发生异位节律。但低钾对慢反应自律组织（窦房结及房室交界组织）的自律性影响甚微。传导减慢和有效不应期缩短，可发生兴奋折返，引起房颤或室颤。传导性降低可导致传导阻滞。ECF 低钾使动作电位过程中的 Ca^{2+} 内流增加，心肌细胞内 Ca^{2+} 浓度增高，心肌兴奋 - 收缩偶联增强，收缩力增强。但低钾可使心肌变性或灶性坏死，因而使心肌收缩力减弱。

骨骼肌、平滑肌及其支配神经兴奋性降低，神经传导性降低，肌无力，麻痹，心肌兴奋性增高但收缩无力，故易发生心律失常、心力衰竭，对洋地黄敏感性增高。

低钾对神经肌肉兴奋性的影响最为重要。细胞内外 K^+ 浓度的比值决定神经和肌肉细胞静息电位负值的高低。而神经肌肉兴奋性（应激性）取决于静息电位（Em）与阈电位（Et）之差。ECT 钾降低时细胞内外钾比值增大，静息电位负值增加，与阈电位之差加大，细胞膜超极化，兴奋性减低，导致骨骼肌及平滑肌无力，甚至弛缓性瘫痪和肠麻痹。但低血钾程度相同者病情轻重可有不同。腹泻时迅速失钾，Em 负值加大，易出现症状。慢性失钾时，由于 K^+ 从细胞内循化学梯度向细胞外移出，使细胞内外 K^+ 浓度均降低，细胞内外 K^+ 浓度的比值仅轻度增大或正常，因而神经肌肉兴奋性可轻度降低或正常。此外，影响神经肌肉兴奋性者除钾外，尚有其他因素，如高钙血症（阈电位负值减低），高镁和酸中毒可降低膜兴奋性，加重低血钾，反之可使低血钾减轻。

三、临床表现

1. **神经肌肉**　钾具有保持神经肌肉的应激性功能，神经肌肉系统只在血钾保持一定浓度时才能使其应激性正常。细胞外液中 K^+ 浓度降低时，患者神经肌肉兴奋性减低，精神萎靡，反应低下。躯干和四肢肌无力，常从下肢开始，呈上升型。腱反射减弱或消失，严重者出现弛缓性瘫痪。呼吸肌受累则呼吸变浅，可出现呼吸衰竭。平滑肌受累时出现腹胀、便秘、肠鸣音减弱，重症可致肠麻痹。肌无力同时常伴有肢体麻木、肌肉压痛和手足搐搦。心率增快，心脏收缩无力，心音低钝，常出现心律失常，重者血压可降低。心电图 T 波增宽、低平或倒置，出现 U 波，在同一导联中 U 波 ≥ T 波，两波相连呈驼峰样，可融合成为一个宽大的假性 T 波，QT 间期（实为 QU 间期）延长，ST 段下降。后期 P 波可增高似肺性 P 波。心律失常包括房性或室性期前收缩、室上性或室性心动过速、室扑或室颤、阿 - 斯综合征，可导致猝死，亦可引起心动过缓和房室传导阻滞。

2. **中枢神经症状**　患者烦躁不安、无力，严重者精神不振、嗜睡、神志不清、昏迷。

3. **循环系统症状**　钾可维持心脏的功能。心肌收缩期肌动蛋白与肌球蛋白和 ATP 结合前 K^+ 从细胞内逸出，而舒张时又向细胞内转移。所以心肌细胞内、外 K^+ 的浓度对心肌的自律性、传导性和兴奋性都有影响。缺钾时心肌兴奋性增高，可使心脏停止于收缩状态，并可引起心律失常，包括房性或室性期前收缩，窦性心动过缓，阵发性、心房性、交界性心动过速，房室传导阻滞，严重时甚至出现尖端扭转型室性心动过速或心室颤动。缺钾后可加重或引起心力衰竭，亦可促使洋地黄中毒发生。心电图对于低钾诊断有较特异价值，

ST 段下降、T 波低平、出现 U 波，随着血钾的进一步下降，可出现 P 波幅度增高、QRS 增宽，补钾后上述改变可很快改善。严重者可因心律失常而猝死。

4. 泌尿系统症状　慢性缺钾（大多超过 1 个月）可使肾小管上皮细胞空泡变性，对抗利尿激素反应低下，浓缩功能降低，尿量增多。缺钾时肾小管泌 H^+ 和再吸收 HCO_3^- 增加，氯的再吸收降低，可发生低钾低氯性碱中毒伴反常性酸性尿。

5. 内分泌系统症状　胰岛素分泌受抑制，糖原合成障碍，对糖的耐受降低，易发生高血糖症。由于蛋白合成障碍可导致负氮平衡。

四、辅助检查

1. 血清钾 < 3.5mmol/L。

2. 心电图检查：T 波增宽、低平或倒置，出现 U 波，在同一导联中 U 波及 T 波，两波相连呈驼峰样，可融合成为一个宽大的假性 T 波，QT 期（实为 QU 期）延长，ST 段下降。后期 P 波可增高似肺性 P 波。心律失常包括房性或室性期前收缩、室上性或室性心动过速、室扑或室颤、阿 - 斯综合征，可致猝死。亦可引起心动过缓和房室传导阻滞。

五、治疗要点

1. 首先治疗原发病，尽量去除病因，防止 K^+ 的继续丢失。减少肾脏及消化系统钾的丢失。钾剂治疗取决于低钾是由于钾分布异常还是缺钾造成，若单纯碱中毒所致的钾分布异常，应纠正碱中毒。

2. 尽早恢复经口摄入的奶量。

3. 钾剂治疗：正常新生儿钾生理需要量为 1 ～ 2mmo/L，新生儿可静脉滴注氯化钾，每日 3mmol/kg，另加生理需钾量，可给 4 ～ 6mmol/L。静脉滴注氯化钾时应精确计算补充的速度和浓度，应按所需的补钾量和补液量而定。因细胞对钾的恢复速率有一定的限制，即使在严重低钾患者中，快速补钾也有潜在危险，包括引起致死性心律失常。故每日补液量较多者（伴发腹泻脱水）浓度宜稍低（0.2%），滴速可稍快 [8 ～ 10ml/（kg·h）]。补液量少者浓度可稍高，一般不超过 0.3%，滴速减慢 [< 5ml/（kg·h）]。所补充的钾需经过 ECF 进入 ICF，而细胞内外钾平衡需 15h 以上，给钾量过大过快有发生高钾血症的危险。故补钾时应多次监测血清钾水平及心电图，有条件者给予心电监护，随时调整补钾浓度及速度。严重脱水时，肾功能障碍影响钾的排出，必须先扩容以改善血液循环和肾功能，然后再给钾。由于细胞内钾的恢复较慢，须持续给 4 ～ 5d，严重缺钾或经肾或肾外大量失钾者治疗时间可能更长。

（李　勘）

第三节　新生儿高钾血症

当血清钾 > 5.5mmol/L 时称为高钾血症，当血清钾 > 6mmol/L 时常出现临床症状。血清钾增高常反映体内钾总量过多，但当存在细胞内 K^+ 向细胞外转移的情况时，如酸中毒、溶血等时，体钾总量亦可正常或降低。

一、病因

1. 钾摄入过多 由于机体存在对摄入钾的适应机制，摄入钾稍多不致发生高钾血症。若肾功能障碍、钾从 ECF 移入 ICF 障碍，短期内予大量补钾、输血等均可发生高钾血症。

2. 钾排泄障碍 ①肾衰竭；②血容量减少如脱水及休克等；③肾上腺皮质功能不全如肾上腺出血（如缺氧、分娩损伤、早产儿、败血症、出血病等）、肾上腺发育不全等；④先天性肾上腺皮质增生症（21- 羟化酶、3β- 羟脱氢酶或 20、22- 碳链裂解酶缺乏）；⑤潴钾利尿剂如螺内酯及氨苯蝶啶等的长期使用。

3. 钾从细胞内释放或移出 ①大量溶血（新生儿溶血病等）；②缺氧、酸中毒、休克；③严重组织损伤、头皮血肿、颅内出血等；④组织分解代谢亢进；⑤洋地黄中毒；⑥胰岛素缺乏。

4. 其他 ①极低出生低重儿在出生后数天内由于肾小球滤过率低、Na^+-K^+-ATP 酶活力低而使细胞内钾向细胞外液转移，可出现非少尿性高钾血症。< 25 周胎龄的极低出生低重儿在出生后 48h 内有近 50% 可出现血清钾 > 6mmol/L。②新生儿红细胞增多症时患儿红细胞破坏多，可导致红细胞内大量钾离子释放所致高钾血症。③医源性：过多输血、过多补钾、换血治疗等。

二、临床表现

1. 神经肌肉兴奋性降低，精神萎靡，嗜睡，躯干、四肢肌无力。腱反射减弱或消失，严重者呈弛缓性瘫痪。常从下肢开始呈上升型。但脑神经支配的肌肉或呼吸肌常不受累。

2. 心脏：心脏收缩无力，心音减弱，早期血压偏高，晚期降低。心电图早期改变为 T 波高尖，底部较窄，呈帐篷样，振幅可正常。正常新生儿 $V_1 \sim V_3$ 导联和左心室肥厚的 T 波常倒置。高钾时可变为 T 波直立。重度高钾（7.5 ～ 10mmol/L）时除 T 波改变外，P 波低平增宽，PR 间期延长，ST 段下降（偶可抬高），以后 P 波消失，R 波变低，S 波增深。血钾 > 10mmol/L 时 QRS 波群明显增宽，S 波与 T 波直接相连呈正弦样波形。由于室内传导缓慢、单向阻滞和有效不应期缩短，可发生室速、室扑或室颤，最后心室静止。在心室静止前常有缓慢的心室逸搏心律。心室静止或室颤可反复发作，出现阿 - 斯综合征，可猝死。

3. 消化道症状：高钾可致乙酰胆碱释放，引起恶心、呕吐、腹痛等症状。

三、治疗要点

首先要除外标本溶血等导致的假性高钾血症。当患者无引起高钾血症的原因，又无ECG 改变及高钾的临床表现时更应提高警惕。并应注意新生儿出生后 10d 内血清钾较高的生理特点。治疗时注意纠正高血钾和治疗原发病。一旦诊断为高血钾，所有的含钾补液、口服补钾及潴钾利尿剂必须立即终止，暂停授乳、禁用库存血和其他含钾丰富的食物，并监测血清钾和心电图。

1. 轻症 血清钾 6 ～ 6.5mmol/L，ECG 正常，停用含钾药物，减少和停止授乳，给予阳离子交换树脂保留灌肠或用排钾利尿剂等，促进钾的排出。

2. 重症 血清钾 > 6.5mmol/L，需紧急治疗。

（1）拮抗高钾对心脏的毒性作用：补充钠和钙可稳定心脏传导系统。常用 10% 葡萄糖酸钙 1 ～ 2ml/kg 缓慢静脉滴注，可在几分钟内显效，常于 0.5 ～ 1h 滴注完毕，但维持时间较短，只起到暂时作用。需继续监测 ECG，若无明显好转，可于 5min 后重复应用。对于应用洋地黄的患儿须慎用钙剂。对同时伴有低钠血症者，可用生理盐水静脉注射。对于难治性心律失常，可应用利多卡因等抗心律失常药物。

（2）使钾由细胞外液移入细胞内液：①对于脱水者，补液常能纠正高血钾。②血液碱化能促进细胞的 K^+-H^+ 交换，血 pH 增加 0.1，可使血钾降低 0.6mmol/L。高钾血症时可静脉应用碳酸氢钠 2 ～ 3mmol/kg。常给予 5% 碳酸氢钠 3 ～ 5ml/kg（2 ～ 3mmol/kg），缓慢静脉注射。在 30 ～ 60min 生效，维持数小时，必要时重复使用。对于出生后 3d 内，< 34 周的早产儿，尽可能避免快速静脉应用碳酸氢钠，以避免 IVH 的发生。对于人工呼吸机应用者使用高通气可提高血 pH，但考虑到高通气可减少脑血流和引起潜在的脑损伤，该措施仅限于紧急情况下使用。③胰岛素能直接刺激细胞膜 Na^+-K^+-ATP 酶，促进细胞对 K^+ 的摄取。可予 0.05U/kg 胰岛素加 10% 葡萄糖 2ml/kg 静脉推注，然后以 10% 葡萄糖每小时 2 ～ 4ml/kg 加胰岛素每小时 0.1U/kg 维持，在 30 ～ 60min 生效，维持数小时，必要时重复使用。应用高张葡萄糖可刺激胰岛素分泌，停用后可能发生低血糖，可用 5% 或 10% 葡萄糖静脉滴注维持，逐渐减量停用。应用胰岛素时应密切监测血糖。

（3）促进钾排出：①排钾利尿剂。利尿剂可增加钾的排出，常用呋塞米每次 1mg/kg 静脉注射。但肾衰竭或醛固酮减低患儿反应不佳，对于心力衰竭和水肿者可促进排出液体及钾。②腹膜透析。对于少尿或可逆性肾脏疾病，在上述治疗无效时可用腹膜透析或以新鲜全血双倍换血治疗。若需迅速降低血钾时采取此方式，例如肾衰竭及分解代谢亢进者，简便易行，效果既快又好。③阳离子交换树脂。常用聚磺苯乙烯为 Na^+/ 钾交换树脂，0.5 ～ 1.5/kg 加 20% 山梨醇 10ml，保留灌肠 30 ～ 60 分钟，每 4 ～ 6h 1 次。每克可结合钾 0.5 ～ 1mmol，释放钠 1 ～ 2mmol 被吸收，尤其是肾衰竭尿少或心力衰竭者，以免引起水钠潴留和肺水肿。

（李　勘）

第 13 章

新生儿钙代谢紊乱

第一节　新生儿钙代谢调节

人体内含量最多的两种矿物质是钙和磷，其主要作用是维持机体的正常代谢和生理功能，钙离子是机体各项生理活动不可缺少的离子，对于维持细胞膜两侧的生物电位、骨代谢及维持正常的肌肉伸缩、舒张功能和神经-肌肉传导功能均起到至关重要的作用；它还是体内各种激素作用的中间递质，参与腺体分泌、血液凝固、酶促反应，对于维护内环境的稳定起到决定作用。血钙水平与骨代谢密切相关。正常时成骨与溶骨过程处于动态平衡中，成骨过程中，钙、磷沉积于骨，血中水平降低；而溶骨过程中，骨质分解，提高血中钙、磷水平。在多种激素的共同调节下，骨不断更新与重建为血中钙水平稳态提供基本保证。

一、围生期钙概况

新生儿体内血清钙和 $25(OH)D_3$ 的水平与母亲体内的钙储备及本身调节机制有关。

由于胎盘能主动向胎儿运输钙，妊娠后母亲的血清总钙浓度逐渐下降，妊娠中期达最低值，至妊娠末 $1 \sim 2$ 个月可轻度回升。在妊娠后 3 个月，胎儿每天从母亲得到 $100 \sim 150mg/kg$ 钙，即使母亲有营养不良、胎盘功能不全或胎儿宫内营养不良，胎盘仍能主动转送钙，保证胎儿正常的钙化。分娩时，脐血的总钙和离子钙水平均比母亲高 $0.25mmol/L$，平均达 $2.6 \sim 2.8mmol/L$。出生数小时后，因母亲的供应突然停止，外源性的钙供给量很少，新生儿血钙水平下降，持续 $24 \sim 48h$，血总钙和离子钙分别约为 $2.3mmol/L$ 和 $1.1mmol/L$，早产儿血钙常可降至 $1.8mmol/L$，然后逐渐上升，足月儿至出生后 $5 \sim 10d$ 血钙水平恢复正常。

二、钙与磷镁的相互调节

钙、磷、镁在体内的代谢既互相联系又互相影响，共同在肠道内吸收，又共同从肾脏排泄，三者之间存在互相竞争的作用。当钙摄入增加时，镁的吸收减少，而过多的磷又可减少钙、镁的吸收，如新生儿用未改良的牛乳喂养时，由于牛乳中含有高磷，易导致低血钙和低血镁的发生。钙、磷、镁在体内代谢中均受甲状旁腺激素（parathyroid hormone，PTH）、钙素和维生素 D[$1, 25(OH)_2D_3$] 的调节。甲状旁腺分泌的甲状旁腺激素、甲状腺 C 细胞分泌的降钙素和由皮肤、肝和肾等器官联合作用形成的胆钙化醇（维生素 D）也称为钙调节激素（calcium regulating hormones）。雌激素、生长激素、胰岛素和甲状腺激素等也参与钙、磷代谢的调节。

1. 甲状旁腺激素的作用　甲状旁腺激素分子量为 9.5kD，是含 84 个氨基酸残基的直链多肽，其中的氨基端 34 个氨基酸片段集中了 PTH 的全部活性。正常人血浆中的 PTH 浓度呈昼夜节律性，清晨 6 时最高，以后逐渐降低，至下午 4 时达最低，以后又逐渐升高。PTH 的半衰期为 20 ~ 30min。

甲状旁腺激素的主要作用是升高血钙和降低血磷，PTH 的靶器官主要是肾和骨。PTH 能促进肾小管对钙的吸收和增加磷的排出，加速 1, 25 (OH)$_2$D$_3$ 的合成，促进骨质溶解。PTH 作用于近端肾小管上皮细胞，可通过增加 cAMP 促进近端小管对钙的重吸收，抑制对磷的重吸收，减少尿钙排泄，升高血钙，促进磷的排出，使血磷降低。同时，PTH 激活肾内 1a- 化酶，后者可催化 25 (OH) D$_3$，转变为 1, 25 (OH)$_2$D$_3$。1, 25 (OH)$_2$D$_3$。可促进小肠和肾小管上皮细胞对钙和磷的吸收。而对于骨，PTH 可促进骨钙入血，其作用包括快速效应与延迟效应两个时相。PTH 的快速效应在数分钟内即可产生，使骨细胞膜对 Ca^{2+} 的通透性迅速增高，骨液中的 Ca^{2+} 进入细胞，然后由钙泵将 Ca^{2+} 转运至细胞外液中，引起血钙升高。PTH 的延迟效应在激素作用 12 ~ 14h 后出现，一般在几天或几周后才达高峰，作用机制是刺激破骨细胞，加速骨基质的溶解，使钙、磷释放进入血液。因此，PTH 分泌过多可增强溶骨过程，导致骨质疏松。

胎龄为 10 周以上胎儿的甲状旁腺已有产生和分泌 PTH 的能力。由于胎盘对钙的主动传输，胎儿处于高血钙的状态，从而抑制了胎儿 PTH 的释放，在整个妊娠期和脐血中及分娩后最初几天的新生儿 PTH 水平较低，而且靶器官对 PTH 的反应也低。PTH 对镁的作用和对钙的作用相似，可以通过骨镁的动用、肠道和肾脏吸收镁增加而使血镁上升，但对血镁的作用比对血钙的作用要小得多。

2. 降钙素的作用　降钙素（calcitonin，CT）是由甲状腺 C 细胞分泌的肽类激素。C 细胞位于滤泡之间和滤泡上皮细胞之间，又称滤泡旁细胞。降钙素是含有一个二硫键的 32 肽，分子量为 3.4kD，半衰期不足 1h。

降钙素的主要作用是降低血钙和血磷，其受体主要分布在骨和肾。降钙素经 cAMP-PKA 途径和 IP/DG-PKC 途径抑制破骨细胞的活动，减弱溶骨过程，同时还能增强成骨过程，使骨组织中钙、磷沉积增加，而血中钙、磷水平降低。此外，降钙素还可提高碱性磷酸酶的活性，促进骨的形成和钙化过程。儿童骨的更新速度快，通过破骨细胞的活动每天可向细胞外液提供 5g 以上的钙，相当于细胞外液总钙量的 5 ~ 10 倍。因此 CT 对儿童血钙的调节作用更为重要。而对于肾脏，降钙素能减少肾小管对钙、磷、钠和氯等离子的重吸收，因此可增加这些离子在尿中的排出量。

妊娠 14 周时，胎儿已开始产生具有免疫反应性降钙素，其主要作用是降低血钙、磷水平，促进骨质生成。新生儿时期降钙素较高，且可因窒息和高血糖素的刺激进一步升高，导致低钙血症。降钙素有利于钙、镁同时向骨转移，促使尿镁排泄增加，使血镁下降。

3. 1, 25 (OH)$_2$D$_3$ 的生理作用　1, 25 (OH)$_2$D$_3$ 的主要作用是增加钙、磷在肠道的吸收及促进骨钙入血和在骨中的沉着，并促使肾对磷的吸收以维持正常的血钙、磷水平。对镁的作用是可能增加镁的吸收。

1, 25 (OH)$_2$D$_3$ 与靶细胞内的核受体结合后，通过调节基因表达产生效应。其受体分布十分广泛，主要分布于小肠、肾和骨细胞外。对于小肠，可促进小肠黏膜上皮细胞对钙的吸收。1,25(OH)$_2$D$_3$进入小肠黏膜细胞内，通过其特异性受体促进 DNA 转录，生成与钙有很高亲和力的钙结合蛋白（calcium-binding protein，CaBP），直接参与小肠黏膜上皮细胞吸收钙的转运过程。同时，1,25(OH)$_2$D$_3$也能促进小肠黏膜细胞对磷的吸收。因此，它既能升高血钙，也能升高血磷。对于骨，它可以动员骨钙入血，对钙在骨的沉积都有作用。一方面，1,25(OH)$_2$D$_3$可通过增加破骨细胞的数量，增强骨的溶解，使骨钙、骨磷释放入血，从而升高血钙和血磷；另一方面，1,25(OH)$_2$D$_3$又能刺激成骨细胞的活动，促进骨钙沉积和骨的形成。但总的效应是升高血钙。此外，骨钙素由成骨细胞合成并分泌至骨基质中，在调节和维持骨钙中起重要作用。其分泌受 1,25(OH)$_2$D$_3$的调节。对于肾脏，可促进肾小管对钙和磷的重吸收，使尿中钙、磷的排出量减少。

4. **三种钙调节激素相互调节** 甲状旁腺主细胞分布有钙受体，对血钙变化极为敏感，血钙水平轻微下降，即可增加分泌，从而促进骨钙的释放和肾小管对钙的重吸收，使血钙水平迅速回升。长时间低钙血症，促进 PTH 基因的转录，导致甲状旁腺增生；相反，长时间高钙则可抑制 PTH 基因的转录，导致甲状旁腺萎缩。血磷升高可使血钙降低，间接刺激 PTH 的分泌。血镁降低也可使 PTH 分泌，但血镁慢性降低则可减少 PTH 分泌。

血钙浓度增加时，降钙素分泌增多。当血钙浓度升高 10% 时，血中降钙素的浓度可增加 1 倍。降钙素与甲状旁腺激素对血钙的作用相反，两者共同调节血钙浓度，维持血钙的稳态。与甲状旁腺激素相比，降钙素对血钙的调节快速而短暂，启动较快，1h 内即可达到高峰；当甲状旁腺激素分泌增多时，可部分或全部抵消降钙素的作用。由于降钙素的作用快速而短暂，故对高钙饮食引起血钙浓度升高后血钙水平的恢复起重要作用。

PTH、降钙素和 1,25(OH)$_2$D$_3$对血清钙、磷、镁的调节相互配合，以保证这些离子的动态平衡。

当甲状旁腺功能增强或血中磷酸盐降低时，1,25(OH)$_2$D$_3$的生成增加；甲状旁腺功能低下时，其生成减少。1,25(OH)$_2$D$_3$可抑制 PTH 的基因转录和分泌，也可抑制甲状旁腺细胞的增殖，产生负反馈调节作用。维生素 D、血钙和血磷水平降低时，1,25(OH)$_2$D$_3$的转化增加。PTH 通过刺激肾内 1α- 转化酶活性促进维生素 D 活化。1,25(OH)$_2$D$_3$的生成也受雌激素等激素水平的影响。

当血钙浓度降低时，PTH 分泌增加，促进肾脏对钙的吸收和磷的排出，促进骨质溶解，同时加速 25(OH)D$_3$转变成 1,25(OH)$_2$D$_3$，使肠中钙吸收增加，促使血钙上升；反之，当血钙超过正常时，PTH 分泌减少，降钙素分泌增加，使血钙下降。当血磷升高时，PTH 分泌增加，1,25(OH)$_2$D$_3$的生成减少，使血磷下降；当血磷降低时，又可促使 1,25(OH)$_2$D$_3$的生成增加，而使血磷上升。同样，当血清镁下降时 PTH 分泌增加；反之，当血清镁升高时，PTH 的分泌则受到抑制。

5. **窒息状态下的钙代谢** 当新生儿窒息后由于脑缺氧缺血，机体抗氧化物功能降低，大量自由基产生，损害细胞膜导致钙泵失灵、钙通道开放，导致大量 Ca^{2+}进入细胞内造成血钙降低，而且窒息越重，血钙越低。

（朱俊丞）

第二节　新生儿低钙血症

因胎盘能主动向胎儿运输钙，至分娩时脐血的总钙和离子钙水平比母亲高 0.25mmol/L 左右，平均达 2.6 ～ 2.8mmol/L。出生后，母亲的钙供应突然停止，新生儿血钙水平下降，血总钙和离子钙大约各为 2.3mmol/L 和 1.1mmol/L，足月儿出生 5 ～ 10d 后血钙恢复正常。当血钙＜ 1.8mmol/L 或游离钙＜ 0.9mmol/L 时称为低钙血症（hypocalcemia）。

一、病因

（一）新生儿早期低钙血症

新生儿早期低钙血症多在出生后 48h 内出现，最常见，可无症状。由于妊娠后期钙通过主动转运逆浓度差经胎盘输入胎儿血液循环，母亲妊娠中期产生甲状旁腺素相关蛋白，能直接作用于胎盘上的甲状旁腺素受体产生环磷酸腺苷，或直接刺激 1, 25 (OH)$_2$D$_3$ 产生，增加母体向胎儿血钙运输，导致新生儿血钙的量增加，胎儿轻度高钙血症使甲状旁腺受抑制，出生后，来自母亲的血钙供应停止，但新生儿的甲状旁腺仍处于抑制状态，出现一时性甲状旁腺功能不足或甲状旁腺功能抑制而导致血钙立即降低，导致低钙血症。PTH 对骨和肠道的有效作用需维生素 D 参与。25 (OH)D$_3$ 直接与胎龄有关，且早产儿宫内钙储备、25 (OH)D$_3$ 的合成能力与胎龄呈负相，同时 25 (OH)D$_3$ 向 1, 25 (OH)$_2$D$_3$ 转化能力低下，尿磷排出减少及肾 cAMP 对 PTH 的反应低下，故早产儿更易发生早发性低血钙。

窒息、颅内出血、胎粪吸入综合征（MAS）、RDS 等各种新生儿缺氧疾病因组织缺氧、脑缺氧引起钙通道开放，使游离血钙向脑细胞内转移，使血钙降低，更加重了脑损伤，形成恶性循环。另一方面脑缺氧使机体糖及组织蛋白分解增多，血磷酸释放到细胞外液，与血中 Ca^{2+} 拮抗，缺氧亦可抑制甲状旁腺素分泌，更易出现低钙血症。窒息的程度越严重，血钙降低越明显。休克综合征、RDS 和严重败血症时产生大量细胞外磷酸盐，导致血钙降低。

糖尿病母亲的胎儿从母体经胎盘转运来的钙量增加，其甲状旁腺受抑制更为明显，巨大儿的骨骼较大，需要较多的钙，提高了降钙素的分泌。出生后早期血中降钙素高也与早期低血钙有关。

（二）晚发性新生儿低钙血症

晚发性新生儿低钙血症指出生后 2d 以上至 3 周发生的低钙血症，较少见，多数伴有症状。多在足月儿发生。

新生儿的原因：主要发生在未改良乳制品喂养的人工喂养儿，因牛乳、黄豆粉制的代乳品和谷类食品提供太多的磷酸盐（磷的浓度人乳为 150mg/L，牛乳为 1000mg/L，牛乳制品中为 500mg/L），且牛乳中钙/磷比例低（人乳钙/磷比例为 2.25：1，牛乳为 1.35：1），不利于钙的吸收，相对高的磷酸盐摄入和新生儿相对低的肾小球廓清能力，导致高磷酸盐血症，使血钙降低。患儿服低磷饮食及钙剂后数日或数周内血 PTH 增高，且能耐受高磷酸盐负荷，因此认为与甲状旁腺暂时性功能减退也有关。

某些疾病状态时或极低/超低出生体重儿仍会发生低钙血症，对于早产儿需要注意以下疾病。

1. 喂养不当：对早产儿使用未改良的乳制品人工喂养，由于磷的含量增多导致血钙降低。

2. 长期喂养不能：极低／超低出生体重儿、肠道术后和长期呕吐腹泻等患儿，可能存在长期不能经口喂养或吸收不良，维生素 D 补充不足，静脉营养中不能补充足够的钙、镁等，出现低钙血症或继发于低镁血症的低钙血症。

3. 肝功能不全可导致 25 (OH) D_3 形成减少、肾功能不全可引起 1, 25 (OH)$_2$D 形成减少，也可引起血钙低。

以下医疗措施也可导致低钙血症的发生。

1. 应用利尿剂后的低钙血症：袢利尿剂尤其呋塞米，可导致高钙尿症后出现继发性低钙血症，在早产儿 BPD 治疗中应给予重视。

2. 继发于输血的低钙血症：储藏血中的枸橼酸盐能与钙形成中性可溶复合物，输血几小时后形成碳酸氢盐，造成轻度碱中毒，反复输血或换血后可减少游离钙。

3. 用碳酸氢钠治疗新生儿代谢性酸中毒，咖啡因导致高钙尿。茶碱、输注脂肪、游离脂肪酸、光疗等的应用，均可使游离钙降低。

来自母体因素，也可引起低钙血症，比如母亲妊娠时维生素 D 摄入不足、甲状旁腺功能亢进、抗惊厥治疗（采用苯巴比妥或苯妥英钠）、吸毒等。

（三）出生 3 周后发生的低钙血症

可存在甲状旁腺功能减退的患儿，多伴有维生素 D 缺乏或体内维生素 D 代谢缺陷。一般给予钙剂和维生素 D 后。如果给予上述治疗后患儿血钙仍低，可能有先天性永久性甲状旁腺功能减退，或存在先天性暂时性甲状旁腺功能减退，同时感染和某些医源性因素也是此阶段新生儿发生低钙血症的原因之一。

先天性甲状旁腺功能减退所致低钙血症主要原因如下。

1. 母亲甲状旁腺病理性过功能亢进，可能有甲状腺瘤；患儿母亲的病史往往是隐匿的，可无临床症状，或仅由于婴儿的顽固低血钙抽搐而发现母亲患有甲状旁腺肿瘤。母亲血钙增高，引起胎儿高血钙和胎儿甲状旁腺抑制。此时胎儿甲状旁腺往往比正常儿的大，症状顽固而持久，血磷一般在 2.6mmol/L 或更高。对治疗有拮抗作用，但应用钙剂最终可使抽搐缓解。在某些病例疗程常持续数周之久，可伴发低镁血症。

2. 暂时性先天性特发性甲状旁腺功能不全：是良性自限性疾病，母亲甲状旁腺功能正常，除用钙剂治疗外，还须用适量的维生素 D 治疗数月。

3. 永久性甲状旁腺功能不全：较少见，具有持久的甲状旁腺功能减退和高磷酸盐血症，由于甲状旁腺的单独缺失所引起，多数呈散发性，为 X 连锁性隐性遗传。常合并胸腺缺如、免疫缺损、小颌畸形和主动脉弓异常，称 DiGeorge 综合征。

二、临床表现

症状轻重不同。主要是神经、肌肉的兴奋性增高，表现为不安、手足搐搦、震颤、惊厥等。新生儿抽搐发作时常伴有不同程度的呼吸改变、心率增快和发绀，或因胃肠平滑肌痉挛引起严重呕吐、便血等胃肠道症状。最严重的表现是喉痉挛和呼吸暂停。早产儿可在出生后较早出现血钙降低，其降低程度一般与胎龄成反比，但由于发育不完善，血浆蛋白低和酸中毒时血清游离钙相对较高等，故体征不明显。发作间期一般情况良好，但肌张力稍高，腱反射增强，踝阵挛可为阳性。早产儿急性低钙血症常表现为肌张力增高、呼吸暂停、发绀、激惹、手足轻微震颤，严重者喉痉挛、手足抽搐、惊厥发作等。而慢性低钙血症患者，常有维生素 D 缺乏，患儿可有反复呼吸暂停、骨矿化不全、碱性磷酸酶升高、肋骨和长骨骨折等表现。

三、辅助检查

出生后早期发病者血钙低，血清游离钙＜ 0.9mmol/L 或血清总钙＜ 1.8mmol/L，血磷正常或升高，可伴低血糖，碱性磷酸酶＞ 225U/L 可作为维生素 D 缺乏病的早期征象。24h 尿钙＞ 4mg/kg 提示高钙尿症。晚期发病者血钙低，血磷高。X 线检查：肋骨和长骨 X 线片可大致估计骨矿化不全的程度，维生素 D 缺乏症时可出现干骺端毛糙、密度减低，呈杯口状，尤以膝部和肋骨与软骨交界处最为明显，严重者可有肋骨骨折。心电图示 QT 时间延长（足月儿＞ 0.19s，早产儿＞ 0.20s）。

四、治疗要点

对无症状高危儿的低钙血症应给予支持疗法，每日可给元素钙 24 ～ 35mg/（kg·d）缓慢静脉滴注。一般可用每毫升含元素钙 9mg 的 10% 葡萄糖酸钙静脉滴注。滴注速度应由输液泵来控制。出现惊厥或其他明显神经肌肉兴奋症状时，应静脉补充钙剂，可用 10% 葡萄糖酸钙每次 2ml/kg，以 5% 葡萄糖液稀释 1 倍缓慢静脉注射（1ml/min），以免注入过快引起心脏障碍和呕吐等毒性反应。必要时可间隔 6 ～ 8h 重复给药，元素钙总量为 25 ～ 35mg/（kg·d）（10% 葡萄糖酸钙含元素钙 9mg/ml），最大剂量为元素钙 50 ～ 60mg/（kg·d）。在注入钙的过程中，注意心率保持在 80 次 / 次以上，否则应暂停。静脉注射钙的过程中注意速度过快可引起心脏功能障碍、呕吐等毒性反应。应避免药液外溢至血管外引起组织坏死。若症状在短时期内不能缓解，应同时给予镇静剂。惊厥停止后改为口服钙维持，可用乳酸钙或葡萄糖酸钙，剂量为元素钙 20 ～ 40mg/（kg·d）。对较长期或晚期低钙血症患者，可口服钙盐 2 ～ 4 周，维持血钙在 2 ～ 2.3mmol/L。调节饮食很重要，应强调母乳喂养或用钙磷比例适当的配方奶。也可服用 10% 氢氧化铝 36ml/ 次，阻止磷在肠道的吸收。并给予口服钙剂治疗，以降低血磷，恢复血钙浓度。甲状旁腺功能不全时，须长期口服钙剂治疗，同时用维生素 D（10 000 ～ 25 000U/d），或双氧速变固醇（dihydrotachysterol）0.05 ～ 0.1mg/d。定期监测血钙，根据血钙调制维生素 D 的剂量。

低钙血症同时伴有低镁血症，单纯给钙效果不佳，惊厥不易得到控制，甚至反使血镁更低。此时，应用镁盐 0.2 ～ 0.4ml/（kg·次），每日 1 次，深部肌内注射，一般连用 3d 不仅可使血镁浓度上升，而且可使血钙也恢复正常。

晚发性低钙血症患儿，鼓励母乳喂养，母乳中钙磷比例适当，利于肠道吸收。极低 / 超低出生体重儿添加母乳添加剂，或给予钙磷比例合适的配方奶喂养。胃肠外营养患儿，静脉补钙 [元素钙 45mg/（kg·d）] 同时补充磷制剂，钙 / 磷比例为 1.3∶1 ～ 2∶1，同时每天补充维生素 D 400U。利尿剂治疗后的低钙血症：袢利尿剂使尿钙排出增多，可改用噻嗪类利尿剂减少尿钙排出，并联合应用螺内酯减少钾的排出，避免低钾血症。一般口服补钙治疗。

对于存在脑损伤的新生儿，要慎用钙剂；对于存在低钙血症伴有酸中毒的患儿，应先静脉补充钙剂，再静脉给予碱性药物，避免纠正酸中毒后血钙继续降低，导致惊厥或抽搐。新生儿高胆红素血症进行蓝光照射前，常规进行血钙检查，血钙低者会在光疗中发生惊厥或喉痉挛，应先静脉补充钙剂后再给予蓝光照射进行光疗。

五、预后

低钙血症在发作时直接威胁患儿生命，当喉痉挛及呼吸暂停出现时应急救。低血钙很少引起中枢神经系统器质性损害。单纯低钙血症预后佳，而伴有其他疾病如窒息及其并发症者，预后取决于并发症。

（朱俊丞）

第三节　新生儿高钙血症

当血清钙 > 2.75mmol/L 或游离钙 > 1.4mmol/L 时称为高钙血症（hypercalcemia）。在病理状态下，血清游离钙的升高常与血钙升高同时出现。血中蛋白结合钙增加，可升高血钙水平而不伴有游离钙的升高。一般情况下，1g 血清白蛋白的变化，可能引起约 0.2mmol/L 血钙的相应改变。

一、病因

1. 低磷酸盐血症　磷供应相对不足是常见病因。不适当的肠道外营养及早产儿易出现，此时血中 1, 25 (OH)$_2$D$_3$ 升高，伴有肠道内钙吸收增加；磷缺乏时骨再吸收增强，钙不易向骨沉着，血钙水平升高。

2. 甲状旁腺功能亢进　PTH 可促进肠道和肾对钙的再吸收。原发性甲状旁腺功能亢进为甲状旁腺主细胞增生或腺瘤引起，可为散发性，或家族遗传性。新生儿暂时性甲状旁腺功能亢进为孕母甲状旁腺功能减退所致，出生时仍有表现。

3. 维生素 D 相关性高钙血症　体内维生素 D 过量，促进肠道、肾对钙的再吸收，常见于维生素 D 中毒、敏感，婴儿特发性高钙血症、结节病等。新生儿皮下脂肪坏死、某些淋巴瘤、结节病或其他肉芽肿病均可由肾外 1, 25 (OH)$_2$D$_3$ 合成。

4. 其他原因　常为医源性，长期应用维生素 D 或其代谢产物治疗母亲低钙血症及应用甲状腺素治疗婴儿先天性甲状腺功能减退时均可发生。母亲羊水过多、早产，前列腺素 E 分泌增多，维生素 A 过多均易促进婴儿发生高钙血症。其他如 Williams 综合征、家族性低尿钙性高钙血症、蓝色尿布综合征（色氨酸吸收障碍）也曾有报道。

二、临床表现

新生儿较少见，起病可在早期或延至数周或数月。常缺乏典型的临床表现，无症状性高钙血症仅在化验检查时被发现。临床表现根据血钙增高程度、病程缓急及伴随疾病而异，轻者多无症状，重者可发生高血钙危象而致死亡。

本病可累及各系统，出现嗜睡、易激惹、发热、食欲减退、吃奶少或拒乳、恶心、呕吐、多尿、脱水、体重不增等。有时出现高血压、胰腺炎。高血钙可作用于肾小管引起肾小管功能损害，严重者伴有肾实质化、血尿，甚至发展为不可逆性肾衰竭。有时也出现其他部位的软组织钙化如皮肤、肌肉、角膜及血管等。

血钙 > 3.75mmol/L 时称为高血钙危象，患者呈木僵或昏睡、昏迷，重度脱水貌，心律失常，高血压甚至惊厥、心力衰竭。

三、诊断

凡存在可能引起高血钙的病因，均应及早检测血钙。诊断主要依据以下 3 个方面。

1. 病史　家族或母亲患有与钙或磷有关的疾病史；难产史；母亲或新生儿长期、过量服用维生素 A 或维生素 D 史；母亲长期应用某些药物史（如噻嗪类利尿剂等）。

2. 临床表现　生长指数低下，有嗜睡、脱水、抽搐、高血压、角膜病变的表现；多系统损害的特征：特殊面容、先天性心脏病、精神呆滞、皮下脂肪坏死等。

3. 实验室及其他辅助检查

（1）血清总钙、游离钙、镁、磷、ALP 及血清蛋白、PTH、25（OH）D$_3$ 水平异常。

（2）尿钙、磷及 cAMP 改变。

（3）X 线骨片：PTH 介导性高钙血症时 X 线呈特征性骨病变，如普遍脱钙，骨膜下骨质吸收，囊性变，颅骨板溶骨呈点状阴影。维生素 D 中毒或过量时长骨干端临时钙化带致密增宽，骨干皮质及骨膜增厚，扁平骨及圆形骨周缘增厚呈致密环状影。

（4）超声、CT 或核素扫描：发现甲状旁腺瘤或腹部肾钙化等。

（5）心电图：QT 间期改变。

（6）肾功能试验：血、尿肌酐，BUN，肾小球滤过率等可异常。

（7）母亲血钙、血磷及有关实验室检测，必要时进行家族筛查。

四、治疗要点

1. 轻症及无症状者主要查找病因，进行病因治疗。重症或已出现高血钙危象者，除病因治疗外应采取措施降低血钙。

2. 应限制维生素 D 和钙的摄入量，采用低钙、低维生素 D 及低铁配方奶喂养（乳配方中钙含量低于 10mg/418kJ 或不含维生素 D），慢性高钙血症病例应防止日晒以减少内源性维生素 D 的生成。

3. 急性高钙血症或危重病例采用静脉补液、利尿降低血钙，可用生理盐水 10 ～ 20ml/kg 静脉注射，再注射利尿剂，如呋塞米 2mg/kg，可较快显效，应对患儿血清钙、镁、钾、渗透压及出入液量进行监护，每 6 ～ 8h 检测 1 次，以防止体液和电解质紊乱。

4. 血磷低的患儿，应提供磷酸盐，每日 0.5 ～ 1.0mmol/kg 元素磷口服，分次给予，应防止给予磷酸盐过量，以避免腹泻或低钙血症。

普卡霉素可拮抗 PTH 及减少骨钙吸收，降低血钙快速有效，用于高钙危象。15 ～ 25μg/kg 于 4 ～ 6h 静脉滴注，或一次注射。7d 后可重复，但有骨髓抑制或肝肾损害的危险，应慎用。依地酸二钠（EDTA2Na）15 ～ 50mg/kg，静脉滴注，有报告可致肾衰竭。仅有少数病例采用甲状旁腺切除术治疗本病。

5. 对维生素 D 中毒、肉芽肿病、白血病、淋巴瘤等引起的高钙血症，可给予泼尼松 1 ~ 2mg/（kg·d），或静脉滴注氢化可的松有一定疗效，疗程至少 2 ~ 3 周。

（魏　兵　朱俊丞）

第四节　新生儿高钙危象

高钙血症是临床较常见的内分泌代谢紊乱之一，高钙危象是指血钙 > 3.75mmol/L，可导致一系列严重的临床症状，患者表现为高热、深度脱水貌，心律失常，高血压，可呈木僵或昏迷，甚至惊厥，可出现心、肾功能衰竭，若不及时抢救，病死率甚高，亦可遗留神经系统后遗症。

一、病因

生理情况下，体内钙稳态主要由甲状旁腺激素（PTH）、降钙素、$1, 25(OH)_2D_3$ 这三种激素共同调节，甲状旁腺激素和 $1, 25(OH)_2D_3$ 均可增高血钙，参与调节的器官包括骨骼、肠道和肾脏，其间任何一个环节发生异常均可导致高钙血症。骨的破坏吸收导致骨吸收性高钙血症；胃肠道钙吸收能力过强造成肠吸收性高钙血症，常由某些淋巴瘤或肉芽肿合成分泌维生素 D_3 导致的；氢氯噻嗪、过量甲状旁腺激素及其类似物可促进肾小管钙重吸收，而肾功能不全、血容量不足可导致尿钙排泄减少，均可引发肾性高钙血症。常见原因如下。

（一）甲状旁腺激素（PTH）介导性高钙血症

1. 原发性甲状旁腺功能亢进症（HPT）　可为散发性，常见原因为甲状旁腺主细胞或亮细胞增生或腺瘤引起。但小儿更常见家族遗传性。某些疾病如多发性内分泌瘤（MEN）Ⅰ型及Ⅱ型亦伴甲状旁腺功能亢进症。

2. 继发或散发性 HPT　由于慢性肾疾病、维生素 D 缺乏、肠吸收不良等引起长期低血钙导致 PTH 代偿性分泌过多（继发性），或在继发基础上甲状旁腺长期受到刺激（如肾衰竭、肾移植后）引起增生或瘤性改变。

3. 异位性甲状旁腺功能亢进症　身体其他部位组织分泌 PTH 或 PTH 样物质而致血钙增高，多见于恶性肿瘤。

4. 新生儿暂时性甲状旁腺功能亢进症　孕母甲状旁腺功能减退致胎儿甲状旁腺功能亢进症。出生时仍有表现。

（二）维生素 D 相关性高钙血症

1. 维生素 D 中毒　由于任何原因长期给予大量维生素 D 治疗，可产生维生素 D 过量或维生素 D 中毒。通过临床实践发现，若每日给维生素 D 超过 20 000U，在 1 个月以上者，应考虑有维生素 D 中毒的可能。有些患者虽每日服用常规剂量维生素 D（3000 ~ 5000U），由于对维生素 D 过度敏感，亦可出现维生素 D 中毒。

2. $1, 25(OH)_2D_3$ 合成过多　结节病或其他肉芽肿病，新生儿皮下脂肪坏死，某些淋巴瘤均可有肾外合成 $1, 25(OH)_2D_3$。

（三）其他

1. 骨病、骨损伤，恶性肿瘤骨转移促进骨质溶解吸收增加。

2. 恶性肿瘤如淋巴瘤、白血病或无骨转移的实体瘤可分泌破骨细胞激活因子、白细胞介素 1、前列腺素、生长转化因子等均可促进骨吸收。

3. 长期卧床不动，多见于青春期男孩，骨折后突然不活动致溶骨加速。

4. 维生素 A 过多症、甲状腺功能亢进，噻嗪类利尿剂、肾上腺皮质功能不全等。

二、病理生理

1. **PTH 介导性高钙血症**　甲状旁腺激素分泌过多时，加快骨钙溶解，钙释放入血，并使肾小管和肠道重吸收钙的能力加强，使血钙升高。当血钙浓度超过肾阈时，肾小球滤过的钙增多，致使尿钙排出量增多。甲状旁腺激素同时使近端肾小管回吸收磷降低，尿磷排出增多，导致血磷降低。临床常表现为高血钙、高尿钙、低血磷和高尿磷。

由于甲状旁腺激素加速骨的吸收与破坏，长期进展则发生普遍性纤维性骨炎的病理改变，伴随破骨细胞的活性增加，成骨细胞活性也增加，导致血碱性磷酸酶增加。当膳食中钙、磷含量充足时，骨质吸收和形成还能维持平衡，不致发生明显的骨改变。骨的病变常以骨吸收增加为主，也可表现为骨质疏松或同时合并骨质软化或佝偻病，后者的发生很可能与钙和维生素 D 不足有关。由于尿钙和尿磷排出增加，磷酸钙和草酸钙盐沉积易形成结石、易肾钙化、易有尿路感染导致肾功能损害，逐渐发展成为尿毒症、高血压，此时往往出现血磷值升高，血钙降低。血钙过高可导致迁徙性钙化，钙在软组织沉积，如角膜、软骨、关节滑膜、肌腱、韧带、心肌、动脉壁和胃黏膜等，可引起关节部位疼痛等症状。高浓度 Ca^{2+} 可刺激胃泌素分泌，胃壁细胞分泌。胃酸增加，形成高胃酸性多发性胃十二指肠溃疡，激活胰腺管内胰蛋白酶原，引起自身消化，发生急性复发性胰腺炎。

甲状旁腺激素还可抑制肾小管重吸收碳酸氢盐，使尿呈碱性，不仅可以进一步促进肾结石的形成，同时还可以引起高氯血症性酸中毒。高氯血症性酸中毒可使血游离钙增加，加重高钙血症，同时也增加骨盐的溶解，加重骨的吸收。

2. **维生素 D 中毒**　过多的维生素 D 储存于脂肪组织中，因其有较长的半衰期，使胃肠道吸收钙和骨质溶解增加，产生高钙血症，并常伴有高钙尿症。当血清钙超过 2.88mmol/L 时，可抑制甲状旁腺激素分泌，促进肾小管重吸收磷，血清磷升高。在长期血清钙、磷升高的情况下，会在骨骼外的软组织、血管壁、皮下等处形成钙化灶。由于大量钙从肾脏排出，可形成肾结石、肾钙化，破坏肾组织，最后出现肾衰竭。而骨骼的溶解增加，可发生纤维性骨炎。

3. **恶性肿瘤**　肿瘤引起高钙血症，主要原因有以下两点：①肿瘤直接侵犯骨质；②肿瘤特别是淋巴瘤和多发性骨髓瘤的恶性细胞可产生两种物质，一种是破骨细胞激活因子，另一种是前列腺素。这些物质类似 PTH 能加速骨吸收。也有学者认为有些恶性肿瘤可导致降钙素活性降低，从而导致高钙血症。

三、临床表现

出现高钙危象时，患者常表现为中枢神经系统、胃肠道、心血管及泌尿系统症状。最初胃肠道表现为厌食，继而顽固性恶心、呕吐、腹痛、便秘，原发性甲状旁腺功能亢进有时可出现胰腺炎及消化性溃疡。泌尿系统表现为多尿、肾结石、肾钙化、肾小球滤过率下降、高氯性酸中毒。也可出现少尿、脱水、酸中毒及氮质血症。由于脱水，排钙能力锐减，更促使血钙增高。心血管系统表现为高血压、心动过缓、心动过速、心脏传导阻滞心律失常、QT 间期缩短、对洋地黄过度敏感、心力衰竭、心搏骤停。少数可出现无名高热、严重虚弱、嗜睡，由于神经系统正常功能的维持必须有合适的细胞外液的钙浓度，因此高血钙时，可出现神经系统症状及体征，通常患儿有注意力不集中、精神障碍、记忆力减退、情绪不稳定、忧郁、腱反射增强、痛觉和震颤觉减退、肢体近端肌群无力、步态不稳、共济失调、嗜睡、抑郁、木僵、昏睡等表现。如不及时纠正，最终可因昏迷、心肾功能衰竭而死亡。

四、实验室检查

（一）PTH 介导性高钙血症

1. 放射免疫测定血免疫反应性 PTH 增高。

2. 尿 cAMP 升高。

3. 血磷下降，尿磷升高，尿钙与肌酐清除率比值下降。

4. 常有血氯升高，HCO_3^- 下降，血镁下降。

5. X 线呈特征性骨病变，普遍脱钙，骨膜下骨质吸收，囊性变，颅骨板溶骨呈点状阴影等。

6. 超声、CT 或核素扫描发现甲状旁腺瘤或手术探查发现甲状旁腺增生或腺瘤。

（二）维生素 D 中毒

1. 血中维生素 D 代谢产物增加。

2. 摄入大量维生素 D、克汀病、结节病或其他肉芽肿病（结核病、真菌病等），即使摄入较小剂量亦可因敏感而致血钙增加。

3. 血磷正常，尿钙增加。

4. 骨 X 线示长骨干骺端临时钙化带致密增宽，骨干皮质及骨膜增厚，扁平骨及圆形骨周缘增厚呈致密环形影。

5. 皮质激素抑制试验阳性 [用泼尼松 1～2mg/（kg·d），7～10d 血钙下降]，而 PTH 无效。

五、诊断

凡存在可能引起高钙血症的病因，出现不能解释的多系统症状时，应尽早测血钙，每个人对高血钙浓度的耐受有很大差异，有些甲状旁腺功能亢进患者，虽血钙高达 3.5～3.75mmol/L 但无症状；另一些肿瘤患者血钙仅为 3mmol/L，即出现昏迷。有些因素如肾衰竭、电解质紊乱、心血管状态、虚弱程度等可加速高钙危象。因此需要根据具体情况做具体分析，不能完全按照血钙浓度的绝对值作为诊断治疗的唯一标准。如能提高对本病的警惕性，确诊并不困难，但明确病因则需综合以下多方面资料进行鉴别。下列病史和体征常支持高钙血症的诊断。

1. 摄入过量维生素 A、维生素 D 史，长期服用噻嗪类药物史，长期卧床史。

2. 既往有恶性肿瘤史或目前颈部或其他部位有肿瘤证据。

3. 特殊面容 [“小妖精面容”（elfin facies）：头小、眼内斜、眼距宽、鼻梁扁平、嘴大、唇突、小颌；耳大位低等] 提示婴儿特发性高钙症。

4. 伴多种内分泌紊乱者（胰腺、甲状腺、脑垂体、嗜铬细胞瘤等）提示为多发性内分泌瘤（MEN）Ⅰ型或Ⅱ型。

5. 既往或目前有肾性骨病、肾病、肾透析史。

6. 家族史（原发 HPT）或孕母摄入过量维生素 A、维生素 D，服噻嗪类药物，甲状旁腺功能减退或切除史（新生儿暂时性 HPT）。

六、鉴别诊断

见表 13-1。

表 13-1　高钙危象的鉴别诊断

	甲状旁腺功能亢进	维生素 D 中毒	婴儿特发性高钙血症	家族性良性高钙血症
家族性	可有	无	无	有
维生素 D 过量史	无	有	无	无
血钙增高	中度以上	轻至中度	轻至中度	轻
血磷	低	正常	正常或轻高	正常或低
碱性磷酸酶	正常或高	正常	正常	正常
骨骼 X 线	骨膜下骨质吸收等变化	密度增加	密度增加	密度增加
PTH	增高	正常	正常	正常
肾上腺皮质激素治疗	无效	血钙降低	血钙降低	血钙降低

七、治疗要点

已出现高钙危象者，除积极查找病因、消除病因外应采取措施降低血钙。

1. 扩容：高钙血症时患者由于恶心、呕吐、多尿引起的脱水很多见，大量补液以补充细胞外液容量，同时利尿增加肾小球对钙的滤过率及降低肾脏近、远曲小管对钠和钙的重吸收，使尿钙排泄增多。静脉注射大量生理盐水（新生儿及婴儿先注入 10 ～ 20ml/kg，然后补足尿丢失量。其他年龄患儿以一般维持量加倍滴注），联合呋塞米 1 ～ 2mg/kg，静脉注射，可每 6 ～ 8h 重复 1 次。忌用有潜在升高血钙作用的噻嗪类利尿剂。应监测尿量及血钾、血镁，防止低钾及低镁血症。心、肾衰竭者忌用。

2. 糖皮质激素可抑制肠钙吸收、增加尿钙排泄，对由维生素 D 中毒、肉芽肿病、多发性骨髓瘤、白血病、淋巴瘤等引起者有效。氢化可的松 4 ～ 8mg/（kg·d）静脉滴注或泼尼松 1 ～ 2mg/（kg·d）口服，疗程至少 2 ～ 3 周。

3. 降钙素：可作用于破骨细胞上的降钙素受体，抑制破骨细胞骨吸收，同时能减少肾小管对钙的重吸收，增加尿钙排泄。鲑降钙素 4 ～ 8MRC U/kg 肌内或皮下注射，每 6 ～ 12h 1 次，较安全但不能使大多数患者的血钙水平降至正常。

4. 磷酸盐：以元素磷 20 ～ 30mg/kg 滴注 12 ～ 16h，血钙下降较快，但有广泛软组织钙化、低血钙、低血压、肾衰竭而致死的报道。

5. 禁用维生素 D 制剂。

6. 普卡霉素均为治疗肿瘤的药物，可拮抗 PTH 及抑制骨吸收，降血钙快速有效。15 ～ 25μg/kg，每 4 ～ 6h 静脉滴注或 1 次注射。必要时隔 7d 可重复。有骨髓抑制或肝肾损害的危险，应慎用！

7. 依地酸二钠 15 ～ 50mg/kg，滴注，有报道可致肾衰竭。

8. 吲哚美辛或阿司匹林：可抑制前列腺素合成，以抑制破骨细胞增生及骨质溶解，用于产生前列腺素的癌肿患者。

9. 腹膜透析或血液透析：用于上述治疗无效或有心、肾衰竭者。可使用低钙或无钙透析液进行腹膜透析或血液透析，治疗顽固性或肾功能不全的高钙危象，可达到迅速降低血钙的目的。

（朱俊丞）

第 14 章

新生儿铁代谢紊乱

第一节　新生儿铁代谢调节

铁是人体必需的重要微量元素之一，存在于所有细胞内。铁在体内主要参与血红蛋白的合成与氧的输送，还参与体内的一些生物化学过程，包括参与 DNA、RNA 及蛋白质的合成，参与髓鞘及神经触突树突的形成，作为血红素与某些辅酶的主要成分等，对机体的正常生长发育具有直接作用和影响。胎儿、新生儿铁缺乏和铁代谢异常可导致新生儿贫血、心肌病、骨骼肌无力、肠动力异常和认知发育异常，以及支气管 - 肺发育不良、早产儿视网膜病等。在新生儿含铁血黄素沉着症患者中，可因铁过多而导致新生儿多脏器功能不全。因此，维持铁在体内的平衡尤为重要。

一、铁的分布

正常人体内铁的总量随年龄、性别、体重及血红蛋白水平而有所不同。新生儿含铁量为 60 ～ 75mg/kg。人体内铁主要分为两大部分。

第一部分称为功能铁，含量为 35 ～ 40mg/kg，主要存在于红细胞内血红蛋白，还有少量的肌红蛋白及各种细胞代谢、分化、生长所需的含铁酶（各种细胞色素酶、琥珀酸脱氢酶及黄嘌呤氧化酶等）。

1. 血红素铁　血红素铁约占全部铁的 62.1%。血红素的功能是参与血红蛋白的合成，在肺内与氧结合，将氧运送到体内各组织中。

2. 肌红蛋白铁　肌红蛋白铁约占全部铁的 4%。肌红蛋白的结构类似血红蛋白，见于所有的骨骼肌和心肌。肌红蛋白可作为贮氧所，以保护细胞对缺氧的损伤。

3. 各种酶及辅酶因子中的铁　促进铁依赖酶（如过氧化氢酶、过氧化物酶、细胞色素 C、细胞色素 C 氧化酶、色氨酸吡咯酶、脂氧化酶等）的活性，影响人体代谢过程如核酸代谢、DNA 合成、儿茶酚胺代谢及免疫功能等。另外，体内三羧酸循环中有 1/2 以上的酶和其他因子在含铁的环境或铁充足的情况下才能发挥生化作用，完成生理功能。这部分铁虽然仅为 6 ～ 8mg，含量极少，其功能大多是可逆地转运或接受电子，对每个细胞的代谢至关重要，是维持生命所需要的重要物质。

第二部分为储存铁，又称"铁池"，约占总铁的 30%，主要以铁蛋白和含铁血黄素的形式存在于网状内皮系统，包括骨髓、肝脏、脾脏及其他组织，其功能是储存体内多余的铁。当身体需要时，铁蛋白内的铁仍可动用为功能铁。

1. 铁蛋白是含铁的蛋白质复合物，组织中的铁蛋白与血浆中的铁蛋白保持平衡，检测其血清含量可估计体内储铁量的多少，机体需要时易被利用。

2. 含铁血黄素是变性式聚合的铁蛋白，亦为水溶性，含铁量占其重量的25%～30%。含铁血黄素主要存在于单核巨噬细胞中。如果含铁血黄素大量堆积于体内其他组织，则会损伤各系统组织的功能。含铁血黄素在显微镜下呈金黄色折光的颗粒或团块状，亦可用瑞氏或普鲁士蓝染色。

另外，介于功能铁和储存铁之间的部分称为转运铁，主要以转铁蛋白形式存在，虽然这部分含量极微，但通过测量转运铁对于区分缺铁的不同阶段具有重要意义。转运中的铁是数量最少（总量为4mg）但也是最活跃的部分。转铁蛋白（Tf）每天在24h内至少转运8～10次。转铁蛋白是由肝细胞及单核巨噬细胞合成的β_1球蛋白。每个转铁蛋白可结合2个铁原子（Fe^{3+}）。正常情况下，转铁蛋白只有1/3的量与铁结合，与之结合的铁称为血清铁，其余2/3转铁蛋白仍可与铁结合，体外加铁可使其饱和，所加铁量即为未饱和铁结合力，血清铁与之相加即称为血清总铁结合力，转铁蛋白饱和度为血清铁与总铁结合力的百分比值。转铁蛋白的功能是将铁输送到全身各组织，将暂时不用的铁送到储存铁处。此外，乳汁和一些分泌液及中性粒细胞中存在一种与转铁蛋白类似的乳铁蛋白，与铁有较强的亲和力，并有一定的抑菌作用。

二、铁的来源

胎儿时期铁来自母体，尤以妊娠最后3个月储铁较多。新生儿体内储铁量与其体重成正比。足月新生儿体内储存的铁可供出生后4～5个月之用，早产儿体内储存铁则大大减少。出生后人体体内铁的来源有两个：主要为外源性，即摄入食物中所含的铁；其次为衰老红细胞释放出来的内源性铁，其中80%可用于合成血红蛋白，20%转为储备铁。每日约有1%的红细胞衰老破坏释放出铁，每克血红蛋白含铁3.4mg，大部分被再利用，很少排出体外。成人体内生成红细胞的铁，95%来自这种内源铁，而婴儿仅占70%，30%来自摄入的食物。胎儿从母体主动获得铁，胎盘绒毛膜上皮可将母体转铁蛋白中的铁解离，以元素铁形式进入胎盘与胎儿转铁蛋白结合。特别指出，胎儿与母体竞争摄取母体血清中的铁，但一般总是胎儿组织占优势，可能是胎儿转铁蛋白对铁的亲和力高于母体转铁蛋白，而且铁通过胎盘的转运是单方向的，即使在母体极度缺铁时，也不会逆转运，因此一般认为无论在何种情况下，胎儿缺铁的程度不会太严重。胎儿从母体中主动获取铁，以保持胎儿体内铁量恒定。铁经胎盘转输至胎儿体内后，主要用于红细胞造血（即合成血红蛋白）和保持一定量的储存铁。胎儿体内的铁随其体重及血容量的增加而增加。胎儿血中的血清铁浓度、转铁蛋白饱和度等反映机体铁状态的指标随孕周的增加，其测得值明显增加。胎儿生长过程中血清铁含量及体内铁储存量是逐渐增加的。在妊娠期有两种常见的情况，即胎盘血管病变和由于母亲患糖尿病导致慢性胎儿缺氧可能造成胎儿出生时铁储备减少。这种情况不仅仅是因为胎儿肝内储备铁进入大量增多的红细胞中所引起铁的重新分布，而且是胎儿体内总铁含量确实减少。延迟结扎脐带能提高铁储备，改善新生儿缺铁性贫血，有利于婴幼儿生长发育。

三、铁的吸收

食物进入肠道后，肠道黏膜细胞内的转铁蛋白分泌至肠腔内与食物中的铁结合。铁与转铁蛋白结合后，再与肠黏膜微绒毛上的受体结合而进入肠黏膜细胞。在肠黏膜细胞内，Fe^{2+} 被铜蓝蛋白及其他亚铁氧化酶氧化为 Fe^{3+} 后，与细胞内的转铁蛋白结合，越过细胞膜进入毛细血管网，剩余部分的铁与细胞内的去铁蛋白结合形成铁蛋白，存留于细胞中。3 ～ 5d 后随肠黏膜细胞的更新脱落而排出体外。

（一）血红素铁的吸收

血红素铁因其高生物利用度成为食物可吸收铁的重要来源，主要存在于血红蛋白与肌红蛋白中。在发达国家，血红素铁占摄入铁的 10% ～ 15%。但是其生物利用度高，约占可吸收铁的 1/3。血红素在胃蛋白酶及胃酸作用下，与珠蛋白分离。血红素可直接进入肠黏膜细胞，在血红素氧化酶的作用下，铁自卟啉环中脱出。铁从血红素分子上脱落下来后，便进入与非血红素铁共同的细胞内池，大剂量血红素铁抑制非血红素铁的吸收，而大剂量非血红素铁也抑制血红素铁的吸收，胃肠道外给予去铁胺则两种形式的铁吸收均受阻，提示在肠黏膜细胞摄取铁的过程中，存在着一个螯合细胞铁的共同池及一个共用的跨细胞、组织间隙和血管内转运系统。血红素铁与食物同服吸收效果较好，尤其是对肉类或豆类蛋白的作用更明显，这主要是由于其他蛋白和蛋白降解产物可以使血红素保持单体状态。

（二）非血红素铁的吸收

非血红素铁复合物可存在于植物性及动物性食物中。在植物性食物中，铁主要以三种方式存在：①金属蛋白，如植物铁蛋白；②可溶性铁，存在于木质部、韧皮部及胞液部分；③非功能形式，或与结构部分复合，或以储存形式存在，主要以植酸螯合物方式存在。在植物性食物中大部分铁可能是氧化铁或氢氧化铁的混合体。动物性食物中非血红素铁是以许多形式存在的，包括肉制品中的铁蛋白和含铁血黄素。非血红素铁必须先被溶解、游离，还原为 Fe^{2+} 方能被吸收。植物中的铁大多为游离铁，为氢氧化高铁（Fe^{3+}），在胃蛋白酶和盐酸的作用下变成游离 Fe^{2+}。无机铁或非血红素铁在肠黏膜细胞微绒毛刷状缘与受体结合，进入细胞，Fe^{2+} 被氧化为 Fe^{3+}，并刺激核糖体合成去铁蛋白，与之结合成铁蛋白。一旦非血红素铁进入总池，就受到许多食物成分如碳水化合物、脂肪和蛋白质的影响。此外，许多外源性铁配体可以促进或抑制铁的吸收。不同食物中的非血红素铁的生物利用度不同，大部分谷类及坚果类中的铁生物利用度较低，水果及蔬菜中个别组分就明显改变铁的生物利用度。铁生物利用度高的有柠檬、橘子、番茄、甜菜根、甘蓝、鱼、肉、白葡萄酒。

进入肠黏膜细胞内池的铁有 3 个去向。①部分以未结合铁或低分子量铁复合物形式存在于细胞质内，与细胞质中载体蛋白结合，移出细胞外，数小时内转入黏膜下毛细血管内的血浆中，与血浆中的转铁蛋白结合，并随血流运送到体内各组织。②部分铁在线粒体内经血红素催化酶作用合成血红素。③余下的铁以铁蛋白形式储存于黏膜细胞内，大部分 3 ～ 4d 后随肠道细胞脱落排出体外，小部分于 3 ～ 24h 逐渐释放入血浆。

四、铁吸收的调节

铁的吸收部位主要在十二指肠和空肠上段的黏膜。铁吸收率受控于小肠上皮细胞本身，并依赖于体内总的铁平衡。影响铁吸收的因素是多方面的，但是正常铁的稳态是机体对铁吸收与排出的动态平衡的结果。在这个调节过程中既涉及铁的储存、铁的利用（在体内主要是红细胞生成中的血红蛋白合成），也涉及铁的储存与转运。

1. **肠黏膜调节机制**　调节铁吸收的主要部位为黏膜细胞从肠腔摄取铁，以及铁从黏膜细胞基底部转运至门静脉循环的过程中，其中调节黏膜细胞摄取可能是影响铁吸收的主要环节。储存铁可以影响这两个过程。小肠黏膜对铁的吸收是依赖热量的主动过程，从肠道摄取铁的多少随体内需铁量多少而定，受到体内铁储存量的影响，储存量多，吸收率低。如儿童生长发育快，需铁量高，铁储存量低，吸收率就高，在快速生长的健康儿童吸收率可高达35%。这种调节是铁缺乏和铁过富的一种自我保护机制。缺铁时，可促进肠黏膜细胞刷状缘转运铁的作用，但这种调节也有一定限度。此外，血红素铁与非血红素铁吸收控制在不同部位，血红素铁的吸收调节主要在黏膜细胞转运至门静脉循环过程中，非血红素铁的吸收对储存铁的改变更敏感。

2. **影响铁吸收的因素**　①体内铁储存量：当铁储存量增多时，血浆铁的运转率降低，铁的吸收减少。当铁缺乏时则相反，铁的吸收量增加。当红细胞生成速度加快时，铁吸收亦增加。体内铁储存量对肠黏膜的调节机制尚不清楚。②胃肠道分泌：铁在酸性环境中易于保持游离状态，有利于被吸收。胃酸有利于食物中铁的游离。胃肠道分泌的黏蛋白及胆汁对铁有稳定和促进吸收的作用。碱性胰腺分泌液中的碳酸氢盐可与铁形成不易溶解的复合物，不利于铁的吸收。但胰腺分泌的蛋白酶可使铁与蛋白分离，易被吸收。③食物的组成：肉类食物中的肌红蛋白、血红蛋白经蛋白酶消化后，游离出的血红素铁可以直接进入肠黏膜细胞。蛋白质类食物分解后的氨基酸、酰胺及胺类均可与铁形成易于溶解的亚铁（Fe^{2+}）螯合物，使铁易于吸收。而蔬菜及谷类食物中的铁多为高铁（Fe^{3+}），易于与植物中的植酸、草酸、磷酸等结合形成不溶解的铁复合物，不易被吸收。故在食谱中应有一定量的肉类，以利于铁的吸收。④药物的影响：还原剂如维生素C、枸橼酸、乳酸、丙酸及琥珀酸等均可使Fe^{3+}还原成Fe^{2+}以利于吸收。氧化剂、磷酸盐、碳酸盐及某些金属制剂（如铜、镓、镁）均可延缓铁的吸收。

五、铁的转运

进入血浆中的铁，与转铁蛋白结合后随血液循环运送到骨髓及其他组织，并与其中的去铁蛋白结合成铁蛋白储存于组织内。衰老红细胞释放出的铁也与转铁蛋白结合后运送到骨髓供幼稚红细胞合成血红蛋白。血浆转铁蛋白是由肝细胞合成的β_1球蛋白，在血浆中的半衰期为8～10.4d。血中浓度为2.5g/L。转铁蛋白在氨基酸及碳酸盐的协同作用下，当pH > 7时才能与铁结合。每个转铁蛋白有两个结合铁的位点，可结合1个或2个铁离子（Fe^{3+}）。带高铁的转铁蛋白在幼红细胞表面与转铁蛋白受体（TfR）结合，通过胞饮作用进入细胞内。在pH条件改变成酸性（pH=5）时，再度还原成Fe^{2+}，与转铁蛋白分离。Fe^{2+}在线粒体上与原卟啉、珠蛋白合成血红蛋白，多余的铁以铁蛋白形式存于细胞内，可用亚铁氰化钾染成蓝色，这类幼红细胞称为铁粒幼细胞。与铁分离后的转铁蛋白及转铁蛋白受体接着被排出细胞外。转铁蛋白回到血浆后可再度行使转运铁的功能。转铁蛋白携带的是单铁或双铁，Ca^{2+}、细胞的磷酸化、细胞膜的胆固醇含量均可影响转铁蛋白与转铁蛋白受体的结合。转铁蛋白受体(TfR)是一种细胞膜受体,在调节细胞铁的摄取中发挥着关键作用。TfR 与转铁蛋白的亲和力与转铁蛋白所结合的铁原子数量和 pH 有关。当 pH 为 7.0 时,转铁蛋白结合 2 个铁原子,TfR 对转铁蛋白的亲和力最大。

六、铁的利用和储存

从肠道吸收的铁量少,远不能满足人体需要。产生红细胞所需的铁主要来源于单核巨噬细胞吞噬的衰老红细胞。血浆中与转铁蛋白结合的铁,在血液中转运至各组织,主要转运到骨髓中,作为红细胞中血红蛋白的原料,也供肌肉细胞产生肌红蛋白,此外还可在骨髓、肝、脾、肌肉及其他单核巨噬细胞内,以铁蛋白或含铁血黄素的形式储存。肝细胞也是细胞代谢的主要场所,是合成含铁酶、储存铁及进行铁再循环的脏器。肝细胞依赖胞膜受体摄取各类含铁物质,将铁分离,成为不稳定的铁池,并可促进去铁蛋白与铁结合形成铁蛋白。在铁代谢平衡的情况下,每天进入和离开储存池的铁量很少。当机体需要时,铁蛋白的铁 (Fe^{3+}) 先还原成 Fe^{2+},与络合剂结合后,从铁蛋白中释放出来。当体内铁负荷过多时,则以含铁血黄素的形式存在。含铁血黄素中的铁以缓慢而不规则的方式重新返回细胞内铁代谢循环。铁蛋白的合成亦受铁调节因子的协调,当体内铁减少时,铁调节因子与铁蛋白 mRNA 上的铁反应元素结合,使铁蛋白 mRNA 停止运转,铁蛋白的合成减少（铁储存减少）,以扩大细胞内铁的利用。反之,当体内铁过多时,铁蛋白的合成增加。

(一)铁的排泄

正常情况下,每日仅有极少量的铁排出体外,小儿每日排出量为 15μg/kg 左右。铁每天主要随胃肠道上皮细胞、胆汁等排出,泌尿生殖道及皮肤、汗液、脱落细胞亦可丢失极少量的铁。

(二)铁的需要量

除每日需要补充损伤的铁以外,在生长发育阶段尚需摄入足够的铁,以满足其生长发育所需,故儿童每日铁的需求量相对而言较成人多。第 1 年内婴儿增加 1kg 体重平均需铁 35 ～ 45mg,足月儿自母体获得的铁约可供 4 个月之用,需自第 4 个月起从食物中每天摄入铁 1mg/kg;早产儿或低出生体重儿体内储铁量较少,出生后生长发育较快,故应从第 2 个月起补充铁,每日需 2mg/kg。随年龄增长,生长发育速度减慢,每千克体重的需铁量也随之减少,至青春期因生长发育加速,铁需要量也相应增多。

七、新生儿铁代谢特点

正常新生儿血容量约为 85ml/kg,新生儿体内总铁量的 75% 以上在血红蛋白中,15% ～ 20% 储存在网状内皮系统,合成肌红蛋白的量很少。酶中的铁不过数毫克。因此新生儿体内铁的含量主要取决于血容量和血红蛋白的浓度。

正常新生儿其体内铁的含量为 60 ～ 75mg/kg,早产儿及出生低体重儿体内铁含量与其体重成正比。通常,出生后第 1 个月较少发生缺铁,由于出生后红细胞大量破坏,其中的血红蛋白分解,释放出足够的铁,满足了新生儿对铁的需要。出生后新生儿肺开始呼吸,动脉血氧分压迅速升高,对血红蛋白携带氧的要求降低。因此,出生后随着体内血红蛋白浓度下降，释放出较多血红素铁，这部分铁可储存、被再利用，故健康的足月新生儿出生后 2 个月获得了良好的铁支持。但需注意，胎儿经胎盘输血给母体，或双胎中的一胎输血给另一胎儿，以及分娩中胎盘血管破裂和脐带结扎情况（脐带结扎延迟，可使新生儿多得 75ml 血或 40mg 铁），都可能影响新生儿体内铁的含量。

小儿生长迅速，血容量增加很快。正常婴儿长到 5 个月时体重增加 1 倍，1 岁时增加 2 倍，10 岁时几乎增加 10 倍。早产婴儿增加更快，1 岁时可增加 6 倍。正常足月儿出生时血红蛋白为 19g/dl，至 4 ~ 5 个月时降至 11g/dl 左右，此时仅动用储存的铁即可维持，无须在食物中加铁。但早产儿则不同，其需要量远超过正常婴儿。正常婴儿体重增加 1 倍，保持血红蛋白在 11g/dl，其体内储存的铁是够用的。所以在体重增长 1 倍以前，若有明显的缺铁性贫血，一般不是由于饮食中缺铁所致，必须寻找其他原因。

血清铁蛋白浓度反映了机体的铁储备，1μg/L 血清铁蛋白相当于 8 ~ 10mg 储存铁。出生后第 1 个月铁蛋白浓度增高，然后，至出生后 6 个月时迅速降低。这是由于储存铁被用于婴儿生长时血容量急速增加、血红蛋白合成增多之所需。出生时血清铁蛋白浓度尚与胎龄有关。

虽较强化铁的配方奶，母乳中铁的含量少（0.3 ~ 0.5mg/L），但其生物利用率高，主要是因为母乳中的乳铁蛋白可经肠刷状缘细胞膜上特殊的受体被很好地吸收，母乳中铁的吸收率可达 50% 以上。为防止储备铁耗竭和铁缺乏，强化铁的配方奶中至少含铁 5 ~ 6mg/L。大部分予母乳或强化铁配方奶喂养的足月儿，出生后第 1 年可维持体内铁平衡。

由于出生时铁储备较低，且需求量高，早产儿体内铁的含量不稳定。此外，早产儿铁的平衡常受到血液治疗如输注红细胞或注射合成的人红细胞生产素的显著影响。因为经胃肠喂养延迟，以及未给予肌内或静脉内的铁剂补充可导致早产儿铁来源不足，导致铁缺乏。早产儿出生后 4 周后需要铁约 2mg/（kg·d）。此时早产儿会出现贫血，称为早产儿贫血，表现为血红蛋白浓度降低，网织红细胞下降和生长速率降低。这类贫血的发生机制目前尚不十分清楚，可能是由于促红细胞生成素合成减少，骨髓对红细胞生成素敏感度降低，或者因合成血红蛋白所需蛋白质或铁障碍所致。特别注意，早产小于胎龄儿铁的需要量比早产适龄儿更多。

铁分布广泛，在体内氧的运输和储存、ATP 的氧化磷酸化、DNA 合成及许多生物化学反应中起着重要作用。了解新生儿铁代谢特点及其病理生理作用对临床相关疾病的预防、诊断和治疗有重要意义。

（马 明 刘 宁）

第二节　新生儿缺铁性贫血

缺铁性贫血（iron deficiency anemia，IDA）又称营养性小细胞性贫血，是指由于体内铁摄入不足、需求量增多、吸收障碍、丢失过多等多种原因导致体内储存铁缺乏，引起血红素的合成减少，所形成的小细胞低色素性贫血。IDA 具有血清铁蛋白、血清铁和转铁蛋白饱和度降低、总铁结合力增高等铁代谢异常的特点。

一、流行现状及特点

各地区儿童贫血患病率有明显的差异，我国儿童的 IDA 患病率高达 14.62%～20.5%。不同年龄段儿童的 IDA 患病率存在较大差异，但多数认为高发年龄段为 6 个月～3 岁；6 个月～3 岁婴幼儿中，1 岁以下婴幼儿的 IDA 患病率最高，达 18.94%；IDA 患病率随着年龄增长呈逐渐降低的趋势。

二、危害

婴幼儿 IDA 可影响其体格生长、造血功能和神经系统发育，导致出现智力减退和注意力不集中等症状。IDA 是铁缺乏症发展的第 3 个阶段，容易引起儿童认知发育不良及沮丧、失落和焦虑等不良情绪，并可导致患儿出现循环、消化、免疫等多系统症状，危害性极大。IDA 对婴幼儿体格生长、认知功能、睡眠质量和神经行为等精神运动造成不可逆的损伤，严重影响儿童的身心健康。

三、主要影响因素

婴幼儿 IDA 的影响因素较多，自然因素、社会因素和遗传因素均可导致 IDA。婴幼儿 IDA 可能与其本身的特征有关，例如月龄、早产儿、低出生体重儿、反复呼吸道感染、腹泻等；也可能与养护人的特征或家庭、社会环境有关，例如父母的受教育程度、家庭收入等；还可能与养育的喂养方式有关，例如辅食添加时间、添加种类、母乳喂养情况等。其中，母亲妊娠期贫血及喂养方式是婴幼儿 IDA 的主要影响因素。

（一）妊娠期贫血

母亲妊娠期贫血会影响胎儿从母体获取铁元素，从而导致婴幼儿 IDA；尤其是妊娠期重度 IDA 可增加婴幼儿 IDA 的发生风险。婴儿早期铁的主要来源是胎儿时期从母体获得的铁，母亲妊娠晚期贫血会影响胎儿铁的供应，导致婴儿先天铁储备不足，影响血红蛋白的合成，造成 IDA。妊娠中期患有贫血的孕产妇，所产新生儿先天体内铁储存不足的可能性高于妊娠中期未患贫血的孕产妇所产新生儿。

（二）喂养方式

喂养方式与婴幼儿 IDA 的发生有着密切关系，是影响婴幼儿 IDA 的重要因素之一。婴幼儿处于快速生长发育的重要阶段，同等热量摄入的条件下，对食物中营养密度的需求更高，易因不科学的膳食结构导致 IDA。喂养不当仍是导致 IDA 的主要原因之一；不同的喂养方式对婴幼儿的 IDA 患病率有一定影响，及时合理补充辅食可有效降低贫血的发生。早期坚持纯母乳喂养有利于预防婴儿晚期发生超重；6 个月内纯母乳喂养有利于降低婴幼儿的贫血发生率；若超过 6 个月仍以纯母乳喂养，婴幼儿发生 ID 的风险会明显增加。母乳喂养联合辅食喂养中添加含铁辅食，能够较好地满足婴幼儿的生长发育需求；6 个月内婴幼儿，纯代乳品喂养的贫血患病率高于纯母乳喂养者；在适当时间添加辅食的婴幼儿贫血患病率低于不添加辅食的婴幼儿。辅食添加过早或过晚都不利于婴幼儿的成长，过早添加会引起胃肠道不适、过敏等，还会导致提前断母乳、增加婴儿不愉快经历；过晚添加会增加营养素缺乏的风险，还会导致喂养困难，进而导致 IDA 的发生。

（三）早产、低体重

早产、低出生体重儿是婴幼儿发生 IDA 的重要影响因素。早产和低出生体重是婴幼儿发生 IDA 的危险因素。正常新生儿体内总铁含量约为 75mg/kg，其中 75% 存在于血红蛋白中；低出生体重儿体内铁的含量与其出生体重成正比，出生体重越低的新生儿其体内铁的储备越少。早产儿因其在母体内时铁的储备不足，加上可能出生后体内铁元素不足而发生营养性 IDA。低出生体重儿因出生体重较轻，其体内的铁元素含量也较低，自身不能生成足够的促红细胞生成素，导致 IDA 的发生。

（四）反复呼吸道感染、腹泻

反复呼吸道感染、腹泻是婴幼儿发生 IDA 的危险因素。既往反复呼吸道感染及腹泻者 IDA 的发生风险高于既往无反复呼吸道感染及腹泻者。8 月龄内反复呼吸道感染、腹泻的婴儿容易发生 IDA，可能与发生感染或腹泻时可影响铁的吸收、消耗、转运等代谢途径有关。婴幼儿反复出现上呼吸道感染、腹泻时，可导致食欲下降，从饮食中摄取的铁元素减少；铁主要在小肠部位吸收，腹泻还可导致其体内铁的丢失增加，从而引起 IDA。

（五）家庭情况

家庭经济状况、母亲教育程度与婴幼儿 IDA 有着密切的关系。家庭经济条件越差、父母教育程度越低，婴幼儿的 IDA 患病率就越高。家庭经济条件较差，家庭花在科学喂养婴幼儿方面的时间较少，导致养护人对科学喂养知识了解较少，最终出现不科学的喂养方式，影响婴幼儿摄入正常的铁元素，从而出现婴幼儿 IDA。

（六）婴幼儿 IDA 早期干预对策

婴幼儿 IDA 是可以预防的，且越早干预效果越明显。在母亲妊娠期和婴幼儿成长的每一个阶段，均需采取一定的措施预防 IDA 的发生。

（七）预防母亲妊娠期铁缺乏是关键

预防母亲妊娠期贫血的干预措施包括妊娠早期铁缺乏和缺铁性贫血的筛查、膳食指导补充铁含量丰富的食物、食物强化补铁和补充铁剂。①加强妊娠期保健、均衡膳食等健康知识的宣教，帮助母亲认识贫血和 IDA 对婴幼儿生长发育的影响。加强妊娠期 IDA 的监测，发现 IDA 及时纠正。《妇产科学》第 8 版建议，预防性补充铁剂应从妊娠第 16 周开始。我国妊娠期 IDA 诊治指南中推荐所有孕妇在首次产前检查（妊娠 12 周前）进行血常规筛查，有条件的医疗保健机构同时进行血清铁蛋白检查，建议血清铁蛋白 < 30g/L 的孕妇口服补铁 60mg/d。②适当调整饮食结构，补充铁含量丰富且容易吸收的食物，纠正不良饮食习惯，提高铁的吸收利用率。妊娠中、晚期妇女应适当增加铁的摄入量。③对于妊娠后期重度贫血者或口服铁剂不耐受者可注射铁剂治疗。WHO 建议，整个妊娠期应每日补充 30 ～ 60mg 铁元素和 300μg 叶酸，这是通过母亲妊娠期补铁达到婴幼儿 ID 的初级预防措施。

（八）保证足够的纯母乳喂养及正确地添加辅食

婴幼儿喂养方式包括单纯母乳喂养、人工喂养和母乳喂养联合辅食。改善婴幼儿的贫血状况，重点在于正确的喂养行为，积极促进从母乳向正常饮食的逐渐过渡。WHO 建议，6 个月内婴儿应纯母乳喂养，6 个月后在继续母乳喂养的基础上及时正确地添加辅食，尤其是含血红素和铁丰富的动物性食物，积极对缺铁性贫血状况进行监测，及时补充铁剂，母乳喂养可持续到 2 岁或以上，同时应保证辅食添加的食物多样性和频率。

（九）预防早产儿、低体重儿 IDA 的发生

导致早产和低出生体重的原因较多，有时无法避免。针对已出现的早产和低出生体重儿要纳入高危儿进行规范管理，加强基层医疗保健机构儿童保健工作；从新生儿上门访视开始，建立个体化儿童保健管理档案，做好跟踪随访；建议在 1 个月后补充铁元素 2mg/（kg•d），并根据贫血筛查情况，补充至 12 个月或 23 个月。

（十）预防婴幼儿反复呼吸道感染、腹泻的发生

罹患呼吸系统和消化系统疾病的患儿应及时就诊，查明原因并积极治疗，避免延误原发疾病治疗的最佳时期，导致久病不愈而贫血。家长应养成良好的卫生习惯，外出后接触孩子前应先洗手，减少孩子被感染的可能，也要让孩子养成良好的卫生习惯，经常接触的物品要保持清洁。对于经常患病的婴幼儿要悉心照顾，患病后及时就医，适当补充营养，增强免疫力，避免反复呼吸道感染和腹泻对婴幼儿产生不良影响。

加强健康教育，普及婴幼儿科学喂养知识。政府部门应在这些方面起主导作用，重视婴幼儿 IDA，加强对婴幼儿监护人的健康教育，营造全社会参与的氛围。医务工作者应有针对性地开展婴幼儿喂养知识及行为的健康教育，通过孕妇学校普及科学喂养知识，告知准妈妈们如何进行饮食调整及铁剂补充；鼓励纯母乳喂养至 6 个月并及时合理添加辅食；帮助家长形成科学的育儿观，做好婴幼儿的喂养工作，以降低婴幼儿 IDA 的发生率。

四、治疗要点

（一）病因治疗

缺铁性贫血病因可概括为铁摄入不足、铁丢失过多、铁需要量增多等方面，要寻找病因，并进行相应的病因治疗，对缺铁性贫血的治疗起重要作用。近年，有研究发现，儿童缺铁性贫血可能与幽门螺杆菌（Hp）感染有一定关联，对于病因不清或铁剂治疗效果欠佳的患儿应行幽门螺杆菌检测，若患儿幽门螺杆菌检测阳性，在铁剂治疗的同时应行抗幽门螺杆菌治疗。此外，对饮食不当的患儿应纠正其不合理的饮食习惯，对已发生感染的患儿应积极进行抗感染治疗，对贫血纠正后的胃肠道畸形、膈疝、息肉、食管静脉曲张、钩虫病等应进行外科手术或驱虫治疗。

（二）铁剂治疗

1. **口服铁剂**　铁剂是治疗缺铁性贫血的特效药物，临床上以口服为主，常见有无机铁剂及有机铁剂。最早用于治疗缺铁性贫血的第一代无机铁剂为硫酸亚铁，其优点为含铁量高且价格低廉，但也有明显缺点，如铁锈味大，性质不稳定，生物利用度较差，且易出现呕吐、腹痛、腹泻等不良反应。以乳酸亚铁为代表的补铁剂，包括富马酸亚铁、琥珀酸亚铁、葡萄糖酸亚铁等第二代小分子有机酸亚铁盐应运而生，因其避免了药物在胃中瞬间浓度过大，与第一代铁剂相比胃肠道刺激反应明显减少。然而第二代铁剂仍属于亚铁盐类，仍有性质不稳定、生产和储存困难且易产生异味的缺点。后出现了以大分子复合物为主的第三代补铁剂，临床常见为右旋糖酐铁和多糖铁复合物。

2. **静脉铁剂**　静脉铁剂治疗缺铁性贫血与口服铁剂相比疗效更显著，以往静脉注射铁剂多为右旋糖酐铁，因其分子量大，容易出现头痛、面色潮红、发热、低血压等不良反应，

现已被新剂型如蔗糖铁、葡萄酸铁等替代。但静脉用药途径在儿童缺铁性贫血患者治疗中较为少见，该方法治疗费用昂贵，更易发生过敏反应，严重者甚至可导致死亡，尚需要进一步研究。

（三）补铁方案

依据补铁时间可分为间隔补铁法、连续补铁法，虽然两者疗效肯定，但在具体临床治疗中所体现的价值却不同。间隔补铁法与连续补铁法相比疗效相仿，但不良反应发生率低，患儿服药依从性高，更值得临床推广。依据补铁剂量，常用方案包括小剂量补铁、常规剂量补铁。小剂量铁剂治疗缺铁性贫血可达到与常规铁剂治疗相当的临床疗效，不良反应更小，安全性更可靠。

（四）中医药治疗

传统中医将缺铁性贫血划分至"血虚""萎黄"及"疳证"等范畴，主要由先天禀赋不足，后天喂养不当，久病不愈、诸虫耗气伤血和失血等因素所致，与心肝脾肾密切相关。主要证治分型有：①脾胃虚弱。治疗此证型多以党参、白术、茯苓等健脾益气，以黄芪、当归补血。②脾肾不足。治疗此型多以熟地黄、补骨脂等温补肾阳，以党参、黄芪等益气健脾，以当归、枸杞子等养血滋阴。③心脾气血两虚。治疗此型多以党参、白术等健脾益气，以当归、鸡血藤养血补血等。④肝肾阴虚。临床多以何首乌、西洋参、龙眼肉等血肉有情之品滋补肝肾。除此之外，小儿捏脊、小儿推拿等传统中医疗法联合铁剂治疗儿童缺铁性贫血，也逐渐应用于临床。随着中医药学科的发展，在治疗儿童缺血性贫血过程中，中医药所起的作用有其独特优势，不但疗效显著，还避免了单纯依靠西药铁剂治疗缺铁性贫血时出现疗程长、胃肠道不良反应大等缺点。

（五）输血治疗

由于缺铁性贫血发病缓慢，机体代偿能力强，一般不必采用输注红细胞治疗。输血的适应证有重度贫血、外科急需手术者、合并严重感染等。对于血红蛋白 < 30g/L 者应立即进行输血，但输血时必须少量多次，输入浓缩的红细胞 2 ～ 3ml/（kg·次）。输血速度过快或输血量过大均可导致心力衰竭。若心力衰竭严重可用换血法，以浓缩的红细胞代替全血，一般不需要洋地黄治疗。

（沈玥彤）

第三节　铁的毒性

一、急性铁中毒

一般情况下，因铁的简单化合物容易水解、聚合、沉淀，不易被吸收，所以口服毒性很低。但各种可溶性、能吸收的铁化合物超过一定剂量时可导致中毒。其常见临床症状为腹痛、呕吐、呕血、黑粪和代谢性酸中毒，严重者可进展为高热、黄疸、抽搐、昏迷甚至死亡。产生上述症状的原因是铁离子作用于胃肠道黏膜，引起胃肠道损伤；铁推动自由基的产生，损伤细胞，影响细胞代谢，引起酸中毒；铁还能严重损伤肝细胞，引起脂质过氧化、细胞肿胀、组织坏死、肾衰竭等。

吸入铁氧化物可引起呼吸道中毒性反应。吸入的氧化铁颗粒聚集在肺，引起一系列的肺功能变化，如咳嗽、气短、胸闷等。病理现象称为铁沉着、铁尘肺或肺部铁色素沉着等。X 线检查可见弥漫性纤维化。这些都可以用自由基造成的细胞损伤来解释。

二、慢性铁中毒

长期吸入含铁尘空气造成的毒性反应中，有很多现象是慢性中毒的表现。

长期口服铁剂也能引起慢性毒副作用，通常在口服铁制剂的患者中有部分人出现便秘或腹泻，以及恶心和上腹部疼痛等胃肠道刺激症状。这些症状与剂量及其中可吸收铁量有关。

注射铁制剂的毒副作用大于口服。除注射部位疼痛外，还有腹股沟淋巴结触痛、腹痛，并有高热、寒战、头痛、恶心、呕吐、颜面潮红、高血压、眩晕等全身性不良反应。此外，在许多溶血性贫血患者长期进行输血治疗时，也会引起铁在肝脏、脾脏、胰脏和心肌中的沉着。铁沉着造成的后继病理变化除组织坏死、纤维化等普遍存在外，还因器官而异。如在胰脏的过度沉着可引起糖尿病，在肝脏则引起肝大、肝功能不全等。

三、铁的细胞毒性

Fe^{3+} 与细胞相互作用，有一定数量的铁结合在细胞膜上。在结合位点可因 Fe^{3+} 的电荷转移，产生自由基，引起膜磷脂的过氧化，进而发生一系列细胞损伤事件。同时，可见血红蛋白氧化成高铁血红蛋白，细胞内还原型谷胱甘肽水平下降。

通常，在细胞内、外的游离铁或小分子铁复合物的浓度低，不会造成细胞损伤。但也有一些特殊情况，例如，血红蛋白与黄嘌呤氧化酶 / 黄嘌呤反应引起蛋白质氧化性交联和细胞内蛋白质水解过程。此外，在某些因子（活性氧自由基等）作用下，含铁蛋白质可释放铁。

虽然铁离子对任何细胞都造成上述脂质过氧化、蛋白质氧化交联和蛋白质降解这些损伤，但是在不同细胞中表现结果可能不同。

四、铁的致癌作用——基因毒性

动物实验及细胞实验都表明铁化合物可能有致癌作用。有学者把致癌金属按 21 分评价其致癌性，铁被评以 11 分，为中等致癌物。

铁的致癌作用与氧自由基有关。氧自由基可以改变细胞核的结构整体性，并与核内组分作用影响基因表达。这种影响可能是通过氧自由基本身与 DNA 作用，也可能是通过脂质过氧化产物与 DNA 作用。

五、新生儿潜在铁中毒

铁过量可造成细胞氧中毒及严重的组织损害。通常铁以 Fe^{3+} 形式紧密结合于血红蛋白、肌红蛋白、转铁蛋白和铁蛋白等蛋白质内，不具有毒性。疏松地连接于磷脂、碳水化合物、有机酸的非蛋白结合铁，尤其是 Fe^{2+} 过多，可通过 Fenton 反应使组成细胞膜的磷脂过氧化，并加重自由基 OH^- 对生物分子的损伤。

细胞膜上的磷脂易被氧化，体内适当水平的抗氧化物质如维生素 E，有利于抗氧化系统发挥作用。新生儿体内抗氧化系统不成熟，氧窘迫（包括铁介导的过氧化反应）与因"氧中毒"所致疾病的发病机制有关。用铁剂治疗维生素 E 缺乏性贫血，可导致红细胞溶解增加，很可能是因为血浆中存在较多的非蛋白结合铁，致使红细胞膜脂质过氧化，而缺乏足够的维生素 E 以防止这种过氧化损伤。推断同样的原因可能导致早产儿支气管 - 肺发育不良和视网膜病的发生。

唯一确认在胎儿和新生儿期因体内过多致病的是新生儿含铁血黄素沉着症。该病的特征是胎儿体内总铁含量过多，导致新生儿严重的多脏器功能不全。临床上可出现贫血、高结合胆红素血症和凝血障碍等。

综上所述，充足的铁对于新生儿正常生长发育和维持组织脏器正常功能是十分重要的。铁缺乏和铁过量将造成新生儿期，乃至更长时间的不良影响。

（刘　宁）

第四节　新生儿含铁血黄素沉着症

新生儿含铁血黄素沉着症（neonatal hemochromatosis，NH）也称为新生儿血色病，是一种发生在胎儿和新生儿的罕见的围生期疾病，为一组临床综合征，表现为伴有肝外含铁血黄素沉积的新生儿重度肝病，是由大量的铁沉积在肝脏及肝外脏器所致，是新生儿急性肝损害甚至肝衰竭最常见的病因。本病属于继发性病变，由于母亲和胎儿（母 - 胎）铁平衡紊乱导致胎儿严重肝损害，进而导致肝性病变及病理性多种肝外组织铁沉积。妊娠（胎儿期）同族免疫性肝病（gestational alloimmune liver disease，GALD）被认为是胎儿肝损害的病因，会造成 NH。GALD 可造成 NH 的典型表现，亚急性或慢性胎儿肝损害（即先天性硬化）也可呈急性损害、胎儿或新生儿期急性肝衰竭。肝组织铁沉着为 NH 诊断的必需条件，临床诊断方法为胰腺 MRI 或口腔黏膜活检。GLAD 诊断需要行肝组织活检 C5b-9 染色。NH 治疗策略为换血联合大剂量丙种球蛋白的免疫治疗，重症 NH 预后差，需要肝移植。母亲妊娠期治疗可阻断再发性重症 NH 出现。

绝大多数 NH 是由于 GALD 造成的，GALD 作为胎儿肝病的病因，不仅明确了 NH 病因，还拓展了 NH 相关疾病谱，包括无肝外铁沉积的胎儿和新生儿肝病。GALD 为病因性疾病，而 NH 被归为症状性状态。从诊断、治疗、预防角度来看，GALD 免疫基础较复杂。

一、GALD 病因

母 - 胎同族免疫为 IgG 介导。母体内经典 IgG（仅 IgG）自妊娠 12 周后，当 FcRn（FC 受体）与 IgG 结合初次表达时，会通过胎盘大量进入胎儿体内，此过程最主要的作用是为胎儿及新生儿提供体液免疫，防御从未致敏的外来微生物抗原入侵。妊娠同族免疫关键为母体对胎儿抗原的"自我"识别失败，继而发生致敏而产生特异性 IgG 类免疫球蛋白。GALD 相关同族免疫特异地靶向于肝细胞，然而，GALD 抗原既非来源于父源性同族抗原，也非源于母亲先天性缺乏肝细胞蛋白或被动性自身免疫病。推测 GALD 靶抗原为肝特异性表达蛋白，为胎儿期特有或成熟肝屏蔽性蛋白，刺激适应性免疫反应，产生抗胎肝 IgG 型抗体，而导致免疫损伤发生。母亲随时间推移对自我胎儿期抗原的免疫耐受会消失。如蛋白为屏蔽性成熟肝抗原，也会发生类似的中枢性免疫耐受消失。一旦胎儿抗原进入母体，孕母通过外周或中枢途径反复暴露，则上述消失的免疫耐受会出现适应性反应，因此母亲 GALD 不易出现临床表现。肝内非肝细胞成分及肝外组织无免疫受损表现。此抗原具有膜结合性特点，在胎儿期广泛表达，表达量数倍于成熟肝，且分子量较低，但具体功能不明，肝成熟后被屏蔽于肝细胞器。此抗原被俘获于外排囊泡，可透过胎盘进入母体，或在胎儿肝细胞凋亡时可溶性蛋白溢出进入母体循环。一旦致敏，则母体内抗胎肝 IgG 形成，输入性结合于胎肝，产生损伤，其机制与胎儿固有免疫有关，终末补体级联效应通过经典途径被激活，形成膜攻击复合物，C5b-9 免疫组化染色显示几乎所有 GALD 病例均存在补体介导损伤，此为 GALD 的标志性特征。

二、GALD-NH 肝病理改变

来自死胎和新生儿肝穿刺切片显示，NH 属于重度肝损伤，硬化明显、纤维化显著，主要集中于小叶内及中心静脉周围，可见再生性结节；部分病例几乎无肝细胞；残存或再生肝细胞为巨核形或假腺泡样改变，伴有毛细胆管淤积，与成人急性或亚急性肝衰竭相似。残存肝细胞出现硬化，伴 Kupffer 细胞增生。铁沉着呈粗颗粒样，而正常新生儿肝细胞铁沉着阳性，呈薄雾状。肝细胞铁沉着可见于许多新生儿期肝疾病，不属于 NH 特征性改变。铁沉着可影响肝外组织，最常累及胰腺管状上皮、心肌、甲状腺滤泡上皮、口咽和呼吸道黏膜层涎腺体，而胃肠腺体、甲状旁腺、脉络丛、胸腺、胰岛、腺垂体、透明软骨细胞较少受累；脾、淋巴结、骨髓铁染阳性少量；肝外铁沉着属于 NH 表型。

三、GALD-NH 肝外铁沉着的发病机制

胎儿肝脏调控胎儿体内，母体来源的铁的分布，目的是满足生长、血红蛋白合成、组织功能需要，同时要识别铁潜在不良反应。胎儿期肝控制铁流量，出生后通过肝杀菌肽反馈机制而控制肠道对铁的吸收，以达到平衡。转铁蛋白参与胎盘、肠道及网状内皮系统的铁平衡调节。肝杀菌肽结合转铁蛋白后，调节转铁蛋白表达及入胞、蛋白酶体降解。因此，铁储存足够时，肝通过肝杀菌肽限制进一步铁流入。Ⅱ型遗传性血色病时，肝杀菌肽缺乏致大量铁负荷过多，而高表达肝杀菌肽鼠模型出现先天性重症贫血。胎儿或新生儿 GALD 的肝内肝杀菌肽表达较正常低。肝损伤后无法产生足够肝杀菌肽而致胎盘铁流量失衡，出现 GALD 铁沉着及其他胎肝损害表现而致 NH 表型。NH 患儿胎盘免疫组化显示，转铁蛋白受体 -1、转铁蛋白、铁蛋白表达升高，提示 NH 时母体增加对胎儿铁的输送。综上，GALD-NH 时，因为肝损害导致肝杀菌肽产生减少而致铁流入过多，铁转运蛋白表达会显著升高，同时由于铁载体 / 转运体特异性分布而造成肝外组织特异性铁沉着。

四、NH 的临床表现

NH 为胎儿期严重肝损伤在新生儿期的延续性表现，绝大多数为 GALD 所致。GALD 最常见表现为妊娠 6 ～ 7 个月死胎。约 1/7 确诊 NH 的孕母既往有妊娠死胎史。大多数活产 NH 患儿有宫内发育迟缓、羊水过少或早产等。NH 为新生儿期最常见的肝衰竭病因，

多于出生后数小时，少数为出生后数周，出现肝损害表现。然而，也有发现部分 NH 无临床表现，或仅支持治疗即恢复正常。

NH 临床表现多有黄疸、肝衰竭、多脏器衰竭、低血糖、凝血机制明显异常、低蛋白血症、伴或不伴腹水（非免疫性水肿）、少尿等。NH 最常见的并发症为皮肤色素沉着、肝大、心脏病变、肺部病变等。既往即使血培养阴性，临床也极易误诊为重症败血症。

五、NH 的辅助检查

实验室检查：常表现为肝衰竭、低血糖、凝血功能障碍、低纤维蛋白原，还可伴有血小板减少症及贫血。

胆红素升高：绝大多数结合、非结合胆红素均升高。

ALT、AST 正常或更低，很少 > 100U/L，血清转氨酶水平与肝损伤程度不成比例，转氨酶升高者提示预后良好。

甲胎蛋白（AFP）明显升高达到（$10 \sim 60$）$\times 10^4 \mu g/L$（正常 $< 8 \times 10^4 \mu g/L$）。

转铁蛋白饱和度升高、血清转铁蛋白下降、血清铁蛋白升高（$> 800 \mu g/L$）为 NH 特异性改变，而不是其他新生儿期肝病所特有。血清转铁蛋白下降提示严重肝损害。

部分 NH 会出现血酪氨酸升高，提示肝代谢功能衰竭，但尿液中琥珀酰丙酮水平没有升高，与酪氨酸血症 I 型不同。曾推测胆汁酸合成缺陷导致新生儿肝衰竭及 NH 表型，但通过质谱分析发现仅为胆汁酸合成缺陷，与 GALD-NH 不同，可通过这种方法鉴别胆汁酸合成障碍与 NH。

肝脏病理为疾病诊断的金标准，表现为严重的胆汁淤积、结节性肝硬化；可见再生结节被广泛增殖的纤维化分隔，中央可见增厚或硬化的静脉壁；在肝细胞内可见髓外红细胞生成及铁沉积。

腹部 MR 检查：T_2 加权 MRI 可区分铁负荷及正常组织而判断铁沉着，尤其是胰腺及肝脏。在 T_2 加权可见肝脏低信号，提示铁沉积。

活检：口腔黏膜铁染阳性（只要铁染阳性均为异常）。肝组织 C5b-9 免疫组化阳性可确诊 GALD。

基因检查：1996 年起，NH 基因鉴定伴随其他几个铁代谢基因开始发展，目前尚无确切的基因报道。根据相关报道，约 0.5% 的欧洲 NH 患儿存在纯合子 *C282Y* 基因突变，该基因位于具有铁调素调节蛋白功能的 1 号染色体上；另有文献报道，NH 与 *H63D* 变异有关，但目前影响功能的机制尚不清楚。

六、诊断

GALD-NH 诊断依赖于 NH 诊断，几乎所有 NH 病因均为 GALD。对产前或出生后短期内即有肝病表现者均应疑诊 NH。对于无法解释的新生儿死亡或死产也应考虑 GALD-NH。存在肝外组织铁沉着是诊断 NH 的必备条件。肝内铁沉着非诊断所必需。正常新生儿肝会出现铁染阳性，易与病理性铁沉着混淆，两者间存在定量性差异。新生儿肝病可出现肝病性铁沉着，但无肝外组织铁沉着。肝组织铁染阴性不能排除 NH 诊断，因为多数病例仅少量肝细胞存在，NH 肝内铁沉着仅与残存肝细胞数量有关。

NH 多为病理性诊断，许多组织会出现铁沉着。任何肝衰竭、可疑肝病、无法解释的死产或新生儿死亡，均应行典型组织普鲁士蓝、Perl 的铁染色。未行病理者易漏诊 NH，孕母再次妊娠存在不良结局高风险。通过组织活检（临床推荐口腔黏膜活检）和 MRI 以确定存活者肝外组织铁沉着。T_2 加权 MRI 可区分铁负荷及正常组织而判断铁沉着，尤其是胰腺及肝脏。如取样黏膜下腺体太少则易出现阴性结果，如样本充分则 2/3NH 口腔黏膜铁染阳性（只要铁染阳性均为异常）。同样，MRI 异常也达 2/3。推荐先选择其一，如阴性再行另一检查，无须两种同时进行。无法确诊 NH 时（即肝外铁沉着阴性），还可通过肝组织 C5b-9 免疫组化阳性而确诊 GALD。

肝衰竭或非免疫性水肿新生儿应行口腔黏膜和（或）MRI 确认肝外铁沉着存在与否。如阳性 NH 诊断成立，再排除非 GALD 所致 NH（如胆汁酸合成缺陷、*DGUOK* 变异所致线粒体 DNA 缺失）。如阴性则行肝组织 C5b-9 染色。临床面对肝衰竭新生儿如排除可鉴别病因（如围生期疱疹感染），考虑 GALD 存在，可给予相应治疗。需要注意的是，当单纯疱疹或肠道病毒所致肝炎、巨细胞性肝炎、囊性纤维化等病变，肝组织 C5b-9 也会出现阳性结果，所以，临床需要加以排除上述病变，同时还需注意与 Citrin 缺陷致新生儿肝内胆汁淤积症、胆汁淤积性肝纤维相鉴别。

七、治疗要点

目前 NH 治疗方法有限且疗效不尽如人意。既往曾尝试抗氧化剂和铁螯合剂联合的鸡尾酒式疗法，但疗效不佳，有效率仅 10%～20%。随之，基于对 NH-GALD 抗体介导免疫性损伤机制完善、认可，NH 治疗策略渐转向免疫治疗，如双倍换血联合大剂量丙种球蛋白（1g/kg）。目前推荐，肝衰竭患儿一旦考虑 NH，立即予以首剂免疫球蛋白，随后开始评估。NH 确诊且临床无改善可采用第二剂免疫球蛋白联合换血治疗。此方法仅能减轻免疫介导损伤而无法逆转肝病变，因此，肝功能恢复较慢，均值为 4～6 周。严重肝衰竭时需考虑肝移植，NH 治疗面临的主要问题为肝移植时机选择。肝移植治疗效果不明确，且 NH 肝移植伴随一系列复杂情况，如早产、小于胎龄儿、多脏器衰竭。部分 NH 可自行缓解恢复，故而选择肝移植治疗 NH 应慎重，也有学者提出 NH 病例不应推荐肝移植。

八、预后

重症 NH 预后极差，出生后 3 个月内常需要肝移植，NH 肝移植患儿总存活率约为 35%。有限性经验提示 NH 患儿可塑性极大，重症 NH 经免疫治疗也可完全恢复。母亲在妊娠期治疗可阻断重症 NH 发生。目前推荐治疗方法：输注丙种球蛋白（IVIG）每次 1g/kg，分别在妊娠 14、16、18 周后则每周 1 次直至分娩。前胎诊断为 NH 孕母，再次妊娠应接受治疗。产前 IVIG 治疗能减少重症 NH 发生，可逆转再发性 GALD，对胎儿和新生儿来说 GALD 已属非致死性疾病。

GALD 为胎儿期严重肝损害的主要病因之一，任何无法明确病因的晚期胎儿死亡均应怀疑 GALD。GALD 为新生儿期肝衰竭及肝硬化的主要原因，新生儿期的严重肝病也应怀疑 GALD。肝外组织存在铁沉着可确诊 NH。GALD 相关表型变异大，从几乎无临床症状到肝外铁沉着的急性肝衰竭。目前认为 GALD-NH 为妊娠免疫性疾病，而不属于家族遗传性血色病范畴。即便妊娠期 IVIG 能预防重症 NH，GALD 孕母再次妊娠后子代再发风险仍较高，因此通过正确方法（包括活检）对 NH 胎儿或婴儿做出诊断，是非常必要的。

（刘　宁）

第五节　新生儿遗传性血色病

遗传性血色病（hereditary hemochromatosis，HH）又称血色病，是常见的人类遗传性铁过载性疾病，是一种以实质性器官内铁沉积为病理特征的遗传病，致病基因定位于 6 号染色体，目前已知的血色病基因主要包括 *HFE*、*TfR2*、*HJV*、*FPN* 及 *HAMP*。该病发病机制是上述基因突变导致肝脏分泌铁调素减少或抵抗，引起肠道铁吸收增加及网状内皮系统铁释放增多，大量的铁离子沉积在肝、胰腺、心脏等敏感的实质细胞内，诱导自由基产生，造成组织结构损伤，导致脏器病变，引发肝硬化、肝癌、糖尿病、心力衰竭、垂体及性腺功能减退、关节疾病和皮肤色素沉着等临床症状。HH 发病遍及全球，最常见于北欧人群，在 18 ～ 70 岁人口中，HH 的发病率为 （1.5 ～ 3）/1000，男女患病比例高达 8 ：1，HH 女性发病年龄较晚，病情较轻，可能与月经、哺乳及妊娠生理性失铁有关。HH 在我国较少见，且多为散发病例，目前无发病率统计。

一、临床表现

遗传性血色病的发生与种族、性别等因素有一定的关系，有病情隐匿、进展缓慢、受累组织广泛且程度多变及临床表现不特异等特点。器官受累程度与血清铁超负荷的速度和时间有关，这主要由基因突变类型决定。铁调素是主要铁平衡调节物质，由肝脏分泌，结合并去除铁转运蛋白，从而抑制肠道内铁的吸收。不同的基因突变对铁调素生理功能的影响各不相同，因此临床表现也大不相同。根据不同的基因突变情况，将 HH 分为 1 ～ 4 型。1 型主要涉及 *HFE* 基因突变，因此又称为 HFE 相关血色病，或经典血色病，是最常见的血色病类型，2 型、3 型和 4 型统称为非 HFE 相关血色病，较少见。其中 2 型由于发病年龄较早，亦称为幼年型血色病。

1. 1 型血色病　常染色体隐性遗传，致病基因 *HFE* 定位于 6p21.3 染色体，编码通过转铁蛋白受体 1 调节细胞铁吸收的物质，即 HFE 蛋白。其主要的发病机制是 *HFE* 基因突变导致铁调素减少，进而导致铁在肝、心脏、内分泌腺等实质细胞内沉积。*HFE* 基因上存在两种错义突变：*C282Y* 和 *H63D*，其中 *C282Y* 纯合突变频率占 HH 患者的 80% ～ 85%。发病年龄通常在 40 ～ 50 岁，临床典型表现为难以解释的肝硬化、青铜色皮肤、糖尿病、关节炎和心脏病。最常见的症状有疲劳、心神不宁、关节痛和肝大等。实验室检查可有转铁蛋白饱和度、血清铁蛋白升高。治疗上以静脉放血或去铁螯合剂为主。

2. 2 型血色病　常染色体隐性遗传，分为 A、B 两个亚型，致病基因 *HJV* 和 *HAMP* 分别定位于 1q21 和 19q13.1 染色体，分别编码铁调素调节蛋白和铁调素。发病机制分别为基因突变导致铁调素活性下降和铁调素低或缺乏，进而导致铁快速沉积于氧化代谢旺盛的组织器官中，如心脏、胰腺及性腺。该病男女发病率大致相同，发病年龄多在 30 岁之前，因此被称为幼年型血色病。常见的临床表现有心脏病、糖尿病、性功能减退、皮肤色素沉着等症状，其中心力衰竭和心律失常是造成患者死亡的重要原因。因此，对于晚期患者，唯一的治疗方法是进行心脏移植手术。实验室检查和治疗与 1 型血色病大致相同。

3. 3 型血色病　常染色体隐性遗传，致病基因 *TfR2* 定位于 7q22 染色体，编码转铁蛋白受体 2，介导肝细胞的铁吸收。发病机制为基因突变导致铁感应障碍，进而铁在肝脏、心脏、内分泌腺等实质细胞内沉积。临床表现、实验室检查与 1 型血色病相似，但该病发病年龄较早，且更严重。

4. 4 型血色病　常染色体显性遗传，致病基因 *FPN* 定位于 2q32 染色体，编码铁转运蛋白，是小肠、肝脏、脾细胞膜上的铁输出蛋白。发病机制为基因突变导致铁调素抵抗，进而导致铁在网状内皮系统沉积。发病年龄在 40 ～ 50 岁，与其他 3 型血色病不同，由于铁不能被网状内皮系统释放，该病在静脉放血后常发生贫血症状，因此无法耐受频繁的放血治疗，EPO 可提高 4 型血色病患者放血治疗时的耐受性。实验室检查主要特点为早期铁蛋白升高，转铁蛋白饱和度正常，铁多沉积在网状内皮的库普弗细胞中，随着年龄的增长，病情进展，铁逐步在肝脏或其他组织蓄积，转铁蛋白饱和度随之升高。

根据欧洲肝病学会 2000 年专题会议的建议，HH 临床病程分期：1 期指存在基因易感性但尚无铁超载的早期阶段；2 期指铁过载表型开始显露但尚无组织学损伤；3 期指由此引起的铁过载已导致组织或器官损伤。早期发现和规范监测易感人群有助于及时（即于 2 期时）放血去铁治疗以延缓或逆转疾病进展，减少并发症的发生和降低死亡率。

二、辅助检查

1. 生化检查　血清铁蛋白（女性 > 200μg/L，男性 > 300μg/L）和转铁蛋白饱和度升高。转铁蛋白饱和度反映体内铁代谢状况，用于筛查铁代谢异常或一级亲属中有确认 HH 患者的人群。铁蛋白是衡量机体内铁储备情况的指标，通常用于评价组织铁沉积状况。血清铁蛋白 > 1000μg/L 提示 HFE 血色病患者可能发生肝纤维化。

2. 基因检测　确定诊断和指导治疗。适用人群：原因不明的肝病患者，转铁蛋白饱和度 > 45%、铁蛋白升高；一级亲属中有确诊的 HH 患者，无论转铁蛋白饱和度和铁蛋白是否正常；对有铁过载证据但基因检测为非 C282Y 纯合突变的患者，排除其他肝脏及血液疾病后，应考虑检测其他血色病相关基因（*TfR2/FPN/HJV/HAMP*）。

3. 肝组织活检　既往是诊断 HH 的金标准，基因检测技术出现后，用于患者的预后评估。铁蛋白 > 1000μg/L、转氨酶升高、肝大或年龄 > 40 岁的 C282Y 纯合子患者，必须进行肝活检来评价肝的受损程度（肝纤维化或肝硬化）。检测内容包括组织形态分析、纤维化程度分期及评价组织铁沉积范围及程度。肝铁浓度（HIC）是评价肝铁沉积的首选指标；肝铁指数（HII=HIC/ 年龄）是反映铁沉积速度的指标。肝活检病理表现为：细小的铁颗粒主要沉积在胆管上皮细胞，浓度从肝小叶中央向外呈梯度降低，当高浓度的铁引起肝细胞坏死时，间叶组织中可见铁颗粒。

4. 磁共振　可用于评估肝铁浓度，分析肝内铁沉积的部位，区分实质器官和间质器官的铁沉积，以及检出不含铁的小占位灶。1.5T 磁共振的梯度回波技术能敏感地测定组织铁含量，表现为沉积器官内小颗粒状低信号影，在 T_2 加权像降低更为明显。用于肝脏检测时，铁的超顺磁性效应使肝组织的 T_1 弛豫时间延长，T_2 弛豫时间缩短所致，肝脏信号强度明显降低，形成低信号的肝脏，称为"黑肝症"，且以 T_2 缩短更明显，故 T_2WI 对病灶的显示优于 T_1WI，且 MRI 信号不受脂肪肝的影响，较 CT 更适合对肝血色病的评价。

三、鉴别诊断

1. **其他特定病因** 慢性肝炎或肝硬化继发的肝铁沉积：较常见于酒精性肝硬化、慢性丙型肝炎和非酒精性脂肪性肝病患者，但肝铁含量远低于遗传性血色病，肝铁沉积部位分布于巨噬细胞系统或间实质同时受累，且患者体内铁总量并不增加。放血治疗无效，有相应原发病的特征性线索有助于鉴别。

2. **新生儿血色病** 系一以新生儿肝衰竭为特征的全身铁过载综合征，其特殊之处在于本病肝细胞损伤在先而铁过载系继发形成，与其他原因导致的血色病明显不同。大部分患儿是因母体针对某种未知的胎肝抗原产生跨胎盘 IgG 抗体介导的自体免疫损伤。如不及时行肝移植，患儿几乎不能存活。

四、治疗要点

遗传性血色病最根本的治疗是清除体内过多的铁，主要包括放血疗法、口服或静脉注射铁螯合剂及针对并发症的治疗。早期诊断和及时开展去铁治疗可延长血色病患者的生存时间。

（一）静脉放血疗法

静脉放血疗法是目前最安全、有效的方法，但是未真正从病因上治疗 HH；早期应用可改善大多数患者的临床表现、并发症，提高生存率；但对于有严重贫血、心力衰竭及无法耐受的患者，静脉放血疗法并不可行。放血疗法适用于：①血色病且有铁过载证据的患者；② C282Y 纯合子无铁过载证据但铁蛋白升高的患者；③对非 *HFE* 突变基因导致的铁沉积，肝脏铁含量升高的患者；④铁过度沉积引起肝硬化等并发症的患者。初始治疗为每周 1～2 次，每次静脉放血 400～500ml（可去除 200～250mg 铁），进行 10～12 次后，监测铁蛋白水平，当铁蛋白为 50～100μg/L，应停止常规放血，改为维持放血，放血频率因人而异，目标是将铁蛋始终维持在 50～100μg/L。当铁蛋白＜25μg/L，表明铁缺乏，应暂停放血治疗，避免出现缺铁性贫血。2017 英国血液病学学会（BSH）指南建议铁蛋白维持在 20～30μg/L，至少＜50μg/L，同时推荐监测转铁蛋白饱和度。在进行放血治疗前应对患者并发症情况做出评估，如糖尿病、内分泌系统疾病、心脏病及骨质疏松症。同时在治疗期间，应避免补充维生素 C 和铁剂。放血治疗可以降低转氨酶、减轻皮肤色素沉着及减缓肝硬化进程，但不能缓解关节疼痛。妊娠期患者如无铁过载带来的心脏或肝脏等器官损害，放血治疗应延迟至分娩后。

（二）铁螯合剂

血色病患者并发严重贫血、心功能不全或不能耐受放血治疗时，可采用铁螯合剂治疗。临床试验表明，新型铁螯合剂地拉罗司应用于 C282Y 纯合子患者是安全的，并能有效降低铁蛋白水平。

（三）激素替代疗法

各种类型 HH 共同病理基础为铁代谢调节激素铁调素分泌不足或缺乏，因此激素替代疗法，应用铁调素分子或铁调素刺激剂将是未来治疗血色病最有前景的策略。但是目前尚无相关治疗药物可应用于临床。

（四）并发症治疗

用非甾体抗炎药改善关节病变；雄激素治疗性功能减退；戒酒；胰岛素控制糖尿病；晚期肝硬化或肝癌患者进行肝移植治疗；严重心脏病患者，可进行心脏移植手术。

（刘　宁）

第 15 章

新生儿锌代谢紊乱

第一节　新生儿锌代谢调节

　　锌（zinc）作为影响人体生命活动的微量元素，体内含量减少会危害身体健康引发疾病。锌是体内第二大含量的微量元素，参与蛋白质合成、免疫构建、基因表达等多种代谢过程，具有重要的生理作用。

（一）锌的代谢与分布

　　锌广泛存在于各种食物中，包括肉类、豆类、谷类和乳制品等，除了外源摄入锌外，体内还存在内源性保存器官：胰腺、肝、胃十二指肠上皮等其他可能的部位。锌被食入至十二指肠和近端小肠处，外源性锌及内源性锌在含有特定转运蛋白 ZnT 家族的作用下向胞外空间或细胞器输出锌，锌 - 铁透膜 ZIP 家族将锌转移至细胞质中，以被动扩散或主动吸收方式吸收细胞内总锌的 20% ～ 40%，锌在门静脉血浆中与白蛋白结合，30% ～ 40% 被肝脏摄取，随后释放回血液中，达到锌稳态。正常人血浆（清）锌仅占机体锌总量的 0.1%，浓度平均约 13.8μmol/L，与前白蛋白、α_2- 巨球蛋白、转铁蛋白及氨基酸等结合形式存在。血液中的锌 75% ～ 88% 存在于红细胞中，血浆占 12% ～ 23%，白细胞和血小板中占 3%。代谢后的锌约 90% 通过粪便排泄，部分自尿液、汗液、脱落皮肤细胞及头发丢失。

（二）锌的生理功能

　　1. 酶的催化功能　锌作为人体 300 多种酶的辅酶，广泛参与核酸、蛋白质、脂类和碳水化合物的代谢，对细胞分化、增殖等产生影响。锌参与金属酶类，如碱性磷酸酶、碳酸酐酶、DNA 聚合酶等的合成，锌含量减少时，核酸合成减少，蛋白质合成缓慢，体内组织和器官发育不同步，导致胎儿发育畸形，甚至会导致流产、早产、过期妊娠和宫内死胎的发生。

　　2. 结构稳定功能　锌作为酶的构成成分，在稳定酶结构的同时，还通过与细胞膜的含硫、氮配基结合稳定细胞膜质膜，维护正常的细胞膜转运、屏障及受体结合等功能。锌缺乏时红细胞膜脆性和通透性增加，易发生溶血及毒素侵袭和膜氧化损伤。

　　3. 调节功能

　　（1）基因表达调节：锌直接参与基因表达调控，参与多种转录因子作用的过程。补锌最常见的生理过程可能是锌增加 RNA 聚合酶的活性而增加蛋白质的合成。

　　（2）免疫系统调节：锌促进淋巴细胞的有丝分裂及细胞转化，维持 T 细胞及中性粒细胞等的免疫功能，增加干扰素、白细胞介素等免疫因子的合成；锌严重缺乏时可使胸腺退化。另外，锌抑制 NF-κB 和 IL-1β 的生成，降低炎症反应与氧化应激。

（3）激素及其他物质的调节：锌参与睾酮、肾上腺皮质类固醇等激素的产生、储存和分泌。另外，锌协助肝合成视黄醇结合蛋白，动员肝储存的维生素 A 到血液中，以维持血中维生素 A 的正常生理浓度。

（4）神经调节功能：锌在脑神经元发生、成熟、迁移、突触形成过程中起着重要作用，同时对脑组织 N- 甲基 -D- 天冬氨酸受体（NMDA）/ 钙通道及 γ- 氨基丁酸受体功能具有显著影响，对于维持正常的神经发育及功能至关重要。

4. 其他　锌是味觉素（gustin）的成分，味觉素有营养和促使味蕾生长的作用，因而缺乏时可使味觉异常。

（安　然）

第二节　新生儿低锌血症

低锌血症（hypozincemia）为人体缺锌引起的全身性疾病，早在 1961 年，Ananda S. Prasad 等发现一种表现为生长发育迟缓、智力发育落后、缺铁性贫血、肝脾大、视力异常、精神不振、异食癖等症状的锌缺乏性侏儒（zinc deficiency dwarfism），经补锌治疗后上述症状缓解。其后在发展中国家及发达国家也发现了类似病例，不同程度缺锌的人会出现不同程度的腹泻、感染、免疫功能受损、认知障碍等症状。目前全球范围内有 1/3 的人存在锌缺乏，预防性补锌（10mg/d）可以使腹泻、肺炎及其并发症发病率降低。

一、病因

1. 摄入不足　锌的主要来源为肉、肝、鱼、蛋、硬壳果及乳制品等动物性食物，而植物性食物较动物性食物含锌量少，故孕期素食者易导致新生儿低锌血症。

2. 需求增加　生长发育期和营养不良恢复期相对锌需要量增多，孕妇与乳母需锌亦较多，如补充不及时，可致母亲与新生儿缺锌。感染、发热时锌需要量增加，同时食欲减退，摄入量减少，易致缺锌。

3. 吸收障碍　慢性腹泻如吸收不良综合征、脂肪泻、胰腺囊性纤维性变、短肠综合征等，均可使锌吸收减少。锌的吸收受多种因素的影响，比如食物中植酸、膳食纤维、钙和铁等二价金属元素摄入过量均会抑制锌的吸收。牛乳中含锌量与母乳相似，但吸收利用率不及母乳锌高。

4. 丢失过多　许多疾病如反复失血、溶血，外伤、烧伤均可使大量锌随体液丢失；肝硬化、慢性尿毒症时，因低白蛋白血症引起尿锌排出增多；一些药物如长期应用金属螯合剂（如青霉胺等）及反复静脉滴注谷氨酸盐，与锌结合自尿排出，皆可致锌缺乏。

5. 遗传缺陷　肠病性肢端皮炎（acrodermatitis enteropathica，AE）为一种少见的常染色体隐性遗传病，常于母乳喂养停止后的 2 ～ 4 周发病；因小肠吸收锌功能缺陷致严重锌缺乏，以急性口周及肛门周围皮炎、头发脱落、生长迟缓为特征性表现。同时有肢端皮肤损害，顽固性腹泻，秃发及生长发育障碍，免疫力降低而易患感染。血浆（清）锌、红细胞锌、肌肉锌、发锌及尿锌等均降低。

6. 其他因素　如铅中毒及被动吸烟所致镉摄入增多等原因均影响锌的吸收，并加重锌的缺乏。唐氏综合征与先天性胸腺发育异常可伴锌缺乏，原因尚不清楚。

二、临床表现

1. 胎儿生长发育落后、多发畸形 锌的缺失可使产妇因子宫收缩乏力导致产程延长、出血过多、流产、早产及小儿低体重及各种畸形，包括神经管畸形等。出生后小儿体内核酸和蛋白质的合成减少，影响小儿生长发育，体重不增，身高、体重低于正常同龄儿，严重者可发展为侏儒症。

2. 神经精神发育障碍 锌的缺失可影响小儿智能发育，有认知行为改变，表现为精神萎靡、共济失调、注意力缺陷多动、行为障碍等。

3. 厌食、异食癖 锌的缺失可使小儿味蕾减退，味觉敏感度减退，食欲减退，摄食量减少。含锌消化酶如羧基肽酶 A 的活力降低，消化能力也减弱。同时出现异食癖，喜食泥土、墙皮、纸张、煤渣等其他异物的症状。

4. 性发育及功能障碍 锌的缺失可使青春期性发育迟缓或停滞，第二性征出现延迟。如男性生殖器睾丸与阴茎过小，睾酮含量低，性功能低下；女性乳房发育及月经初潮晚；男女阴毛皆出现晚等。

5. 易反复感染 锌的缺失可使小儿淋巴细胞转化功能降低，胸腺萎缩，免疫力低下，易患各种感染，包括反复感冒、肺炎、腹泻等。

6. 皮肤黏膜表现 锌的缺失可使小儿皮肤及黏膜损害，出现皮肤干燥、各种皮疹、痤疮、脱屑性皮炎、大疱性皮炎等改变。亦可出现肢端及口周、眼睑、会阴部等处疱疹、糜烂、结痂、脱屑等改变。日后可能发生程度不等的脱发、创口愈合延迟等并发症。

7. 其他 锌缺乏可使维生素 A 利用障碍，出现角膜混浊等维生素 A 缺乏症状。

三、实验室检查

新生儿出生后 7d 内血清锌为 23μmol/L，以后逐渐降低，2 个月后为（17±2）μmol/L。发锌为（3±0.3）μmol/g。若血清锌＜ 10μmol/L 或发锌＜ 1.1μmol/g 即可诊断。

四、诊断

1. 病史及临床表现 了解喂养史如饮食中含锌量低，或长期吸收不良如慢性腹泻等。味觉灵敏度及食欲减退，生长发育落后及程度不等的上述其他症状与体征。

2. 实验室诊断

（1）空腹血浆（清）锌：血浆（清）锌浓度是诊断低锌血症的常用指标，但在轻度缺乏时往往无变化；在中 - 重度缺乏时下降明显。新生儿出生后 7d 内血清锌为 23μmol/L，以后逐渐降低，2 个月后为（17±2）μmol/L。发锌为（3±0.3）μmol/g。若血清锌＜ 10μmol/L 或发锌＜ 1.1μmol/g 即可诊断。血浆（清）锌受近期饮食含锌量的影响；另外，肝、肾疾病及急、慢性感染与应激状态均可使血浆（清）锌下降。

（2）发锌：可作为慢性缺锌的参考指标。因发锌受头发生长速度、环境污染、洗涤方法及采集部位等多种条件的影响，且与血浆锌无密切相关，并非诊断锌的可靠指标。一般发锌＜ 70μg/g（70ppm）可作为低锌血症的诊断标准，但因缺锌时，头发生长速度减慢，不能灵敏地反映机体锌的状态。

（3）红细胞、白细胞锌含量：为反映人体锌营养水平较灵敏的指标，但操作较复杂，临床不易推广。

（4）血清碱性磷酸酶：锌参与碱性磷酸酶活性中心的形成，故血清碱性磷酸酶活性可有助于反映婴幼儿锌营养状态，缺锌时下降，补锌后又上升。

（5）血液中含锌蛋白测定：如金属硫蛋白和胸腺肽等含锌蛋白或酶可被用来评价机体锌的营养状况，但尚未广泛用于临床。

3. 诊断性试验治疗　低锌血症的最终诊断依赖于补充治疗试验，即在试验性进行锌补充后，体格生长发育、食欲及免疫功能等得到明显改善。由于锌对上述功能并没有药理上的作用，因而补充锌后如果出现功能改善，即可确定低锌血症。在临床上，如果患儿考虑低锌血症时，按 1mg/（kg·d）剂量的试验性锌补充是安全合理的。

五、治疗要点

全胃肠道外静脉营养给锌建议剂量：早产儿 0.4mg/（kg·d），3 个月以下足月儿 0.2mg/（kg·d），较大婴儿及幼儿 0.1mg/（kg·d），儿童 0.05mg/（kg·d）。当锌丢失过多时，尤以自胃肠道丢失，用量需加大。应随时检测血浆锌。有严重缺锌表现时，可静脉给锌 0.3 ~ 0.5mg/（kg·d），到皮肤病变消失，血浆锌正常。

同时，去除引起缺锌的原因，积极正确治疗原发病，并改善饮食，适当增加富含锌的食物。用锌剂治疗时，应随时观察疗效与副作用，并监测血浆锌、铜、铁。除全胃肠道外静脉营养等特殊情况外，要及时停药，以免长期过量服用。

六、预防

妊娠期补充低剂量的锌可以降低儿童喘息的风险，人初乳含锌量较高，最高可达 306μmol/L，成熟乳中含量平均为 46 ~ 76μmol/L。人乳中的锌吸收利用率也较高，故婴儿母乳喂养对预防缺锌有利。但随着年龄增长要按时进行食物转换，添加如蛋黄、瘦肉、鱼、动物内脏、豆类及坚果类含锌较丰富的辅食。无母乳的人工喂养儿最好给予一些锌强化婴儿配方奶或奶粉。要提倡平衡膳食，注意其锌含量，一次摄入大量锌或长期锌摄入量过多均可导致中毒。

各年龄段锌的参考摄入量见表 15-1，其可耐受最高摄入量见表 15-2。

表 15-1　正常儿童每日所需锌的参考摄入量

	年龄（岁）				
	1 岁以内	1 ~ 3	4 ~ 6	7 ~ 12	≥13 岁
锌（mg）	3.5	4.0	5.5	7.0	8.5 ~ 11.5

表 15-2　中国居民各年龄段锌的可耐受最高摄入量

	孕妇（早期）	孕妇（中期）	孕妇（晚期）	乳母	<6 月龄	6 月龄~ 1 岁	1 ~ 3 岁	4 ~ 6 岁	7 ~ 10 岁	11 ~ 13 岁	14 ~ 17 岁	≥18 岁
锌（mg）	40	40	40	40	-	-	8	12	19	28	35	40

（安　然）

第三节 新生儿锌中毒

新生儿日常膳食中饮食单纯，无食入锌的特殊途径。但临床中，应用口服、静脉注射或误服大剂量的锌，或使用镀锌器皿的酸性食物或饮料，锌溶于酸中，都有可能发生急性锌中毒。临床表现可能为新生儿呕吐、腹泻、嗜睡等，严重时可引起惊厥、昏迷、脱水、休克甚至死亡。临床上锌的催吐剂量为一次服用 300mg 锌。长期补充 50～100mg/d 的锌可导致慢性锌中毒，表现为食欲缺乏、精神萎靡、免疫功能低下、血清铁和铜下降、顽固性贫血、中性粒细胞与淋巴细胞减少、血 HDL-C 降低而 LDL-C 升高。

对怀疑锌中毒的新生儿，应立即洗胃，可采用 1% 鞣酸液、5% 活性炭悬液或 1：2000 高锰酸钾液等。但如呕吐物带血液，应避免用胃管及催吐剂。根据情况口服硫酸钠导泻，内服牛奶以沉淀锌盐。必要时输液，以纠正水和电解质紊乱，并给予祛锌疗法等。慢性锌中毒应停止使用含锌的制剂，给予相应的对症治疗。

（安　然）

第 16 章

新生儿镁代谢紊乱

第一节　新生儿镁代谢调节

镁是人体内不可缺少的重要元素，是细胞内第二丰富的二价阳离子，也是人体内第四丰富的矿物质，体内镁的平衡依靠肠道的吸收和肾的排泄。镁是人体内多种重要的代谢必不可少的成分，是 300 多种酶的变构激活剂，其中对三磷酸腺苷（adenosine triphosphate，ATP）的代谢最为重要。镁在心血管系统的调节、神经肌肉的传导、肌肉的收缩、血管的舒张、血压的维持及胰岛素的代谢等方面起着重要的作用。

一、镁的分布

正常新生儿血清镁为 0.8 ～ 1.15mmol/L，离子镁为 0.40 ～ 0.56mmol/L。有 90% 以上的镁储存在人体细胞内，主要存在于骨（85%）、肌肉和软组织中，只有 1% ～ 2% 存在于细胞外。血中 50% ～ 60% 的镁以离子形式游离存在，20% ～ 30% 与蛋白质结合，10% ～ 20% 与磷酸、柠檬酸、草酸等阴离子结合。细胞内 80% ～ 90% 的镁以结合形式存在，由游离镁和结合镁组成细胞内镁离子缓冲系统，细胞内外的镁离子也可以通过转运来维持平衡。镁在谷物、豆类、坚果、绿叶蔬菜及肉类中的含量较为丰富。

二、镁的吸收和排泄

1. 镁的吸收　摄入的镁大部分在小肠被吸收，其余随粪便排出体外，其中空肠和回肠是主要的吸收部位，胃和结肠也可吸收部分镁。镁的吸收方式有主动转运和被动吸收两种，大部分镁通过细胞旁机制被动吸收，肠道的吸收与镁的摄入量并不成正比，镁的摄入量较低时，肠道的吸收量相对较高。食物中过多的磷酸、草酸、高纤维食物和游离脂肪酸可与镁结合形成不溶性复合物从而影响镁的吸收，甲状旁腺激素（parathyroid hormone，PTH）、维生素 D、25(OH)D$_3$ 和 1, 25-(OH)$_2$D$_3$ 可促进镁的吸收。钙和镁之间相互作用，但在膳食摄入水平上，钙对镁的吸收没有显著影响。

2. 镁的排泄　镁的排泄途径有肾脏、肠道和汗腺，肠道和汗腺排泄量相对较少，但在腹泻和肠漏排出的液体中镁的含量为 7.5mmol/L，故频繁呕吐、长期腹泻及肠漏患者会出现镁缺乏。肾脏是镁排泄的主要途径，也是调节镁平衡的主要器官。肾脏的镁转运表现为肾小球滤过和部分肾小管重吸收，在肾小球阶段，由于 20% ～ 30% 的镁与血浆蛋白结合，其中 70% ～ 80% 的血浆镁被滤过，滤过的镁在部分肾小管被重吸收，重吸收部位

10%～15%在近曲小管，60%～70%在髓袢升支粗段；5%～10%的滤过镁从尿中排出。尿镁的排泄量与饮食密切相关，摄入的镁较多时，血清镁增加，肾小球滤过的镁增多，肾小管重吸收镁相对减少，尿镁排泄量增加，以保持镁的平衡。

三、镁的调节

1. **PTH、维生素D与镁的调节** PTH通过不同的机制影响肾皮质部髓袢升支粗段及近曲小管对镁的重吸收而调节镁水平。PTH通过cAMP的介导，作用于髓袢升支粗端和近曲小管促进对镁的重吸收。甲状旁腺功能亢进时出现高钙血症，钙镁竞争在肾小管重吸收，镁的重吸收减少，尿镁增多。血钙降低时刺激PTH分泌继而影响镁的水平。磷是构成骨组织的重要物质之一，血磷下降会导致骨密度相对降低。

维生素D作为必需的类固醇激素和重要的调节因子，对维持人体内钙、磷水平稳定，促进钙、磷的沉积，维持神经肌肉的正常功能及骨骼的生长发育起着重要的作用，主要通过肠黏膜、肾近曲小管的重吸收及骨骼动员等发挥作用。不同胎龄的新生儿维生素D的含量分布不同，胎龄较小的新生儿钙、磷储备不足。

2. **胰岛素、胰高血糖素与镁的调节** 胰岛素可使镁从细胞外转入细胞内，血清镁降低，红细胞内镁含量增加。胰岛素调节细胞内镁含量的机制可能与ATP镁有关。胰高血糖素的作用与胰岛素基本相反。

（贾京晶　张宇璇）

第二节　新生儿低镁血症

正常新生儿血清镁为0.8～1.15mmol/L，离子镁为0.40～0.56mmol/L。血清镁＜0.66mmol/L为低镁血症（hypomagnesemia），新生儿容易发生低镁血症，当血清镁＜0.5mmol/L可出现临床症状。有下列情况时高度怀疑低镁血症：原因不明、难以纠正的低钙血症；顽固性心律失常；难治性心力衰竭；长期使用利尿剂、氨基糖苷类药物；呕吐、腹泻后发生抽搐补钙后仍无缓解；多种电解质紊乱。

一、病因及发病机制

1. 镁摄入量减少

（1）早产儿：胎龄短，胎儿从母体获得镁主要在妊娠晚期，从母体中获得的镁不足。

（2）宫内发育迟缓：胎盘运转镁障碍、母体供给镁减少。

（3）禁食。

2. 镁吸收障碍

（1）喂养不当：进食磷酸盐过多导致，人乳中磷镁比例为1.9：1，而牛乳中磷和镁的比例高达7.5：1，摄入的磷、镁比例不当，影响镁的吸收，因此应用未改良的牛乳喂养儿的血磷较母乳喂养儿低。

（2）先天性镁吸收障碍：为遗传性疾病。

（3）肝胆疾病：可导致镁在肠道吸收减少。

3. 镁丢失过多

（1）肾小管疾病：缺氧缺血、先天性功能异常等可使肾小管重吸收镁发生障碍。

（2）糖尿病母亲的婴儿：糖尿病母亲因肾小管重吸收镁障碍，常有缺镁和甲状旁腺功能减退，导致新生儿低镁血症。

（3）腹泻、肠漏：镁的排泄增多。

（4）利尿剂、氨基糖苷类药物：抑制肾小管对镁的重吸收，使尿镁的排泄增多。

4. 体内代谢、内分泌环境紊乱

（1）高钙血症：体内钙增多，会拮抗性引起镁减少。

（2）甲状旁腺功能异常：新生儿早期、母亲患甲状旁腺功能亢进（hyperparathyroidism）的婴儿，会影响血液中镁的浓度。

（3）新生儿暂时性低镁血症：为一过性，常伴有低钙血症。

二、临床表现

1. 呼吸系统　气管、支气管平滑肌收缩，可发生气喘、呼吸困难。

2. 心血管系统　低镁血症时可导致心肌细胞兴奋性和自律性增高，传导速度减慢，可导致各种类型的心律失常，如期前收缩、室颤、传导阻滞。心电图可表现为：早期 T 波高尖，QRS 波增宽，严重者 RR 间期延长、ST 段下移、T 波平坦、倒置、出现 u 波。

3. 消化系统　恶心呕吐、食欲缺乏、腹胀。

4. 神经肌肉系统　主要表现为神经肌肉兴奋性增高，出现烦躁不安、震颤、两眼凝视、惊厥、面部肌肉或手足抽搐、腱反射亢进、四肢强直，严重者出现喉痉挛、呼吸暂停。

三、辅助检查

1. 血清镁　血清镁＜ 0.66mmol/L 即可诊断低镁血症。

2. 24h 尿镁排出量　24h 尿镁比血镁更能反映实际情况，尿镁排泄＜ 1.0mmol/L 提示体内缺镁，但肾小管重吸收镁障碍引起的低镁血症，尿镁排泄＞ 1.5mmol/L。

3. 心电图检查　心电图主要表现为 T 波平坦、倒置及 ST 段下降。

四、治疗要点

1. 补镁：1g 硫酸镁可提供 97.6mg（4mmol）的镁元素。葡萄糖酸镁每片 500mg 可提供 1.2mmol 的镁元素。2.5% 硫酸镁 2 ～ 4ml/kg 缓慢静脉滴注（每分钟不超过 1ml），症状未控制可重复给药，每日 2 ～ 3 次，惊厥控制后改为口服，10% 硫酸镁每次 1 ～ 2ml/kg，每日 2 ～ 3 次。早产儿不能肌内注射，肌内注射过浅可致局部组织坏死。补镁的同时可以适当补钾，促进镁进入细胞内，镁进入细胞内的速度、细胞内外的转运速度相对较慢，补镁需要持续 7 ～ 10d。

2. 纠正电解质紊乱：低镁血症常伴有低钙和低钾，在补镁的同时适当补钙和补钾。

3. 积极治疗原发病，祛除病因。

五、并发症

1. 低钙血症　以神经肌肉兴奋为主。临床上，低镁血症和低钙血症难以鉴别，且许多低镁血症常伴有低钙血症，因此低钙血症在经钙剂治疗无效时可考虑存在低镁血症的可能。

2. 低钾血症　主要表现为肌无力，发生严重低钾血症时，补钾不易纠正，低镁血症是低钾血症不易纠正的重要原因。

（贾京晶　张宇璇）

第三节　新生儿高镁血症

血清镁 > 1.1mmol/L 为高镁血症（hypermagnesemia）。通常血清镁 > 1.9mmol/L 时出现症状。

一、病因与发病机制

1. 镁摄入过多

（1）孕母产前应用硫酸镁治疗是新生儿早期高镁血症最常见的原因：由于镁离子可自由通过胎盘，对于妊娠晚期过量输注硫酸镁或分娩时经肠道接受硫酸镁治疗妊娠高血压、子痫的孕妇，可能使镁盐进入胎儿血流致血清镁增高甚至高镁血症的发生。

（2）使用含镁药物治疗疾病或补充镁盐过多：镁经肠道吸收，若口服含氢氧化镁的抗酸剂或应用含镁药物导泻或灌肠，可能引发高镁血症；过量静脉注射或肌内注射硫酸镁超过机体负荷时也会引起血清镁升高。

（3）摄入大量钙剂及可吸收的碱剂引起的乳碱综合征（milk-alkali syndrome）易引发高镁血症。

2. 镁排泄障碍

（1）血清镁主要由肾脏排泄，肾衰竭则可能发生高镁血症。早产儿、低出生体重儿及出生后早期新生儿的肾脏发育不成熟，肾小球滤过功能低下，不能够清除体内的镁。

（2）严重脱水并伴少尿时，由于排尿的减少，镁的排出也相应减少，镁堆积在体内易发生高镁血症。

（3）甲状腺素可抑制肾小管重吸收镁，参与镁排泄，故甲状腺功能减退的患儿可能发生高镁血症。

（4）甲状旁腺功能亢进症或家族性低钙尿性高钙血症（familial hypocalciuric hypercalcemia，FHH）等疾病可引起钙代谢变化，增加肾小管中钙诱导的镁重吸收，从而引发高镁血症。

（5）在 Addison 病及螺内酯治疗的患儿中，镁排泄可略有减少，易发生高镁血症。

3. 镁分布异常

溶血可能导致高镁血症。镁主要存在于细胞中，红细胞内的镁含量是血浆中的 3 倍，溶血发生时，细胞破裂，镁释放入血，导致血镁水平升高。然而，症状性高镁血症仅发生在积极溶血的情况下。

二、临床表现

1. 呼吸系统　高镁血症可发生呼吸抑制，但在血清镁浓度不超过 2.4mmol/L 时，一般不会对呼吸系统造成影响。只有当血清镁浓度升至 4.8mmol/L 或更高时，可出现呼吸肌麻痹，严重者出现呼吸停止而死亡。

2. 心血管系统　高浓度的镁能抑制房室和心室内传导，并降低心肌兴奋性，故可引起传导阻滞和心率变化（早期增快，晚期缓慢）。心电图上可见 T 波高尖和室性期前收缩。严重者可发生心搏骤停。镁对平滑肌亦有抑制作用。对血管平滑肌的抑制可使小动脉、微动脉等扩张，从而导致外周阻力降低和动脉血压下降。

3. 消化、泌尿系统　高浓度的镁对内脏平滑肌的抑制可引起呕吐、胃肠蠕动缓慢、胎粪排除延迟、尿潴留及肠梗阻等症状。

4. 神经肌肉系统　镁能抑制神经 - 肌肉接头处的兴奋传递，高浓度的镁可使肌张力减弱，发生显著的肌无力甚至弛缓性麻痹，四肢、吞咽和呼吸肌都可以被波及，引发四肢弛缓性瘫痪、吞咽和说话困难，严重者可因呼吸肌麻痹而死亡。镁亦可抑制中枢神经系统的功能活动。高镁血症患者深腱反射减弱或消失，有的患者还可出现嗜睡或昏迷。

三、实验室检查

1. 血清镁　血清镁 > 1.1mmol/L 即可诊断高镁血症。

2. 24h 尿镁排出量　可帮助明确病因诊断，若排泄量减少见于肾性因素，如排泄量正常则常见镁摄取量增加或分布异常所致。

3. 心电图检查　心电图特征性改变也有助于诊断高镁血症。一般心电图可表现为传导阻滞和心率变化（早期增快，晚期缓慢）。因高镁血症常伴随高钾，故可出现高尖 T 波。

4. B 超检查　可发现有无肾脏器质性改变。

四、治疗要点

1. 病因治疗　积极治疗原发病，去除病因，改善肾功能，包括适当应用利尿剂纠正脱水。

2. 清除过多镁　立即停止镁的摄入，并应用钙剂拮抗治疗，给予 10% 葡萄糖 2ml/kg 静脉注射，以防止发生致命性心律失常。

3. 纠正电解质紊乱　高镁血症常伴有高钾，注意及时检查血清钾，发现高钾血症后应积极治疗。

4. 一般治疗　对于严重呼吸抑制患儿，给予呼吸支持，优化氧合；保证足够的液体量；胃肠功能正常者可接受肠内营养；不建议换血及透析治疗。

（贾京晶　张宇璇）

第 17 章

新生儿磷代谢紊乱

磷是维持骨和细胞正常代谢的重要成分，约 85% 的磷存在于骨骼和牙齿中，其余作为细胞膜、脂肪和细胞内成分，另一小部分以无机磷的形式存在于血液中，参与生命重要物质的组成，参与机体能量代谢的核心反应，具有生物大分子活性的调控作用，参与成骨、凝血及产物酸碱平衡等重要生理过程。血磷浓度随年龄不同而变化，在整个婴儿期维持较高水平（1.5 ～ 3.0mmol/L），然后随年龄增长逐渐降低至成人水平（1.0 ～ 1.5mmol/L），反映了婴儿肾小管较强的磷重吸收率。

第一节　新生儿低磷血症

正常的血清磷约 2.0mmol/L，如血清磷 < 1.6mmol/L 可诊断为低磷血症。根据血清磷下降的程度，依次诊断为轻度低磷血症（1.0 ～ 1.6mmol/L）、中度低磷血症（< 1.0mmol/L）、重度低磷血症（< 0.6mmol/L），极重度低磷血症（< 0.4mmol/L）。

一、病因及发病机制

1. 肾小管发育不成熟：早产儿在出生后第 1 周时肾对磷的排泄及重吸收高于足月儿，之后随着日龄增长而逐渐减少，足月儿肾小管对磷的重吸收与饮食中磷的摄入量呈反相关，与血磷浓度呈正相关。人工喂养的新生儿尿磷排泄增多，母乳喂养儿尿磷较少。

2. 储备不足：正常胎儿 75% 的骨盐在妊娠最后 3 个月储备，提前出生造成早产儿钙、磷储备不足。

3. 摄入不足：母乳中磷钙含量不能满足极低出生体重儿的需要，影响骨骼发育，可发生典型佝偻病，早产儿应用肠外营养 7 ～ 10d 后，均有不同程度的低磷血症，由于常规肠外营养液配方中的磷含量远远低于宫内胎儿生长所需，低磷还与葡萄糖代谢有关，在长时间输入葡萄糖后，促胰岛素释放，促使葡萄糖与磷进入细胞内参与葡萄糖代谢有关，可发生低磷血症。

4. 出生后生长发育迅速也是易患低磷血症的原因之一。

5. 其他：新生儿使用糖皮质激素、呋塞米、抗惊厥药物、两性霉素 B 也可增加尿中钙、磷的排泄，肾小管再吸收磷减少，发生低磷血症。

在发生低血磷时，体内各个器官都会受到影响。严重低血磷时，由于细胞内磷缺少，妨碍 ATP、磷酸肌酐等高能磷酸键的形成，影响了红细胞将氧输送到组织中的功能。因细胞缺氧，能量产生障碍，影响细胞功能及其完整性，造成器官功能的损害。低血磷时可引起多系统疾病，血液系统可发生红细胞溶解、损害白细胞骨架、使血小板寿命缩短，影响心肌的收缩力，影响平滑肌收缩力而发生肠麻痹，可发生代谢性碱中毒，低磷还可引起中枢神经缺氧和肌无力。研究显示，低磷血症与胰岛素抵抗相关，但新儿相关研究尚不清楚。

快速生长的早产儿使用未强化母乳喂养后，发生磷缺乏和骨病，进而利于 1, 25(OH)$_2$D$_3$ 的分泌，促进钙从肠道吸收，但因磷不足，钙不能沉积到骨骼中，从而造成高钙血症和高钙尿症，反馈抑制甲状旁腺素（PTH）分泌。

国外研究发现，低出生体重儿即使从出生后 7d 开始每日给予维生素 D 2000U，仍有 50% 的病例发生磷缺乏所致的佝偻病，补充维生素 D 治疗无效，甚至由于促进肠道对钙的吸收，加重了高钙血症和高钙尿症，可见低磷血症与早产儿代谢性骨病密切相关。

二、临床表现

当血磷＜ 0.6mmol/L，临床上可出现肌无力，反射低下、惊厥或昏迷、呼吸衰竭常与各脏器功能障碍有关，提示低磷血症与危重病例死亡有关，慢性低磷血症以代谢性骨病表现为主。

三、治疗要点

1. 对于无症状的低磷血症，主要治疗其原发疾病，禁用与磷结合的口服药物。

2. 长期胃肠道外补充营养时，应注意补磷，以防止发生低磷血症。

3. 严重低磷血症，口服磷酸钾盐或静脉滴注磷酸钠或磷酸钾盐. 如甘油磷酸钠注射液 0.5 ～ 1ml/（kg·d），用 5% 或 10% 葡萄糖注射液稀释后输注。

4. 钙和磷同补，以防止低血钙并充分利用补磷的效果改善骨病症状，钙 30mg/（kg·d），磷 20 ～ 25mg/（kg·d），补钙、磷的时间可从出生后 1 ～ 2 周开始。

（苗　露）

第二节　新生儿高磷血症

高磷血症为血磷＞ 2.45mmol/L。

一、病因及发病机制

1. 炎症介质的释放导致细胞组织受损，缺血缺氧情况下，糖的无氧酵解增加，其中间代谢产物含磷酸根的物质增加。

2. 感染时机体耗能增加，ATP 被分解，磷酸根被释放出来。

3. 菌体毒素激活卵磷脂酶 C，使细胞膜构成成分卵磷脂被分解释放。

4. 感染时甲状旁腺分泌减少，增加肾小管对磷的重吸收，尿中磷酸盐排泄减少。

5. 新生儿缺血缺氧性脑病血磷升高可能与其低钙有关。

6. 先天性巨结肠和胎粪黏滞综合征患儿血磷升高可能与肠道吸收增多有关，一旦肠蠕动恢复正常，则血磷值明显下降。

7. 母乳性黄疸患儿的血磷升高可能与肠道吸收增多有关。

8. 医源性高磷血症常由于肠外营养液中补充过量的磷酸钠或磷酸钾，还见于应用磷酸钠导泻剂。

9. 维生素 D 中毒也可造成高磷血症和高钙血症。

二、临床表现

一过性高磷血症往往无特异性表现，一般也不易被发现，急性高血磷常伴低血钙，可出现惊厥和搐搦，严重时可发生喉痉挛及呼吸暂停造成猝死，血磷突然升至 $\geq$ 3.2mmol/L 为高磷血症危象，继发甲状旁腺功能亢进造成血清 PTH 明显增高，不仅影响骨质代谢，而且对心血管系统、免疫系统、肾和内分泌组织、神经系统和造血系统均产生危害，临床可出现嗜睡、晕厥、僵硬及心率加快、严重脱水等表现，最终导致低血钙发生及各系统功能损害。

三、治疗要点

1. 积极查找病因，治疗原发病至关重要，同时注意限制高磷饮食。

2. 重症者需对症选用降血磷药物，及时输入 10% 葡萄糖，同时加胰岛素及排钠利尿药。注意禁用 1，6- 二磷酸果糖静脉滴注，以免加重高磷血症。

3. 磷与钙和镁的代谢密切相关，高磷血症患儿常合并低血钙和低血镁表现，所以在治疗上要注意钙剂和镁剂的补充。

（苗　露）

第 18 章

新生儿氧代谢紊乱

第一节 新生儿血氧代谢

氧是维持生命的必需物质，参与能量的产生。若组织的氧供应缺乏，则糖、脂肪和蛋白质的氧化产能过程无法进行，机体的正常生理功能难以维持。血氧是血液气体分析的重要组成部分，它是了解机体氧供应情况、组织对氧的利用状态和缺氧的重要指标。判断血氧的具体指标包括氧分压、动脉血氧饱和度、血氧含量、血红蛋白的氧解离曲线及肺泡 - 动脉氧压差等。

一、与氧运送和代谢相关的概念

1. **血氧分压** 指血浆中以物理状态溶解的氧所产生的压力，临床常采用的是动脉血氧分压（arterial oxygen tension，PaO_2）。PaO_2 反映呼吸器官所吸入的氧气，通过肺泡 - 毛细血管膜（呼吸膜）进入血液中的氧所产生的压力，正常值为 $80 \sim 100mmHg$。新生儿由于肺弹性组织不发达，关闭容量相对较大，通气 / 血流比例不均匀，血氧分压正常值较成人低，正常新生儿 PaO_2 为 $50 \sim 80mmHg$，早产儿为 $50 \sim 70mmHg$。在新生儿监护中，临床有多种无创的方法测定血液含氧状态，但通过血氧分析仪测定 PaO_2 仍然是最准确的方法。

2. **氧饱和度** 氧饱和度是血红蛋白与氧结合的程度，以 % 表示。动脉血氧饱和度（saturation of arterial blood oxygen，SaO_2）指血液实际氧含量（包括血红蛋白携带的和物理溶解的氧）与最大氧含量（血液与氧或空气充分接触、血红蛋白充分氧合后的血氧含量）的百分比。新生儿正常值为 $91\% \sim 97.7\%$。该指标为百分比，不受贫血影响，在对心肺功能的评价方面比血氧含量更可靠。

3. **血红蛋白氧容量、血红蛋白氧含量** 100ml 血液中血红蛋白所能结合的最大氧量称为血红蛋白氧容量，血红蛋白实际结合的氧量称为血红蛋白氧含量。氧在血浆中的溶解度为 $0.0031ml/（dl \cdot mmHg）$，血红蛋白携氧为 $1.34ml/（dl \cdot g）$，所以 Hb 携氧能力在氧含量的构成中占重要地位。正常动脉氧含量 $=Hb（15）\times 1.34ml \times SaO_2（97.5\%）+PaO_2（100mmHg）\times 0.0031ml=19.9ml$。贫血时，血氧含量显著降低，新生儿可表现为缺氧，出现气急等症状。此时如果单纯给氧，虽血氧分压可显著增加，但对氧含量的提高并不显著，只有通过输血才能有效提高氧含量，缓解症状。

4. **血红蛋白氧离曲线及其影响因素** 以横坐标为血氧分压，纵坐标为血红蛋白氧饱和度，按血氧分压和血红蛋白氧饱和度的关系绘制的曲线，称为血红蛋白氧离曲线。氧分压和血氧饱和度的关系并非呈直线性关系，而是呈"S"形曲线，该"S"形曲线反映的是在不同氧分压下氧与血红蛋白的结合或解离的情况。

多种因素包括温度、pH、动脉血二氧化碳分压（arterial carbon dioxide tension，$PaCO_2$）、红细胞 2，3- 二磷酸甘油酸盐（2，3-DPG）均可影响血红蛋白与氧的亲和力（即在一定氧分压下的血氧饱和度），使该曲线出现左移或右移。新生儿期的胎儿血红蛋白比例高，与氧的亲和力较大，氧离曲线"左移"，在同样的 SaO_2，其 PaO_2 较成人低。

5. **肺泡 - 动脉氧压差**　由于人的肺动脉系统和肺静脉系统之间有解剖学上的短路，以及肺的各部分通气与血流比例不完全一致，正常人的肺泡与动脉氧分压有一定的差别，此差值即称为肺泡 - 动脉氧压差，为 5～15mmHg。

6. **氧弥散**　氧从肺泡进入血液或从血液进入组织，与弥散介质（K）、弥散表面积（S）及弥散屏障之间的压力差（ΔP）成正比，与弥散的距离（τ）成反比。氧弥散 =K×S/τ×ΔP。在肺泡内弥散屏障即是肺泡毛细血管膜，肺泡端 PO_2 约为 100mmHg，在毛细血管端 PO_2 约为 90mmHg，氧弥散的压力差为 10mmHg。在其他器官和组织，毛细血管壁为基本的弥散屏障，细胞间和细胞内的距离也是影响氧进入线粒体的因素。毛细血管动脉端 PO_2 为 90mmHg，到接近线粒体的部位，氧弥散压力差仅为 1mmHg。

二、氧的运输及其影响因素

1. **氧的运输**　吸入气管内并被水蒸气饱和的空气，氧分压为 20kPa（150mmHg），在肺泡内，氧弥散入肺毛细血管，肺泡氧分压与肺毛细血管动脉端氧分压达平衡为 14kPa（105mmHg）。由于肺内分流，PO_2 为 12kPa（90mmHg），其中大部分氧由血红蛋白携带通过血液循环进入全身各部位组织细胞内，在线粒体内的氧分压仅为 0.3kPa（2mmHg），这种氧分压的梯度差使氧被释放，释放氧后的血液由静脉回右心，这种静脉血氧分压为 5.33kPa（40mmHg）。

2. *影响氧运输的因素*

（1）动脉血氧分压：吸入氧分压低、通气不足使肺泡氧分压低；肺部病变，如肺部炎症、肺水肿可导致换气功能障碍，使动脉血氧分压下降，均可影响氧的运输。

（2）血液携氧能力：1 个血红蛋白可与 4 个分子氧结合，1g 血红蛋白可与 1.39ml 氧相结合，若动脉氧分压不变，血液携氧能力主要取决于血红蛋白的质与量。

1）贫血时血红蛋白数量减少影响氧的运输。

2）血红蛋白被氧化成高铁血红蛋白后（正常人仅占 1%～2%），所结合的氧不易分离，失去运输氧的功能。

3）一氧化碳血红蛋白（COHb）：失去携氧能力，正常人含量少。

4）胎儿血红蛋白（HbF）：出生时占血红蛋白总量 70%～90%，出生后逐渐减少，但其携氧能力强，所以新生儿 PO_2 45mmHg 时，SaO_2 即可达到 95%。

5）某些影响血红蛋白氧解离曲线的因素，如体温升高、酸中毒、PCO_2 升高均可使曲线右移。

6）2，3- 磷酸甘油酸（2，3-DPG）对红细胞携氧有重要影响，增多时氧离曲线右移，有利于氧运输能力升高。

（赵诗萌）

第二节　新生儿低氧血症

低氧血症是呼吸功能障碍的常见表现，由通气 / 换气中任何环节障碍所致。严重者伴组织缺氧，导致细胞代谢和器官功能障碍，甚至危及生命。人体内氧储存量极少，正常人体内仅有 1.5L，其中包括功能残气量而每分钟耗氧量约为 250ml，若中断氧的来源，约 6min 即将耗尽体内氧储备，造成不可逆的脑损伤甚至死亡。

正常（临床可接受范围）PaO_2 为 $10.7 \sim 13.3kPa$，SaO_2 95% ～ 97%。低氧血症的分度：①轻度，PaO_2 8.0 ～ 10.5kPa，SaO_2 89% ～ 94%；②中度，PaO_2 5.3 ～ 7.9kPa，SaO_2 75% ～ 89%；③重度，$PaO_2 < 5.3kPa$，$SaO_2 < 75\%$。新生儿期胎儿血红蛋白具有更高的氧亲和力，其氧离曲线向左偏移，临床上 $PaO_2 < 5.3kPa$ 才出现发绀。因此新生儿临床 $PaO_2 < 8.0kPa$ 才按缺氧治疗，$PaO_2 < 56.7kPa$ 则为呼吸衰竭。PaO_2 在 2.7 ～ 3.3kPa 时将发生细胞坏死，有生命危险。

一、病因

1. 胎儿缺氧的病因

（1）孕母血氧供应不足：麻醉、严重心肺疾病、严重贫血等。

（2）孕母低血压。

（3）胎盘供血不足：胎盘早剥、前置胎盘、妊娠高血压等。

（4）脐带血流受阻：脐带受压、打结和脱垂。

（5）缩宫素使用不当引起子宫强直收缩。

（6）分娩异常：急产、滞产和臀围产。

2. 新生儿缺氧的病因

（1）氧合不足：各种肺部疾病（如肺炎、呼吸窘迫综合征、胎粪吸入综合征等）或重症发绀型先心病。

（2）中枢性呼吸功能低下：呼吸障碍由麻醉或脑损伤（如 HIE、颅内出血等）引起。

（3）重度贫血：出血、新生儿溶血病。

（4）休克。

3. 新生儿易发生缺氧的其他因素

（1）新生儿胸腔较小，肺泡直径小，甚至小于成人的 1/4，呼吸肌较弱、张力低，主要靠膈肌运动进行呼吸，当新生儿腹胀时易加重呼吸困难导致低氧血症；呼吸频率快，故呼吸功大；肺泡 II 型上皮细胞发育不成熟，肺表面活性物质生成不足等都是促使呼吸衰竭发生的危险因素。

（2）新生儿神经系统功能欠健全，尤其早产儿，呼吸中枢发育不完善，呼吸节律不规则，容易发生呼吸暂停。

（3）胎儿出生后循环系统发生变化，脐带结扎，在开始呼吸后肺血管阻力降低，卵圆孔、动脉导管功能性关闭，如果肺循环阻力持续增高，可使其持续开放，形成右 - 左分流，即持续胎儿循环，加重低氧血症。

（4）新生儿血液特点是血红蛋白中 HbF 占 70%～80%，氧离曲线较成人右移（P50 低），血红蛋白与氧亲和力较强，可加重组织缺氧。

二、低氧血症对重要脏器的影响

1. 对中枢神经系统的影响　新生儿脑代谢最旺盛，脑的氧消耗量可占全身耗氧量的 50%（成人仅为 20%），因此，对缺氧十分敏感。新生儿中枢神经系统在缺氧或缺血缺氧时，由于能量代谢障碍、脑血流调控紊乱、再灌注及氧自由基损伤、兴奋性氨基酸堆积、钙超载、细胞因子紊乱等综合因素，导致新生儿缺氧缺血性脑病（hypoxic ischemic encephalopathy, HIE）和颅内出血的发生。HIE 的急性期损害以神经元的肿胀、坏死为主，脑水肿是细胞能量代谢衰竭和多种损伤机制共同作用的结果，缺氧使细胞膜上离子通道泵的功能丧失，细胞内外离子紊乱，导致过多的水分进入细胞内，发生脑水肿。持续时间为 7～10d，轻度缺氧的患儿脑水肿在数日内恢复，严重者脑水肿不可逆，进入神经元坏死阶段。急性缺氧可引起脑循环障碍，电子显微镜下可以看到微血管通道狭窄。这种因微血管不畅而导致的脑循环障碍，也是颅内高压的主要原因。近年来，我国对新生儿缺氧缺血性脑病的大量基础与临床研究资料显示，重度围生期窒息缺氧所引起的中枢神经细胞凋亡、坏死，是我国新生儿死亡与伤残的重要原因。

2. 对循环系统的影响　新生儿心脏耗氧量占全身耗氧量的 40%～45%，心脏对缺氧的代偿能力相对比大脑强。当轻度缺氧时冠状动脉血流增加，严重缺氧，PaO_2 1.6～2.0kPa（12～15mmHg）时冠状动脉血流量可增加至 6 倍，氧的释放也增加 1.3～2.4 倍，但严重和持续缺氧也可造成心肌相对缺血。

由于心肌氧供给不足，能量产生障碍，ATP 生成减少，使心肌收缩无力；缺氧时心率加快，对氧的需求增加，加重了心肌缺氧。心肌细胞酸中毒妨碍了心肌收缩，使心肌收缩无力，心动弛缓。血钾增高，影响心肌应激性，干扰心脏复极化过程，易产生心律失常，甚至发生心室颤动。

3. 对肾脏的影响　新生儿窒息后肾损伤的发生率达 38%～57%，肾脏损伤发生与否及损伤程度，与缺氧的程度及是否伴有肾血流灌注不足有关。轻度肾损伤临床表现为肾小管功能受损、肾小球滤过功能降低，表现为肾小管内皮损伤、肾实质充血、间质或小灶出血；重度肾损伤表现为肾衰竭、蛋白尿、血尿、管型尿，病理上出现肾小管出血、坏死和大量实质出血及髓质坏死。急性肾衰竭时，常有或加重多脏器功能损伤，有较高的病死率和伤残率。

4. 对肺脏的影响　缺氧、酸中毒可引起肺小血管收缩，肺动脉压增高，机制未明。

5. 对血液系统的影响　缺氧可以使血红细胞数和血红蛋白量增多，血中红细胞增多可以提高血液携氧能力，但有增加血栓形成的危险；同时血容量增多，加重心脏负担，也是构成心功能不全的发生因素。

缺氧对血液系统的另一个重要影响是红细胞内 2，3- 二磷酸甘油酸增加，氧离曲线右移，红细胞内 2，3- 二磷酸甘油酸对血红蛋白氧亲和力有重要的调节作用。

6. 对消化系统的影响　轻度损伤可导致胃肠血管痉挛、胃肠动力障碍、消化系统的外分泌功能障碍及内分泌紊乱，重度损伤可导致胃肠黏膜糜烂、出血、坏死。

7. 内分泌系统　新生儿严重缺氧可导致甲状腺素（T_3、T_4）分泌减少，肾上腺皮质醇分泌异常增多，机体对胰岛素的反应性降低。内分泌功能变化的程度与预后密切相关，变化越大，预后越差。

8. 其他　新生儿严重缺氧还可导致机体免疫功能受损和其他系统功能障碍（如严重的高胆红素血症）。

三、临床表现

1. 呼吸窘迫

（1）呼吸急促：足月新生儿安静时呼吸持续 > 60 次 / 分，严重者 > 80 ～ 100 次 / 分，是患儿氧供不足时增加通气和氧摄入的最早最有效的代偿方式。

（2）吸气三凹征：在增加呼吸频率仍不足以代偿氧的供需矛盾时，膈肌和辅助呼吸肌即加大做功，增加吸气力度和深度以增加潮气量，出现吸气时胸骨上、下及肋间凹陷。其功率和能量消耗较增加呼吸频率大，病情也较后者重。

（3）鼻翼扇动：新生儿呼吸气流主要经过鼻道，呼吸费力时出现鼻孔扩张和鼻翼扇动。除后鼻孔闭锁、鼻塞等特殊情况外，张口呼吸罕见。

（4）呼气呻吟：是呼气相后期声门关闭气流冲击声带的声音。呼气相后期声门关闭是肺泡萎陷性疾病时的一种代偿方式，其作用类似持续气道正压，有利于增加功能残气量，防止肺泡进一步萎陷。

2. 呼吸衰竭　一旦出现呼吸衰竭，表示已经存在低氧血症。临床诊断依据如下。

（1）呼吸困难：呼吸频率持续 > 60 次 / 分，伴明显的三凹征和呼气呻吟，危重病例呼吸反而减慢（< 30 次 / 分），节律不整甚至呼吸暂停。

（2）发绀：除外周围性及其他原因的发绀。

（3）神志改变：精神萎靡，反应差，肌张力低下。

（4）循环改变：肢端凉，皮肤毛细血管再充盈时间延长，心率 < 100 次 / 分。

（1）、（2）项为必备；（3）、（4）项作为参考。

四、实验室检查

血气分析是确诊有无低氧血症和缺氧的直接证据。对鉴别病因、分析产生缺氧的机制和指导治疗均有重要意义。

正常新生儿在海平面吸入空气时的 PaO_2 为 10.7 ～ 13.3kPa(80 ～ 100mmHg)。< 10.7kPa 为低氧血症；< 6.7kPa（50mmHg）为缺氧，称 Ⅰ 型呼吸衰竭，提示换气功能障碍。如伴动脉二氧化碳分压（$PaCO_2$）升高 > 6.7kPa，称 Ⅱ 型呼吸衰竭，提示通气功能障碍。轻度低氧血症 PaO_2 不低于 8.0kPa（60mmHg），血氧饱和度（SaO_2）多在 90% 以上。

五、治疗要点

氧疗是纠正低氧血症的主要治疗方法，目的是纠正缺氧，使 PaO_2 维持在 8.0 ～ 10.7kPa，满足机体细胞对氧的需求，防止缺氧对组织器官的损害，在原发疾病和呼吸功能恢复之前帮助患儿度过危机。应用时必须掌握正确方法、监测疗效，亦须注意治疗时存在的问题和并发症等。

1. 氧疗指征

(1) 临床指征：明显的呼吸窘迫，表明濒临缺氧或已有缺氧，必须给氧。新生儿尤其早产儿呼吸系统代偿能力有限和有缺氧的危险，应预见呼吸衰竭的发生而不是待发生呼吸衰竭后再认识，对有发生呼吸衰竭危险的患儿预防性给氧是安全和明智的。

(2) 血气指征：在吸入空气时，动脉氧分压（PaO_2）< 50mmHg 或经皮氧饱和度（$TcSO_2$）< 85%者。治疗的目标是维持 PaO_2 50 ~ 80mmHg，或 $TcSO_2$ 90% ~ 95%。

2. 氧疗方法

(1) 鼻导管吸氧法：以橡胶或乳胶导管置鼻前庭，有单鼻导管、双鼻导管、鼻前庭给氧法，有鼻塞给氧法及双鼻孔外置开孔式导管给氧法，一般氧流量为 0.3 ~ 0.6L/min。应用本方法给氧，其实际吸入的 FiO_2 变化很大，适用于需要低浓度氧的新生儿。新生儿鼻导管给氧由于潮气量小，又受呼吸变化影响，无法正确评估吸入氧体积分数和难以充分温、湿化。

(2) 鼻旁管法给氧（改良鼻导管法）：于鼻导管旁开一长约 1cm 的狭窄小孔，将其固定于鼻孔前，封闭一侧断端，另一侧接气源供氧，流量 0.5 ~ 1L/min，适用于恢复期患儿或缺氧不严重者。

(3) 面罩给氧：由塑料制成，大小应以能罩住口、鼻为宜，氧流量一般需 0.5 ~ 1L/min，增大至 3 ~ 4L/min 时吸入氧体积分数可达到 0.4 左右，可与雾化吸入同时应用。使用时注意固定面罩，使其对准患儿口鼻，以免影响效果。

(4) 头罩给氧：头罩给氧能提供稳定的 FiO_2，常将 O_2 和压缩空气进行混合，可通过空 - 氧混合器或分别通过氧气流量和压缩空气的流量计算出实际最终 FiO_2，一般所需的总流量为 5 ~ 8L/min。头罩内温、湿度可按要求调节，使患儿在吸氧时舒适，头部不需固定能自由转动。由于湿化好可稀释气道分泌物以利于排出，可用于各个不同程度低氧血症的新生儿，但要求罩内空气、氧气混合气流量至少 6L，否则会使罩内 CO_2 重新吸入。

(5) 暖箱内给氧：暖箱内给氧可减轻患儿的烦躁和不安，减少患儿的能量消耗和氧耗，没有 CO_2 潴留的危险性，氧中毒概率小，患儿较舒适，易于护理观察，是吸氧由高浓度到低浓度过渡的理想的方式。

(6) 经鼻高流量给氧（high-flow nasal cannula oxygen therapy，HFNC）是一种新型通气方式，是通过呼吸机将氧气加热、加湿后再输送患儿呼吸道，减少患儿呼吸做功和改善患儿通气功能，同时对患儿鼻部刺激较小。HFNC 是一种类似于传统正压通气技术的新型无创通气方法，主要是通过增加氧气浓度来改善新生儿的缺氧状况，改善新生儿血气分析指标，最终达到调节新生儿呼吸频率的目的。HNFC 产生气体对鼻腔生理无效腔有清洁作用，促进氧气和二氧化碳在肺泡内快速交换，提供略高于患儿主动吸气最大流速的低水平持续气道正压，减小吸气阻力，有利于促进呼吸功能改善。

(7) 气道持续正压（CPAP）给氧：适用于单纯氧疗的效果不佳，但 $PaCO_2$ 正常或接近正常（< 50 ~ 55mmHg）的患儿。早期应用可减少机械通气的需求。压力 2 ~ 6cmH$_2$O（1cmH$_2$O = 0.098kPa），流量 3 ~ 5L/min。要应用装有空气、氧气混合器的 CPAP 装置，以便调整氧浓度，避免纯氧吸入。

（赵诗萌）

第三节　新生儿高氧血症

高氧血症即氧中毒，是指在进行抢救或氧疗时，氧大量通过肺泡壁进入静脉血，使 PaO_2 明显增高，从而对机体特别是重要器官如肺、脑、心脏、肾，以及血管、组织细胞、酶系统和代谢等产生一系列损害，导致功能障碍，甚至功能衰竭，使病情恶化而出现严重的临床综合征。$PaO_2 > 120mmHg$（$16.0kPa$）即可诊断为高氧血症。

一、高氧血症的并发症

1. 呼吸抑制　Ⅱ型呼吸衰竭患儿不仅缺氧，还伴有 CO_2 潴留。呼吸中枢的化学感受器对二氧化碳的反应差，呼吸主要靠低氧对外周化学感受器及呼吸中枢的刺激来维持，如果患儿吸入高流量氧气，那么血氧分压可以迅速升高，明显纠正低氧血症。然而，这会减少外周化学感受的刺激，使呼吸变得浅而缓慢，从而导致二氧化碳排放量减少，从而加剧 CO_2 的潴留。

2. 支气管肺发育不良　是氧中毒引起的慢性肺损伤，是一个极其复杂的病理生理过程，其机制涉及炎性水肿、血管生成、细胞外基质重建、组织异常修复和细胞凋亡等多种因素，且这些因素相互影响，导致肺水肿、肺间质出血和肺不张。

3. 早产儿视网膜病变（ROP）　主要见于早产儿和低出生体重儿，是一种以视网膜血管异常增殖为特点的眼底疾病，目前仍是儿童致盲的主要原因之一。ROP 的发生是多方面的，与早产、视网膜血管发育不成熟有关，用氧是抢救的重要措施，又是致病的常见危险因素，出生胎龄和体重越小，发病率越高。

4. 脱氮性肺不张（DAA）　当吸入高浓度氧时，肺泡内的氮气被氧气取代，而氧气很快进入血液，特别是在通气／血流比较小的病变肺泡，氧气进入血液的速度大于吸入氧进入肺泡的速度，即可发生 DAA。DAA 主要发生在呼吸道狭窄或痰壅堵时。

5. 神经系统损害　高氧可使脑组织中葡萄糖氧化代谢三羧酸循环受到影响，发生能量代谢障碍，同时谷氨酸脱羧酶和 γ- 氨基丁酸等被抑制，含量减少，使神经功能紊乱，引起患者抽搐。

二、防治

1. 严格掌握氧疗指征：临床上有呼吸窘迫的表现，在吸入空气时，$PaO_2 < 50mmHg$ 或经皮血氧饱和度（$TcSO_2$）$< 85\%$ 者。治疗目标：维持患儿 PaO_2 在 $50 \sim 80mmHg$（早产儿在 $50 \sim 70mmHg$）。

2. 在患儿用氧过程中严格掌握吸氧的浓度和时间：严密监测 FiO_2 和氧流量。要以尽可能低的吸入氧浓度维持正常的血氧饱和度，在血气监测下，以最低的 FiO_2 维持足月儿 PaO_2 在 $50 \sim 80mmHg$，早产儿在 $50 \sim 70mmHg$。一旦足月儿 $PaO_2 > 80mmHg$，早产儿 $> 70mmHg$，应逐渐降低 FiO_2，而不能直接停氧。当 $FiO_2 > 0.6$ 时，可按 0.1 梯度递减，当 $FiO_2 < 0.6$ 时，可按 0.05 梯度递减。

3. 加强用氧过程中对患儿血氧饱和度、血氧分压的监测。

（赵诗萌）

第 19 章

新生儿缺氧性多器官损伤

第一节　新生儿窒息与复苏

一、新生儿窒息

新生儿窒息是指婴儿出生后无自主呼吸或呼吸抑制而导致低氧血症、高碳酸血症和代谢性酸中毒。

（一）病因及发病机制

凡使胎儿、新生儿血氧浓度降低的任何因素都可引起窒息，可出现于妊娠期，但绝大多数出现在产程开始后。

1. 孕妇缺氧

（1）呼吸功能不全（如严重肺部疾病、子痫、特发性癫痫）。

（2）严重贫血。

2. 孕妇因素导致胎盘循环障碍

（1）充血性心力衰竭。

（2）妊娠期高血压综合征，特发性高血压、慢性肾炎等引起周围血管收缩。

（3）失血、休克造成的低血压。

（4）伴血管病变的糖尿病。

（5）过期妊娠致胎盘老化。

3. 临产和分娩因素导致胎盘 - 脐带循环障碍

（1）难产：产力异常 - 子宫收缩无力或过强、产道狭窄、胎位异常、巨大儿、难产处理不当。

（2）胎盘因素：前置胎盘、胎盘早剥。

（3）脐带因素：脐带过短或过长导致绕颈、绕体、打结、扭转或脱垂，牵拉和（或）受压。

4. 胎儿及新生儿因素导致呼吸中枢功能障碍或肺通换气障碍

（1）多胎、早产、宫内发育迟缓。

（2）呼吸中枢受抑制：产妇应用麻醉剂、镇痛剂、硫酸镁，新生儿颅内出血、大脑产伤、缺血缺氧性脑病。

（3）呼吸道梗阻：羊水、胎粪、黏液或血液吸入，双侧后鼻孔闭锁，Robin 综合征，喉蹼、膈狭窄或囊肿，气管蹼或狭窄，气管食管瘘。

（4）肺发育不全或先天性肺囊肿。

（5）宫内感染：中枢神经系统感染，心肌炎，肺炎。

（6）宫内失血：胎 - 母输血，胎 - 胎输血。

（7）贫血（同种免疫性溶血病，血红蛋白病）。

（8）先天性心脏病，心力衰竭或休克。

（9）中枢神经系统、心脏或肺畸形、膈疝。

（二）临床表现

1. 胎儿宫内　窒息早期表现为胎动增强，胎心率 ≥ 160 次 / 分；晚期则胎动减少，甚至消失，胎心率 < 100 次 / 分；较重窒息者常排出胎粪，羊水呈黄绿色。

2. 新生儿窒息　新生儿围生期窒息的首要症状是呼吸停止，最初是呼吸加快，继而出现原发性呼吸暂停（无呼吸或喘息样呼吸）。目前，广泛应用 Apgar 评分法判定新生儿窒息的严重程度。5 项评分相加的满分为 10 分，总分 8 ～ 10 分为基本正常，4 ～ 7 分为轻度窒息，0 ～ 3 分为重度窒息（表 19-1）。

表 19-1　新生儿 Apgar 评分

体征	评分标准			总分		
	0 分	1 分	2 分	1min	5min	10min
皮肤颜色	发绀或苍白	四肢发绀	全身红润			
心率（次 / 分）	无	< 100	> 100			
呼吸	无	微弱、不规则	良好、哭			
肌张力	松软	有些弯曲	动作灵活			
对刺激反应	无	反应及哭声弱	哭声响，反应灵敏			

（三）我国新生儿窒息的诊断方案

中华医学会围产医学分会新生儿复苏学组提出了关于结合 Apgar 评分及脐动脉血气 pH 诊断新生儿窒息的具体方案如下。

1. 有条件做脐动脉血气分析的，结合 Apgar 评分做出窒息的诊断。

（1）轻度窒息：Apgar 评分 1min 或 5min ≤ 7 分，伴脐动脉血 pH < 7.2。

（2）重度窒息：Apgar 评分 1min ≤ 3 分或 5min ≤ 5 分，伴脐动脉血 pH < 7.0。

2. 未取得脐动脉血气分析结果的，Apgar 评分异常，可称之为 "低 Apgar 评分"。对于 "低 Apgar 评分" 的病例，Apgar 评分 < 3 分列入重度；Apgar 评分 < 7 分列入轻度或中度。

二、新生儿窒息的复苏

（一）复苏前的准备

1. 产前咨询分娩前要问产科医务人员 4 个问题以识别高危因素：孕周多少？羊水清吗？预期分娩的新生儿数目？有哪些高危因素？根据这些问题答案决定复苏人员及复苏时使用的物品。

2. 复苏人员的准备

（1）每次分娩都应有 1 名熟练掌握复苏技能并专门负责新生儿的医护人员在场。

（2）当遇到多胎妊娠时，每个胎儿都应有一套复苏器械设备和一组复苏人员在场进行复苏。

（3）复苏严重窒息儿需要组成 3 ～ 4 人的复苏团队，小组每个成员需要有明确的分工，均应具备熟练的复苏技能。

3. 复苏器械设备及药品的准备

（1）保温设备：预热远红外线复温台，铺设毛巾或毯子。对极小早产儿准备塑料袋或塑料包裹。

（2）吸引设备：吸引球囊或机械吸引器；一次性吸引管（5F 或 6F、8F、10F、12F 或 14F），8F 胃管及 20ml 注射器；胎粪吸引管。

（3）正压通气设备：自动充气气囊要有安全阀或压力表，有储氧袋，能提供 90% ～ 100% 浓度的氧。面罩应备有适合足月儿和早产儿用的各种型号；气流充气式气囊或 T- 组合复苏器亦可。

（4）供氧设备：中心供氧源或氧气筒、氧气表和流量表，空氧混合仪，压缩氧气源。脉搏氧饱和度仪及其传感器。

（5）气管插管设备：喉镜（带大小直式镜片）、各种内径（2.5mm、3.0mm、3.5mm、4.0mm）不带囊的气管导管、管芯。

（6）脐血管导管和插管包。

（7）注射器、针头、手套、胶布、剪刀、听诊器。

（8）药物：1/10 000 肾上腺素、生理盐水等。

（二）复苏方案

新生儿窒息目前采用国际公认 ABCD 的复苏方案：A（airway）建立通畅的气道；B（breathing）建立呼吸，包括面罩或气管插管正压人工呼吸；C（circulation）进行胸外心脏按压，维持循环；D（drug）药物治疗。

（三）复苏步骤

1. 初步复苏

（1）保暖：将新生儿放在辐射台上或采取保温措施如预热毯子、预热床垫、增加环境温度等；极低出生体重（< 1500g）早产儿放置于辐射热源下，用透明薄塑料布覆盖；或用塑料袋包裹其躯干、四肢，摆好体位。监护婴儿体温，防止高温引起呼吸抑制。

（2）建立通畅的气道

1）摆正体位：取背卧或侧卧位；颈部轻度仰伸到鼻吸气位，使咽后壁、喉和气管成一条直线。头部略低于躯体，有利于引流。防止颈部过度伸展或屈曲，防止气道阻塞和入肺气体的减少。

2）清理呼吸道（必要时）：胎儿娩出后，如口咽部有分泌物，用吸球或吸管先吸口腔，后吸鼻腔清理分泌物。

3）胎粪污染羊水的吸引：当羊水有胎粪污染时，无论胎粪是稠是稀，初生儿一娩出先评估新生儿有无活力：新生儿有活力时，继续初步复苏；如无活力，应在 20s 内完成气管插管，并采用胎粪吸引管进行气管内吸引。如不具备气管插管条件，而且新生儿无活力，应快速清理口鼻后立即开始正压通气。

（3）擦干：快速擦干头部、躯干、四肢，拿掉湿毛巾。

（4）触觉刺激：用手拍打或用手指弹足底或摩擦背部 2 次来诱发自主呼吸，如无效，表明新生儿处于继发性呼吸暂停状态，应按以下步骤继续进行复苏。

2. 正压通气

（1）应用指征：①初步复苏后有呼吸暂停或喘息样呼吸，心率＜ 100 次 / 分；② 100% 氧、常压给氧情况下血氧饱和度在目标值以下。

（2）正压通气给氧浓度：无论足月儿还是早产儿，正压通气均要在脉搏氧饱和度仪的监测下进行。足月儿可用空气复苏，早产儿开始给 21% ～ 40% 氧气，用空氧混合仪根据氧饱和度调整给氧浓度，使氧饱和度达到目标值，胸外按压时给氧浓度要提高至 100%。如暂时无空氧混合仪，可用接上氧源的自动充气式气囊（氧浓度为 40%）进行正压通气。自动充气式气囊不连接氧源，氧浓度 21%；连接氧源，不加储氧器，氧浓度 40%；连接氧源，加储氧得 100%（袋状）、90%（管状）浓度的氧。

（3）通气频率和送气压力：通气频率为 40 ～ 60 次 / 分（胸外按压时为 30 次 / 分）。通气压力需要 20 ～ 25cmH$_2$O（1cmH$_2$O=0.098kPa），少数病情严重的初生儿可用 2 ～ 3 次 30 ～ 40cmH$_2$O 的通气压力，以后维持在 20cmH$_2$O。

（4）矫正通气步骤：有效的正压通气应表现为心率迅速增快，用心率、胸廓起伏、呼吸音及氧饱和度来评价。以心率提高最重要。如在开始的 5 ～ 10 次正压通气无效，应矫正通气，以字母缩写词"MRSOPA"记忆矫正通气步骤。

（5）评估及处理：经 30s 有效正压通气后，如有自主呼吸且心率≥ 100 次 / 分，可逐步减少并停止正压通气，根据脉搏血氧饱和度值决定是否常压给氧；如心率＜ 60 次 / 分，气管插管正压通气并开始胸外按压。

3. 气管插管指征

（1）需要气管内吸引清除胎粪时。

（2）气囊正压通气无效或需要延长正压通气的时间时。

（3）胸外按压时。

（4）需要经气管内给药时。

（5）特殊情况：凡疑诊先天性膈疝，或超低出生体重儿需进行气管插管正压通气者。

4. 胸外心脏按压

（1）指征：有效的正压通气 30s 后，心率仍低于 60 次 / 分，在正压通气的同时进行胸外心脏按压。

（2）胸外按压的手法

1）拇指按压法：双手环抱婴儿胸部，用双手拇指按压胸骨，其他手指支撑其脊柱。双手拇指并排放置，对于小婴儿也可将双手拇指重叠放置。此法不易疲劳，能较好地控制压下的深度并有较好的增强心脏收缩和冠状动脉灌流的效果。

2）双指按压法：应用一手的中指和示指的两个指尖按压胸骨。无硬垫时用另一只手支撑患儿背部。本法比拇指按压法易于疲劳，但其优点是不受患儿体型大小及操作者手大小的限制。

（3）胸外按压的位置和深度：进行胸外心脏按压的位置为胸骨的下 1/3，但不可按压剑突。为了确定按压区，可沿双侧乳头画一水平线，胸部按压区即在此线下边。按压深度约为胸廓前后径的 1/3，产生可触及脉搏的效果。按压和放松的比例为按压的时间稍短于放松时间，放松时拇指或其余手指不应离开胸壁。

（4）与正压通气的合作：胸部按压必须与正压通气同时进行，气囊面罩正压通气时可进行胸外按压，而气管插管正压通气使通气更有效。胸外按压和人工呼吸的比例应为 3∶1，即 90 次 / 分按压和 30 次 / 分呼吸，达到每分钟约 120 个动作。因此，每个动作约 1/2s，2s 内 3 次胸外按压 1 次正压呼吸。

5. 药物治疗

（1）用药指征：①正压通气和心脏按压 45～60s 后心率持续＜ 60 次 / 分；②心率为 0。

（2）给药途径：①脐静脉；②末梢静脉；③气管内滴注：某些药物可直接经气管插管注入。

（3）复苏常用药物

1）肾上腺素

①指征：心搏停止或在 45～60s 的正压通气和胸外按压后，心率持续＜ 60 次 / 分。

②剂量：静脉 0.1～0.3ml/kg 的 1∶10 000 溶液，气管注入 0.5～1ml/kg 的 1∶10 000 溶液，必要时 3～5min 重复 1 次。浓度为 1∶1000 肾上腺素会增加早产儿颅内出血的危险。

③用药方法：首选脐静脉导管或脐静脉注入，有条件的医院可经脐静脉导管给药。如在进行脐静脉插管操作过程尚未完成时，可首先气管内注入 1∶10 000 肾上腺素，0.5～1ml/kg 一次，若需重复给药则应选择静脉途径；无条件开展脐静脉导管的单位根据指征仍可采用气管内注入。

④疗效观察及判定：给予肾上腺素后 30s 内，心率应≥ 100 次 / 分。如心率＜ 100 次 / 分，可能有以下几种情况，需要进一步处理：根据病情需要，每 5min 重复给药（肾上腺素）；出现急性失血引起的血容量低下表现，应加用扩容剂；有代谢性酸中毒，用碳酸氢钠。

2）扩容剂

①扩容剂的应用指征：婴儿有急性失血的病史和伴有低血容量、休克的临床表现并对复苏无反应者，均应给予扩容剂治疗。

②扩容剂的种类：首选等渗晶体溶液：生理盐水。大量失血时可输入与患儿交叉配血阴性的同型血或 Rh 阴性的"O"型红细胞。有血容量低下同时伴有血液浓缩倾向，可输注血浆。

③剂量：首次剂量为 10ml/kg。

④用法：经外周静脉或脐静脉缓慢推入（5～10min），必要时可重复扩容一次。

⑤疗效观察：有效果的临床表现应包括脉搏变得有力、血压上升、苍白症状改善。由于组织灌注改善，代谢性酸中毒减轻。

6. 复苏后的处理　复苏后的新生儿可能有多器官损害的危险，应继续监护体温管理、生命体征监测、早期发现并发症。维持内环境稳定，包括血氧饱和度、心率、血压、血细胞比容、血糖、血气分析及电解质等。

需要复苏的新生儿断脐后立即进行脐动脉血气分析，出生后脐动脉血 pH < 7 结合 Apgar 评分有助于窒息的诊断和预后判断。及时对脑、心、肺、肾及胃肠道等器官功能进行监测，早期发现异常并适当干预，以减少死亡率和伤残率。

（赵诗萌）

第二节　新生儿缺氧缺血性脑损伤

新生儿缺氧缺血性脑损伤（hypoxic-ischemic brain damage，HIBD）是由围生期脑缺氧和脑血流减少或暂停而导致的新生儿脑损伤，是新生儿死亡和神经系统伤残的主要原因之一。目前临床上针对 HIBD 无特异的治疗手段。临床研究资料显示，尽管及时采取亚低温疗法，仍有部分围生期重度窒息新生儿发生不良结局，包括死亡、脑性瘫痪、智力障碍、癫痫等永久性神经损伤后遗症，给患儿家庭及社会带来巨大的经济负担。

一、病因及发病机制

1. 病因　新生儿缺氧缺血性脑损伤具有明确的病因，缺氧是发病的核心，是在邻近分娩和（或）产程中造成的胎儿或新生儿出生后缺氧。缺氧和缺血互为因果，缺氧可使全身及脑内血流动力学发生改变而缺血，缺血又通过组织灌注减少造成组织和细胞内缺氧，两者共同作用导致急性脑损伤。病因涉及多种母子严重疾病和产科急症。

2. 发病机制　新生儿 HIBD 最主要的病理生理机制为大脑组织的缺氧缺血，主要表现为脑水肿、基底节及丘脑损伤、蛛网膜下腔出血、脑室内或脑实质出血、脑梗死等。在分子水平上，缺氧缺血性损伤会触发动态的破坏性生化级联反应，这些级联反应会在数天或数周内经历不同的阶段，在缺氧缺血后数分钟内，由于大脑中的氧气和葡萄糖缺乏导致细胞内 ATP 能量减少，能量的缺失使 Na^+/K^+ 泵失活，导致细胞膜的通透性增加，进而导致细胞内氧自由基及 Ca^{2+} 内流增多，发生氧化应激反应和细胞内 Ca^{2+} 超载，损伤神经细胞。渗透失衡使跨质膜的离子梯度被破坏，故导致坏死性细胞凋亡，并释放促炎因子和兴奋性神经递质。在缺氧缺血发生后 6 ~ 8h，大脑出现再灌注和氧化代谢部分恢复，细胞的线粒体也尚未发生不可逆性损伤，此时是新生儿 HIBD 治疗的关键时期，治疗不及时可导致神经细胞凋亡，对大脑造成永久性伤害。总之，缺氧缺血脑损伤的不同阶段均由神经系统的兴奋毒性、炎症及氧化应激的相互作用导致。

二、临床表现

1. 意识障碍　表现为不同程度的兴奋与抑制，如激惹、肢体颤抖、反应迟钝，自发运动减少，嗜睡，甚至昏迷。

2. 肌张力异常　肌张力可增强亦可减弱，增强表现为姿势异常，肢体过度屈曲，被动活动阻力增高；减弱表现为头竖立差，围巾征肘过中线，腘窝角 > 90°，严重者表现为四肢松软。

3. 原始反射 减弱或消失。

4. 惊厥 以微小型多见，可间断发作或呈持续状态。

5. 脑干症状 多出现在重度脑病时，表现为中枢性呼吸衰竭和瞳孔对光反射异常。

6. 缺氧缺血性脑损伤的临床分度 见表 19-2。

表 19-2 缺氧缺血性脑损伤的临床分度

| 分度 | 意识 | 肌张力 | 原始反射 | | 惊厥 | 中枢性呼吸衰竭 | 瞳孔改变 | EEG | 病程及预后 |
			拥抱反射	吸吮反射					
轻度	兴奋、抑制交替	正常或稍增高	活跃	正常	可有肌阵挛	无	正常或扩大	正常	症状在 72h 内消失，预后好
中度	嗜睡	减低	减弱	减弱	常有	有	常缩小	低电压，可有痫样放电	症状在 14d 内消失，可能有后遗症
重度	昏迷	松软，或间歇性肌张力增高	消失	消失	有，可呈持续状态	明显	不对称或扩大，对光反射迟钝	暴发抑制，等电位	症状可持续数周，病死率高，存活者多有后遗症

三、实验室检查

1. 血气分析 通过脐动脉血或新生儿血气分析测定酸中毒程度，可了解宫内和产程缺氧状况。

2. 反映脑损伤的生化指标

（1）磷酸肌酸激酶脑型同工酶（creatine kinase brain isoenzyme，CK-BB）：脑组织损伤后，在血液和脑脊液中均可敏感表达。

（2）神经元特异性烯醇化酶（neurone specific enolase，NSE）：主要在脑组织内生成，脑损伤时，血液和脑脊液中 NSE 水平升高。

（3）S-100 蛋白：酸性钙结合蛋白 S-100α 和 S-100β 均是脑中特殊蛋白，脑损伤时，由星形胶质细胞大量分泌 S-100β 入血液、尿液和脑脊液。

（4）髓鞘碱性蛋白（myelin basic protein，MBP）：是髓鞘的主要蛋白成分，维持髓鞘的结构和功能。脑损伤后血中浓度迅速升高，并可通过血脑屏障进入脑脊液。

（5）超氧化物歧化酶（SOD）和丙二醛：反映缺氧缺血后氧化应激，自由基损伤状况。

3. 影像学监测

（1）颅脑磁共振检查。

（2）颅脑 CT 检查。

（3）颅脑超声检查。

（4）脑电图检查。

四、治疗要点

目前为止，HIBD 的治疗仍是以稳定内环境为目的的支持疗法为主，治疗性低温是目前唯一被认可的可用于孕周≥36周的HIBD新生儿的临床安全有效的特异性神经保护性措施，但亚低温治疗的疗效有限，因此应考虑采用药物辅助亚低温治疗。

1. 支持对症治疗

（1）维持适当的通气和氧合：低氧和高氧均可造成HIBD患儿神经学不良结局，低碳酸血症可引起脑血管收缩和脑血流降低，严重的高碳酸血症可损伤脑血流自主调节功能，导致压力被动性脑循环，因此，应维持正常的氧分压及二氧化碳分压。

（2）维持适当的脑血流灌注：应避免血压剧烈波动，HIBD患儿存在压力被动性脑血循环，任何轻度的血压波动都会加重脑损伤。因此，应维持正常动脉血压值，避免发生体循环低血压（加重缺血）、高血压（导致脑出血的风险）和血液高凝状态。

（3）维持适当的血糖水平：低血糖和高血糖对HIBD患儿都是有害的，应将血糖维持在4.2～5.6mmol/L。

（4）适量限制入液量和预防脑水肿：HIBD患儿常同时有抗利尿激素异常分泌综合征和肾功能障碍，过多的液体可加重脑损伤，每日液体总量不超过60～80ml/kg。颅内压增高时，选用呋塞米，每次0.5～1mg/kg，静脉注射。但也不能以牺牲正常血液和内环境稳定为代价，尿量应维持在1ml/（kg·h）以上。不建议常规使用甘露醇预防脑水肿，不建议使用激素减轻脑水肿。

（5）控制惊厥：首选苯巴比妥，负荷量20mg/kg，可用至30mg/kg，12h后可予以维持量5mg/kg。不建议苯巴比妥作为HIBD惊厥发生的预防性用药。

2. 亚低温治疗　亚低温治疗是目前治疗新生儿HIBD的主要方法，可显著降低HIE患儿的病死率及相关神经系统并发症发生率，被广泛应用于临床。亚低温疗法的治疗原则为通过减少细胞的凋亡来抑制脑部氧代谢的活性，从而改善脑细胞代谢能力，抑制细胞毒性释放、氧自由基的产生。

由于中、重度HIE可导致大脑性麻痹、行为障碍、癫痫、视力障碍、听力障碍和认知功能障碍等严重并发症，因此亚低温治疗需要尽早开始。在缺氧后6h内进行低温治疗，可显著降低脑损伤的发生率。目前常用的亚低温治疗方式主要包括选择性头部降温和全身降温。亚低温治疗的入选标准：胎龄≥36周，体重≥2500g；日龄≤6h；脐动脉或出生后1h内动脉血气pH＜7.0，或剩余碱≤-16mmol/L，或出生后1min Apgar评分≤3分并持续到5min≤5分；出生后6h内出现脑病的临床表现（如惊厥、昏迷、肌张力异常、反射异常和呼吸不规则等）或振幅整合脑电图明显异常。亚低温治疗的时间通常为72h，然后进行6～12h的复温，对于复温的速度目前尚存在争议，建议不超过0.5℃/h，通常为0.5℃/（1～2）h，复温过程中可能会出现癫痫和临床脑病，因此建议再次降温24h后进行复温。

3. 其他治疗

（1）不建议高压氧治疗足月儿HIBD。

（2）不建议促红细胞生成素治疗足月儿HIBD。

（3）不建议纳洛酮治疗足月儿HIBD。

（4）不建议胞磷胆碱钠、脑活素、1，6-二磷酸果糖、神经节苷脂和神经生长因子等治疗足月儿HIBD。

（5）不建议人神经干细胞移植治疗足月儿HIBD。

第三节　新生儿缺氧缺血性心肌损伤

一、病因及发病机制

新生儿窒息后缺氧性心肌损伤是围生期窒息缺氧后严重并发症。正常情况下心肌细胞可以依靠分解游离脂肪酸获得能量，当发生心肌缺氧时，脂肪酸分解过程受到严重抑制，因此机体完全依靠分解糖原获取能量。心肌糖代谢以有氧代谢为主，新生儿窒息缺氧状态下引起心肌缺氧，导致心肌细胞无氧酵解增强，酸性代谢产物堆积，细胞内酸中毒、心肌细胞能量发生障碍，ATP 减少，Na^+-K^+-ATP 酶的供能障碍，导致心肌损伤。同时血管持续收缩，导致肺循环压力及阻力显著增加，右心室后负荷加重，引起心内膜下心肌及乳头肌缺血、缺氧状，致使这些部位心肌细胞收缩力明显减退，严重时导致心肌细胞变性、坏死。

二、临床表现

1. 心音低钝、心动过缓。

2. 循环不良表现，如面色及肤色苍白、指端发绀、毛细血管再充盈时间 > 3s。

3. 心力衰竭。

4. 严重心律失常、心搏骤停。

三、实验室检查

1. 心肌损害标志物

（1）心肌酶：是临床诊断缺氧缺血性心肌损害的常用指标，其中肌酸激酶同工酶（creatine kinase isoenzyme-MB）主要在心肌细胞表达，在新生儿窒息引起心肌损害的 6～8h 其血清水平可迅速升高，且升高水平与心肌损害程度成正比。但不能仅凭这一项指标升高就诊断心肌损伤，避免临床诊断扩大化现象。

（2）血清 N 端脑钠素前体肽水平：可以较好地反映窒息患儿的心肌损害及整体心功能改变，其预测窒息新生儿心肌损害的灵敏度高达 81.34%，而特异度仅为 77.51%。

（3）心脏肌钙蛋白 T（cardiac troponin T，cTnT）：主要以结合形式存在于心肌细胞调节蛋白纤细的终丝上，其含量高于 CK-MB。cTnT 最早在症状出现后 2～3h 就可以检测到，到第 5 天仍明显高于正常，可持续 7d 以上，当 cTnT > 0.1ng/ml 即提示窒息心肌损伤。

2. 心电图

T 波或 ST 段异常、各种心律失常、QT 间期延长等多种形式，其中以 T 波及 ST 段改变最为多见，而 QT 间期延长常多见于心脏损害严重者。

3. 超声心动多普勒监测

应用多普勒组织成像研究发现，窒息后心功能综合指数（Tei index）较未窒息患儿明显下降，因此多普勒组织成像技术能够更敏感地发现窒息早期心肌功能损害，显示二尖瓣收缩期峰值速度，舒张晚期峰值速度均低于正常对照新生儿。

四、治疗要点

予以心肌能量代谢活性物质可有效改善心肌细胞能量代谢、减少氧自由基的释放、稳定心肌细胞膜从而保护心肌并促进损伤的心肌恢复。

1. 1，6-二磷酸果糖（fructose-1，6-diphosphate，FDP）　　FDP 可作用于细胞膜，通过激活细胞膜上的磷酸果糖激酶和丙酮酸激酶，增加细胞内三磷酸腺苷和高能磷酸键的浓度，促进 K^+ 内流，有利于缺氧状态下细胞能量代谢及葡萄糖的利用；果糖二磷酸能稳定细胞膜及溶酶体膜，能抑制氧自由基和组胺释放，有抗脂质过氧化作用，对心肌细胞具有良好的保护作用。用法：2.5ml/（kg・d），缓慢静脉注射，1 次 / 日，疗程 10d。

2. 磷酸肌酸钠　　一种能量载体与缓冲剂，进入机体后分解转化为二磷酸腺苷，能为细胞有氧氧化供给必要的能量，还能进一步调节机体的体液与细胞免疫功能，对心肌细胞具有一定的保护作用；能拮抗溶血脂酶的形成，稳定心肌细胞磷脂，对心肌细胞氧自由基具有抑制作用，能够促进心肌细胞的恢复。用法：将 50mg/kg 磷酸肌酸钠加入到 10ml 5% 葡萄糖中予以静脉滴注，1 次 / 日，疗程 10d。

（赵诗萌）

第四节　新生儿缺氧缺血性肾损伤

一、病因及发病机制

1. 病因　　主要与新生儿围生期窒息有关，窒息可导致多器官（脑、肺、心脏、胃、肠、肾脏等）功能障碍，其中肾损害的程度最高，早产儿发生肾损伤的风险更高。

2. 发病机制　　宫内窒息可使胎儿处于持续缺氧状态，为满足脑和心脏的供血需求，胎儿全身血液重新分配，肾脏、肝脏、胃、脾等器官的供血血管收缩，导致各器官血流量不同程度地减少，其中对肾血流量的影响较大，导致新生儿缺血性肾损伤。宫内窒息还可造成胎儿器官、组织不同程度缺氧，促进新生儿体内儿茶酚胺和抗利尿激素分泌以及肾素、血管紧张素 Ⅱ 释放，进而导致肾小球入球及出球小动脉阻力升高、肾动脉收缩，肾血流灌注减少，发生缺血缺氧性肾损伤。新生儿肾损伤发生后，肾排泄功能减弱，导致代谢废物堆积、含氮废物浓度持续升高，进一步造成酸碱失衡、水和电解质紊乱；且药物治疗期间，经肾脏代谢的药物增多，导致肾负担增加，进一步加重肾损伤，如此往复形成恶性循环。

二、临床表现

1. 血尿　　轻度及中、重度肾损伤均可出现血尿，轻度肾损伤的血尿需要在显微镜下观察才可以明确，而中、重度肾损伤的血尿肉眼可见。

2. 高热　　主要由肾损伤后血、尿外渗造成的肾周围感染所致。

3. 休克　　创伤性休克、出血性休克主要发生于严重肾损伤的新生儿，严重的肾损伤可导致新生儿机体代谢异常，并伴有多器官受损，机体出血较多或创伤较重均可导致休克，患儿短时间内病死率高。

4. 腹部疼痛或包块　　疼痛可由局部软组织的炎症损伤导致，也与肾包膜张力增加、输尿管血管阻塞有关，而包块与血、尿外渗或肾周围血肿有关，可引起患儿不适。

三、实验室检查

1. 血肌酐、尿素氮　水平可升高，但血肌酐、尿素氮在早期新生儿缺氧缺血性肾损伤检测中的灵敏度较低，不适宜作为新生儿缺氧缺血性肾损伤的早期诊断指标。

2. β_2 微球蛋白　血 β_2 微球蛋白和尿 β_2 微球蛋白是公认的能早期反映肾功能改变的灵敏指标。新生儿在缺血缺氧作用下，肾血流量减少，肾小球滤过功能下降，血中 β_2 微球蛋白升高；肾小管细胞损伤坏死使重吸收功能下降，尿中 β_2 微球蛋白也升高。β_2 微球蛋白的含量与缺氧的严重程度呈明显正相关。

3. 血清胱抑素 C　当新生儿肾小球滤过率轻度或中度降低时，血清胱抑素 C 水平即可升高，具有较高的灵敏度。提示血清胱抑素 C 可作为新生儿缺血缺氧性肾损伤的早期诊断指标。

4. 尿中性粒细胞胶原酶相关脂质运载蛋白 (neutrophil gelatinase associated lipocalin, NGAL)　研究表明，NGAL 对窒息新生儿肾损伤诊断的灵敏度、特异度、阳性预测值、阴性预测值及似然比均较高，是新生儿早期肾损伤的有效筛查方法，也可用于预测窒息新生儿肾损伤的严重程度和病死率。

5. 影像学检查　彩色多普勒超声检查具有操作简单、诊断准确率高、可重复性好、可进行床旁动态监测等优势，通过收缩期最大峰值流速、舒张期最小流速、阻力指数等指标反映新生儿肾损伤程度。其中，收缩期最大峰值流速可反映患儿收缩期肾血流供应强度及血管充盈速度；舒张期最小流速可反映舒张期肾脏血流灌注情况；阻力指数可反映血管弹性与肾间质的改变，进而反映肾小血管血流及血管床阻力各项指标；综合起来反映新生儿肾动脉血流速度、血流量及阻力，为判断窒息新生儿肾损伤的严重程度提供参考。

四、治疗要点

1. 多巴胺：小剂量 [$< 5\mu g/$ (kg·min)] 多巴胺可改善肾损伤动脉导管张力及反应性，抑制导管关闭，具有扩张肾血管、维持肾功能的作用。

2. 纠正酸碱失衡及电解质紊乱。

3. 营养：热量至少 40kcal/ (kg·d)，以糖和脂肪为主，适量蛋白质，脂肪乳剂 2g/ (kg·d)，氨基酸 $1 \sim 1.5g/$ (kg·d)。经口喂养者给予低磷、低钾配方奶，提供适量维生素 D 复合物、维生素 C 及叶酸。

4. 腹膜透析：连续动-静脉血液透析通过建立血管通路，利用新生儿动、静脉压力差及体外循环驱动力实施透析，短期疗效确切。但动-静脉血液透析滤过存在过多、过快的特征，且新生儿机体耐受性差，因此存在发生低血压的风险。缺氧缺血纠正后，应用以上措施治疗无效，且伴有以下情况，可给予透析：①液体过多，出现心力衰竭、肺水肿；②持续酸碱失衡、代谢性酸中毒（pH < 7.15）；③严重高钾血症；④持续加重的氮质血症，已有中枢抑制表现，或血尿素氮 > 35.7mmol/L 者；⑤无尿需要增加液体量达到适当营养者。禁忌证为腹腔炎症、出血素质或低灌注者。

（赵诗萌）

第 20 章

新生儿胆红素代谢紊乱

第一节　新生儿胆红素代谢

胆红素在血清中存在 4 种不同的形式：直接胆红素（也称结合胆红素）、间接胆红素（也称未结合胆红素）、游离胆红素、与血清白蛋白共价联结的胆红素（也称 Delta 胆红素），其中以直接胆红素、间接胆红素为主。正常成人血清胆红素 < 17μmol/L，当 > 34μmol/L 即可出现黄疸。新生儿由于毛细血管丰富，当血清胆红素 > 85μmol/L，则出现肉眼可见的黄疸。非结合胆红素增高是新生儿黄疸最常见的表现形式，重者可引起胆红素脑病，造成神经系统的永久性损害，甚至发生死亡。

新生儿期胆红素的代谢不同于成人，特点如下。

1. **胆红素生成过多**　新生儿每日生成的胆红素明显高于成人，胎儿血氧分压低，红细胞数量代偿性增加，出生后血氧分压升高，过多的红细胞破坏；且红细胞寿命相对短：一般早产儿低于 70d，足月儿约 80d，分解速度是成人的 2 倍；同时旁路和其他组织来源的胆红素增加。

2. **间接胆红素与白蛋白联结障碍**　间接胆红素在游离状态时不溶于血浆，与白蛋白结合后具有水溶性的特点，可随血流运转，被运送到肝脏进行代谢。刚分娩的新生儿常有不同程度的酸中毒，减少了间接胆红素与白蛋白联结；新生儿出生时白蛋白含量较少，第 1 周约可增加 30%，5 个月时可达成人水平，早产儿胎龄越小，白蛋白含量更低，其联结胆红素的量也更少。

3. **肝功能不成熟**　胆红素进入肝后被肝细胞的受体蛋白（Y 蛋白和 Z 蛋白）结合后转运至光面内质网，通过尿苷二磷酸葡萄糖醛酸基转移酶的催化，1 分子胆红素结合 2 分子葡萄糖醛酸，形成水溶性结合胆红素，经胆汁排泄至肠道。新生儿出生时肝细胞内 Y 蛋白含量极微，尿苷二磷酸葡萄糖醛酸基转移酶含量也低且活性差，因此，新生儿不仅摄取胆红素的能力不足，同时结合胆红素的能力低下，生成结合胆红素的量较少。

4. **肠肝循环**　肠道胆红素通过细菌作用被还原为粪胆素原后随粪便排出，部分排入肠道的结合胆红素可被肠道的 β- 葡萄糖醛酸酐酶水解，或在碱性环境中直接与葡萄糖醛酸分离成为非结合胆红素，通过肠壁经门静脉重吸收到肝脏再行处理，称为"肠肝循环"。新生儿肠道内 β- 葡萄糖醛酸苷酶活性较高，易使直接胆红素在肠道内水解成葡萄糖醛酸和间接胆红素，使间接胆红素在肠道增多，并迅速被肠黏膜吸收经肝门静脉达肝脏，重新进入血液循环。此外，初生儿肠道内正常菌群尚未建立，不能将进入肠道的胆红素转化为尿胆原和粪胆原随粪便或经肾脏排出体外，增加了胆红素的重吸收。此外，当饥饿、缺氧、脱水、酸中毒、头颅血肿或颅内出血时，更易出现黄疸或使原有黄疸加重。

因此，由于新生儿胆红素的生成多，肝细胞摄取、结合、排泄胆红素的能力低下，以及肠肝循环的特点，容易导致血胆红素浓度增高，故极易出现黄疸。

（刘　艳）

第二节　新生儿高胆红素血症

新生儿高胆红素血症（neonatl hyperbilirubinemia，NHB）是血清胆红素在新生儿体内聚集引起皮肤黏膜或其他器官黄染的新生儿期常见疾病，如不及时治疗，胆红素可透过血脑屏障，沉积于中枢核团，诱发胆红素脑病，病情严重者可导致死亡。另外，间接胆红素（indirect bilirubin，IBIL）积聚于 NHB 患儿体内会对患儿的脑、心脏、肾脏等诸多器官产生危害，降低患儿的抵抗力。病情严重的 NHB 患儿可能遗留听力障碍、手足徐动等，甚至还会出现智力低下症状，严重危害患儿的身心健康。

一、病因

1. **围生期因素**　窒息、胎膜早破、早产、胎粪排出延迟等围生期因素均可导致新生儿高胆红素血症的发生。窒息可导致宫内缺氧，胎儿更易出现代谢性酸中毒，使体内红细胞破坏增多，导致胆红素生成增多；早产儿常因开奶困难、低血糖、低出生体重、低蛋白血症等原因出现肝酶活性下降，导致胆红素代谢过程异常；胎膜早破是导致宫内感染的重要因素，可使 NHB 发生风险增加。

2. **感染因素**　新生儿呼吸道感染、新生儿肺炎、宫内感染、结膜炎、败血症、脐炎、化脓性脑膜炎、皮肤感染、坏死性小肠结肠炎等均为高胆红素血症发病的感染因素。

3. **遗传因素**　黄色人种发生 NHB 的概率较高，是危险因素，而黑色人种较少发生NHB，为保护因素。葡萄糖 -6- 磷酸脱氢酶基因缺陷和 *UGT1A1* 基因突变等也与高胆红素血症发生相关。

4. **母乳性黄疸**　母乳性黄疸多发生于足月健康母乳喂养儿中，以间接胆红素升高为主要特征，在新生儿高胆红素血症中发生率高。母乳性黄疸的发病机制暂未明确，可能与基因或母乳中的酶有关。胎儿出生后，如果存在母乳喂养次数较少或者每次摄入量不足的情况，均可能导致胎儿的肠道蠕动减慢，使胎儿粪便排出延迟，增加胆红素在肠道内的循环，进而发生高胆红素血症。

5. **溶血性黄疸**　母子血型不合会大量破坏新生儿的红细胞，造成患儿体内胆红素增加，进而引发黄疸，使患儿肌张力减退、吸吮无力，重者出现角弓反张、两眼凝视，甚至死亡。

二、诊断

新生儿出生后的胆红素水平是一个动态变化的过程，因此在诊断高胆红素血症时需考虑其胎龄、日龄和是否存在高危因素。

胎龄 ≥ 35 周的新生儿多采用新生儿小时胆红素列线图，当胆红素水平超过 95 百分位时定义为高胆红素血症，应予以干预（图 20-1）。

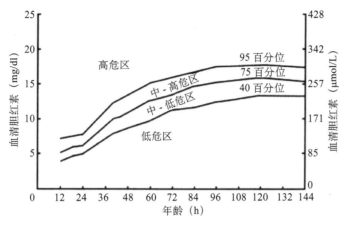

图 20-1　新生儿小时胆红素列线图

三、分度

1. 重度高胆红素血症　血清总胆红素（TSB）峰值 > 342μmol/L（20mg/dl）。

2. 极重度高胆红素血症　TSB 峰值超过 427μmol（25mg/dl）。

3. 危险性高胆红素血症　TSB 峰值超过 510μmol（30mg/dl）。

四、治疗要点

治疗原则：降低血清胆红素水平，预防重度高胆红素血症和胆红素脑病的发生。

1. 光疗

（1）光疗指征：出生胎龄 35 周以上的晚期早产儿和足月儿可参照图 20-2 光疗参考标准，出生体重 < 2500g 的早产儿光疗标准亦应放宽，可以参考表 20-1。在极低出生体重儿或皮肤挤压后存在瘀斑、血肿的新生儿，可以给予预防性光疗。

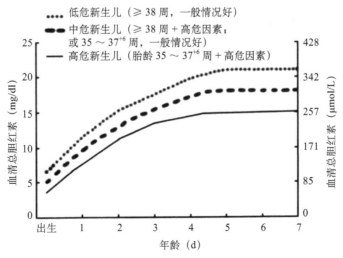

图 20-2　胎龄 ≥ 35 周的光疗参考曲线

高危因素包括同族免疫性溶血、葡萄糖-6-磷酸脱氢酶缺乏、窒息、显著的嗜睡、体温不稳定、败血症、代谢性酸中毒、低白蛋白血症。

（2）光疗注意事项：①光疗时采用的光波波长最易对视网膜黄斑造成伤害，且长时间强光疗可能增加男婴患外生殖器鳞癌的风险。因此，光疗时应用遮光眼罩遮住双眼，对于男婴，用尿布遮盖会阴部。②光疗过程中不显性失水增加，应注意补充液体，保证足够的尿量排出。③监测患儿体温，避免体温过高。④如出现腹泻、皮疹等不良反应，依据其程度决定是否暂停光疗。⑤密切监测胆红素水平的变化，一般6～12h监测1次。⑥当光疗结束后12～18h应监测总胆红素水平，以防反跳。

（3）停止光疗指征：对于胎龄＞35周的新生儿，一般当总胆红素＜222～239μmol（13～14mg/dl）可停光疗。

2. 换血疗法

（1）换血指征：出生胎龄≥35周以上的晚期早产儿和足月儿可参照图20-3换血参考标准，出生体重＜2500g的早产儿换血标准可参考表20-1。

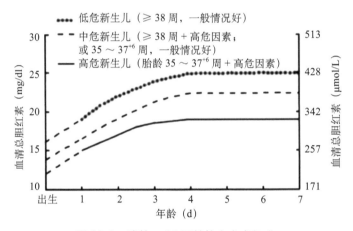

图20-3 胎龄≥35周的换血参考标准

表20-1 出生体重＜2500g的早产儿出生后不同时间光疗和换血血清总胆红素参考标准
（mg/dl，1mg/dl = 17.1μmol/L）

出生体重 (g)	＜24h		24～47h		48～71h		72～95h		96～119h		≥120h	
	光疗	换血	光疗	换血	光疗	换血	光疗	换血	光疗	换血	光疗	换血
＜1000	4	8	5	10	6	12	7	12	8	15	8	15
1000～1249	5	10	6	12	7	15	9	15	10	18	10	18
1250～1999	6	10	7	12	9	15	10	15	12	18	12	18
2000～2299	7	12	8	15	10	18	12	20	13	20	14	20
2300～2499	9	12	12	18	14	20	16	22	17	23	18	23

（2）换血方法

1）血源的选择：① Rh溶血病换血选择Rh血型同母亲，ABO血型同患儿，紧急情况下也可选择O型血；② ABO溶血病如母亲O型血，子为A型或B型，首选O型红细胞和 AB 型血浆的混合血。紧急情况下也可选择 O 型血或同型血。

2）换血量：为新生儿血容量的 2 倍（150～160ml/kg），红细胞与血浆比例为（2～3）：1。

（3）换血注意事项：①注意监测生命体征（体温、心率、血压和氧饱和度），并做好记录；②注意监测血气、血糖、电解质、血钙、血常规；③等容量匀速地抽出和输入血液，一般控制全程在 90～120min；④换血后继续光疗，并每 4h 监测总胆红素，如果超过换血前水平应再次换血。

3. 药物治疗

（1）新生儿溶血病：静脉注射丙种球蛋白（IVIG），0.5～1.0g/kg 于 2～4h 静脉持续输注。必要时可 12h 后重复使用 1 次。

（2）白蛋白：血清胆红素接近换血值，且白蛋白水平 < 25g/L 者，白蛋白 1g/kg。

（刘　艳　马　明）

第三节　新生儿高直接胆红素血症

新生儿直接胆红素增高最常见的原因是新生儿感染性肝炎和先天性胆管闭锁，本节主要介绍这两种疾病的临床表现及诊治。

一、新生儿感染性肝炎

（一）临床表现

新生儿感染性肝炎是指起病于新生儿期，多数由病毒（如嗜肝病毒及非嗜肝病毒）引起的一类疾病，起病常缓慢且隐匿，感染可能发生于子宫内，临床表现为新生儿早期生理性黄疸持续不退或加剧，或新生儿后期，生理性黄疸消退后再度出现黄疸，伴轻度呕吐、厌食、体重不增等，出生后可有正常颜色的大便，以后逐渐转为淡黄色、灰白色或陶土色，尿色深黄，肝增大，触诊光滑，边缘稍钝，脾增大不明显。轻症患儿经对症处理和病因治疗后可逐步好转，大便首先变黄，皮肤及巩膜黄蓉逐渐消退，肝缩小到正常范围，生长发育良好，整个病程长，一般在 6～8 周。

部分患儿可因疾病发展缓慢，又无发热、厌食、呕吐等症状，黄疸和粪便颜色变淡未引起家长注意，发现时间晚，以后逐渐发展为重症。也有一开始就表现为严重症状者。重症者可有发热、黄疸日趋严重、大便呈陶土色，肝增大（可达肋下 5～7cm），质偏硬，脾亦增大（可达肋下 6～7cm），腹壁静脉怒张，腹水征，会阴及下肢水肿，并发症有肝性脑病、肝硬化、食管静脉曲张、消化道出血、颅内出血、脓毒败血症等，可导致死亡。

（二）辅助检查

1. 肝功能生化检查

（1）丙氨酸转氨酶和（或）天冬氨酸转氨酶升高程度不一，低者可仅略高出正常值，高者可 > 200U，多数临床症状好转后，转氨酶下降明显。

（2）胆红素升高：直接和间接胆红素均升高，以直接胆红素升高为主。

（3）血清胆汁酸：是诊断胆汁淤积的敏感指标，新生儿肝炎时往往升高。

（4）γ- 谷氨酸转氨酶、碱性磷酸酶、5′- 核苷酸酶等：往往呈数十倍增高。

2. 甲胎蛋白（AFP）测定：正常新生儿 AFP 阳性，约至出生后 1 个月时转阴，新生儿肝炎患者至满月时 AFP 仍呈阳性，且可持续达 5～6 个月之久。

3. 病原学检测：包括细菌学培养、血清特异性抗原、抗体测定，必要时进行病毒分离及粪便、脑脊液和骨髓培养。

4. 其他

（1）全血细胞计数、凝血酶原时间、空腹血糖、半乳糖、血氨、皮质醇、促甲状腺激素测定等。

（2）疑似遗传代谢异常者，可做相应血液或尿液生化、特异性酶学和染色体及基因检测等。

（3）肝穿刺活组织病理检查：明确病变性质及程度，为明确诊断提供重要信息。

（4）患儿父母亲均应常规检查肝功能、嗜肝病毒血清学标志物和相应病原学及基因检查。

5. 影像学检查：怀疑胆道畸形者，可选择行超声、放射性核素肝胆显像、胆道造影、CT、MRI、十二指肠液引流等检查。

6. 必要时行颅脑、长骨及脊柱摄片，眼科检查等。

（三）诊断及鉴别诊断

明确病因对诊断、治疗和预后判断非常重要。对黄疸迁延不退，持续时间长，结合胆红素高的新生儿，应详细询问新生儿期病史、家族肝病史和遗传病史、母亲妊娠期情况、分娩史和近期婚配史。同时注意患儿有无黄疸及粪便是否呈灰白色、陶土样，尿是否呈红茶色。体检时注意腹部有无膨隆，肝脏、脾脏增大程度和质地。有无与本病有关的原发疾病的表现，如发热、消瘦、全身中毒症状、消化及神经系统症状、体征，以及先天性畸形和生长发育障碍等。

（四）治疗

1. 病因治疗　针对不同感染原进行治疗。

2. 营养　在急性病毒性肝炎时，糖原合成、分解和异生都有明显异常，有发生禁食性低血糖的可能，因此，每天要有一定量的糖类供应。肝脏从门静脉血摄取氨基酸以合成蛋白，当肝有疾病时宜供应一般量的蛋白。同时注意适量补充维生素。

3. 对症治疗

（1）保肝治疗

1）葡醛内酯：＜5 岁每次 50mg/kg，＞5 岁每次 50～100mg/kg。

2）谷胱甘肽：1～2mg/（kg·次），肌内注射或静脉滴注，每日 1～2 次。

3）重症肝炎应给予支链氨基酸促进蛋白合成。对脂肪供应宜减少，但对于长期肝功能障碍的患儿，脂肪供应少，加上吸收障碍，应酌情补充必需脂肪酸。

（2）肾上腺皮质激素：消除肝细胞肿胀、减轻黄疸、并延迟肝组织的纤维化。泼尼松 2mg/（kg·d）对部分患儿有一定疗效，在症状明显好转后逐步减量，一般 4～8 周。

（3）利胆：熊去氧胆酸每日 10～30mg/kg，每日 2～3 次。

二、胆道闭锁

胆道闭锁（biliary atresia，BA）以肝内外胆道系统进行性炎症及纤维化闭锁持续进展为主要病理特征，可造成严重梗阻性胆汁淤积，最终导致胆汁淤积性肝硬化、门静脉压增高，若不及时诊治，常于 1～2 岁因肝衰竭而死亡，是目前儿童肝移植的主要原因。胆道闭锁发病率为（0.55～1.3）/10 000 名活婴，早期诊断、及时规范治疗是提高胆道闭锁生存率的关键。

（一）发病机制

1. 相关基因　目前发现多个基因与 BA 相关。miR-499 SNP 基因型与 BA 的发生存在关联，变异等位基因 G 是 BA 的主要等位基因，此外 *EFEMP1* 基因也可能是 BA 患者新的易感基因；而肝和血清外泌体长链非编码 RNA H19（lncRNAH19）也通过影响胆管细胞参与 BA 的病程，H19 水平升高导致高迁移率组 AT-hook 2（HMGA2）的上调，增强胆道细胞增殖，H19 缺乏通过抑制胆汁酸诱导的 S1PR2 和鞘氨醇激酶（SphK2）的表达和激活来抑制胆管细胞增殖和肝纤维化。

2. 病毒感染及炎症反应　病毒感染通常被认为是 BA 发病机制的始动因素。最常涉及的病毒载体包括疱疹病毒科（巨细胞病毒和 Epstein-Barr 病毒）和呼肠孤病毒科（呼肠孤病毒和轮状病毒）的成员。

3. 免疫反应　CD_4^+T 细胞活化已被证明在 BA 中发挥重要作用，BA 患者的肝脏浸润性 Th1、Th2、Th17 细胞显著增加，并且与预后呈负相关。

4. 信号通路　Hippo 信号通路参与 BA 的发生发展，Yes 相关蛋白（YAP）是 Hippo 信号通路的一种效应子，YAP 表达促进了胆管细胞和肝细胞的增殖，与胆管增生、维持胆管细胞的特性至关重要。

（二）临床表现

典型表现为出生体重正常的足月儿出生后不久出现持续性皮肤巩膜黄染，白陶土样便和浓茶色尿液。其主要体征为黄疸，系进行性胆汁淤积性黄疸，对于黄疸延迟消退（足月儿＞2 周，早产儿＞3 周），或者黄疸消退后再次出现黄疸的患儿，如伴有粪便颜色变浅甚至呈白陶土色，尿液颜色加深至浓茶色则高度怀疑 BA。病变至晚期时患儿表现为皮肤黏膜暗黄、腹膨隆、肝脾大、腹壁静脉曲张、营养发育不良等，甚至有些患儿以维生素 K 缺乏相关性出血为主要就诊症状。

（三）实验室检查

1. 胆红素测定　患儿出生后 10d 内总胆红素水平明显高于正常婴儿，之后逐渐下降，1 个月后再缓慢上升，而在出生 20d 内与婴儿肝炎综合征相似，以间接胆红素升高为主，因此，很难用经皮胆红素测定鉴别诊断 BA。

2. 粪便比色卡筛查　患儿粪便颜色变浅为 BA 的主要症状之一，应用比色卡筛查 BA 的灵敏度为 84%，特异度为 100%。

3. 生化指标

（1）γ- 谷氨酰转肽酶（γ-glutamyl transpeptidase，GGT）对 BA 诊断的灵敏度为 80%，特异度为 79%。

（2）血清胆红素水平升高≥300μmol/L、直接胆红素占总胆红素水平 50% 以上可怀疑 BA。

（3）血清基质金属蛋白酶 -7（matrix metalloproteinase-7，MMP-7），作为与纤维化（包括肾和肺的纤维化）密切相关的指标，其诊断 BA 的灵敏度和特异度达到了 96% 及 91%。

（4）血清脂蛋白 -X 阳性率为 100%。

患儿早期肝功能正常，逐渐出现转氨酶、碱性磷酸酶升高，总胆汁酸增高，γ- 谷氨酸转氨酶、5'- 核苷酸酶升高，血清总蛋白、白蛋白降低，前白蛋白降低。血清胆红素升高，先为直接胆红素增高，待肝功能受损，则出现间接胆红素增高。

4. 超声检查　超声诊断 BA 主要为对胆囊大小、形态、功能的观察，以及对肝门区三角条索征（TC 征）的观察。

5. 放射性核素肝胆显像和磁共振胰胆管成像（MRCP）　根据肝外胆道显示情况、是否存在连续的肝外胆道结构、高信号纤维斑块等特征来诊断 BA。

6. 腹腔镜探查及术中胆道造影　是诊断 BA 的金标准。

7. 肝病理活检　胆道增生、胆栓形成、胆汁淤积、汇管区炎症细胞浸润、汇管区纤维化及桥接坏死、胆道板发育异常等，肝病理活检对于鉴别其他胆汁淤积性疾病有重要意义，并可评价肝损伤程度及肝内胆汁淤积情况。

（四）治疗要点

外科手术仍是治疗 BA 的主要措施，目前序贯手术方案为先行 Kasai 肝门空肠吻合术，尝试恢复胆汁引流，尽可能延长自体肝生存时间，术后给予药物支持，并积极治疗胆道炎等并发症，而当肝功能仍持续受损至肝硬化、肝衰竭发生时，肝移植为最终唯一的治疗方法。

（刘　艳）

第四节　新生儿胆红素脑病

胆红素脑病（bilirubin encephalopathy，BE）是新生儿常见和多发疾病，其病因复杂，胆红素超过正常上限并透过血脑屏障后，可在新生儿大脑基底神经节和黑质等区域的神经核团异常沉积，引起脑瘫、惊厥、呼吸暂停、手足徐动、微小运动障碍、听觉和视觉功能损害等不同程度的神经系统功能障碍。急性胆红素脑病（acute bilirubin encephalopathy，ABE）通常指出生后 1 周内胆红素毒性所致的急性脑损伤；ABE 病情进展可逐渐形成慢性胆红素脑病（chronic bilirubin encephalopathy，CBE），遗留永久性临床后遗症，给社会和家庭带来沉重负担。据统计，新生儿胆红素脑病的发病率约为 10%，给新生儿生命健康带来较大威胁。目前胆红素诱导的神经元损伤机制尚不完全清楚。

一、发病机制

1. 炎症反应　神经胶质可活化并产生细胞因子及炎症介质，引起神经损伤。非结合胆红素可引起星形胶质及小胶质产生免疫应答，释放促炎性细胞因子，如肿瘤坏死因子（THF-α）、白细胞介素 1β（IL-1β）及白细胞介素 6，且未分化的细胞对胆红素所致的免疫刺激尤其敏感，因此非结合胆红素对早产儿神经系统更易造成损伤。

2. 兴奋性神经毒性作用　细胞外谷氨酸盐的聚集对神经元有毒性作用，星形胶质通过将谷氨酸盐从细胞外间隙移走保护神经元。非结合胆红素可干扰神经突触小泡对谷氨酸盐的摄取，导致谷氨酸盐细胞外间隙快速、持久聚集，导致高胆红素血症患儿谷氨酸盐兴奋性神经毒性增加。此外，胆红素可在线粒体和（或）内质网膜水平引发神经毒性级联反应，改变神经细胞兴奋性及细胞膜介导的信号传导。

3. 氧化应激　体内生理水平的胆红素是一种有效抗氧化剂，可防止脂质过氧化，而高浓度未结合胆红素透过血脑屏障可诱导氧化应激反应并参与神经元损伤。

4. 细胞凋亡　高浓度非结合胆红素可导致细胞膜完整性缺失，低浓度非结合胆红素可导致迟发的细胞凋亡。

5. 基因调控　高胆红素血症增加了核受体 Car 和 Pxr 的表达，而核受体 Car 和 Pxr 的表达改变可能增加了胆红素的神经毒性。

二、临床表现

胆红素脑病临床主要表现为反应差，喂养困难、肌张力高、角弓反张、惊厥、尖叫等，早期表现可不典型。

1. 急性胆红素脑病　总胆红素 > 342μmol/L 和（或）上升速度 > 8.5μmol/L 的胎龄 35 周以上新生儿易发展为 ABE。早期表现为肌张力降低、嗜睡、哭声尖、吸吮力差，后期可有肌张力增高、角弓反张、易激惹、体温升高、抽搐等表现，严重者可危及生命。合并低出生体重及早产 ABE 患儿可表现为呼吸暂停，并可能出现循环、呼吸功能急剧恶化。伴有明显高胆红素血症的反复呼吸暂停、心动过缓和血氧饱和度下降可能是 ABE 的表现，应采取积极干预措施。

2. 慢性胆红素脑病　是急性胆红素脑病长期预后的表现，通常见于 1 岁以后，其临床特征为：①运动及肌张力障碍；②听力障碍，如严重的听力损失和耳聋；③眼球运动障碍，特别是向上凝视障碍；④牙釉质的不良发育。胆红素毒性对发育中的神经元敏感性不同，早产儿更易出现听觉障碍，足月儿更易出现运动异常和小脑损害所致的脑瘫。

三、诊断

高胆红素血症合并典型 BE 神经系统表现是 BE 的主要诊断依据。BE 的临床表现不一，临床诊断时主观因素较强，需要临床医师进行合理的综合判断。为了提高 BE 的检出率，需要结合实验室检查、电生理、神经影像学等辅助手段进行综合评估。

1. 脐血总胆红素 / 白蛋白比值、总胆红素、白蛋白　是早期预测重度新生儿高胆红素血症的指标，指标异常者需警惕 BE 的发生。

2. 脑干听觉诱发电位　是一种简单易行、无创、敏感的脑功能检测方法，高胆红素血症患儿的脑干听觉诱发电位往往异常，最典型的表现是波的潜伏期延长，对胆红素诱导的听觉障碍系谱的早期诊断有意义，其灵敏度为 100%，特异度达 99.4%。

3. 视频振幅整合脑电图　在记录脑电波的同时对监测过程及环境进行录像，有利于排除人为操作和环境变化所致的脑电波异常干扰，提高了惊厥发作的检出率，可为早期诊断

BE 提供参考。其中正常电压不连续或正常电压连续但合并单次惊厥为轻度振幅整合脑电图异常的表现，多次惊厥或惊厥持续发作是重度振幅整合脑电图异常的表现。

4. 影像学检查　颅脑磁共振成像是诊断 BE 最具有价值的放射学方法。ABE 的 MRI 表现为苍白球和丘脑下核特征性对称性 T_1 高信号，而 CBE 的 MRI 表现为 T_2 加权成像对称性高信号。MRI 难以鉴别正常髓鞘形成与 BE 两者所致的区域性 T_1 信号增高，且并非所有 BE 患儿都表现为典型的急性早期 T_1 加权成像及后期的 T_2 加权成像异常，故 MRI 对 BE 的诊断特异性低，假阳性率高。

四、治疗要点

1. 高胆红素血症治疗　见本章第二节。

2. 康复训练　听觉和运动障碍是 BE 的主要后遗症。"提示语"、助听器和耳蜗植入治疗可能对听力损伤型患儿有效，有助于提高其语言能力，其中物理、语言的治疗及反转步行辅助器的应用对运动型损伤很有帮助。

（刘　艳）

第 21 章

先天遗传因素对新生儿代谢的影响

遗传代谢病（inborn errors of metabolism，IEM；inherited metabolic disease，IMD）又称先天性代谢异常疾病，是指存在异常生化代谢标志物的一大类疾病，属于单基因遗传病的一部分，可导致单脏器或多系统损害，绝大多数属于常染色体隐性遗传病，少数为常染色体显性遗传病、X 连锁伴性遗传或线粒体遗传。

IEMs 可分为小分子代谢病，如氨基酸代谢病、尿素循环障碍、有机酸代谢病、脂肪酸氧化障碍、嘌呤和嘧啶代谢病及金属代谢病等；大分子代谢病，如糖原贮积症和先天性糖基化异常；另一种为细胞器代谢病，如溶酶体贮积症、线粒体病和过氧化物酶体及其他种类遗传代谢病。

遗传代谢病的种类繁多，目前已经发现的遗传代谢病有 700 余种，但仍有多种遗传代谢病尚未被发现。IEM 属于罕见病，但因种类繁多，所以 IEM 的总体发病率较高。

遗传代谢病由于编码基因突变导致蛋白功能下降，酶蛋白催化功能和转运功能受到影响，导致一系列的代谢改变。如果疾病是因为酶代谢缺陷引起的，那么会导致终末代谢产物缺乏而致病，该种疾病的临床表现通常为持续性、进行性和复发性。如果是代谢途径的底物蓄积或旁路代谢产物的堆积而引起发病的，那么该种疾病通常存在无症状期或症状呈间歇发作。

遗传代谢病临床表现复杂多样，严重程度轻重不等，体内任何器官和系统均可受累，可急性起病、间歇性急性发作、猝死或缓慢进展。临床表现复杂多样，可同时或先后累及多器官系统，部分可有家族史，多数情况无家族史。在新生儿期以消化系统、神经系统、呼吸系统功能异常为主要表现，通常表现为喂养困难、频繁呕吐、高胆红素血症、肌张力增高或减低、反应差，甚至神志改变、抽搐、呼吸衰竭等。部分伴生化异常，如代谢性酸中毒、顽固性低血糖、乳酸增高、酮尿、高氨血症等。

遗传代谢病的经典治疗手段为饮食治疗，尤其是小分子代谢病及能量代谢缺陷疾病，饮食治疗的关键是减少前体物质摄入及补充缺乏物质。其次为清除毒性代谢产物，毒性代谢产物主要包括血氨、乳酸和有机酸，可通过限制蛋白质摄入或应用特定药物来改善毒性代谢产物的堆积。还可以应用酶替代疗法，分为直接治疗和间接治疗，直接治疗法主要应用于溶酶体病。还有一种治疗方法为增加酶活性治疗，该种治疗方法在甲基丙二酸血症合并同型半胱氨酸血症中常见。除了以上治疗方法，近年来还开展了细胞或器官移植，器官移植中肝移植或肝肾移植是主要的治疗方法之一。基因治疗也是治疗 IEM 的方法，基因治疗 IEM 的主要机制包括基因的异位替代和直接抑制有害基因的表达，但是基因治疗仍存在许多限制，包括透过血脑屏障的方法、免疫反应、细胞毒性、潜在的肿瘤风险和伦理问题。

第一节　新生儿氨基酸代谢病

一、苯丙氨酸羟化酶缺乏症

高苯丙氨酸血症（hyperphenylalaninemia，HPA）是最常见的常染色体隐性遗传病，常造成儿童智力低下。血苯丙氨酸（phenylalanine，Phe）浓度 > 120μmol/L，血 Phe 与酪氨酸（tyrosine，Tyr）比值 > 2.0 统称为 HPA。苯丙氨酸羟化酶缺乏症（phenylalanine hydroxylase deficiency，PAH）和辅酶四氢生物蝶呤缺乏症（tetrahydrobiopterin deficiency，BH4）均可引起 HPA。苯丙氨酸羟化酶缺乏症是由于苯丙氨酸羟化酶基因突变所致的氨基酸代谢病。基因突变导致苯丙氨酸羟化酶活性降低，苯丙氨酸不能正常代谢，在体内蓄积，对大脑神经产生毒性作用，导致智力低下。

（一）病因及发病机制

Phe 是人体必需氨基酸，进入人体的 Phe 一部分用于蛋白质的合成，另一部分通过 PAH 作用转变为酪氨酸（图 21-1），若正常通路不能进行，可导致 Phe 在体内堆积，影响神经系统发育，出现智力发育障碍、抽搐等表现，且智力损害为不可逆性。苯丙酮尿症（phenylketonuria，PKU）患者肝苯丙氨酸羟化酶的水平仅有正常人的 1% 或更低，正常代谢途径不能进行，则酪氨酸产生减少，其代谢产物黑色素生成相应减少，临床表现为肤色白皙、毛发色浅。PAH 的缺乏还可导致旁路代谢增强，产生大量苯丙酮酸、苯乙酸和苯乳酸并从尿中排出，使尿液呈现特殊鼠尿臭味，为特征性表现。

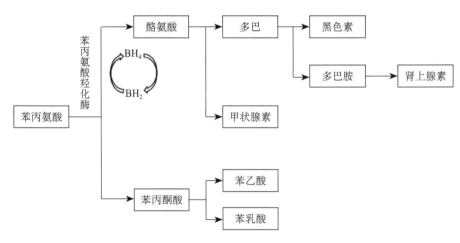

图 21-1　苯丙氨酸代谢途径

按照孟德尔遗传学定律，患儿父母均为杂合子，分别携带致病基因，患儿从父母双方各得到一个基因，那么患儿母亲每次生育有 1/4 可能性为 PKU 患儿，即患儿为纯合子。

目前 PAHvdb 基因库（http://www.biopku.org/pah/）共收录了 1158 种 PAH 基因变异。这些变异在不同程度上降低了 PAH 的催化活性，导致一系列不同的生化结果和临床表型。

PAH 的基因突变呈现高度的种族和地区差异。

（二）临床表现

根据治疗前血 Phe 浓度将 PAH 分成经典型 PAH（血 Phe ≥ 1200μmol/L）、中度型 PAH（血 Phe360 ～ 1200μmol/L）、轻度 HPA（120 ～ 360μmol/L）。新生儿期多无明显的临床症状，部分患儿可有呕吐、喂养困难、烦躁等非特异性症状，并且临床表现个体差异较大，很易漏诊或误诊，只有通过新生儿筛查才能早期发现。出生后 3 个月逐渐表现典型 PKU 的临床表现：出现不同程度的智力发育落后，近 50% 患儿合并癫痫，其中婴儿痉挛症占 1/3，部分患儿表现为小头畸形。大多数患儿有烦躁、易激惹等精神异常，也可出现一些行为、性格的异常，如多动、自残、攻击、自闭症、自卑、忧郁等。智力损害随年龄增长而逐渐加重，最终造成中度甚至极重度智力低下，年长儿约 60% 有严重的智能障碍（IQ < 50）。由于黑色素合成缺乏，患儿出生后头发由黑变黄、皮肤颜色浅淡、虹膜颜色浅。血中蓄积的苯丙氨酸经旁路代谢后转化为苯丙酮酸、苯乙酸，自尿液、汗液中大量排出，因此，患儿常有鼠尿样体臭。

（三）辅助检查

1. 血苯丙氨酸测定　是 HPA 的主要诊断方法。目前多数实验室检查采用全定量的荧光法测定血 Phe 浓度进行筛查。①荧光定量法：正常血 Phe 浓度 < 120μmol/L。②串联质谱法：血 Phe 浓度 > 120μmol/L 及 Phe/Tyr > 2.0 诊断为 HPA。此方法检测结果更为可靠，用于新生儿疾病筛查可显著降低假阳性率和召回率。因此，对采用荧光法或细菌抑制法进行新生儿 HPA 筛查阳性者，建议采用串联质谱或氨基酸分析方法进行 HPA 的诊断：血 Phe 浓度 > 120μmol/L 及 Phe/Tyr > 2.0 诊断为 HPA，如仅有血 Phe 轻度增高，Phe/Tyr 正常，排除其他疾病后需定期复查；如仅有 Phe/Tyr > 2.0，血 Phe 正常，不支持 HPA。

2. 尿三氯化铁试验和 2,4- 二硝基苯肼试验　两者都是检测尿中苯丙酮酸的化学显色法。如果尿液中苯丙酮酸增多，加入三氯化铁后呈绿色，加入 2，4- 二硝基苯肼后呈黄色。

3. 尿蝶呤图谱分析　10ml 晨尿加入 100mg 维生素 C，酸化尿液后将 8cm × 10cm 筛查滤纸片浸湿、晾干，然后进行蝶呤图谱分析。

4. BH4 负荷试验　对于血浓度 Phe > 600μmol/L（新生儿血 Phe > 400μmol/L），给予口服 BH4 片，20mg/kg，分别于 2h、4h、6h、8h、24h 测血 Phe 浓度。BH4 合成酶缺乏患儿服药 4 ～ 6h 后血 Phe 明显下降，而经典型 PKU 患儿无上述变化，也可在服药后 4 ～ 8h 后留尿做尿蝶呤谱分析，对于血 Phe 轻度增高者或已用特殊饮食治疗后血浓度正常或较低者可先做尿蝶呤分析，必要时可建议高蛋白饮食摄入 3d，待血 Phe 增高后再做 BH4 负荷试验。不建议做 Phe+BH4 联合负荷试验，易导致假阳性而误诊。

5. 基因诊断　在大多数新生儿筛查中心及遗传代谢病诊治中心，HPA 病因鉴别诊断主要依靠生化检测。然而，临床上一些患儿生化表型不典型，难以判断，误判导致误治可严重影响预后，因此，在生化诊断的基础上常规开展基因诊断有助于病因诊断，指导治疗为确诊方法。*PAH* 基因定位于染色体 12q23.2，包括 13 个外显子和 12 个内含子，编码 451 个氨基酸，包含调控、催化和四聚体 3 个结构域，功能酶为同源二聚体和四聚体两种形式，主要在肝表达，其次为肾和脑组织。经典型 PKU 的分子基础是 *PAH* 基因突变，常见类型有缺失和单碱基置换。建议常规进行，明确患者基因突变类型及父母是否为致病基因携带者。

6. 头部影像学检查　部分患儿可发现不同程度的脑发育不良，表现为脑皮质萎缩和脑白质脱髓鞘病变，脑白质脱髓鞘病变在 MRI 的 T_1 加权图像上显示脑室三角区周围脑组织条形或斑片状高信号区。

7. 其他　可进行智力发育评估，明确患儿智力损害程度。还可完善脑电图检查，约 80% 的患儿有脑电图异常，可表现为高峰节律紊乱、灶性棘波等。

（四）鉴别诊断

对所有经新生儿筛查及高危检测发现血 Phe 浓度持续 > 120μmol/L 的 HPA 患者，都要进行病因的鉴别诊断。对部分未鉴别诊断已用低 Phe 饮食治疗者，虽血 Phe 浓度快速下降，但出现肌张力低下等症状，需高度警惕 BH4 缺乏症的可能，应当进行尿蝶呤谱分析、血二氢蝶啶还原酶活性测定，以鉴别 PAH 缺乏症和四氢生物蝶呤缺乏症。BH4 负荷试验、基因分析可协助诊断。

早产儿可见一过性高苯丙氨酸血症，随着患儿日龄的增长，各项器官功能发育逐渐完善，无须治疗，Phe 浓度即可降至正常，可通过随访监测血 Phe 浓度。肝损害及某些遗传代谢病患儿，血 Phe 浓度也可轻度升高，通过肝功能检测、遗传代谢病筛查可进行鉴别，也可通过基因分析鉴别。

（五）治疗要点

1. 一般治疗　PAH 是一种可通过饮食控制治疗的遗传代谢病，需要包括遗传代谢病专科医师、营养师、心理专家、社会工作者等多学科联合治疗，以及政府部门的政策资助来缓解患儿治疗的经济困难。患者一旦确诊，应立即开始低蛋白饮食及低 Phe 配方奶治疗。轻度 HPA 可不治疗，但需定期检测血 Phe 水平。开始治疗越早，预后越好，晚治疗者都有程度不同的智能低下。

2. 饮食治疗　低 Phe 饮食为经典的治疗方法，由营养师根据患儿血 Phe 浓度及营养需求来制订不同年龄段的食谱，适时增加天然食品。新生儿及婴儿期：此年龄段的喂养主要是母乳或奶粉，饮食治疗依从性较好。选用无 Phe 特殊奶粉，治疗 3 ~ 7d 血 Phe 浓度明显下降或达到正常后，逐步添加天然饮食，首选母乳。轻度 PKU 患儿根据血 Phe 浓度按一定比例（3 : 1 或 2 : 1）配制无 Phe 特殊奶粉与普通奶粉。较大婴儿及儿童可选用无 Phe 蛋白粉或奶粉，减少天然蛋白质的摄入。添加的食品应以低蛋白、低苯丙氨酸为原则，其量和次数随血苯丙氨酸浓度而定。自治疗开始后 3d 监测血 Phe 浓度，于饮食后 2 ~ 3h 进行，间隔随年龄增长而延长，1 岁以内需每周 1 次，1 ~ 12 岁时每月 1 ~ 2 次，12 岁以上可以每 1 ~ 3 个月 1 次。在快速增长期或更换食谱时监测应该较密切一些，必须警惕过度控制，长期低 Phe 浓度会造成脑发育和功能损害。

3. BH4 治疗　国外报道对 BH4 反应性 PAH 缺乏症、饮食治疗依从性差者，可口服 BH4 5 ~ 20mg/（kg·d），分 2 ~ 3 次，可提高患者对 Phe 的耐受性，患儿可适当放松饮食限制甚至完全普食，血 Phe 浓度控制理想，安全性良好。目前我国尚无批准用 BH4 药物来治疗 BH4 反应性 PAH 缺乏症的适应证，临床经验有限。

4. 随访　在我国国情下，由于 1 岁以下婴儿脑发育快速增长，饮食单调，需严格控制血 Phe 浓度 120 ~ 240μmol/L；1 岁后逐步添加辅食，特殊饮食口味欠佳，费用增加，治疗依从性下降，血 Phe 浓度控制可适当放松，控制在 120 ～ 360μmol/L 为宜；12 岁以上至成年期血 Phe 浓度严格控制更困难，但不能过于放松，尤其是女性患者，为以后妊娠期血浓度控制打基础，因此，此年龄段血 Phe 浓度以 120 ～ 600μmol/L 为宜。

二、四氢生物蝶呤缺乏症

四氢生物蝶呤缺乏症（tetrahydrobiopterin deficiency，BH4D）为常染色体隐性遗传病，是由于四氢生物蝶呤（tetrahydrobiopterin，BH4）合成或代谢途径中酶的先天性缺陷导致的氨基酸如苯丙氨酸、酪氨酸、色氨酸等代谢障碍性疾病。四氢生物蝶呤（BH4D）缺乏不仅可使苯丙氨酸羟化酶的活性下降，导致血苯丙氨酸浓度增高，而且由于降低了酪氨酸、色氨酸羟化酶活性，影响了脑内神经递质多巴胺（L-DOPA）、5- 羟色胺（5-HTP）的合成，使之表现为较苯丙酮尿症更严重的神经系统症状，有 5 种酶缺乏可导致 BH4D，分别为 6-丙酮酰四氢蝶呤合成酶（6-pyruvoul tetrahydropterin synthase deficiency，PTPS）缺乏、二氢蝶啶还原酶缺乏（dihydropteridine reductase deficiency，DHPR），尿苷三磷酸环水解酶缺乏、蝶呤 -4α- 甲醇胺脱水酶缺乏及墨蝶呤还原酶缺乏。BH4D 占高苯丙氨酸血症的 5% ～ 10%。

（一）病因及发病机制

BH4 是苯丙氨酸羟化酶、酪氨酸羟化酶和色氨酸羟化酶的辅酶。BH4 代谢途径中任何一种合成酶或还原酶缺乏均可导致 BH4 生成不足或完全缺乏。当 BH4 缺乏时可影响苯丙氨酸羟化酶的稳定性，从而使酶的活性下降，阻碍了苯丙氨酸的代谢，进而血 Phe 浓度升高，出现了类似 PKU 的异常代谢；另一方面由于降低了酪氨酸、色氨酸羟化酶的活性，导致左旋多巴、5- 羟色氨酸生成受阻，进而导致多巴胺、5- 羟色胺的生成障碍，从而使患者出现严重的神经系统损害的症状和体征。未经治疗的患儿其临床症状比经典型 PKU 更严重，预后更差。

（二）临床表现

新生儿期表现无任何临床表症状，似正常新生儿，仅仅在化验时提示血 Phe 升高，随着日龄的增长，于出生后 1 ～ 3 个月后可出现类似典型 PKU 的临床症状。因氨基酸代谢异常，机体缺乏多巴胺、肾上腺素、5- 羟色胺等物质，可出现相应的临床表现，如运动发育障碍、肌张力低下、抽搐、喂养困难、表情淡漠、嗜睡、反应迟钝、眼睑下垂，还可有小脑发育异常等。其他可伴有发热、严重智力发育落后等。通常接受低苯丙氨酸奶粉等饮食治疗无效，而出现了发育落后、惊厥、吞咽困难、肌张力异常等严重神经系统损害。

PTPSD 临床上分为：①典型 PTPSD 者，因胎内发生脑损伤，其未成熟儿和低出生体重儿发生率较高，较早发生临床表现，小头畸形发生率较高。严重型 PTPSD，因其 PTPS 完全缺乏，脑脊液中神经递质代谢产物有所下降，可表现出严重神经系统症状。②相应的部分型或外周型者 PTPS 轻度缺乏，大部分患者脑脊液中神经递质代谢产物水平正常，神经系统症状可不明显。但因临床上不能常规进行脑脊液中神经递质代谢产物水平测定，对于区别严重型和外周型 PTPSD 尚缺乏常规生化检测指标。

DHPRD 临床表现与 PTPSD 相似，但因其存在免疫功能低下，易出现反复感染，另外可表现小头畸形、抽搐等症状。

（三）辅助检查

1. 血苯丙氨酸（Phe）、酪氨酸（Thr）测定　BH4D 患儿血 Phe 及 Phe/Thr 多增高，血 Phe 浓度变异大，血 Phe > 1200μmol/L 少见。少数 DHPRD 及 SR 缺乏症者血 Phe 可正常，新生儿筛查时无法检出。

2. 尿蝶呤谱分析　是公认的 BH4D 筛查手段。①方法：新鲜尿液收集后马上加入抗坏血酸，避光条件下混合后 - 70℃保存或浸透 5cm×5cm 大小专用滤纸片，避光晾干。采用高效液相色谱仪进行尿新蝶呤（neopterin，N）、生物蝶呤（biopterin，B）定量分析，从而得出两者比例及生物蝶呤百分率 [B/（B+N）×100%]。②尿蝶呤谱分析见表 21-1。

表 21-1　尿蝶呤谱分析

酶缺乏	尿新蝶呤（N）	尿生物蝶呤（B）	生物蝶呤百分率
6- 丙酮酰四氢蝶呤合成酶缺乏	增高	极低	极低
二氢蝶啶还原酶缺乏	正常或偏高	增高	增高
尿苷三磷酸环水解酶缺乏	极低	极低	正常
蝶呤 -4α- 甲醇胺脱水酶缺乏	增高	7- 生物蝶呤增高	降低
墨蝶呤还原酶缺乏	正常	正常	正常

3. BH4 负荷试验　24h BH4 负荷试验是一种快速而可靠的 BH4D 辅助诊断方法。BH4 缺乏者血 Phe 对 BH4 反应明显，PTPS 缺乏者，血 Phe 浓度多在服 BH4 后 2 ～ 6h 降至正常；DHPR 缺乏者血 Phe 下降缓慢。

4. 酶活性测定　红细胞二氢蝶啶还原酶（DHPR）活性测定是 DHPR 缺乏症的确诊方法。取外周血滴于干滤纸片（至少 8mm），采用双光束分光光度计测定 DHPR 活性。DHPR 缺乏症该酶活性极低。需注意应用甲氨蝶呤治疗疾病的患儿，会干扰 DHPR 活性测定。通过尿蝶呤谱分析难以区别一些 DHPR 缺乏症及 PKU，需要通过红细胞 DHPR 活性测定以确诊。

5. 脑脊液蝶呤和神经递质代谢产物测定　可在脑脊液中加入一定量的维生素 C 以保存，脑脊液蝶呤检测方法与尿蝶呤一致。另外可用气相色谱法测定脑脊液中神经递质代谢产物如高香草酸和 5- 羟基吲哚乙酸。严重型 BH4D 患者脑脊液中代谢产物有不同程度的下降，而外周型或轻度 BH4D 者其酶活性可轻度下降或正常。

6. 影像学检查　颅脑磁共振、CT 有助于判断患儿脑白质异常、发育不良、脑萎缩、基底节钙化灶等表现。在 MRI 上表现为脑髓鞘发育延迟，且具有高发生率，以额、枕叶白质内常见 T_2WI 上表现为双侧侧脑室周围较多斑片及条索状异常高信号，以及部分 T_1WI 上的点片状低信号。

7. 基因分析　现已报道超过 200 种基因突变可导致 BH4D。中国有 96% 的 BH4D 患者为 PTPS 缺乏。

（四）鉴别诊断

3 个月内的 BH4D 患儿除血 Phe 升高外，常无明显 BH4 缺乏的临床表现，所有 Phe 升高的患儿需常规进行尿蝶呤谱分析、干滤纸血片 DHPR 活性测定或 BH4 负荷试验，以诊断及鉴别诊断 BH4D。

（五）治疗要点

BH4D 的治疗主要取决于酶缺乏类型及脑脊液中神经递质缺乏程度。

1. 治疗原则　一经诊断应立即治疗，最好出生后 1 个月内开始治疗。① PTPSD 及 GTPCHD 饮食为普食，给予 BH4 联合神经递质治疗；②少数轻型 PTPSD 可单纯用 BH4 治疗；③ DHPRD 需给予高剂量 BH4 10 ～ 20mg/（kg·d），联合低 Phe 饮食治疗及神经递质治疗；④ PCD 可能属于暂时性疾病，不需要治疗，或仅采用 BH4 治疗。

2. BH4 治疗　BH4 1 ～ 5mg/（kg·d）分两次口服，根据血 Phe 浓度调整剂量，可增加至 10mg/（kg·d）。

3. 低 Phe 特殊饮食　DHPRD 患儿如因特殊原因无法接受 BH4 治疗，可应用低 Phe 奶粉或蛋白粉特殊饮食治疗。

4. 神经递质前质　左旋多巴及 5- 羟色氨酸联合治疗。临床上多用多巴丝肼或信尼麦控释片。开始治疗剂量从 1mg/（kg·d），每周增加 1mg/（kg·d），至治疗剂量。左旋多巴治疗剂量：新生儿期为 1 ～ 3mg/（kg·d）；< 1 ～ 2 岁为 4 ～ 7mg/（kg·d）；> 1 ～ 2 岁为 8 ～ 15mg/（kg·d）。5- 羟色氨酸治疗计量：新生儿期为 1 ～ 2mg/（kg·d）；< 1 ～ 2 岁为 3 ～ 5mg/（kg·d）；> 1 ～ 2 岁为 6 ～ 9mg/（kg·d）。药物总量分 3 ～ 4 次口服，以避免或减少药物不耐受。

5. 甲酰四氢叶酸　DHPR 缺乏症患者可补充甲酰四氢叶酸 5 ～ 20mg/d。

三、枫糖尿症

枫糖尿症（maple syrup urine disease，MSUD）为氨基酸代谢病一种，是因支链 α- 酮酸脱氢酶复合体（branched-chain α-keto acid dehydrogenase complex，BCKAD）功能缺陷所致，支链氨基酸及支链 α- 酮酸在体内堆积，引起机体损伤，尤其是对神经系统造成严重损害的一种常染色体隐性遗传病。因尿中代谢产物有类似"枫糖浆"味，故命名为枫糖尿症。

（一）病因及发病机制

BCKAD 复合体由支链 α 酮酸脱羧酶（E1）（包括 E1α、E1β）、双氢酯酰转环酶（E2）、脱氢酶（E3）及 BCKD 激酶和 BCKD 磷酸酶组成。BCKDH 缺乏导致支链酮酸（BCKA）和支链氨基酸（BCAA）蓄积在体内，引起复杂的神经生物学综合征。①支链氨基酸由于分解障碍而在体内堆积，引起血中亮氨酸、异亮氨酸及缬氨酸含量升高，从而导致大脑中蛋白质和神经递质（多巴胺等）的合成减少，其次亮氨酸不能氧化脱羧为酮体影响髓磷脂合成导致髓鞘形成障碍。②代谢产物支链 α- 酮酸，包括 2- 酮异戊酸、2- 酮 3- 甲基戊酸及 2- 酮异己酸亦不被降解而堆积，2- 酮异己酸可破坏细胞呼吸链作用，引起神经元坏死。③支链 α- 酮酸不稳定，部分转化为相应的有机酸在体内堆积，包括 2- 羟基异戊酸、2- 羟基 -3- 甲基戊酸及 2- 羟基异己酸。大脑中蓄积的 BCAA 及 BCKA 可影响三羧酸循环，从而干扰大脑的能量代谢，细胞能量不足影响 Na^+/K^+ ATP 泵功能而出现脑水肿。

（二）临床表现

枫糖尿病分为经典型、中间型、间歇型、维生素 B_1 反应型及酯酰胺脱氢酶缺乏型。

1. 经典型　常见于新生儿期早期，可在新生儿筛查结果出来之前已发病。本型进展迅速、最严重也是最常见的一型。出生后 24h 内基本正常，通常出生后 1 周内即出现症状，母乳喂养儿出生后 2 周发病。临床症状包括喂养困难、呕吐、代谢性酸中毒、惊厥、肌张力增高与松弛交替出现、间歇性呼吸暂停、角弓反张、呼吸衰竭、昏迷，尿液中有枫糖味，尿中酮体阳性，支链 α- 酮体含量增高，血中支链氨基酸、别异亮氨酸水平增高，可有低血糖。若不及时治疗，患儿可在出生后数天死于严重的代谢紊乱，也可因急性脑水肿而致死。

2. 间歇型　在婴儿期、幼儿期发育正常，可耐受正常饮食。在应激情况下诱发，如手术、感染、频繁呕吐等，表现为嗜睡、运动失调、步态不稳等，严重者可有惊厥、频发抽搐、昏迷甚至死亡。发作时血和尿内支链氨基酸浓度增高，伴低血糖、低钾血症、高氨血症、酮症和酸中毒。间歇期间血中支链氨基酸水平正常。本型酶活性为正常人的 5% ～ 20%。

3. 中间型　多数在婴儿期发病，呈慢性进行性加重，表现为生长落后、喂养困难、精神运动发育迟缓、脑病等，但无其他典型神经症状和体征，也没有间歇发作的特点。血尿生化改变同经典型。本型酶活性为正常人的 3% ～ 30%。

4. 维生素 B_1 反应型　除智能发育轻度落后外，无明显其他表现，临床表现较轻，仅有血中支链酮酸的含量比正常儿稍高，应用维生素 B_1（200mg/24h）治疗 3 周，可使临床及生化指标得到明显改善。本型酶活性为正常人的 2% ～ 40%。

5. 酯酰胺脱氢酶缺陷型　本型罕见，临床表现类似中间型，出生时正常，然后出现全身松弛，肌张力低下，进行性共济失调，生长发育延迟，往往伴有严重的乳酸血症等。本型酶活性为正常人的 0% ～ 25%。本型患儿限制蛋白和脂肪摄入或应用大剂量维生素 B_1 等治疗均无效。

（三）辅助检查

根据以下实验室检查结果可进行初步诊断。

1. 一般生化检验　血糖可降低或正常，代谢性酸中毒，血酮体升高，尿酮体阳性，血氨增高。

2. 氨基酸测定　一般认为，新生儿出生 24h 总亮氨酸 > 340μmol/L 或异亮氨酸 > 5μmol/L 就可诊断。确诊患者出生 3d 后血中总亮氨酸浓度一般 > 900 ～ 1000μmol/L。经典型患儿血浆中亮氨酸水平增高，伴异亮氨酸及缬氨酸水平增高，异亮氨酸及别异亮氨酸是诊断金标准。

3. 尿液异常所见　采用气相色谱 - 质谱测定发现枫糖尿病患者尿中亮氨酸、异亮氨酸和缬氨酸的代谢产物：2- 同异己酸、2- 酮 -3- 甲基戊酸（产生气味）、2- 酮异戊酸排出增多。患者尿中亮氨酸、异亮氨酸和缬氨酸的代谢产物升高超过正常的 3 倍。

4. 三氯化铁及 2，4 二硝基苯肼（DNPH）试验　为非特异性指标，出生后 48 ～ 72h 的患儿，当血亮氨酸浓度达到 1000μmol/L 时，此两种试验可为阳性。

5. 酶活性及基因突变分析　可通过外周血白细胞、皮肤成纤维细胞、淋巴细胞、肝组织、羊水细胞、绒毛膜细胞等测定 BCKDH 复合体酶活性，支链 α 酮酸脱氢酶复合物的正常值范围：100.00% 活性；异常值范围：0% ～ 2.00% 活性。血白细胞提取 DNA 进行基因分析，以明确诊断。

6. 颅脑 MRI　亮氨酸毒性作用可导致患者脑髓鞘发育异常和脑水肿，弥散局限在双侧小脑白质、整个脑干、双侧丘脑、大脑脚及内囊背肢均有出现。

（四）鉴别诊断

1. 新生儿脑病或其他导致新生儿脑病的遗传代谢性疾病　新生儿窒息、低血糖脑损伤、胆红素脑病、化脓性脑膜炎等或 β- 铜硫解酶缺陷酶、尿素循环缺陷、甘氨酸脑病及丙酸血症或甲基丙二酸血症，均可引起新生儿脑病相关表现，需鉴别。

2. 新生儿败血症　由于新生儿败血症具有非特异性表现，临床可表现为精神萎靡、拒食、呕吐等，与新生儿 MSUD 发病初期表现相类似，易混淆。败血症患儿 C 反应蛋白和血常规有异常、尿液无焦糖味、串联质谱技术分析有助鉴别。此外，遗传代谢病可继发败血症，需要排除遗传代谢病的可能。

（五）治疗要点

本病治疗包含一般治疗、急性期治疗和慢性期治疗。早期积极治疗可延长患儿寿命并提高其生存质量。

1. 一般治疗　去除诱发因素，如感染、发热等，并积极处理感染等导致分解代谢的应激状态，提供足够的能量保证患者组织蛋白合成，应用不含亮氨酸、异亮氨酸、缬氨酸的氨基酸，提供其他特殊氨基酸，维持水、电解质平衡。

2. 急性期治疗　急性期需尽快排除体内堆积毒性代谢产物，促进蛋白合成、抑制蛋白分解。采用的最佳方法是腹膜透析，急性失代偿期也可以持续血液透析，24h 血亮氨酸清除率应 > 750μmol/L，2 ～ 4d 将血亮氨酸水平降至 400μmol/L 以下。治疗后使其浓度保持在 400 ～ 600μmol/L。同时补充必需与非必需氨基酸，保证患者足够的营养和热量的摄取，注意血糖监测，必要时补充胰岛素。试用最大剂量维生素 B_1 治疗，每日 100 ～ 300mg，口服。

3. 脑水肿的处理　每天血浆渗透压降低超过 8mmol/L 可导致致命脑疝。需监测头围、囟门大小、颅内压增高表现及脑疝迹象。可通过抬高头部、监测体重或尿量、调整液体摄入，保持血液渗透压 290 ～ 300mmol/L，尿渗透压 < 300 ～ 400mmol/L，尿比重 < 1.010。已发生脑水肿则应及时治疗：呋塞米 0.5 ～ 1mg/kg，每 6h 1 次；甘露醇 0.5 ～ 1.0g/kg，3% ～ 5% 高渗盐水 5 ～ 10mmol/kg，血钠维持在 140 ～ 145mmol/L。

4. 慢性期治疗　重点是控制饮食，同时还需保证供给足够的热量和营养以满足生长发育需要。应用无支链氨基酸特殊奶粉喂养。若出现亮氨酸缺乏，同样可引起严重后果，因此需控制血亮氨酸浓度在 100 ～ 300μmol/L，以保证正常的生长和神经发育。维生素 B_1 有效者，每日 100 ～ 300mg，口服，长期治疗。定期监测血支链氨基酸的水平。因长期应用特殊氨基酸奶粉可导致患儿微量元素缺乏，需适当补充。

5. 肝移植　根据文献报道，肝移植后几年内 BCAA 内稳态均能维持正常。全支链 2- 氧酸脱氢酶活性明显升高，不需要限制饮食，在分解代谢增高的情况下，没有代谢失代偿的危险。但肝移植手术创伤大、难度高、并发症多、供肝来源稀缺，不利于广泛开展。需考虑到所需费用及手术风险。

四、酪氨酸血症

酪氨酸血症（tyrosinemia）是由于酪氨酸分解代谢途径中酶的缺陷导致血浆酪氨酸明显升高而引起的疾病。根据酶缺陷种类不同，可将酪氨酸血症分为 3 型：①由于延胡索酰乙酰乙酸水解酶（fumarylacetoacetate hydrolase，FAH）缺陷导致延胡索酰乙酰乙酸（fumarylacetoacetate，FAA）不能水解为延胡索酸及乙酰乙酸的酪氨酸血症Ⅰ型（tyrosinemia type 1，HT-Ⅰ）又称肝 - 肾型酪氨酸血症，以肝脏、肾脏和周围神经病变为特征的代谢性疾病；②由于酪氨酸氨基转移酶（tyrosine aminotrasferase，TAT）缺陷使酪氨酸不能转变成 4- 羟基苯丙酮酸的酪氨酸血症Ⅱ型又称眼 - 皮肤型酪氨酸血症，以角膜增厚、掌跖角化、发育落后为特征的代谢性疾病；③ 4- 羟基苯丙酮双加氧酶（4-hydroxyphenylpyruvate dioxygenase，4-HPPD）缺陷导致 4- 羟基苯丙酮酸不能转化成尿黑酸的酪氨酸血症Ⅲ型，以神经症状为主要表现的临床综合征。另外一些特殊原因可引起酪氨酸暂时性升高，无须处理可自行缓解，也无任何功能损害，例如餐后采血、各种原因引起的肝衰竭、牛奶喂养的未成熟新生儿等情况。本文主要讲述 HT-Ⅰ。

（一）病因及发病机制

FAH 作为酪氨酸分解代谢途径中的终末酶，可将酪氨酸代谢生成的 FAA 最终分解为延胡索酸和乙酰乙酸，参与糖和脂肪酸代谢，由于 FAH 缺陷，延胡索酰乙酰乙酸不能分解为延胡索酸和乙酰乙酸，延胡索酸乙酰乙酸及其上游产物马来酰乙酰乙酸堆积，与琥珀酰丙酮、琥珀酰丙酮 A 构成了主要的毒性中间代谢产物。主要表现为：抑制 Δ- 氨基酮戊酸脱水酶活性，使胆色素合成受阻，Δ- 氨基酮戊酸堆积，引起类似卟啉症样改变，可导致神经轴突变、脱髓鞘改变；琥珀酰丙酮 A 可能通过其不稳定的羰基对 DNA 的烷化作用，以及其对 DNA 连接酶的抑制作用，诱发细胞癌变；琥珀酰丙酮和琥珀酰丙酮 A 与蛋白的巯基结合，导致细胞损伤。

HT-Ⅰ是一种常染色体隐性遗传病，*FAH* 基因的纯合突变或复合杂合突变可致病。*FAH* 基因位于常染色体 15q25.1，总长 30 ～ 35kb，包含 14 个外显子，主要在肝脏和肾脏表达。HT-I 临床表现多种多样，与基因突变类型不同有关，尚与患者肝脏组织中对 FAH 抗体有反应组织及对 FAH 抗体无反应组织的比例有关，两者比例的多少，在一定程度上决定了病情的严重程度。这两种不同的组织拼接在一起，形成一种特殊的镶嵌现象，目前认为是由于有毒代谢产物堆积形成的细胞环境压力，使突变的等位基因自我修复的结果。

（二）临床表现

HT-Ⅰ多于新生儿期及婴儿期起病，以进行性肝功能损害、肾小管功能障碍及急性间歇性卟啉病样神经精神系统症状为主要临床表现。一般可分为急性型、慢性型和亚急性型，其临床表现差异较大。部分患者可表现为严重的肝病危象及神经危象。

1. **急性型** 最常见，约占 80%。起病年龄较小，多发生在出生后几天至几周内，一般不超过 2 个月，主要表现为急性肝衰竭，其他临床可见肝脾大、肝硬化、黄疸、低血糖、贫血、凝血功能异常、厌食、呕吐及生长迟缓。病情进展快，如不治疗，自然寿命不超过 1 年。

2. **亚急性型** 出生后 2 ～ 6 个月起病，除肝损害外还表现为肾小管损害及神经系统损害。表现有肾性糖尿、氨基酸尿、低磷血症性佝偻病、易激惹、嗜睡、角弓反张等。病情进展相对较快。

3. **慢性型** 病情进展相对较慢，可有不同程度的肝损害、肝硬化，肾小管功能障碍及神经精神症状较其他两型更为显著，表现为范科尼综合征、肾小管酸中毒等，慢性型患者如发生肝硬化，可逐渐进展为肝细胞癌。

4. **肝病危象** 明显的出血倾向为主要表现。常间歇发作，严重时可危及生命。

5. 神经危象　以痛性伸肌张力增高、呕吐和肠梗阻、肌无力和自残为主要表现。可继发呼吸道感染，常需借助机械通气治疗。缓解期一般不遗留功能损害。

（三）辅助检查

1. 常规检查

（1）血常规可见血红蛋白降低、血小板减少；尿常规可见尿糖及尿蛋白。

（2）血浆谷丙转氨酶、谷草转氨酶及血清总胆红素常轻度或中度增高，部分患者可无改变，转氨酶明显增高常提示急性肝损害。凝血功能障碍明显。血磷、血糖可降低。

（3）AFP 增高，平均高达 160 000μg/L，增高明显常提示肝细胞癌的可能。

（4）24h 尿磷测定可见尿磷排出增加。

2. 血浆氨基酸分析　可见酪氨酸、琥珀酰丙酮浓度增高明显，部分患儿可有高蛋氨酸血症。尿有机酸分析：可见琥珀酰丙酮排出增多，也可检出 4- 羟基苯复合物及以酪氨酸为主的多种氨基酸。血、尿中琥珀酰丙酮水平显著升高为该病的特异性表现。

3. 酶学及基因突变分析　可检测肝、淋巴细胞、红细胞、皮肤成纤维细胞、肾的 FAH 活性。基因分析可确诊。

4. 影像学检查　肝胆脾超声可见肝大、肝实质密度不均、脾大等。彩色多普勒超声检查可用于评估肝血管和门静脉高压。肾超声检查可及时发现肾结构的改变，如肾小管扩张、回声增强、肾增大、肾囊肿及钙质沉着症等。腹部 CT 或 MRI 有助于发现肝细胞癌变。颅脑 CT 或 MRI 有助于发现神经脱髓鞘病变。长骨 X 线片有利于发现佝偻病样改变。

5. 其他　急性神经危象发作时，可见尿卟啉、Δ- 氨基酮戊酸明显增高。

（四）鉴别诊断

HT-I 需要与引起血酪氨酸水平升高的疾病，如遗传性酪氨酸血症 II 型及 III 型、新生儿一过性高酪氨酸血症、高蛋白质饮食或静脉营养引起的暂时性血酪氨酸水平升高等相鉴别。

急性型 HT-I 需与其他可导致早期急性肝损害的疾病相鉴别，如感染性肝病、药物性肝损伤、某些代谢性疾病以肝损伤为主要表现者，如线粒体肌病、新生儿肝内胆汁淤积症、遗传性果糖不耐受、半乳糖血症、脂肪酸氧化缺陷等。

亚急性和慢性型 HT-I 应与原发性范科尼综合征、肾小管性酸中毒、抗维生素 D 性佝偻病、胱氨酸尿症、眼 - 脑 - 肾综合征、肝豆状核变性等伴有佝偻病体征及肾小管功能不全表现等疾病相鉴别。

（五）治疗要点

治疗原则是减少酪氨酸摄入及有毒代谢产物堆积，治疗并发症。

1. 饮食治疗　原则为通过限制天然蛋白的摄入维持血氨基酸水平处于适宜范围，同时补充无酪氨酸和无苯丙氨酸特殊医学用途配方食品以满足患儿生长发育和机体代谢需要。低苯丙氨酸和低酪氨酸饮食可降低血浆酪氨酸水平。但单纯限制蛋白质摄入仅改善肾小管功能，而对肝脏及神经系统无益，也不能降低肝细胞癌的发生，并且不利于儿童的生长发育。目前推荐 1 岁以下婴儿，每天天然蛋白摄入量约 2g/kg，1 岁以上约 1g/kg。建议血酪氨酸的理想控制范围为 200 ～ 400μmol/L 或 200 ～ 600μmol/L。血苯丙氨酸应维持在正常范围。

2. 4-HPPD 抑制剂的使用　尼替西农可通过抑制 4HPPD 活性阻断近端酪氨酸代谢通路，阻止 4- 羟基苯丙酮酸向尿黑酸转化，减少异常中间代谢产物如琥珀酰丙酮 A、琥珀酰丙酮的产生，快速逆转 HT-1 患者的临床症状，此药物的应用可极大地改善患者预后。但由于尼替西农可进一步导致体内酪氨酸浓度升高，须联合低酪氨酸饮食以防止酪氨酸蓄积引起的角膜混浊、掌跖角化等类似遗传性酪氨酸血症 II 型症状。所有接受治疗的患儿须密切监测尼替西农血药浓度、SA 水平及血氨基酸水平，定期监测血常规、肝功能、白蛋白、甲胎蛋白、凝血功能及肝脏影像学检查，评估病情，酌情调整治疗方案。

3. 肝移植　通过以上治疗方法仍有部分患儿治疗效果不佳。如出现以下情况可考虑肝移植：确诊肝细胞癌；暴发性肝衰竭；以上治疗失败者，如表现凝血功能无法纠正、肾小管功能不能改善、AFP 持续增高、血或尿可检测有毒代谢产物持续存在。

4. 酶替代疗法　苯丙氨酸氨裂合酶可将苯丙氨酸直接分解为无毒代谢产物反式肉桂酸和氨，并由尿液排泄达到治疗效果。

五、同型半胱氨酸血症

同型半胱氨酸血症（homocysteinemia，HCY）是存在于人体中的一种含硫非必需氨基酸，是蛋氨酸代谢过程的中间代谢产物。胱硫醚 β 合成酶在维生素 B_6 的辅助下将同型半胱氨酸转换成为胱硫醚。蛋氨酸合成酶在维生素 B_{12} 及叶酸的作用下将同型半胱氨酸甲基化生成蛋氨酸。任何环节的代谢障碍均可导致同型半胱氨酸血症。该病属于常染色体隐性遗传病。Hcy 是动脉粥样硬化、急性心肌梗死、脑卒中、冠状动脉病变及外周血管病变等发病的独立危险因子。

（一）病因及发病机制

Hcy 有两条代谢途径。①甲基化过程：5，10- 亚甲基四氢叶酸经亚甲基四氢叶酸还原酶（MTHFR）作用生成 5- 甲基四氢叶酸，后者经甲硫氨酸合酶（MS）辅酶维生素 B_{12} 作用生成四氢叶酸，MS 需经甲硫氨酸合成还原酶还原激活，该过程是脑组织唯一的同型半胱氨酸甲基化过程。②转硫过程：Hcy 及丝氨酸在维生素 B_6 依赖的胱硫醚 β 合成酶（CBS）作用下生成胱硫醚。这两个代谢过程中需要多种酶及辅酶作用。该过程中任何一种代谢缺陷均可造成 Hcy 在体内蓄积。Hcy 是一种多功能损伤因子，可破坏细胞的完整性，导致细胞结构和功能损伤，诱导血管局部的炎症细胞释放多种炎症因子，使血管局部功能损伤等。另外，肥胖、肾脏疾病、糖尿病、恶性肿瘤、免疫抑制剂、低叶酸及维生素 B_{12} 饮食、吸烟、饮酒等也可引起同型半胱氨酸增高。

CBS 定位于 21q22.3，主要表达在肝脏和胰腺，脑、肾脏、心脏、肺脏中有少量表达。常见的突变基因有 CBS 基因、MS 酶基因，甲钴胺素 cb1C、cb1D、cb1E、cb1F 及 cb1G 缺陷，甲硫氨酸合成还原酶基因、亚甲基四氢叶酸还原酶基因。

（二）临床表现

1. CBS 缺乏　可出现血管、眼部、神经系统、骨骼系统严重异常改变。①神经系统损害：神经精神异常为主要表现，还可以出现运动发育迟缓、智力低下、癫痫、步态不稳等，甚至可出现脑卒中、头痛、偏瘫等。②心血管系统：表现为血清 Hcy 不仅与脑卒中的发病、发展相关，而且与脑出血、脑小血管病相关，另外还可引起儿童动脉粥样硬化、原发性高血压，中国人群中 Hcy 是心血管疾病的独立危险因素。③眼部异常：3 岁以后出现晶状体脱落、视网膜脱落、视力下降，继发青光眼、白内障等甚至失明。④骨骼异常：婴幼儿期患者多无明显骨骼异常，于学龄期或青少年期出现特殊的体型，四肢、指（趾）细长，骨质疏松，尤其是脊椎骨较早出现骨质改变，容易骨折骨质疏松、脊柱侧弯、膝外翻等。

2. 甲钴胺素（维生素 B_{12}）代谢缺陷　出生早期即可出现呕吐、喂养困难、嗜睡、肌张力低下和发育延迟，还可引起大细胞贫血。

3. MTHFR 缺陷　临床以神经症状为主，新生儿呼吸暂停发作和阵挛性痉挛导致死亡，可有小头畸形、智力低下、抽搐、精神紊乱等，也可伴有早发的血管疾病、周围神经病变表现。

（三）辅助检查

1. 血常规检测　白细胞、红细胞、血红蛋白、血细胞比容，平均红细胞体积、平均红细胞血红蛋白含量、平均红细胞血红蛋白浓度。MS 或甲钴胺素（维生素 B_{12}）缺陷症患儿可出现巨幼细胞贫血。

2. 血 Hcy 测定　空腹采血，测定血浆中 Hcy 浓度。CBS 缺乏者：血浆 Hcy、甲硫氨酸增高，但胱硫醚降低。维生素 B_{12} 及 MTHFR 缺陷：血浆 Hcy 增高，甲硫氨酸减低或正常。

3. 尿液检测　Hcy 升高，硝普钠试验检验尿中含硫氨基酸，如呈现红色或紫红色为阳性。

4. 脑脊液检测　MTHFR 缺陷症患者脑脊液中 5- 甲基 - 四氢叶酸明显降低。

5. 脑电图及头部影像学检查　脑电图可有异常。CT 可见脑萎缩。

6. 基因分析或相关酶活性测定　相关酶及基因分析从分子生物水平明确诊断。

（四）鉴别诊断

1. 马方综合征　患儿出生早期即四肢细长，晶状体较早出现向上脱位，常有心脏瓣膜等心血管病变可导致猝死。HCY 患者也可出现晶状体脱位，但方向是进行性向下，常先表现为近视，出生后数年才出现指（趾）细长；实验室检查相关的生化指标可加以鉴别。

2. 高甲硫氨酸血症　化验可见血甲硫氨酸增高，但血浆 Hcy 正常，可加以鉴别。

（五）治疗要点

针对不同的病因给予不同的饮食及药物治疗。

1. CBS 缺乏　一经诊断应立即治疗。应限制蛋氨酸摄入，即限制天然蛋白质，补充祛除蛋氨酸的特殊奶粉或氨基酸粉，给予大剂量维生素 B_6（100 ～ 1000mg/d），也有推荐维生素 B_6 300 ～ 600mg/d，同时给予叶酸 10mg/d，甜菜碱（3 ～ 9g/d）补充治疗，维生素 C 100mg/d，以改善内皮细胞功能。维生素 B_{12} 1mg/（kg·d）。治疗的目的是使血同型半胱氨酸降至 30 ～ 60μmol/L 以下。

2. 维生素 B_{12} 代谢障碍及 MTHFR 缺陷　血液蛋氨酸浓度正常或降低，在疾病状态下，由于代谢物蓄积导致自身中毒，患者多存在喂养困难、厌食蛋白质等营养障碍，体内蛋氨酸水平进一步下降。对这类患者应保证天然蛋白质供给，补充叶酸及维生素 B_{12}，必要时补充蛋氨酸、甜菜碱。

六、高甲硫氨酸血症

单纯性高甲硫氨酸血症是由于体内甲硫氨酸（methionine，Met）降解受阻导致血液中甲硫氨酸持续升高引起的疾病，大多为常染色体隐性遗传，少数为常染色体显性遗传。该病发病率极低。单纯性高甲硫氨酸血症多无临床表现，少数有智力减退及其他神经系统症状。

（一）病因及发病机制

甲硫氨酸代谢途径包括转硫与转氨两个过程。转硫途径：Met 通过 MAT Ⅰ / Ⅲ 转变为 S- 腺苷甲硫氨酸（S-adenosylmethionine，SAM/AdoMet），SAM/AdoMet 经甘氨酸 N-甲基转移酶（GNMT）转变成 S- 腺苷同型半胱氨酸（S-adenosylhomocysteine，AdoHcy），AdoHcy 再经 S- 腺苷同型半胱氨酸水解酶（AHCY）生成同型半胱氨酸。上述代谢途径中的酶发生基因突变即可引起甲硫氨酸水平增高，同型半胱氨酸降低。相关基因 *MAT1A*、*GNMT* 和 *AHCY* 突变可导致转硫过程异常。转氨过程中甲硫氨酸转氨酶或 2- 酮 -4- 甲基硫代丁酸氧化脱羧酶缺乏影响转氨，可导致甲硫氨酸增高。

（二）临床表现

多数患者无临床症状或体征，过高的甲硫氨酸可导致患儿精神发育迟滞和学习记忆障碍，这与其氧化应激诱导神经元细胞死亡有关。一些患者可出现认知障碍、运动功能落后、肌无力等神经系统症状，往往呼吸、汗液或尿有煮熟洋白菜的气味，有的在新生儿期出现胆汁淤积，可以有牙齿和头部异常、心肌病等表现。

（三）辅助检查

1.血氨基酸测定　血浆甲硫氨酸升高达正常上限的 10 倍以上，血同型半胱氨酸下降。甲硫氨酸升高的程度取决于 MAT Ⅰ / Ⅲ 残余活性，而酶残余活性与基因突变的类型及其杂合程度有关。

2.尿氨基酸测定　尿中甲硫氨酸浓度、4- 甲硫基 -2- 氧代丁酸增高。

3.头部影像学检查　头颅 MRI 可发现大脑脱髓鞘病变。

4.基因诊断及酶活性测定　单纯性高甲硫氨酸血症主要是由于甲硫氨酸生成同型半胱氨酸转氨过程中酶相关基因如 *MAT1A*、*GNMT*、*AhCY* 基因突变所致，其中 *MAT1A* 基因突变最常见。*MAT1A* 基因定位于 10q23.1，在肝表达，含 9 个外显子，编码 395 个氨基酸形成 MAT Ⅰ 或 MAT Ⅲ。肝甲硫氨酸腺苷基转移酶降低为正常的 10% ～ 20% 活性。

（四）鉴别诊断

1.遗传性酪氨酸血症Ⅰ型　临床表现多样，生长迟缓、呕吐、黄疸、肝大、凝血功能障碍、佝偻病、低血糖、肾小管病变、肝衰竭等。化验检查常提示 AFP 明显增高、血酪氨酸、甲硫氨酸水平升高，血琥珀酰丙酮增高是特异性诊断指标。大量 4- 羟基苯乳酸、4- 羟基苯乙酸和 4- 羟基苯丙酮酸经尿排出。

2.CBS 缺陷型同型半胱氨酸血症　表现为近视、抽搐、智力低下、血管栓塞形成、骨质疏松、蜘蛛样指 /（趾）等。血同型半胱氨酸及甲硫氨酸均增高。

3.其他原因　如早产儿摄入富含甲硫氨酸奶粉或高甲硫氨酸饮食导致暂时性高甲硫氨酸血症；Citrin 缺乏所致的新生儿肝内胆汁淤积、肝脏疾病也会导致继发性甲硫氨酸增高。

（五）治疗要点

治疗上可以给予低甲硫氨酸奶粉但是 MAT Ⅰ / Ⅲ 缺陷者是否需饮食限制 Met 的摄入，目前仍有争议。支持者认为高浓度甲硫氨酸会竞争性抑制其他中性氨基酸进入大脑而影响脑髓鞘化。有临床症状的患者可以补充 S- 腺苷甲硫氨酸，有报道患者使用后神经系统症状消失，复查颅脑磁共振成像显示大脑髓鞘重新形成。摄入肌酸和胆碱可作为辅助性治疗。

七、白化病

白化病（albinism）是由于黑色素细胞内的酶系统有先天缺陷引起的黑色素合成障碍性疾病。根据患者的临床表现和基因型可分为非综合征性白化病和综合征性白化病两大类。非综合征性白化病可分为眼皮肤白化病（oculocutaneous albinism，OCA）、眼白化病（ocular ablinism type 1，OA1）、皮肤型白化病。

OCA 是临床常见类型，为常染色体隐性遗传病，致病基因位于 11q14-q21，OCA 又以 OCA1 型最常见，此型由酪氨酸酶（tyrosinase，TYR）基因突变引起。皮肤型白化病是常染色体显性遗传病，致病基因位于 15q11-q12；OA1 是性连锁隐性遗传，致病基因位于 Xq26.3-27.1。

（一）病因及发病机制

正常人体的黑色素细胞含有黑色素小体可合成黑色素，黑色素小体中有含酮的酚氧化酶，即酪氨酸酶。酪氨酸酶是黑色素合成过程中的限速酶，这种酶可将酪氨酸转变成黑色素。白化病患者虽有黑色素细胞，但由于缺乏酪氨酸酶，阻断了黑色素的形成，在任何黑色素细胞中均无黑色素形成，导致患者皮肤、黏膜、毛发、虹膜等处无黑色素生成而出现白化。此种为非综合征性白化病的发病机制。另外，负责运送这些关键分子到黑色素小体的运输复合物的缺陷，如 Hermansky-Pudlak 综合征蛋白所参与的各种运输复合体，主要导致综合征性白化病。

（二）临床表现

1. OA1　婴儿期眼球震颤，视频度减低，虹膜色素上皮和眼底色素减退，中央凹发育不良，严重的屈光不正，双目协调功能减低，成像异常，斜视。视敏度终身保持稳定，在青少年期时往往可有缓慢改善。

2. OCA　患者出生即有临床表现，皮肤、毛发、虹膜、视网膜、脉络膜均无黑色素。毛细血管清晰显露，皮肤呈弥漫性乳白色或淡粉色，阳光照射易产生红斑，但无色素沉着。患者对紫外线高度敏感，常出现日光性皮炎、光化性唇炎、基底细胞癌及鳞状细胞癌等疾病。毛发纤细，呈银白色或淡黄色，睫毛及眉毛呈白色或淡黄色；虹膜灰蓝色或透明，视网膜缺少色素，瞳孔在小儿患者中为淡红色，到成人则黑色增加，可伴有畏光、眼震、视力减低、视野异常、斜视等。

皮肤型白化病多见于男性，眼底色素缺乏，脉络膜血管清晰可见，虹膜透明，有眼震、畏光、视敏度下降。

（三）辅助检查

1. 皮肤活组织检测或电镜检查　皮肤组织病理检查可见表皮黑色素减少，但黑色素细胞数目正常。大多数 OA1 男性和女性携带者中，光镜或电镜下可见到皮肤角质形成细胞及黑色素细胞中存在巨大黑色素小体。

2. 基因分子诊断　分子诊断是各亚型鉴别诊断最可靠的方法，90% 以上男性 OA1 患者可通过基因诊断方式明确诊断。分子诊断方法除了常用的 Sangerc 测序外，还可应用 NGS，对于一些大片段缺失或重复可利用 NGS 数据进行深度分析，并结合荧光定量 PCR 或多重连接探针扩增进行验证。

（四）鉴别诊断

临床需要与多种具有白化病表现特征的疾病相鉴别。

1. Griscelli 综合征（GS）　由于 GS 表现出毛发和皮肤色素减退，有时也将其列为白化病亚类。GS 一般不影响视网膜色素，这是与白化病鉴别的重要依据。显微镜下观察头发毛干，多数 GS 患者可见到团块状色素团。

2. 斑驳病　是一种以色素减少为特征的常染色体显性遗传病。患者出生时即有色素脱失斑，可发生于任何部位，常见于面部中央、前胸、腹部等身体前侧。白斑形状不规则，大小不一，边界清楚。最具特征的是发生在额部中央或稍偏部位的三角形或菱形白斑，并伴有横跨发际的局限性白发。有时额部白发是本病的唯一表现。

3. 白癜风　是一种后天发生的色素减退性疾病，病因不清。精神创伤、化学刺激等可诱发或加重白癜风皮损。白斑可发生于任何年龄和部位，可呈局部和泛发性，且可进行性发展扩大。泛发性白癜风有时可累及全身，白斑部位的毛发也可能变白，但其他器官系统不受累，可与白化病相鉴别。

（五）治疗要点

本病无特殊治疗方法，主要是对症处理。应避免阳光直接照射以防灼伤，佩戴有色眼镜可减轻眼部不适。避免从事对视力要求较高的工作。由于其外貌异常，患者可出现多种心理问题，表现在学习、工作、婚姻、生育等方面，可以寻求心理治疗。

（杨　明）

第二节　新生儿有机酸代谢病

一、甲基丙二酸血症

甲基丙二酸血症（methylmalonic academia，MMA）又称甲基丙二酸尿症，是我国最常见的有机酸代谢病，大部分为常染色体隐性遗传病，主要是由于甲基丙二酰辅酶 A 变位酶或其辅酶钴胺素（cobalamin，cbl，维生素 B_{12}）代谢缺陷，导致甲基丙二酸、3- 羟基丙酸等代谢物异常堆积而发病。根据酶缺陷类型分为甲基丙二酰辅酶 A 变位酶缺陷（Mut 型）及其辅酶钴胺素代谢障碍（cbl 型）两大类。其中 Mut 型又可分为甲基丙二酰辅酶 A 变位酶功能完全缺乏（mut^0 型）和甲基丙二酰辅酶 A 变位酶功能部分缺乏（mut^- 型）。钴胺素代谢障碍包括 cblA、cblB、cblC、cblD、cblF、cblH、cblX，其中 cblX 型不同于其他类型，为 X 染色体遗传。Mut 型及 cblA、cblB、cblH 仅表现为 MMA，因此称为单纯型甲基丙二酸血症。cblC、cblD、cblF、cblX 表现为 MMA 伴同型半胱氨酸血症，称为甲基丙二酸血症合并同型半胱氨酸血症。其中约 30% 为单纯型 MMA，70% 为 MMA 合并同型半胱氨酸血症，在合并型中，约 95% 为 cblC 型。发病率在不同国家和地区有着很大的差异，为 1/100 000～1/50 000。

（一）病因及发病机制

由于甲基丙二酰辅酶 A 变位酶的缺陷或甲基钴胺素活性下降，使缬氨酸、蛋氨酸、苏氨酸、异亮氨酸、胆固醇、奇数链脂肪酸的代谢途径受阻，不能转化成琥珀酰辅酶 A，其旁路代谢产物甲基丙二酸、3- 羟基丙酸、甲基枸橼酸等毒性代谢产物蓄积，引起肝脏、脑等脏器的损伤，表现出相应临床症状。

（二）临床表现

临床表现有很大差异，缺乏特异性，常见有反应差、喂养困难、呕吐、惊厥、智力发育落后、肌张力低下、运动障碍等。可呈急性、间歇性、慢性病程。重症患儿可于新生儿期发病。根据发病时间可分为早发型和晚发型。

1. 早发型　多于 1 岁内起病，主要表现为喂养困难，发育落后，最严重的表现为神经系统症状，可出现惊厥、运动功能障碍及舞蹈手足徐动症等，常伴有血液系统异常，可出现贫血、全血细胞减少等，病死率较高。也可合并有肺炎等感染性疾病及多系统损害，因此极易被误诊，增加了病死率及致残率。

2. 迟发型　可延迟到成人期发病，常合并有外周神经、肝、肾、眼、血管及皮肤等多系统损害。因甲基丙二酸及其代谢产物可导致患儿神经细胞凋亡、脱髓鞘样改变，因此在儿童或青少年时期可表现为认知能力下降、意识模糊及智力落后等。感染、饥饿、疲劳、疫苗注射等常为疾病的诱发因素。

因该病表现缺乏特异性，部分患儿可以溶血尿毒综合征、紫癜等特殊疾病为首发表现。随着新生儿筛查的普及，很多患儿常在无症状时即诊断。

（三）辅助检查

1. 常规检查　血常规、尿常规、肝功能、肾功能、血氨、血乳酸、血气分析、血糖等。化验结果可出现贫血、全血细胞减少、代谢性酸中毒、酮症、高氨血症、血糖紊乱、肝功能异常等。

2. 血串联质谱检测　为首选且较快捷的诊断方法。血丙酰肉碱及血丙酰肉碱 / 乙酰肉碱比值增高。

3. 尿气相色谱检测　为首选且较快捷的诊断方法。尿甲基丙二酸及甲基枸橼酸增高明显，严重者可伴 3- 羟基丙酸、3- 羟基丁酸、丙酮酸增高。

4. 分型试验

（1）维生素 B_{12} 负荷试验：每天肌内注射维生素 B_{12} 1mg，首选羟钴胺，连续 1 ～ 2 周，观察患儿对维生素 B_{12} 的反应性。临床症状好转，血丙酰肉碱 / 乙酰肉碱比值下降 50% 以上，判断为维生素 B_{12} 有效型。若肌内注射维生素 B_{12} 治疗后，患儿血丙酰肉碱 / 乙酰肉碱比值下降，尿甲基丙二酸也有所下降，但小于 50%，可判断为维生素 B_{12} 部分有效型。

（2）血同型半胱氨酸检测：单纯型 MMA 患儿血液同型半胱氨酸浓度 < 15μmol/L。甲基丙二酸血症合并同型半胱氨酸血症者，同型半胱氨酸浓度增高，可与单纯型鉴别。

（3）基因检测：是确诊 MMA 及进行诊断分型的最可靠的依据。编码甲基丙二酰辅酶A 变位酶的基因为 MUT，定位于染色体 6p21，含 13 个外显子。编码 cblA、cblB、cblC、cblD、cblF、cblX 的基因分别为 *MMAA*、*MMAB*、*MMACHC*、*MMADHC*、*LMBRD1*、*HCFC1*。单纯型 MMA 中，MUT 基因突变最常见，以 c.729_730insTT（p.D244LfsX39）突变最为常见。MMA 合并同型半胱氨酸血症中，*MMACHC* 基因突变多见，以 c.609G > A（p.W203X）突变最为常见。

5. 颅脑 MRI　常见为对称性基底节损害，可表现为脑白质脱髓鞘变性、软化、坏死、脑萎缩及脑积水等。

6.脑电图 伴有抽搐的患儿,脑电图可出现癫痫波、高峰失律等,伴有慢波背景改变。

(四)鉴别诊断

1.继发性甲基丙二酸血症 多是由于母源性疾病或饮食习惯,导致患儿自胎儿时期即处于维生素 B_{12} 和叶酸缺乏状态,出生后可有甲基丙二酸血症相似的临床表现。但仔细询问母亲病史、既往饮食习惯,以及血液维生素 B_{12}、叶酸、同型半胱氨酸测定可对两种疾病进行鉴别。

2.丙酸血症 临床表现无特异性表现,与甲基丙二酸血症类似,血串联质谱检测可见血丙酰肉碱及丙酰肉碱与乙酰肉碱的比值增高,常伴有甘氨酸增高,因此仅依据血串联质谱的结果很难与甲基丙二酸血症相鉴别。尿有机酸测定中丙酸血症患儿可有 3-羟基丙酸与甲基枸橼酸增高,可与甲基丙二酸血症进行鉴别。

(五)治疗要点

1.急性期治疗

(1)维持生命体征和纠正内环境紊乱,严密监测生命体征及血气分析等,及时补液、纠酸、纠正离子紊乱。

(2)限制蛋白质摄入,给予无亮氨酸、蛋氨酸、缬氨酸、苏氨酸的饮食。若血氨高于300μmol/L,应完全限制蛋白摄入,但严格限制蛋白质摄入的时间不应超过48h,避免内源性蛋白质分解,加重病情。

(3)静脉滴注左卡尼汀 100~300mg/(kg·d)。

(4)肌内注射维生素 B_{12} 1mg/d,连续 3~6d。

(5)静脉输注葡萄糖,糖速可控制在 4~10mg/(kg·min)。

(6)若患儿血氨 > 500μmol/L,伴有严重的电解质紊乱、脑水肿、昏迷等表现,且经限制蛋白摄入,应用左卡尼汀及降血氨药物治疗 3~4h 仍无效者,应考虑血液透析或血液滤过。

2.长期治疗

(1)饮食治疗:维生素 B_{12} 无效或部分有效的单纯型MMA患者,须给予特殊饮食及营养干预,严格限制天然蛋白质摄入,但婴幼儿蛋白摄入仍应保证在 2.5~3.0g/(kg·d),儿童每天 30~40g,成人每天 50~65g。甲基丙二酸血症合并同型半胱氨酸血症患者不需要严格控制蛋白质摄入,避免医源性低甲硫氨酸血症,否则会导致肢端皮炎样皮疹及营养不良等。

(2)药物治疗:维生素 B_{12} 有效型患者给予维生素 B_{12},1mg/次,1~2次/周。左卡尼汀 50~200mg/(kg·d),口服或静脉滴注。甜菜碱:用于MMA合并同型半胱氨酸血症,100~500mg/(kg·d)口服。叶酸 5~10mg/d,口服。维生素 B_6 10~30mg/d 口服。胰岛素或生长激素,可增加蛋白质及脂质合成并改善代谢。相应营养元素补充维生素 B_{12}、维生素 A、维生素 D、钙、锌等。

(3)肝、肾移植:对于维生素 B_{12} 无效型且饮食控制治疗效果较差的患者可尝试肝、肾移植治疗。患者酶活性及基因检测有利于进行肝肾移植的时机选择。

(4)基因治疗:为新型治疗方法,尚需进一步完善。

二、丙酸血症

丙酸血症（propionic academia，PA）为缬氨酸、异亮氨酸等支链氨基酸和奇数链脂肪酸代谢异常的一种较常见的有机酸血症，是由于丙酰 CoA 羧化酶活性缺乏，使体内丙酸及其代谢产物前体异常堆积导致一系列生化异常、神经系统及其他脏器的损害，属于常染色体隐性遗传病。为编码丙酰 CoA 羧化酶的 *PCCA* 基因和 *PCCB* 基因突变所致。丙酸血症的患病率因地域和种族不同而存在差异，上海新华医院筛查 76 万例新生儿的资料显示我国患病率约为 0.5/10 万。

（一）病因及发病机制

丙酰 CoA 在丙酰 CoA 羧化酶的催化下可转化成为甲基丙二酰 CoA，因此，丙酰 CoA 羧化酶的活性缺乏，会导致丙酰 CoA、丙酸等代谢产物的异常堆积，引起机体损伤。

（二）临床表现

1. 早发型　出生后可存在数小时至 1 周无症状期，可无明显诱因病情迅速恶化，出现喂养困难、吸吮无力、拒乳、呕吐、腹胀。严重者甚至昏迷、进行性脑水肿、呼吸窘迫，可在几天内死亡或出现永久性脑损伤。

2. 迟发型　可表现为运动发育落后、喂养困难、反复呕吐、肌张力障碍等。应激情况下可诱发急性发作，常表现为昏迷或惊厥，发作时常伴有代谢性酸中毒、酮尿、高氨血症等。稳定期表现包括生长障碍，运动、语言及智力发育落后、精神发育迟滞、癫痫发作等。

患儿还可出现 QT 间期延长、心律失常、左心室功能减弱等。

（三）辅助检查

1. 常规检查　血常规示全血细胞减少、贫血，血氨及血乳酸增高，血气分析结果常提示酸中毒。此外可能出现肝肾功能损害、心肌酶增高、离子异常等。

2. 血串联质谱检测　血丙酰肉碱及丙酰肉碱/乙酰肉碱比值增高。部分患者血甘氨酸增高。

3. 尿气相色谱检测　尿 -3 羧基丙酸、丙酰甘氨酸及甲基枸橼酸增高，伴或不伴甲基巴豆酰甘氨酸增高。

4. 基因检测　*PCCA* 基因位于染色体 13q32，含 24 个外显子，突变位点主要集中在外显子 13、12、19、18。*PCCB* 基因位于染色体 3q13.3-q22，突变位点多存在于外显子 12、15、11、6。

5. 酶活性测定　通过皮肤成纤维细胞和外周血淋巴细胞酶学分析，可见酶活性明显下降，帮助诊断该病。

6. 颅脑 MRI　可见不同程度的脑池脑沟增宽、脑萎缩、髓鞘化延迟及基底节改变。

7. 脑电图　急性失代偿期为严重的弥漫性慢波，稳定后脑电图可恢复正常。早发型患儿脑电图可表现为暴发抑制波形。

8. 产前诊断　通过测定培养的羊水细胞或绒毛膜组织酶活性和突变基因，或羊水中甲基枸橼酸水平可直接进行产前诊断。当胎儿丙酰辅酶 A 活性缺乏时，羊水中甲基枸橼酸水平为正常的 20 ～ 30 倍。

（四）鉴别诊断

1. 甲基丙二酸血症　丙酸血症患者尿气相色谱检测中甲基丙二酸值正常，有助于两种疾病的鉴别。

2. 多种羧化酶缺乏症　血串联质谱检测，多种羧化酶缺乏症患者血-3 羟基异戊酰肉碱水平增高，丙酸血症患者正常。

3. 其他疾病　如糖尿病酮症酸中毒、乳酸性酸中毒等，通过血、尿代谢物的质谱分析可以鉴别。

（五）治疗要点

1. 急性期　限制天然蛋白质的摄入，及时补液、纠正酸中毒及电解质紊乱。补充热量，按基础能量需求的 1.5 倍补充能量，急性期按 6 ～ 8mg/（kg·min）输注葡萄糖。左卡尼汀急性期用量为 100 ～ 300mg/（kg·d），口服或静脉滴注；必要时进行腹膜透析和血液透析。

2. 长期治疗　控制蛋白质摄入，给予不含异亮氨酸、缬氨酸、蛋氨酸和苏氨酸的饮食。婴幼儿蛋白摄入应保证在 2.5 ～ 3.0g/（kg·d），儿童每天 30 ～ 40g，成人每天 50 ～ 65g。稳定期给予左卡尼汀 50 ～ 200mg/（kg·d），口服或静脉滴注，利于丙酰 CoA 的代谢和排除。

3. 肝移植　在反复出现代谢失代偿时，可考虑进行器官移植，近几年作为丙酸血症的一种治疗手段取得了进步。移植成功的患者，临床症状得到改善，无须饮食限制和其他医学治疗。原位肝移植中的辅助性原位肝移植，可以保留患儿部分肝脏，方便将来进行基因治疗，或者为移植失败的患儿提供暂时性的肝脏功能支持。

三、异戊酸血症

异戊酸血症（isovaleric academia，IVA）是由于异戊酰辅酶 A 脱氢酶先天性缺陷，使亮氨酸分解代谢途径出现异常，导致异戊酸大量堆积而出现神经系统、血液系统等损害的一种罕见遗传性代谢病，属于有机酸血症的一种，系常染色体隐性遗传。由于异戊酸的异常蓄积，患者呼吸及体表均可散发特殊气味。本病为最早明确诊断的一种有机酸血症，于1966 年首次报道。发病率在不同国家之间有着显著差异，在我国仅有散在的病例报道。

（一）病因及发病机制

在亮氨酸代谢的第三步中，异戊酰辅酶 A 在异戊酰辅酶 A 脱氢酶的作用下，氧化生成 3-甲基巴豆酰辅酶 A，最终转化成乙酰乙酸和乙酰辅酶 A。异戊酰辅酶 A 脱氢酶的缺陷，导致异戊酰辅酶 A 旁路代谢产物的异常蓄积，因此，在尿液中可检测出大量异戊酰甘氨酸。当异戊酰辅酶 A 的产生量超过了甘氨酸 N- 酰化酶的最大负荷量时，在尿中即可检测出游离异戊酸。

（二）临床表现

1. 急性发作型　新生儿出生时表现正常，于出生后 1 ～ 14d 发病，表现为非特异性喂养困难、拒乳、呕吐、反应差、脱水、嗜睡和惊厥。急性发作期因异戊酸的堆积可有特殊的汗脚气味。病情进展迅速，可因脑水肿和出血导致昏迷或死亡。

2. 慢性间歇型　表现为非特异性生长发育落后及神经系统损伤。可因感染或高蛋白饮食诱发，出现反复呕吐、嗜睡进而进展为昏迷、酸中毒，可伴有"汗脚气味"，限制蛋白质饮食并输注葡萄糖可缓解发作。其他伴随症状包括腹泻、血小板减少、中性白细胞减少和全血细胞减少，部分病例有脱发、高血糖。多数慢性间歇型病例精神运动发育正常，但部分病例可有轻度甚或重度智能落后。许多患者对高蛋白食物产生自然厌恶。

3. 无症状型　仅为新生儿筛查时发现异常，而无临床症状。

（三）辅助检查

1. 血常规可见全血细胞减少，血气分析通常可见代谢性酸中毒、乳酸血症，急性期可有严重的高氨血症、血糖紊乱、低钙血症等。

2. 血串联质谱检测：异戊酰肉碱升高为该病的重要确诊指标，急性发作时血中异戊酰甘氨酸也明显增高。

3. 尿气相色谱检测：该病急性发作时尿中可检测出明显增高的异戊酰甘氨酸，也可见异戊酰肉碱增高。

4. 异戊酰辅酶 A 脱氢酶活性分析：异戊酰辅酶 A 脱氢酶活性缺乏。可测定成纤维细胞、淋巴细胞、羊水细胞的酶活性进行辅助诊断。

5. 基因诊断：为辅助诊断手段。异戊酰辅酶 A 脱氢酶基因位于染色体 15q14-15，包含 12 个外显子和 11 个内含子，目前全世界发现约 40 种异戊酰辅酶 A 脱氢酶的基因突变。

6. 颅脑 MRI：非特异性表现为脑发育不良，苍白球受累，胼胝体变薄，脑萎缩等，也可无异常。

（四）鉴别诊断

1. 戊二酸血症 Ⅱ 型　该病急性发作时也可散发出汗脚气味，与异戊酸血症相似。但异戊酸血症在血串联质谱和尿气相色谱检测中可发现大量增多的异戊酰甘氨酸和增高的异戊酰肉碱，以鉴别这两种疾病。

2. 酮症酸中毒　由于异戊酸血症急性发作时可伴有高血糖和酮症，可被误诊为酮症酸中毒。完善血串联质谱和尿气相色谱检测，发现特异性增高的指标可鉴别。

（五）治疗要点

1. 急性期　治疗原则是促进合成代谢，减少机体蛋白质分解代谢。亮氨酸摄入应减少至日常摄入量的 50%，可以摄入糖类。静脉滴注左卡尼汀 100 ～ 200mg/（kg·d）、甘氨酸 250 ～ 600mg/（kg·d）。必要时可透析。对症给予纠酸、抗感染、止惊等治疗。

2. 间歇期

（1）饮食疗法：减少亮氨酸的摄入，减少异戊酰辅酶 A 代谢物的来源，但仍需保证正常的生长发育，多数情况下可摄入 1.5g/（kg·d）的天然蛋白质。

（2）药物治疗：左卡尼汀 50 ～ 100mg/（kg·d），甘氨酸 150 ～ 250mg/（kg·d），分 3 ～ 4 次服用。

四、戊二酸血症 Ⅰ 型

戊二酸血症 Ⅰ 型（glutaric academia I，GA-1）主要是戊二酰辅酶 A 脱氢酶活性缺陷导致赖氨酸、色氨酸及羟赖氨酸代谢受阻而引起疾病，特征性临床表现为巨头畸形、脑萎缩和继发于纹状体变形的急性肌张力障碍。为常染色体隐性遗传病。1975 年由 Goodman 等首次报道，在世界范围的总发病率为 1/10 万，具有种族和地区差异。

（一）病因及发病机制

在赖氨酸、羟赖氨酸、色氨酸的分解代谢中，戊二酰辅酶 A 脱氢酶可催化戊二酰辅酶 A 生成 3- 甲基巴豆酰辅酶 A。因戊二酰辅酶 A 脱氢酶活性降低或丧失，导致赖氨酸、羟赖氨酸和色氨酸的分解代谢受阻，从而使戊二酸、3-羟基戊二酸等异常堆积，并与肉碱结合形成戊二酰肉碱。

（二）临床表现

1. 出生时伴有头大，或出生后不久头围迅速增大，常疑为脑积水。

2. 可伴有轻微非特异性神经系统症状，如喂养困难、呕吐及易激惹等。

3. 发热、感染、腹泻、常规免疫接种等诱因后可出现急性脑病危象，出现急性肌张力减退、意识丧失和类似癫痫发作表现，发育倒退现象明显。

（三）辅助检查

1. 一般检查　可出现低血糖、高乳酸、高血氨、代谢性酸中毒、转氨酶及心肌酶异常等情况。因此需完善血常规、尿常规、肝功能、肾功能、血气分析、血糖、血氨、血乳酸及心肌酶。

2. 血串联质谱检测　患者血中戊二酰肉碱及戊二酰肉碱/乙酰肉碱比值增高。

3. 尿气相色谱检测　患者尿中戊二酸、3-羟基戊二酸增高。

4. 基因检测　戊二酰辅酶A脱氢酶基因位于染色体19p13.2，含11个外显子，目前世界范围内报道约200种突变。基因突变分析有助于轻型患者的诊断及产前诊断。

5. 颅脑MRI　典型的早期表现有额颞叶脑实质萎缩、蛛网膜下腔增宽、额颞叶脑实质萎缩。急性发作时可见基底节细胞毒性水肿改变。

（四）鉴别诊断

1. 中枢神经系统感染　戊二酸血症Ⅰ型患者急性脑病发作前常有感染等诱发因素，与中枢神经系统感染相类似。但戊二酸血症Ⅰ型经抗感染及脱水治疗无效。完善血串联质谱及尿气相色谱可鉴别两者。

2. 戊二酸血症Ⅱ型　此病患儿尿戊二酸水平也可增高，但同时伴有多种酰基肉碱水平增高，戊二酸血症Ⅰ型患儿不会出现此种改变，可鉴别这两种疾病。

3. 枫糖尿症　侧脑室周围、脑干背侧和小脑深部脑白质显著的、弥漫性水肿，或侧脑室周围白质、灰质包括苍白球的信号异常。血串联质谱检测可见乳酸增高。临床有特殊的枫糖浆味。

（五）治疗要点

本病为多种遗传代谢病中可以治疗的一种，治疗原则为通过食物及药物来维持代谢，尽量避免发生急性脑病危象，减少致残率及致死率。

1. 维持期治疗

（1）饮食治疗：低脂肪、低蛋白饮食，限制赖氨酸摄入，减轻异常堆积的代谢产物对神经系统的损害，但同时又要保证患儿正常生长发育。6岁以内的患儿，蛋白质的摄取量控制在 $1.0 \sim 1.25g/(kg \cdot d)$；同时保证热量供给 $420 \sim 483kJ/(kg \cdot d)$。少食多餐，这样可避免长时间饥饿及血糖过低的危机。随着年龄的增长，赖氨酸的摄入量应逐渐降低，6个月以下患儿应 $< 100mg/(kg \cdot d)$；$6 \sim 12$ 个月应 $< 90mg/(kg \cdot d)$；$1 \sim 3$ 岁应为 $60 \sim 80mg/(kg \cdot d)$；至6岁时应减为 $50 \sim 60mg/(kg \cdot d)$）。

（2）药物治疗：左卡尼汀可以预防继发性肉碱缺乏，稳定期 $50 \sim 200mg/(kg \cdot d)$，口服，6岁以后可减少到 $50mg/(kg \cdot d)$，需要终身补充。维生素 B_2 $50 \sim 300mg/d$，口服，

部分患者有效。

2. 急性期治疗　监测生命体征，预防急性脑病危象。

（1）给予不含赖氨酸的饮食，48h 后可视病情逐渐增加天然蛋白质摄入量至代谢维持治疗时的水平。同时应限制天然蛋白质的摄入。

（2）保证能量供给，补充足量碳水化合物，可口服 10%～20% 葡萄糖，必要时可经静脉输注高浓度葡萄糖。

（3）左卡尼汀：200mg/（kg·d），口服或静脉给药均可。

（4）对症处理：有感染者，可给予抗生素积极控制感染。发热者及时对症退热治疗，如布洛芬。发生癫痫者可给予抗癫痫治疗。用药的同时需保持水、电解质平衡，纠正内环境紊乱。

五、3- 甲基巴豆酰辅酶 A 羧化酶缺乏症

3- 甲基巴豆酰辅酶 A 羧化酶缺乏症（3-methylcrotony-coenzyme A carboxylase deficiency，MCCD）是一种罕见的新生儿遗传代谢病，是亮氨酸降解障碍的一种常染色体隐性遗传病，是由于基因 *MCCC1* 及 *MCCC2* 突变所致。新生儿遗传代谢病筛查普及后，发现的 MCCD 较多，总体发病率约为 1 ： 36 000。

（一）病因及发病机制

3- 甲基巴豆酰辅酶 A 羧化酶是亮氨酸中间代谢产物 3- 甲基巴豆酰辅酶 A 转化成 3- 甲基戊烯二酸单酰辅酶 A 的一个羧化酶，由于此酶缺乏造成 3- 甲基巴豆酰辅酶 A 堆积，继而与甘氨酸结合生成 3- 甲基巴豆酰甘氨酸，与左旋肉碱结合生成 3- 羟基异戊酸，使患儿尿中有机酸增加，形成有机酸尿症及继发型肉碱缺乏。

（二）临床表现

差异较大，从无症状到严重的神经系统受累，甚至死亡。绝大多数患者均为无症状型。

1. 无症状型　患者出生后血串联质谱筛查 3- 羟基异戊酰肉碱增高，随访后该患儿 3- 羟基异戊酰肉碱仍持续增高，但患儿自出生至成年期均无症状。此类患者通常无须治疗。

2. 母源性　母亲可为无症状型 MCCD 患者，母亲通过乳汁或胎盘将增高的 3- 羟基异戊酰肉碱传递给新生儿，出生后新生儿筛查发现异常，患儿无任何异常临床表现，一段时间后复查血串联质谱，指标可恢复正常。

3. 症状型　患者可于出生后数天甚至 5 岁左右发病，感染、高蛋白饮食等应激可诱发疾病发作，急性发病史可出现低血糖及酮症酸中毒。临床表现通常无特异性，常见临床症状包括喂养困难、生长发育延迟、呕吐、腹泻、脑水肿、抽搐、反射亢进、肌张力增高或低下、嗜睡、昏迷等，可有"猫尿"气味。

（三）辅助检查

1. 常规化验　血常规、尿常规、肝肾功能、血糖、血气分析、血氨、血乳酸等。可表现为低血糖、酮症酸中毒、高乳酸、高血氨、代谢性酸中毒、转氨酶异常等。

2. 血串联质谱检测　3- 羟基异戊酰肉碱增高，血浆游离肉碱浓度降低。

3. 尿气相色谱检测　尿 3- 甲基巴豆酰甘氨酸增高，为主要诊断指标。尿 3- 羟基异戊酸也可轻微增高或正常。

4. 酶活性测定　患者酶活性明显降低。首先选择淋巴细胞 MCC 酶活性测定，如无异常，须进行培养的皮肤成纤维细胞测定 MCC 活性。

5. 基因诊断　3- 甲基巴豆酰辅酶 A （3-methylcrotony-coenzyme A carboxylase，MCC），由 α 和 β 两个亚单位组成，α 亚单位由 *MCCC1* 基因编码，β 亚单位由 *MCCC2* 基因编码。*MCCC1* 基因位于染色体 3q27.1，包含 19 个外显子。*MCCC2* 基因位于染色体 5q13.1，包含 17 个外显子。目前报道两个基因的突变种类分别约 60 种。

（四）鉴别诊断

1. 3- 羟基 -3- 甲基戊二酰辅酶 A 裂解酶缺乏症　尿气相色谱检测中可见特异性的 3- 羟 -3- 甲基戊二酸增高，可以进行鉴别。

2. 3- 甲基戊二酰辅酶 A 水解酶缺乏症　血串联质谱及尿气相色谱检测中可见 3- 甲基戊烯二酸及 3- 甲基戊二酸增高，对于疾病的鉴别有意义。

（五）治疗要点

1. 无症状者不需要治疗。

2. 有症状者：限制亮氨酸的摄入，限制蛋白质饮食，蛋白质摄入量一般为 0.8 ～ 1.5g/（kg·d），予高糖饮食，保证热量及各种营养素供应。严重肉碱缺乏可给予左旋肉碱治疗。急性期：纠正酸中毒，纠正低血糖，维持水、电解质平衡。

3. 对于母源型患者，应坚持随访，尤其在感染等应激情况出现时，若随时出现症状，随时治疗。

六、3- 羟基 -3- 甲基 - 戊二酰辅酶 A 裂解酶缺乏症

3- 羟基 -3- 甲基 - 戊二酰辅酶 A 裂解酶缺乏症 （3-hydroxy-3-methylglutary-coenzyme a lyase deficiency，HMGCL），又称 3- 羟基 -3- 甲基戊二酸尿症 （3-hydroxy-3-methylglutary aciduria，3-HMC），是一种常染色体隐性遗传病，是较为罕见的有机酸尿症，为亮氨酸代谢障碍疾病。此病在沙特阿拉伯地区常见。临床以代谢性酸中毒、非酮症性低血糖、尿特异性代谢产物 3- 羟基 -3- 甲基戊二酸排出增多为表现。

（一）病因及发病机制

HMGCL 可导致 3- 羟基 -3- 甲基戊二酰辅酶 A 生成乙酰辅酶 A 和乙酰乙酸的代谢途径受阻，引起尿中 3- 羟基 -3- 甲基戊二酸增高，3- 甲基戊二酸及 3- 甲基戊烯二酸的排出也增多。

（二）临床表现

1. 可在出生后数天至数月发病，也可成年期发病，年长儿可有小头畸形或大头畸形、肝大、发育迟缓等。

2. 60% ～ 70% 患者于出生后 1 ～ 5d 发病，多有严重的代谢危象，新生儿期可表现为非酮症低血糖、代谢性酸中毒、脑病、高血氨等表现，婴幼儿可出现呕吐、腹泻、反复感染等。

3. 应激情况下可诱发危象，出现呕吐、低体温、肌张力障碍甚至昏迷等。

（三）辅助检查

1. 生化指标　完善血常规、尿常规、肝肾功能、血气分析、血氨、血糖等。表现为非

特异性代谢性酸中毒、非酮症低血糖、高血氨、肝功能异常。

2. **血串联质谱检测和尿气相色谱检测**　血 3- 羟基异戊酸肉碱增高；尿 3- 羟 -3 甲基戊二酸、3- 甲基戊烯二酸、3- 甲基戊二酸和 3- 羟基异戊酸等代谢产物排出增多。

3. **物理检查**　颅脑 MRI：基底神经节、脑室周围皮层下白质、尾状核和齿状核常受累，也可有脑萎缩、脑白质异常。

4. **酶活性测定**　3- 羟基 -3- 甲基 - 戊二酰辅酶 A 裂解酶活性降低，纯合子患者肝细胞的 HMGCL 活性仅为健康人的 1% ～ 12%，杂合子个体为 37% ～ 69%。

5. **基因诊断**　*HMGCL* 基因定位于染色体 1p36.11，含 9 个外显子，目前世界范围内报道的突变 30 余种。基因分析可确诊。

（四）鉴别诊断

1. **多种酰基辅酶 A 羧化酶缺乏症**　为生物素酶缺乏和全羧化酶合成酶缺乏，可有血 3- 羟基异戊酰肉碱增高。除此之外，该类患儿多伴有酮体升高及特征性生物素酶活性降低，可进行鉴别。

2. **Reye 综合征**　部分 3-HMC 患儿的急性期与 Reye 综合征的临床表现相似，均可出现嗜睡、肝大、转氨酶异常等表现。完善血串联质谱及尿气相色谱检测可明确鉴别诊断。

（五）治疗要点

该病为少数可治疗的遗传代谢病之一，早期接受规范治疗，患儿大多可正常生长发育。

1. **有症状者**　有肉碱缺乏症补充左旋肉碱 100mg/(kg•d)，低脂、低蛋白、低亮氨酸饮食，但应保证生长发育所需，可给予高糖饮食。同时注意微量元素的补充。

2. **急性期**　补充葡萄糖纠正低血糖，碳酸氢盐纠正酸中毒，纠正离子及内环境紊乱。

3. **维持治疗**　限制蛋白质和脂肪摄入。需注意避免长期应激状态，出现严重酸中毒时可给予血液净化。

七、生物素酶缺乏症

生物素酶缺乏症（biotunidase deficiency，BTDD）是一种以神经系统及皮肤损害为特征的罕见有机酸血症，由于生物素酶基因突变导致生物素酶活性下降，使得生物素减少，导致线粒体能量合成障碍、代谢性酸中毒等表现。BTDD 是一种常染色体隐性遗传代谢性疾病。分为完全生物素酶缺乏症和部分生物素酶缺乏症。完全生物素酶缺乏症患者的生物素酶活性为健康人的 10% 以下，部分生物素酶缺乏症患者的生物素酶活性为健康人的 10% ～ 30%。该病于 1983 年 Wolf 首先报道，国外报道的发病率约为 1/60 000。

（一）病因及发病机制

生物素广泛存在于天然食物中，是一种水溶性含硫维生素，在线粒体内是丙酰辅酶 A 羧化酶、丙酮酰羧化酶、乙酰辅酶 A 羧化酶、甲基巴豆酰辅酶 A 羧化酶的辅酶，通过羧化、脱羧和脱氢反应酶系参与人体的三大物质代谢。由于生物素酶活性下降，使生物胞素及食物中蛋白结合生物素裂解成生物素减少，导致没有足够的游离生物素去激活生物素依赖性羧化酶，致使人体不能正常处理重要的代谢产物，使得代谢产物异常蓄积，并从尿中排出。因生物素为参与人体三大物质代谢的重要辅酶，所以，生物素的减少或生物素与多种羧化酶结合障碍最终导致线粒体能量合成障碍，肉碱消耗增加，引起皮肤或神经系统损害等一系列复杂的临床表现。

（二）临床表现

表型较复杂，无特异性表现，多累及皮肤黏膜、神经系统、免疫系统、消化系统、呼吸系统等多个系统。

1.早期发病　起病较重，可表现为喂养困难、呼吸困难、呕吐、腹泻、难治性皮疹、脱发、肌张力低下、惊厥、共济失调、运动发育落后。急性发作期可合并酮症、代谢性酸中毒、高乳酸血症、高氨血症、低血糖等代谢紊乱，若治疗不及时，可遗留严重的后遗症，病死率较高。

2.迟发型　患者可在幼儿至成人期各阶段发病，可因发热等原因诱发急性发作。表现为肌萎缩、肌病或肌无力、外周神经病变、脊髓损伤。另外，部分患者可有视力异常表现，也可有眼部感染，眼球运动异常等症状。40%～55%的患者可出现听力和视力受损，此部分患者虽经生物素的治疗，但受损的听力和视力也不能恢复。

（三）辅助检查

1.血串联质谱检测　血 3- 羟基异戊酰肉碱（C5-OH）增高，可伴或不伴有丙酰肉碱，或丙酰肉碱与乙酰肉碱比值增高。

2.尿气相色谱检测　尿液中乳酸、丙酮酸、3- 甲基巴豆酰甘氨酸、3- 羟基异戊酸、3-羟基丙酸、丙酰甘氨酸、甲基巴豆酰甘氨酸、3- 羟基丁酸、乙酰乙酸等增加。但少数患者尿有机酸可正常，因此，临床高度怀疑者，可反复检测尿有机酸。

3.生物素酶活性测定　完全型患者其生物素酶活性低于正常人10%，严重者酶活性低于正常人1%，部分缺乏型患者酶活性为正常人10%～30%。标本采集后需放置－80～－70℃保存。

4.物理检查　颅脑 MRI 或 CT 检查异常者主要表现为脑萎缩、脑室扩大、脑白质减少等情况，也有基底神经节信号异常改变表现。

5.基因诊断　生物素酶基因（*BTD*）定位于染色体 3p25.1，包含 4 个外显子，目前为止，国外已经报道了 168 种 *BTD* 基因突变。基因型与临床表型无明确的相关性。

6.产前诊断　在母亲妊娠 15 ～ 18 周进行羊膜穿刺术，然后提取羊水细胞 DNA，进行 *BTD* 基因突变分析。

（四）鉴别诊断

1.全羧化酶合成酶缺乏症　患者临床表现及尿液有机酸谱、血酯酰肉碱谱与生物素酶缺乏症患者类似，需要通过生物素酶、全羧化酶合成酶活性测定或基因分析进行鉴别诊断。全羧化酶合成酶缺乏症患者可表现出生物素缺乏的症状，但血液中生物酶活性测定正常。

2.后天因素导致的生物素缺乏　一些慢性胃肠道疾病可导致生物素吸收障碍。不当的饮食和生活习惯也可以引起生物素缺乏。此类患者也有生物素缺乏的表现，但解除病因后症状可好转，且血生物素酶活性测定正常。

（五）治疗要点

1.口服生物素治疗是本病的主要治疗手段，具有高效、廉价、稳定等特点。需终身服用，中途停药可能会导致病情反复或加重，甚至死亡。服药期间应避免服用生鸡蛋。生物素 5 ～ 20mg/d，部分生物素酶缺乏症者可用小剂量生物素 1 ～ 5mg/d 治疗，建议使用剂型为胶囊或片剂。

2. 重症患儿合并代谢性酸中毒或高氨血症，需限制蛋白质 0.5 ～ 1.0g/（kg·d），补充大量葡萄糖供能。左卡尼汀 100 ～ 200mg/（kg·d），纠正酸中毒。必要时可血液净化纠正代谢紊乱，过滤掉多余的代谢产物，改善病情。

八、丙二酸血症

丙二酸血症（malonic acidemia）是一种罕见的有机酸尿症，为常染色体隐性遗传病，又称丙二酰辅酶 A 脱羧酶缺乏症（malony-CoA decarboxylase deficiency，MAD）。1984 年 Brown 等首次报道了该病，目前全世界范围内报道患者共 32 例，尚无流行病学资料。

（一）病因及发病机制

丙二酰辅酶 A 脱羧酶可以调节特定的脂肪酸合成和分解。丙二酰辅酶 A 脱羧酶活性下降或丧失，导致丙二酰辅酶 A 大量堆积，抑制了多种肉碱和酰基肉碱转运酶，抑制脂肪酸 β- 氧化，使脂肪酸无法正常的合成和分解，最终使脂肪酸无法转换成能量，最终出现低血糖。因心肌细胞的能量代谢主要依赖脂肪酸氧化，因此，抑制脂肪酸氧化后会出现心肌肥大等表现。多余的代谢产物异常堆积，引起生化改变。

（二）临床表现

1. 多在儿童早期出现典型的症状和体征，可出现喂养困难、生长发育迟缓，肌张力低下，抽搐，腹泻，呕吐，代谢性酸中毒，高乳酸、低血糖等。

2. 常见的特征性临床表现为心肌病，表现为心肌肥大、心肌收缩无力。

3. 早发型可出现疾病进行性加重、肌张力低下、代谢性酸中毒、低血糖、精神萎靡等。

4. 迟发型多表现为急性胃肠炎、高热惊厥、代谢性酸中毒等。

（三）辅助检查

1. 血串联质谱检测　血丙二酰肉碱明显增高。

2. 尿气相色谱检测　尿丙二酸和甲基丙二酸增高，丙二酸增高程度更明显，部分患者尿琥珀酸、二羧酸、戊二酸增高。

3. 酶活性测定　皮肤成纤维细胞酶活性降低。

4. 物理检查　头部 MRI 可出现灰质异位。巨脑回、脑白质异常等。

5. 基因检测　可以明确诊断，并帮助遗传咨询。丙二酰辅酶 A 脱羧酶缺乏症的致病基因 *MLYCD*，定位于染色体 16q24，世界范围内有 23 种基因突变报道，无热点突变基因报道。

（四）治疗要点

无统一治疗方案，以饮食调节为主，补充肉碱可纠正肉碱缺乏状态，改善心肌损害和肌无力。

（温淑妍）

第三节　新生儿尿素循环障碍

尿素循环障碍（urea cycle disorders，UCDs）是一组以高氨血症为表现的遗传代谢病。正常尿素循环是机体在代谢途径中产生的氨合成尿素，由尿液排出。氨基酸代谢产生的氨主要在肝转变为尿素而去毒。

尿素循环障碍由尿素循环过程中所需的酶活性降低或缺乏，导致氨的代谢受阻而引起的血氨增高。尿素循环的正常运转需要 N- 乙酰谷氨酸合成酶（NAGS）、氨甲酰磷酸合成酶 I（CPSI）、鸟氨酸氨基甲酰转移酶（OTC）、精氨酸代琥珀酸合成酶（ASS）、精氨酸代琥珀酸裂解酶（ASL）和精氨酸酶（ARG）6 种关键酶，Citrin 及 ORNT1 两种转运体的参与，任何一种酶或转运体结构或功能缺陷都会导致 UCDs。

当血氨浓度＞ 100umol/L 即可对中枢神经系统，特别是发育中的大脑产生毒性作用；主要是对氨基酸代谢、神经传导、能量代谢、氧化应激、信号转导通路造成影响。随着氨浓度增高，谷氨酰胺浓度也随之升高，其对神经系统的病生理机制可能是由于高浓度谷氨酰胺损伤了脑渗透调节系统，导致脑渗透压增高、脑细胞水肿；也可能是由于脑兴奋性损伤及能量代谢障碍致谷氨酸 NMDA 受体激活，脑功能障碍。

UCDs 患者临床表现可分为急性期及稳定期。急性发作期的表现符合高氨血症的表现，包括嗜睡、呼吸暂停及肢体运动减少，甚至昏迷及死亡，新生儿常表现为拒乳、精神萎靡等败血症类似症状，严重者有体温不升、呼吸窘迫、过度换气。稳定期可无临床表现。大部分患者可出现对高蛋白食物抗拒，部分疾病伴有一些特殊症状。根据起病年龄不同，UCDs 可分为新生儿期起病的早发型 UCDs 和新生儿期后起病的迟发型 UCDs。早发型 UCDs 预后差，死亡率可高达 50%，存活者多遗留不可逆性神经系统后遗症。

由于引起血氨增高的疾病种类较多，因此，UCDs 的鉴别诊断较复杂，需鉴别血氨增高是否继发于有机酸血症及脂肪酸代谢病，或者是尿素循环障碍。新生儿期也可出现一过性高氨血症。

UCDs 治疗的关键在于降低血氨浓度，限制蛋白质的摄入，给予高能量饮食，减少蛋白质分解，减少氨生成，增加氨的排泄，缩短意识障碍时间。

一、鸟氨酸氨甲酰转移酶缺乏症

鸟氨酸氨甲酰转移酶缺乏症（ornithinecarbamoyltransferase deficiency，OTCD），是 X 连锁不完全显性遗传代谢病，是因鸟氨酸氨甲酰转移酶（OTC）基因突变导致的一种以高氨血症为主要表现的遗传性代谢病，又称高氨血症 II 型，是尿素循环障碍型疾病中最常见的类型。

（一）病因及发病机制

OTC 基因定位于 Xp11.4，全长 68kb，包含 10 个外显子和 9 个内含子，编码 354 个氨基酸，主要在肝脏中表达，其次在肠黏膜细胞中表达。OTCD 是因编码 OTC 的基因发生突变，导致 OTC 活性丧失或低下，瓜氨酸合成受阻，尿素循环中断，因而出现血氨增高、低瓜氨酸血症。过量蓄积的氨具有很强的中枢神经系统毒性，干扰脑细胞能量代谢，造成细胞毒性脑水肿、神经细胞凋亡或萎缩，影响脑内神经递质的产生，引起急性或慢性脑病、神经精神损害。还可导致大量氨甲酰磷酸蓄积，谷氨酰胺蓄积，同时激活嘧啶代谢途径，抑制了乳清酸磷酸核糖焦磷酸转移酶活性及其催化的反应，最终导致乳清酸蓄积，过量的乳清酸随尿排出致尿乳清酸排泄增加。

（二）临床表现

OTCD 患者可在任何年龄发病，依据发病时间不同，一般分为新生儿期起病型和迟发型（发病年龄＞28d），发病时间与酶活性缺乏程度有关。

1. 新生儿急性起病型　通常为 OTC 活性完全丧失，出生后数小时至数天内出现易激惹、呕吐、喂养困难、呼吸急促和昏睡等表现并迅速进展的代谢性脑病，表现为痉挛、昏迷和呼吸衰竭，甚至死亡，该类型病死率高。

2. 迟发型　症状相对较轻，发病年龄及临床表现差异较大，如肝大、反复发作的癫痫、生长发育障碍及行为异常等；儿童和成人期发病者常表现为慢性神经系统损伤，以各种行为异常、精神错乱、烦躁易怒、孤独症倾向、反复头痛和发作性呕吐为特征。部分患者可有诱发因素，如感染、发热、长期禁食、高蛋白饮食、疲劳或药物，导致急性发病。

（三）辅助检查

1. 一般生化检查　急、慢性肝损害，患者血清转氨酶呈间歇性或持续性增高，急性期常伴凝血时间延长。50% 以上的新生儿期起病患儿存在呼吸性碱中毒。

2. 血氨　血氨升高是常见的异常指标，但不是特异性指标。新生儿期起病血氨水平超过 $300\mu mol/L$，迟发型患者血氨水平多高于 $150\mu mol/L$。发作间期病情缓解时则可恢复正常。

3. 血氨基酸测定　典型患者血串联质谱检测可出现血液瓜氨酸降低，可伴谷氨酸和丙氨酸升高，精氨酸降低。新生儿串联质谱筛查血氨基酸发现，部分患儿瓜氨酸正常或轻度降低。

4. 尿气相色谱质谱检测　尿乳清酸排出明显增加。但发病间期尿气相色谱检查结果可能不典型，因此需完善发作期血尿筛查或基因检查助诊。

5. 酶活性分析　酶活性有利于诊断，男性及女性发病者酶活性为正常人的 5%～25%。

6. 基因学检查　基因突变分析有助于诊断及与 CPS 的鉴别诊断，能够发现杂合子女性和无症状的男性患者。

7. 颅脑影像学检查　颅脑 MRI 在急性期常见弥漫性脑水肿，多发、不对称异常信号，严重时可出现脑疝、梗死样表现。慢性期患者可见脑萎缩、海绵样脑病。

（四）鉴别诊断

1. 尿素循环障碍中其他疾病，如氨甲酰磷酸合成酶缺乏症、精氨酸缺乏症、精氨酰琥珀酸合成酶缺乏症等。

2. 有机酸血症，如丙酸血症、甲基丙二酸血症及多种羧化酶缺乏症等。

3. 脂肪酸氧化代谢病，如中链酰基辅酶 A 脱氧酶缺乏症及原发性肉碱缺乏症等。

4. 感染、Reye 综合征、肝病等会导致血氨升高或暂时升高。

（五）治疗要点

1. 急症治疗　进行性脑病和高氨血症时需要给予紧急治疗。原则为生命支持、尽快降低血氨水平、稳定内环境、保护重要器官功能。

（1）促进氨排出：静脉应用苯甲酸钠（250mg/kg）或苯丁酸钠（250mg/kg）及精氨酸（360mg/kg），同时补充左旋肉碱 100mg/kg。在促进尿素循环方面，瓜氨酸的效果优于精氨酸，因瓜氨酸尚无静脉注射用剂型，故目前仍建议首选盐酸精氨酸。血氨超过 $500\mu mol/L$ 者需要血液透析或腹膜透析治疗。换血治疗可导致内源性蛋白质分解代谢，应避免使用。

（2）抑制氨生成：限制天然蛋白质摄入，减少外源性氨摄入，禁食蛋白质48h；保证能量供给，防止内源性蛋白质分解代谢，应注意通便，给予适量抗生素口服，抑制肠道细菌的繁殖。

（3）支持治疗：急性期患者常存在意识障碍或呕吐，多不能耐受肠内喂养，治疗初期可给予10%葡萄糖液持续静脉输注。一般情况好转后尽快重新开始肠内喂养，可经口或鼻饲给予高热量葡萄糖聚合物。纠正离子紊乱，维持内环境稳定。

2. 长期治疗　长期治疗的目的是实现患者正常生长发育，预防高氨血症，避免并发症，使患者获得良好生活质量。

（1）饮食治疗：需终身低蛋白饮食。首先，控制蛋白质摄入量，限制蛋白质摄入量为1.0～1.5g/（kg·d），少食肉类及豆制品等高蛋白质含量食物；其次，给予高热量饮食，可减少机体蛋白质分解，主要以淀粉碳水化合物为主，如米、面食等。由于长期低蛋白饮食，OTCD患者易出现矿物质及维生素缺乏，尤其是铁、锌、铜、钙及维生素B_{12}缺乏，须补充。

（2）药物降氨：苯甲酸钠和苯丁酸钠用量通常均为250mg/（kg·d），同时补充左旋肉碱，用量为50～100mg/（kg·d）；精氨酸及瓜氨酸剂量为100～250mg/（kg·d）。

（3）血液透析或腹膜透析：药物不能有效控制血氨水平，血氨超过500μmol/L时，应尽快采用透析治疗。

（4）活体肝移植治疗：药物及透析均不能从根本上解决患者的高氨血症，最有效的方法是进行活体肝移植。活体肝移植能明显降低血氨水平，提高生活质量，但不能逆转已发生的神经系统损伤。

二、氨甲酰磷酸合成酶1缺乏症

氨甲酰磷酸合成酶1缺乏症（carbamoyl phosphate synthetase I deficiency，CPS1D）是一种由于先天性氨甲酰磷酸合成酶缺陷导致患儿高氨血症的较罕见的常染色体隐性遗传病。临床表现极为多变，主要表现为高氨血症的相关症状，严重程度与血氨水平、发病年龄及CPS1缺陷程度有关。

（一）病因及发病机制

氨甲酰磷酸合成酶1（CPS1）是人体尿素循环过程中的限速酶，催化尿素循环过程中的第一步反应，将NH_3转化为氨甲酰磷酸，最终转化为尿素，随尿液排出体外，当该酶缺乏时将导致尿素循环障碍及该循环中下游产物的消耗，尤其是瓜氨酸，因此CPS1D患者血氨浓度常明显增高，血浆瓜氨酸及精氨酸浓度常减低，以瓜氨酸为主。NH_3对神经系统有较大的毒性，能干扰脑细胞的能量代谢，使脑细胞ATP生成减少，可引起脑内兴奋性神经递质减少，抑制性神经递质增多，同时还可增强血脑屏障对色氨酸的通透性，使色氨生成和释放增加，抑制中枢神经系统，是导致中枢神经系统损伤的基础。

CPS1D致病基因CPS1基因位于2号染色体长臂（2q35），包含有4500个编码核苷酸及38个外显子和37个内含子。该基因位点主要是影响CpG二核苷酸序列，因此CPS1D的致病突变基因形式是多样化的。

（二）临床表现

临床上各个年龄段均可发病，根据年龄主要分为新生儿型和迟发型。

1. 新生儿期发病的患儿病情凶险，出生时通常表现正常，随着喂养的建立开始出现症状，如喂养困难、呕吐、嗜睡、低体温、烦躁易怒和呼吸急促、肌张力增高或降低等，病情进展迅速，发展为痉挛、昏迷和呼吸衰竭，甚至死亡，病死率高，存活患儿大都有不同程度的精神运动发育迟滞。

2. 婴儿期发病的患儿症状相对较轻，以生长发育障碍、行为异常、肝大和胃肠道症状多见。

3. 儿童和成人期发病者通常有慢性神经系统损伤，以各种行为异常、精神错乱、烦躁易怒和发作性呕吐为特征，通常因摄入高蛋白饮食或感染等因素诱发。

（三）辅助检查

1. 血氨水平升高：CPS1D 患者急性发病时血氨浓度可超过 150μmol/L 甚至更高。

2. 血氨基酸测定：血谷氨酸浓度增高，正常值范围 376.00 ～ 709.00μmol/L；瓜氨酸浓度降低，正常值范围 10.00 ～ 45.00μmol/L；精氨酸浓度降低，正常值范围 6.00 ～ 140.00μmol/L；尿乳清酸浓度可正常或降低，正常值范围 0 ～ 11.00mmol/mol 肌酐。

3. 血转氨酶水平可升高，且伴有肝大，易误诊为肝炎。

4. 肝细胞活检酶学测定：可发现氨甲酰磷酸合成酶 1（CPS1）活性降低或丧失。

5. CPS1 基因突变检测：可明确诊断。

（四）鉴别诊断

1. 其他几种类型的尿素循环障碍性疾病　如鸟氨酸氨甲酰基转移酶缺乏症、精氨酰琥珀酸合成酶缺乏症等，鉴别主要依靠酶学或基因检测。

2. 其他先天性代谢性疾病继发的高氨血症　如丙酸血症和甲基丙二酸血症等有机酸血症。

3. 脂肪酸代谢障碍　如酮症性甘氨酸血症及线粒体病等。

（五）治疗要点

1. 急性发作期　进行性脑病和高氨血症时需要给予紧急治疗，维持生命体征稳定、尽快降低血氨水平、稳定内环境、保护重要器官功能。

（1）饮食方面：急性期需禁食蛋白质 48h。

（2）药物降氨治疗：苯甲酸钠和苯丁酸钠急性发病时可分别增加到 500mg/（kg·d）和 600mg/（kg·d），同时需补充左旋肉碱 50 ～ 100mg/（kg·d），精氨酸 50 ～ 250mg/（kg·d），瓜氨酸用量可高达 250mg/（kg·d）。

（3）血液透析或腹膜透析：药物不能有效控制血氨水平，血氨超过 500μmol/L 时，应尽快采用透析治疗。

2. 非发作期　天然蛋白质摄入量应控制在 0.5 ～ 1.0g/（kg·d），并补充必需氨基酸 0.5 ～ 0.7g/（kg·d），同时保证充足的热量供给。药物降血氨治疗：苯甲酸钠和苯丁酸钠用量通常均为 250mg/（kg·d）。

3. 活体肝移植治疗　药物及透析均不能从根本上解决患者的高氨血症，最有效的方法是进行活体肝移植。活体肝移植能明显降低血氨水平，提高生活质量，但不能逆转已发生的神经系统损伤。

三、瓜氨酸血症 I 型

瓜氨酸血症 I 型（CTLN1），也称为经典瓜氨酸血症，是一种尿素循环障碍性疾病，为常染色体隐性遗传，新生儿期可发病。CTLN1 在不同人群中的发病率不同，我国尚缺乏 CTLN1 的流行病学数据。

（一）病因及发病机制

由于参与尿素循环的精氨酸代琥珀酸合成酶(ASS)缺乏引起的先天性遗传代谢性疾病，以瓜氨酸血症及高氨血症为主要特征。*ASS1* 基因主要在肝脏表达，催化瓜氨酸及天冬氨酸合成精氨酸代琥珀酸。

ASS1 基因位于染色体 9q34.1，全长 56kb，共包含 16 个外显子，3 ～ 16 为编码外显子，共编码 412 个氨基酸，是编码精氨酸琥珀酸合成酶的唯一功能性基因。*ASS* 基因突变使酶活性降低，中断尿素循环，从而阻止机体有效的加工氮，以氨的形式和其他尿素循环的副产物在血液中蓄积，导致出现瓜氨酸血症 I 型。

（二）临床表现

1. 经典型　出生时通常表现正常，随着喂养的建立后 1 周内出现症状，如体温不升、呼吸急促、反应差、喂养困难、呕吐等非特异表现，进展迅速，表现为脑水肿、颅内压增高，如抽搐、昏迷、中枢性呼吸衰竭甚至死亡，超过 50% 的病例在新生儿期死亡，存活患儿常会遗留神经系统缺陷。

2. 迟发型　发病较晚，最终可发展成肝大、肝功能异常、肝纤维化甚至急性肝衰竭。在幼儿期有喜食富含精氨酸食物（如蚕豆、豌豆、花生等）、不喜食米饭、蔬菜等的饮食偏好，随着年龄增大，出现神经系统症状，如周期性呕吐、嗜睡、惊厥、智力、运动发育落后等，轻者可仅表现为偏头痛、口齿不清、共济失调、嗜睡等。

3. 妊娠相关型　部分 CTLN1 女性患者在妊娠期或产后可出现严重高氨血症发作，甚至因严重高氨血症昏迷死亡。

4. 无症状型　部分患者（经 *ASS1* 基因分析证实的 CTLN1）无上述类型的症状体征。

（三）辅助检查

1. 常规生化　ALT、AST 升高，总胆红素及直接胆红素均升高，凝血时间延长，部分患者也可出现血尿素氮及肌酐升高等。

2. 血氨　急性期 CTLN1 患者的血氨可达 1000 ～ 3000μmol/L。

3. 串联质谱及气相色谱测定　血氨基酸测定可见瓜氨酸显著增高，常超过 1000μmol/L，部分患者甚至达 2000 ～ 5000μmol/L，赖氨酸、丙氨酸和谷氨酰胺水平升高，精氨酸和鸟氨酸降低。尿气相质谱有机酸分析可发现乳清酸、尿苷和尿嘧啶增高。

4. 酶学测定　CTLN1 患者皮肤成纤维细胞中 ASS 酶活性降低。

5. 肝组织病理学　显示肝硬化、局灶坏死及肝内胆汁淤积。

6. 基因测序　*ASS1* 基因分析可进一步明确诊断。

（四）鉴别诊断

1. 与瓜氨酸血症 II 型（CTLN2）及其他原发或继发性高氨血症相鉴别。CTLN2 患者血氨和血浆瓜氨酸水平较经典型 CTLN1 为低，脑病表现轻，可借助 *ASS1* 和 *SLC25A13* 基因突变分析。

2. 有机酸血症，可通过尿液有机酸分析相鉴别。

3. 尿素循环其他酶缺乏，通过血浆氨基酸分析及尿液乳清酸分析相鉴别。

（五）治疗要点

1. 急性期治疗

（1）饮食治疗：确诊后需严格限制蛋白质摄入，目的在于提供适量蛋白质和热量，纠正高分解代谢状态，可进行肠外营养支持，蛋白质和热量分别从 0.25g/（kg·d）和 50kal/（kg·d）开始，逐渐增加到 1.0～1.5g/（kg·d）和 100～120kal/（kg·d）。

（2）药物治疗：静脉或口服应用苯甲酸钠或苯乙酸钠。

（3）血液透析：药物治疗不理想的高氨血症应考虑血液透析以尽快降低血氨。

2. 缓解期治疗

（1）苯甲酸钠制剂：剂量为 250mg/（kg·d），分 3 次口服，随年龄增长逐渐增加到 9.9～13g/（m²·d）。

（2）精氨酸：口服剂量从 400～700mg/（kg·d）开始，随年龄增长逐渐增加到 8.8～15.4g/（m²·d）。

（3）左旋肉碱：可预防降血氨药物治疗导致的继发性肉碱缺乏症。

（4）饮食治疗：限制高蛋白食物摄入同时保证充足的热量供给。

3. 血液透析、腹膜透析　饮食控制及药物治疗无效时可采用透析治疗。

4. 肝移植　本病由参与尿素循环的精氨酸代琥珀酸合成酶（ASS）缺乏所致，故上述非手术治疗只能延缓病情的发展，目前可通过肝移植技术减少高氨血症发作，提高生活质量，但对于肝移植后患者生存时间缺乏相关研究，因此对肝移植后的效果难以评价。

四、希特林缺乏症

希特林（Citrin）缺乏症是由于肝型的线粒体内膜钙结合的天冬氨酸/谷氨酸载体（aspartate/glutamate carrier，AGC）蛋白 -Citrin 缺乏所致的遗传代谢病，是一类常染色体隐性遗传性疾病。Citrin 缺乏症包含 Citrin 缺乏所致的新生儿肝内胆汁淤积症（NICCD）、Citrin 缺陷导致的生长发育落后和血脂异常（FTTDCD）和成年发作瓜氨酸血症Ⅱ型（CTLN2）3 种不同表现型。

（一）病因及发病机制

致病基因 *SLC25A13*，该基因编码的蛋白称为希特林蛋白。由于 Citrin 功能不足，线粒体内产生的天冬氨酸不能转移至胞质参与尿素循环，导致机体不得不通过旁路途径在胞质中产生天冬氨酸以维持尿素循环的正常进行，这一旁路途径就是在 AST 的催化下，胞质中的草酰乙酸接受谷氨酸的氨基而生成天冬氨酸。此旁路途径的草酰乙酸是从苹果酸脱氢而来，这一过程伴随着还原型烟酰胺腺嘌呤二核苷酸（NADH）的产生。随着尿素循环的不断进行，肝细胞胞质内堆积的 NADH 也越来越多，从而影响苹果酸产生草酰乙酸反应的顺利进行，并最终限制天冬氨酸产生。

（二）临床表现

1. 新生儿肝内胆汁淤积症（NICCD）　新生儿或婴儿期起病，多见于 2 个月内，很少晚于 5 个月，平均出生体重较正常儿低。多以迟发、复发或者迁延性黄疸就诊，特征性改变为胆汁淤积性黄疸，伴或不伴肝（脾）大，有圆胖脸、生长发育迟缓。

2. Citrin 缺陷导致的生长发育落后和血脂异常（FTTDCD） 介于新生儿肝内胆汁淤积症（NICCD）症状缓解之后和与成年发作瓜氨酸血症Ⅱ型（CTLN2）发病之前的希特林缺乏新表型，好发于男性，且男性发病年龄早于女性，患者外观健康，身体消瘦，BMI 常 < 20kg/m²，偏爱富含蛋白质和脂肪的食物，如花生和豆类，厌食富含碳水化合物的食物，如谷类、糖果、酒精等，患者可出现疲乏、生长发育迟缓、低血糖和胰腺炎等症状。

3. 成年发作瓜氨酸血症Ⅱ型（CTLN2） 以高氨血症导致的神经精神症状为突出临床表现，预后往往不良。表现为反复发作的高氨血症及其相关神经精神症状，包括行为异常、定向力障碍、记忆障碍和意识障碍等。大部分患者偏瘦，且有明显的饮食偏好，喜食高蛋白和（或）高脂食物，而厌食高碳水化合物的食物。其初发症状可因饮酒或摄入甜食后突然出现精神活动异常。多数在发病后数月或数年内死于脑水肿。CTLN2 患者可有胰腺炎、高脂血症、脂肪肝、肝癌等并发症，有学者推测其可能与体内氧化应激增强有关。

（三）辅助检查

1. 常规实验室检查

（1）NICCD：轻度高血氨和高乳酸血症；甲胎蛋白明显增高；结合胆红素、总胆汁酸和 γ-GT 等酶学指标升高；总蛋白和白蛋白降低，低血糖，部分患者有凝血功能障碍。

（2）FTTDCD：总胆固醇升高、高密度脂蛋白胆固醇下降和低密度脂蛋白胆固醇上升。

2. 血串联质谱检测 瓜氨酸、苏氨酸、蛋氨酸、酪氨酸和精氨酸水平一过性增高。

3. 尿气相色谱分析 半乳糖、半乳糖醇和半乳糖酸及 4- 羟基苯乳酸、4- 羟基苯丙酮酸一过性升高。

4. CTLN2 胰腺分泌型胰蛋白酶抑制物（PSTI）水平明显升高，Fischer 比值 [血浆游离支链氨基酸（缬氨酸 + 亮氨酸 + 异亮氨酸）/ 芳香族氨基酸（酪氨酸 + 苯丙氨酸）] 下降。肝脏特异性精氨酸代琥珀酸合成酶（ASS）活性下降至正常的 10%。

（四）鉴别诊断

1. 瓜氨酸血症Ⅰ型 CTLN2 的 ASS 基因检测无突变，瓜氨酸血症Ⅰ型升高程度较 CTLN2 更明显。

2. 肝外胆道闭锁 肝外胆道闭锁患者血清 γ-GT 和 ALP 明显升高，超声或 MRI 检测肝门区可发现纤维块，肝脏病理特点为小胆管明显增生。

3. Alaglle 综合征 Alaglle 综合征患儿除了胆汁淤积指标增高外，还有眼角膜后胚胎环、蝶形椎骨、心脏杂音和特征性面容。

4. 进行性家族性肝内胆汁淤积症 进行性家族性肝内胆汁淤积症可通过基因突变分析相鉴别。

（五）治疗要点

1. 饮食治疗 NICCD 患者通过补充脂溶性维生素和改用无乳糖配方奶和（或）强化中链甘油三酯（MCT）的治疗奶粉，症状可在 1 岁内缓解。CTLN2 患者提高饮食中蛋白质摄入同时降低碳水化合物摄入。

2. **药物治疗**　丙酮酸钠（4～9g/d）可减少 CTLN2 患者高氨血症发作。

3. **肝移植**　病因为肝脏中特异性 Citrin 蛋白缺乏所致，上述饮食治疗及药物降氨治疗只能延缓病情的发展，并不能根治本病，CTLN2 目前最有效的治疗措施为肝移植。

（杨　明）

第22章

围生因素对新生儿代谢的影响

第一节 低出生体重对新生儿代谢的影响

一、定义

低出生体重（low birth weight，LBW）指的是活产的新生儿在出生后第 1 小时内测量的体重 < 2500g，根据孕周可分为早产低体重儿和足月小样儿，是导致新生儿在婴儿时期死亡的重要原因之一。低出生体重的发生率是反映妇幼保健状况的重要指标。随着妇女保健的加强和妊娠期营养的改善，我国低出生体重发生率在总体上呈现下降趋势，但仍处于较高水平。

二、低出生体重的影响因素

（一）妊娠期健康和产科因素

1. 早产儿与宫内发育迟缓　各种原因所致的提前分娩及宫内发育不足是低出生体重的主要影响因素。

2. 多胎妊娠　随着辅助生殖技术的发展，多胎妊娠逐年增多，但由于营养供给不足，多胎妊娠成为影响新生儿出生体重的一个重要因素。

3. 妊娠期健康　妊娠期发生妊娠高血压、妊娠合并子宫肌瘤、贫血、支原体感染、羊水异常等妊娠合并症与并发症的孕妇分娩的新生儿发生低出生体重儿的风险比不发生的高。

4. 既往生育史　自然流产史、人工流产史、家族低体重史、早产史、生育间隔等均可增加低出生体重发生的风险。

5. 心理健康状态　产前抑郁状态孕妇分娩的新生儿出生体重和胎龄较低。

（二）生活习惯和行为

1. 生活习惯　妊娠期生活习惯可以对妊娠结局产生影响，在妊娠期间，母体及胎儿的抵抗力都比较脆弱，妊娠期的生活习惯和行为均可对孕妇健康和胎儿宫内生长发育造成影响。孕妇妊娠期一些不良的生活习惯如喝浓茶或咖啡、饮酒、化妆、使用电脑时间过长、熬夜和睡眠质量较差等可提高低出生体重等不良妊娠结局的发生风险。

2. 吸烟　妊娠期吸烟会释放一氧化碳和尼古丁，与成人血红蛋白相比，由于胎儿血红蛋白对一氧化碳的亲和力更高，更容易导致胎儿缺氧继而影响其宫内生长发育。此外，妊娠期不同时期被动吸烟同样也会增加低出生体重等的发生风险。

3. 体育锻炼　孕妇妊娠期进行适度的体育锻炼可促进血液循环,增进食欲和改善睡眠质量,有利于胎儿生长,从而降低新生儿低出生体重的风险。

(三)营养因素

1. 营养不良　母体营养不良是低出生体重的独立影响因素。妊娠期增重是衡量孕妇妊娠期营养情况的指标之一,妊娠期均衡膳食与合理营养可以保证妊娠期正常增重和胎儿正常发育,并有助于获得良好的妊娠结局。

2. 营养元素　妊娠期妇女摄入的营养除了三大主要营养素以外,还应摄取多种营养元素以满足自身和胎儿生长发育所需。妇女妊娠晚期膳食钙、铁等摄入量与新生儿体重有关,摄入不足可导致妊娠期贫血、妊娠期高血压、腓肠肌痉挛等,继而影响胎儿生长发育,导致低出生体重儿的发生;妊娠期食用富含碳水化合物的食物并适当增补复合维生素、矿物质和叶酸等可促进胎儿宫内生长,从而降低分娩低出生体重儿的风险。

(四)其他因素

1. 保健意识　建册和开始保健时间越早、产检次数越多的孕产妇所分娩的低出生体重儿及早产儿明显减少。

2. 妊娠期环境　胎儿对环境中的某些化学污染物吸收率比成年人高,且对其毒性作用更敏感。大气中PM2.5的含量是低出生体重的危险因素,妊娠早期暴露于PM10、二氧化硫、二氧化氮可对新生儿出生体重造成不良影响。

3. 父亲因素　丈夫吸烟、喝酒、在母亲孕前 3 个月内服用地西泮类药物等,与低出生体重有一定关系。

4. 其他　新生儿出生体重还受孕妇年龄、文化程度、职业、收入、居住地等多方面因素不同程度的影响。

三、对新生儿代谢的影响

(一)低出生体重儿糖脂代谢异常

低出生体重儿在宫内时,糖脂代谢指标已出现异常:低出生体重儿的低密度脂蛋白水平显著高于正常出生体重儿。原因可能为母体低密度脂蛋白水平影响了胎儿自身的低密度脂蛋白水平,这与"节俭基因学说"的基本观点本质是一致的。"节俭基因学说"认为:胎儿为适应营养缺乏的宫内环境,自身代谢和器官组织结构发生适应性调节,导致包括血管、胰腺、肝和肺等结构上发生永久性改变,这种适应性的调节导致成年期发生冠心病、卒中、糖尿病、高血压等疾病。但有关低出生体重儿糖代谢异常的研究结果国内外尚有争议。低出生体重儿的脐血或出生后数天内的血液中含氮产物如氨、尿素、尿酸等增加,这说明营养不良的胎儿由于热量储备不足导致蛋白质分解代谢增加。低出生体重儿肝糖原异生和糖原分解明显受损,这与肝脏的一种糖原异生限速酶(1,6 二磷酸己糖或磷酸烯醇丙酮酸羧化酶)功能发育延迟有关。因此低出生体重儿易发生低血糖,且可持续数周。

(二)低出生体重儿追赶性生长

对于低出生体重儿而言,追赶性生长是机体对体重进行自我调节的代偿性生长,该时期也是低出生体重儿体重恢复正常的关键时期,且与学龄前期的认知功能密切相关。出生后的第 1 年是追赶性生长的最佳时期,且低出生体重新生儿追赶性生长的关键时期在出生后的前 6 个月。追赶性生长不仅影响低出生体重儿神经、体格和运动的生长发育，还与成年期的一些慢性疾病的患病有关。追赶性生长中的体重增加过速，容易发生脂肪的过度聚集，增加成年期诸如肥胖、2 型糖尿病及代谢综合征等某些慢性病的患病风险。

（三）低出生体重对生长发育的影响

低出生体重不仅危及新生儿健康，还会影响儿童期和青少年时期机体生长发育及健康状况。低出生体重的儿童生长发育往往落后于正常出生体重的同龄儿童，且较易患儿童期与青春期肥胖、代谢综合征和缺铁性贫血等疾病；体格发育、社会适应和认知发展等方面也比同龄正常出生体重儿差，低出生体重与多种神经问题相关，更容易出现感觉神经损伤、自闭症和注意力不集中等不良情况，同时低出生体重儿发生新生儿先天性和青少年时期心血管疾病的风险也较高。此外，低出生体重儿在成年时期患上某些慢性病如呼吸窘迫性疾病、2 型糖尿病、血脂代谢异常等的风险也会增加。低出生体重不仅危及新生儿的健康，而且对新生儿生长发育和成年期慢性病等的发生有着明显影响，给家庭和社会带来巨大的负担，是一项具有挑战性的多方面的公共卫生问题。

新生儿低出生体重受多方面因素的影响，尽管现今新生儿医学技术不断发展及其水平不断提高，但由于低出生体重儿特别是早产低出生体重儿宫内发育尚不成熟，故容易出现先天畸形及易发生围生儿窒息、羊水和胎粪吸入等各种合并症。而且因为对外界的适应力相对较差，抵抗力和免疫功能也较低下，更容易受到环境和社会条件的影响，发生健康问题的风险较大，因而其患病率和死亡率显著高于正常出生体重儿，是围生期保健的重点人群。

（刘　宁）

第二节　早产对新生儿代谢的影响

一、定义

早产是指胎儿在妊娠 37 周前（≤ 259d）分娩。随着医疗技术进步及三孩政策的开放，我国早产儿出生率及存活率逐渐增加。早产儿组织器官不成熟，对外界适应能力差，易发生各种并发症，死亡率较高，存活者发生严重伤残的风险也高。了解早产儿的代谢特点，加强管理，维持内环境稳定，对于早期诊治及改善预后有重要意义。

二、早产的危险因素

（一）母亲因素

1. 母亲生殖因素：如早产史和母亲年龄。

2. 母亲疾病：如感染、贫血、高血压、子痫前期 / 子痫、心血管和肺部疾病、糖尿病。

3. 母亲生活方式：如体力活动、物质滥用或吸烟史、饮食、体重和压力较大。

4. 子宫颈、子宫和胎盘因素：如子宫颈短、子宫颈手术、子宫畸形、阴道异常出血、前置胎盘或胎盘早剥。

5. 多胎妊娠。

（二）胎儿因素

如存在先天异常、生长受限、胎儿感染和胎儿窘迫。

（三）产科干预

如羊水穿刺操作不当等。

三、对新生儿代谢的影响

（一）早产儿体液及电解质代谢特点

1. 胎儿及早产儿体液分布的特点　胚胎发育初期，95% 由水组成，主要分布在细胞外液（extracellular water，ECW），随着胎儿生长，细胞增殖和脂肪沉积，细胞内液（intracellular water，ICW）逐渐增多，总液体量（total body water，TBW）和 ECW 逐渐减少。因此与足月儿相比，早产儿有更多的 TBW 和 ECW，胎龄越小体液占的比例越高，ECW 越多。早产儿体液中的电解质组成也与胎龄有关，具体变化见表 22-1。

表 22-1　不同胎龄新生儿体液和电解质组成

体液组成	24 周	28 周	32 周	36 周	40 周
液体总量（%）	86	84	82	80	78
细胞外液（%）	59	56	52	48	44
细胞内液（%）	27	28	30	32	34
Na^+（mmol/kg）	99	91	85	80	77
K^+（mmol/kg）	40	41	40	41	41
Cl^-（mmol/kg）	70	67	62	56	51

2. 早产儿出生后体液及电解质的变化　早产儿出生后，由于细胞外液量收缩，总液体量继续减少，在新生儿头几天可出现尿量增多、尿钠排泄增多和体重下降现象，但是不伴脱水和低钠血症，称为生理性体重下降。生理性体重减轻是新生儿对宫外生活的过渡和适应反应，胎龄越小，细胞外液越多，生理性体重减轻越明显，持续时间越长。此变化可分为 3 个阶段。

（1）利尿前期：出生后 12 ～ 48h，无论摄入量如何，尿量均减少，钠、钾排泄较少，肾脏绝对排水能力受限，丢失的液体主要为皮肤的不显性失水。

（2）利尿期：出生后 2 ～ 5d，尿排水、钠、钾突然增加，但摄入量无明显增加，多数出生后体重丢失发生于此阶段。

（3）利尿后期：出生后 4 ～ 5d 开始，尿排水、钠、钾减少，尿量变化与摄入量有关。

在出生后早期体液变化期应允许 ECW 等张性收缩和负水平衡，使其能够成功地从宫内向宫外过渡，若补液或补钠过多可能延迟出生后体液分布适应性变化的发生，可能引起早产儿 PDA、IVH、BPD、NEC 等疾病发生率增高。

3. 影响早产儿体液及电解质平衡的因素

（1）肾功能

1）肾的发育与孕龄相关，出生后没有加速成熟过程，约在胎龄 34 周完成肾的发育。

出生后随着肾血管阻力下降和体循环压力的升高，肾小球滤过率（GFR）迅速增高，但胎龄 < 34 周的早产儿出生后 GFR 无明显增高，当大量静脉供给液体或电解质时，不能有效增加尿量而易导致水钠潴留。

2）早产儿较足月新生儿的肾浓缩功能更差，需要更多的水需要量，对水摄入不足的耐受能力更差。

3）早产儿肾稀释功能相对成熟，但因 GFR 低和浓缩功能差，使得早产儿只能在一定范围内维持水的平衡，因此出生后早期的入液量需严格控制，避免供水过多或过急。

4）早产儿钠排泄能力有限，肾小管对钠的重吸收能力低下，因此早产儿易出现高钠或低钠血症，需严密监测。

5）出生后利尿是早产儿的常见现象，是由于出生后利钠触发的细胞外液溶液正常缩减所致。早产儿肾糖阈较足月儿低。

（2）不显性失水：不显性失水（insensible water loss，IWL）包括经皮肤和呼吸道的蒸发失水，但不包括出汗。不显性失水量取决于早产儿的胎龄、日龄、环境温度和湿度、代谢率和皮肤的完整性。

1）表皮的发育到 32 周基本成熟，胎龄越小皮肤抗蒸发的屏障功能越差，加之早产儿体表面积相对较大、呼吸频率快，使得早产儿经皮肤和呼吸道的不显性失水增多。

2）出生后皮肤角化层的成熟迅速加速，一般在出生后 1 周经皮肤的不显性失水可明显减少。而皮肤的破溃、损伤或皮肤先天性缺陷可增加皮肤的不显性失水。

3）任何增加呼吸通气量的因素都可能导致经呼吸道不显性失水增加。

4）适当湿化可以减少不显性失水，通过在湿化充分的暖箱内、隔热或在塑料薄膜覆盖下进行操作，可以减少不显性失水量和液体需要量。而光疗可增加不显性失水。

5）应对早产儿采取必要的措施使不显性失水减少到最小，应密切观察，精确记录出入量、体重、尿量等，尽早进行血液电解质监测。

（3）内分泌因素

1）心房利钠肽（ANP）、抗利尿激素（ADH）、肾素 - 血管紧张素 - 醛固酮系统（RAAS）在新生儿体液平衡的调节中起到重要作用。

2）早产儿肾小管对醛固酮的反应低下，在疾病状态下有低钠血症的危险。

3）在 RDS、窒息、疼痛和 IVH 等疾病状态下，早产儿易出现 ADH 的异常分泌出现抗利尿激素分泌综合征。

（二）早产儿钙、磷代谢特点

钙磷是人体内重要的矿物质营养要素，具有重要的生物学功能，其中最主要的就是形成人体骨组织。约 99% 的钙和 85% 的磷存在于骨骼中，其余则存在于体液和软组织中，与骨骼中的钙磷维持动态平衡。钙磷代谢相互关联，受 $1, 25(OH)_2D_3$、甲状旁腺素（parathyroid hormone，PTH）、降钙素（calcitonin，CT）和酸碱度的调节。体内总钙磷量的平衡取决于钙磷从肠道吸收和由肾排出量之间的平衡，钙磷在骨骼及细胞外液中的分布则主要取决于内分泌。足月胎儿所需钙的 80% 是在妊娠期最后 3 个月获得，早产儿出生时体内储备不足，同时由于早产儿本身肾发育不成熟，尿中钙的排泄量增加，容易发生钙磷代谢紊乱。维生素 D（VD）的活性形式 $1, 25(OH)_2D_3$ 可促进肠黏膜对钙磷的吸收及肾小管对钙磷的重吸收，既能促进骨骼生长、钙化，又可以促进骨吸收以维持血中钙磷的正常浓度。早产儿血清中 VD 结合蛋白浓度低于足月儿，故其 VD 的缺乏会影响骨的正常生长。早产儿需要补充 VD 促进骨钙化，但大剂量补充 VD 却并不必要，每天 800 ～ 1000U 即可满足早产儿的需要。PTH 可通过三种作用维持正常的血钙水平：增加 1, 25 (OH)$_2$D$_3$ 的形成从而使钙、磷吸收增加；促进肾小管重吸收钙，抑制其重吸收磷；促进骨吸收，动员骨中钙、磷进入细胞外液。早产儿血中 PTH 浓度低于足月儿，对早产儿钙、磷代谢有一定影响。

喂养方式对早产儿钙、磷代谢也有一定影响。母乳喂养的早产儿，其钙、磷供给不足，尤其以缺磷为主。被吸收的磷首先被用于合成有机磷复合物供给细胞生长，仅有很少可供与钙结合形成骨磷酸盐，从而使尿中钙的排出量增加，导致骨矿化过程的紊乱。这与体内实际上的钙缺乏状态是相矛盾的。早产儿配方奶虽加强了钙、磷，但由于其中钙的吸收率较低（10% ～ 50%），故配方奶喂养的早产儿由于磷没有足够的钙与之结合形成磷酸盐，导致其尿钙低而尿磷高。所以从钙磷代谢来看，配方奶喂养虽然优于母乳喂养，但两者均不是早产儿最佳的喂养方式。早产儿，尤其是极低出生体重儿（very low birth weight infant，VLBW）较为常见和严重的钙、磷代谢紊乱性疾病有代谢性骨病（metabolic bone disease，MBD）、肾钙质沉着症（nephrocalcinosis，NC）、低钙血症等。

（三）早产儿糖代谢特点

早产儿因其生理学和解剖学等结构的发育不成熟，容易出现糖代谢紊乱。在出生后第 1 周，早产儿有发生糖代谢异常的可能。与足月儿相比，早产儿的葡萄糖 / 胰岛素内环境稳态有很大不同，早产儿更可能出现低血糖症或高血糖症。

1. 早产儿出现低血糖的原因

（1）胎儿糖原和脂肪的储存主要发生在妊娠 34 周后，因此早产儿容易因为缺少糖原和脂肪的储存而发生低血糖，特别是胎龄＜ 34 周的早产儿。

（2）早产儿的大脑 / 身体比例高，脑组织利用了近 90% 葡萄糖，所以大脑在低血糖时，特别容易受到损伤。

（3）早产儿体内酮体和非酯化脂肪酸浓度比足月儿低，酮体和非酯化脂肪酸有稳定血糖的作用。

（4）早产儿胰腺 B 细胞内葡萄糖传感器不成熟，所以当发生低血糖时胰岛素的调节能力不能相应提高。

（5）暂时性的高胰岛素血症或应激所诱导的高胰岛素血症，经常发生在有胎儿宫内缺氧、宫内生长受限或母亲患有脓毒血症的婴儿中。早产儿暂时性高胰岛素血症的平均持续时间是 5.5 个月（2 周～ 11 个月）。患有暂时性高胰岛素血症的婴儿常需要大剂量静脉输入葡萄糖并且对氨甲苯噻嗪和糖原发生正向反应。

2. 早产儿出现高血糖的原因

（1）在葡萄糖和胰岛素较大变化范围内，早产儿不能抑制葡萄糖产生，胰岛素分泌反应不适当，胰岛素处理不成熟，胎儿组织中葡萄糖转运体 GLUT-1/GLUT-2 比例增加等均限制了胰岛素的敏感性并提高了肝细胞对葡萄糖 / 胰岛素反应的浓度。

（2）宫内生长发育受限胎儿体内的肿瘤坏死因子 -α 浓度增加导致胰岛素抵抗。

（四）早产儿追赶性生长对代谢的影响

早产儿追赶性生长对身高、体重等指标具有促进作用，但早产儿体格发育程度不均衡，体重最明显，身高次之，这使得身体质量指数（body mass index，BMI）增大，导致追赶肥胖。配方奶喂养的婴儿比母乳喂养的婴儿长得更快，这种生长模式与后来肥胖和心血管疾病发生风险增加有关。在代谢性疾病方面，早产与1型糖尿病和2型糖尿病发生风险的增加有关。早产儿快速增重对健康的影响存在关键期，在婴儿早期快速增重对青春期的代谢状态没有影响，但儿童期快速的体重增加会促进代谢综合征的发生。

（沈玥彤）

第三节　巨大儿对新生儿早期代谢的影响

一、定义

巨大儿指任何孕周胎儿体重 > 4000g。随着我国妊娠期保健质量的不断提高，更多孕妇提高了对巨大儿风险的认识，巨大儿的发病率得到了一定控制。根据巨大儿导致新生儿或母体致残或致死的危险程度，将出生体重分为3类：4000 ~ 4499g；4500 ~ 4999g；≥ 5000g。随着出生体重的不断增加，新生儿及母体出现致伤、致残及致死的风险逐渐增加。我国尚缺乏大样本病例研究的报道。

二、影响因素

1. 遗传因素　通常父母体格较高大。
2. 饮食因素　妊娠期饮食过量，摄入蛋白质等较高，母亲妊娠期获得体重增加过多。
3. 病理因素　既往糖尿病及 GDM、母亲出生体重过重、孕前肥胖、血脂异常、Rh 溶血病。
4. 其他　如种族、有巨大儿（体重 > 4000g）分娩史、过期妊娠、男胎等。

三、对新生儿代谢的影响

1. 低血糖　尤其是糖尿病母亲新生儿，因胰岛素量增加所致，多为暂时性。Rh 溶血病巨大儿除溶血表现外，易发生低血糖。
2. 低血钙　可能与甲状旁腺功能减退有关。
3. 红细胞增多　血黏稠度高，易发生血管内凝血，形成静脉血栓。常见肾静脉血栓，临床可出现血尿及蛋白尿。
4. 高胆红素血症　出生后48 ~ 72h 可出现，尤以胎龄 < 36 周更为常见。

四、危害

巨大儿的危害主要包括以下两个方面。
1. 对孕妇的影响　巨大儿增加剖宫产率，导致产程延长及产程阻滞、产后出血、绒毛膜羊膜炎及软产道裂伤发生。

2. 对胎儿及新生儿的影响　巨大儿增加了肩难产的风险。阴道分娩中，肩难产发生率为 0.2% ～ 3.0%，当出生体重 4500g 时，发生肩难产的风险增加到 9% ～ 14%。在母亲患有糖尿病的情况下，出生体重 > 4500g 的巨大儿肩难产的发生率从 20% 上升到 50%。最常见的与巨大儿和肩难产相关的胎儿损伤是臂丛神经损伤和锁骨骨折，特别是在 C_5 和 C_6 颈椎骨处，可导致 Erb-Duchenne 麻痹。

五、预防

减少巨大儿的发生，主要通过加强妊娠期运动、GDM 妇女的胰岛素治疗及低糖饮食、肥胖妇女的产前减肥手术等措施进行干预。

1. 妊娠期运动　鼓励无禁忌证妇女在妊娠期间进行有氧和体能训练运动。

2. 控制血糖　对于 GDM 孕妇，控制母亲高血糖可降低娩出巨大儿的风险，建议对 GDM 的孕妇进行血糖管理。

3. 减肥手术　妊娠前接受减肥手术与 GDM 和大于孕龄儿的概率降低相关，但却又导致 SGA 新生儿和早产的风险增加。考虑到其对妊娠结局的影响，建议对病态肥胖患者进行产前咨询，了解减肥手术的优点和风险。

（刘　宁）

第四节　多胎对新生儿代谢的影响

一、定义

多胎妊娠虽属于生理现象，但对母儿均有不良影响，早产是其最重要的并发症，也是造成新生儿死亡和患病的主要原因。据统计，双胞胎新生儿的平均胎龄为 37^+1 周，平均出生体重为 2390g；三胞胎新生儿的平均胎龄为 33 周，平均出生体重为 1720g；而四胞胎儿平均胎龄 31^+4 周，平均出生体重 1482g。因此，多胎新生儿易发生早产儿所常见的问题，详见本章第二节。

二、危险因素

1. 遗传因素　尤其见于有多胎家族史者。

2. 辅助生育技术　如促排卵药物及人工授精、体外受精 - 胚胎移植等。

三、对新生儿代谢的影响

多胎妊娠与单胎妊娠相比，妊娠期各项并发症的发生率显著增高。多胎妊娠由于子宫腔过大，子宫胎盘循环受阻造成胎盘缺血缺氧，窒息发生率明显增加，可达 20% ～ 30%。窒息对新生儿代谢的影响，主要体现在以下几个方面。

（一）低钠血症

低钠血症是新生儿窒息后常见的并发症，是导致缺氧缺血性脑病及颅内高压进一步恶化的重要原因。发生低钠血症的原因主要有肾性、脑性及内分泌性，肾性是指在新生儿窒息缺氧状态下肾脏对钠的重吸收减少，尿钠排出增多，血钠下降。脑性是指缺氧使细胞膜

上的钠 - 钾泵功能障碍，Ca^{2+} 内流，造成细胞毒性脑水肿。内分泌性是指缺氧时抗利尿激素、心房利钠肽、脑利钠肽、肾素血管紧张素及醛固酮分泌异常，导致钠流失。重度低钠血症可引起脑水肿和脑白质损伤，低钠血症与脑病常并存且常被忽略，还有一部分患儿只有低钠血症而被误诊为脑病，故新生儿发生窒息时，要尽早检测血钠浓度，及时发现低钠血症，合理纠正，以减少神经系统损伤。

（二）低钙血症

发生原因是窒息后细胞膜受损，钙通道开放、钙泵活性下降，致 Ca^{2+} 内流。同时，严重缺氧也可造成甲状旁腺功能降低，甲状旁腺激素分泌减少，导致血钙降低。临床可出现惊厥、心率减慢、心音低钝、心电图表现为 QT 间期延长。

（三）低镁血症

其降低程度与窒息程度成正比，原因为窒息缺氧导致神经内分泌紊乱，阻碍了镁的运转，使血清镁下降。另外，严重缺氧抑制甲状旁腺激素的分泌，肠道和肾脏吸收镁减少，肾脏排镁增加。镁在脑组织中具有重要的代谢和调节功能，镁在脑损伤后的降低将参与其继发性损害，增加脑损伤后脑水肿的发生，因此低镁血症时应及时补充镁，以防脑损伤继续加重。

（四）糖代谢紊乱

窒息及早产儿均易出现糖代谢紊乱。轻度窒息血糖异常以低血糖为主，是由于新生儿窒息缺氧时代谢增加，糖原进入无氧酵解，糖消耗增加，使血糖下降。重度窒息血糖异常以高血糖为主，窒息程度越重血糖水平值越高。原因是窒息时机体处于高度应激状态，血中儿茶酚胺、胰高血糖素、皮质醇浓度升高，组织分解及糖异生增加，使血糖升高；同时新生儿本身胰岛 B 细胞对高血糖的反应迟钝及存在相对性胰岛素抵抗，是新生儿高血糖的内在因素。

低血糖可致脑细胞能量失调，影响脑代谢和发育造成脑损害，持续低血糖 > 30min，可造成脑细胞坏死。高血糖性高渗性血症导致渗透性利尿、细胞内脱水、神经细胞损伤，甚至颅内出血。故对窒息新生儿及早监测血糖，维持正常血糖水平。

（五）铁代谢紊乱

新生儿窒息时血清铁蛋白明显升高，其原因可能与以下因素有关。

1. 铁是以铁蛋白和含铁血黄素的形式储存在体内，而储存铁又主要来自衰老红细胞的破坏。缺氧后红细胞加速破坏使血清铁蛋白增加。

2. 体内多余的铁以铁蛋白和含铁血黄素的形式储存于肝、脾、骨髓等器官的单核吞噬细胞系统中。铁蛋白以磷酸氧化高铁的形式存在，能溶于水，当身体需要时可被再动用。肝是合成转运铁蛋白的场所，缺氧后，肝对铁的吸收、转运都受到破坏，影响血清铁蛋白的浓度。

（六）脂代谢异常

血脂与载脂蛋白结合，以脂蛋白的形式在血浆中运输，在组织中代谢。人类胎儿脂肪的沉积主要发生在母亲妊娠晚期，此时孕母脂肪分解代谢增强，酮体生成增多，胎儿利用来自母亲的酮体和必需脂肪酸生成脂肪。胎盘不转运甘油三酯，刚出生的新生儿体内存在低脂血症。围生期窒息可明显升高新生儿血清总胆固醇和甘油三酯，并与疾病的严重程度及时期有关。一方面可能是缺氧抑制脂肪的分解和脂肪酸的 β- 氧化，抑制胆固醇的转化所致，使脂肪的消耗减少，即是新生儿血脂转运系统的适应所致，另一方面也可能与缺氧改变体内某些激素水平，调控总胆固醇、甘油三酯代谢中重要的酶活性有关。此外，缺氧可影响肝合成载脂蛋白，并使其含量下降。因此，我们在对重度窒息儿早期进行必要的静脉营养时，需适当控制脂肪乳剂的入量，同时密切监测血脂浓度。

（沈玥彤）

第五节　孕母营养低下对新生儿的影响

一、定义

营养不良是一个内容宽泛的概念。广义的营养不良包括营养不足或缺乏及营养过剩两个方面。它与人类健康和社会经济发展关系密切。随着我国社会经济的快速发展，居民的营养状况得到了明显改善，城乡居民的营养不良和营养缺乏的患病率一直在下降。但我国仍面临着营养缺乏与营养失衡的双重挑战。铁、维生素 A、钙等微量营养素缺乏是我国城乡居民普遍存在的问题。特别是农村育龄妇女和孕产妇微量营养素缺乏或边缘性缺乏及出生低体重儿的发生率仍然较高。妊娠期营养不良不仅增加孕产妇并发症和不良妊娠结局的发生率，而且对胎儿、新生儿及成人后的健康均有不良影响。

二、影响因素

1.饮食不均衡　妊娠期需要更多的蛋白质、铁、钙、维生素等营养素，如果饮食不均衡，容易导致某些营养素缺乏。

2.失眠压力大　失眠和压力不仅影响孕妇的情绪，还会影响身体对营养的吸收。

3.吸烟饮酒　吸烟和饮酒会影响胎儿的发育，同时也会抑制孕妇对营养的吸收和利用。

4.不健康的生活方式　孕妇的生活习惯也会影响胎儿的发育和营养吸收，如熬夜、久坐不动等。

5.妊娠反应　妊娠反应会导致孕妇的食欲缺乏、恶心呕吐等，从而影响身体的营养吸收。

6.疾病　如妊娠糖尿病，妊娠期出现妊娠糖尿病的孕妇，由于要积极控糖，所以会控制饮食量和饮食的种类，导致食量减少和食品种类受限，出现营养摄入不足和营养不全面，导致营养不良。

三、对母婴的影响

（一）对母体的影响

1.营养性贫血　包括缺铁性贫血和缺乏叶酸、维生素 B_{12} 引起的巨幼细胞贫血。妊娠期贫血以缺铁性贫血为主，在妊娠末期患病率最高。主要原因是膳食铁摄入不足；来源于植物性食物的膳食铁吸收利用率差；母体和胎儿需铁量增加；某些其他因素引起的失血等。重度贫血时，可因心肌缺氧导致贫血性心脏病，如胎盘缺氧易发生妊娠高血压综合征及妊娠高血压综合征性心脏病，贫血还可降低孕产妇抵抗力，易并发产褥感染，甚至危及生命。

2.骨质软化症　维生素 D 缺乏可影响钙的吸收，为满足胎儿生长发育所需的钙，必须动用母体骨骼中的钙，结果使母体骨钙不足，引起脊柱、骨盆骨质软化，骨盆变形，重者甚至造成难产。此外，妇女生育年龄多集中在 25～32 岁，该时期正值骨密度峰值形成期，如钙摄入量低，可影响母体骨密度，且这种影响是永久性的。

3. 营养不良性水肿　妊娠期蛋白质严重摄入不足可致营养不良性水肿。蛋白质缺乏轻者仅出现下肢水肿，严重者可出现全身水肿。此外，维生素 B_1 严重缺乏者亦可引起水肿。

4. 妊娠合并症　妊娠期营养不良与妊娠并发症有关。孕妇营养不良，如贫血、低蛋白血症、缺钙及 BMI > 24 均是妊娠高血压综合征的危险因素。

（二）对胎儿健康的影响

1. 胎儿生长发育迟缓　妊娠期尤其是妊娠中、晚期能量、蛋白质和其他营养素摄入不足，易使胎儿生长发育迟缓，导致低出生体重儿（< 2500g）。低出生体重婴儿围生期死亡率为正常婴儿的 4～6 倍，还可影响儿童期和青春期的体能与智力发育。胎儿生长发育迟缓与成年后的许多慢性病或代谢异常有关，如心血管疾病、血脂代谢异常和糖代谢异常等。

2. 先天性畸形　妊娠早期妇女某些微量元素、维生素摄入不足或摄入过量，常可导致胎儿先天畸形。如叶酸缺乏可致神经管畸形，主要表现为无脑和脊柱裂；维生素 A 缺乏或过多可导致无眼、小头等先天畸形。

3. 脑发育受损　胎儿脑细胞数的快速增殖期是从妊娠第 30 周至出生后 1 年左右，因此，妊娠期的营养状况，尤其是妊娠后期母体蛋白质和能量的摄入量，直接关系到胎儿的脑发育，还可影响以后的智力发育。

4. 巨大儿　是指新生儿出生体重 > 4000g。妊娠后期孕妇血糖升高可引起巨大儿；孕妇盲目进食或进补，造成能量与某些营养素摄入过多；妊娠期增重过多，导致胎儿生长过度。巨大儿不仅在分娩中易致产伤、分娩困难，还和成年后慢性病（如肥胖、高血压和糖尿病）的发生密切相关。

（三）新生儿早期健康的影响

妊娠前低体重指数（BMI）的孕妇分娩小于胎龄儿和低出生体重儿的发生率明显高于体重正常或超重肥胖的孕妇。出生体重常被作为衡量宫内营养状况的指标，而低出生体重（low birth weight，LBW）则是宫内发育不良的表现。LBW 的主要原因是早产和胎儿生长受限（fetal growth restriction FGR）。LBW 在发达国家主要是由早产引起的，而在发展中国家主要是 FGR。巨大儿也是妊娠期营养不均衡的结果。巨大儿增加了产后出血、产伤、难产的发生率，目前已成为剖宫产的指征，是剖宫产率逐年上升的原因。巨大儿出生后不仅增加低血糖、低血钙和红细胞增多症等风险，而且也是成年后患肥胖、糖代谢异常、高血压等疾病的潜在危险因素。

（四）对新生儿远期健康的影响

妇女妊娠前和妊娠期的营养状况对妊娠结局影响较大。营养素的缺乏与先兆子痫、早产、胎膜早破和感染等不良妊娠结局有关。宫内和婴儿期生长发育迟缓将会造成不可逆的损害，包括矮小的成人身高、较低的受教育程度以及下一代的 LBW。人的身高取决于基因和整个生长期的环境。孕妇身高和妊娠期营养储备不良会增加 FGR 的风险。

（五）碘营养不足对胎儿的危害

人类从胚胎期到 2 岁以内是脑发育的关键期，而正常、成熟、健全的脑组织主要是在胚胎期发育完成的。在这个时期内，大脑神经的生长必须依靠甲状腺激素，而碘元素是合成甲状腺激素的原料，孕妇碘营养水平直接影响着胎儿的智力发育和生长发育，因为胎儿的碘供应来自母亲，所以孕妇的需碘量远远高于其他妇女，一旦缺碘，孕妇的甲状腺与胎儿竞争碘的能力增强，使胎儿缺碘更加严重，胎儿的生长发育即出现了一系列的障碍，中枢神经系统首先出现症状，造成脑发育严重障碍，出生后轻者出现听力、语言和精神运动发育障碍、单纯聋哑及克汀病。

（六）微量元素和维生素类物质对胎儿生长发育的影响

新生儿体重除与维生素 A、维生素 C、钙、铁有关外，也与维生素 B_1、维生素 B_2、烟酸、锌等营养物质有一定关系，妊娠期适量摄入 B 族维生素、烟酸、锌等有利于胎儿的生长发育。由于我国育龄妇女体内叶酸水平普遍较低，而且妇女妊娠后体内叶酸水平将随妊娠期增加而逐步降低，因此妇女应从结婚时或计划妊娠时开始服用。缺锌可导致胎儿畸形，动物实验及临床研究均已证实，有畸形胎儿史的孕妇，常伴有低血锌。锌缺乏常引起的胎儿畸形有骨骼发育不良、小眼球或无眼、脑积水、脑膜膨出、主动脉狭窄、胎儿皮肤脆性增加、尿道下裂及多发性畸形、同时还可造成胎儿宫内生长迟缓、分娩低体重儿。缺锌导致胎儿畸形，是因为缺锌时，增加了胎儿对致畸原的敏感性；缺锌时可使各种依赖锌酶的活性降低，尤其是在妊娠早期，胚胎对各种理化因素敏感，以致细胞分裂、生长及再生受影响，直接损伤胚胎细胞结构。

（刘　宁）

参 考 文 献

白雪，周莉，杨琴 . 维生素 B₁₂ 缺乏的不典型临床表现 [J]. 现代医药卫生，2021, 37(18):3138-3142.

北京医学会罕见病分会，中国妇幼保健协会儿童疾病和保健分会遗传代谢学组，中国医师协会青春期医学专业委员会临床遗传学组及生化学组，等 . 遗传代谢病所致贫血的诊疗专家共识 [J]. 标记免疫分析与临床，2021, 28(10):1626-1634.

蔡威，曹云，陈洁，等 . 小儿肠外营养指南：维生素 [J]. 临床儿科杂志，2021, 39(8):605-620.

陈豪，刘志伟，沈月华 . 母乳喂养早产儿血清维生素 E 水平动态变化 [J]. 中国当代儿科杂志，2005, 7:503.

陈娟，李玉华，韩连书 . 丙酸血症的临床和颅脑 MRI 表现 [J]. 实用放射学杂志，2014(12):2100-2102.

成彩，钟秋红 . 新生儿窒息后心肌损害的临床诊断进展 [J]. 右江医学，2019, 47(2):142-146.

窦丽敏，方玲娟，王晓红，等 . 酪氨酸血症 I 型的临床及基因突变分析 [J]. 中华儿科杂志，2013, 51(4):302-307.

堵向楠，丁岩 . 希特林蛋白缺乏症研究进展 [J]. 疑难病杂志，2014, 13(9):980-982.

段玉会，苏萍 . 新生儿遗传代谢性疾病诊治进展 [J]. 中国医学创新，2021, 18(27):165-168.

鄂慧姝，韩连书，叶军，等 . 戊二酸血症 I 型患儿 62 例临床表现及质谱检测结果分析 [J]. 中华内分泌代谢杂志，2017, 33(9):730-734.

封志纯，刘海洪 . 实用遗传代谢病学 [M]. 北京：人民卫生出版社，2014.

付溪，高洪杰，吴婷婷，等 . 异戊酸血症 2 例患儿的临床研究并文献复习 [J]. 中华实用儿科临床杂志，2014, 29(8):599-604.

傅大林，杜森杰，何燕，等 . 新生儿鸟氨酸氨甲酰转移酶缺乏症的临床特征及基因突变分析 [J]. 中华实用儿科临床杂志，2017, 32(24):1896-1898.

高金枝 . 戊二酸尿症 I 型发病机制研究进展 [J]. 国际儿科学杂志，2012, 39(5):525-528.

高妍婷，尹爱萍 . 镁的正常代谢及其调节 [J]. 广东微量元素科学，2003, 10(12):20-23.

葛可佑 . 中国营养科学全书 [M]. 北京：人民卫生出版社，2004.

顾学范，王伟，王建设，等 . 临床遗传代谢病 [M]. 北京：人民卫生出版社，2015.

顾学范 . 临床遗传代谢病 [M]. 北京：人民卫生出版社，2015.

韩连书，胡宇慧 . 丙酸血症发病机制及诊治研究进展 [J]. 中华实用儿科临床杂志，2008, 23(20):1561-1563.

韩连书 . 甲基丙二酸尿症生化基因诊断及产前诊断 [J]. 中国实用儿科杂志，2018, 33(7):498-501.

洪芳，黄新文，童凡，等 . 3- 羟基 -3- 甲基戊二酸尿症一家系 [J]. 中华儿科杂志，2014, 52(5):397-399.

胡亚美，江载芳，申昆玲，等 . 诸福棠实用儿科学 [M]. 北京：人民卫生出版社，2015.

华夏 . 儿童尿素循环障碍临床特点及诊治分析 [D]. 重庆：重庆医科大学，2016.

黄丹，邹朝春 . 家族性高胆固醇血症的诊断和治疗进展 [J]. 国际儿科学杂志，2018, 45(5):389-392, 396.

黄萍，熊莉，邵松艳 . 对新生儿 286 例低体温原因的分析及护理对策 [J]. 医学理论与实践，2007, 20(1):107-109.

江载芳，申昆玲，沈颖，等 . 诸福棠实用儿科学 [M]. 8 版 . 北京：人民卫生出版社，2015.

蒋敏波，彭芸，温洋 . 戊二酸尿症的临床特征及中枢神经 MRI 诊断 [J]. 医学影像学杂志，2014(4):505-507.

孔元原、韩连书、杨艳玲，等 . 鸟氨酸氨甲酰转移酶缺乏症诊治专家共识 [J]. 浙江大学学报 (医学版)，2020, 49(5):7-15.

雷海虹，杨晓燕，石晶，等 . 新生儿型氨甲酰磷酸合成酶 I 缺乏症 1 例报告及文献回顾 [J]. 临床儿科杂志，2016, 34(12):903-906.

李凡，乔俊英，赵建闯，等 . 甲基丙二酸血症 21 例临床分析 [J]. 临床儿科杂志，2017, 35(5):359-362.

李海霞，刘克战 . 新生儿白化病一例 [J]. 中华新生儿科杂志，2019, 34(1):63-64.

李婕枫 . 糖尿病诊治进展 [J]. 临床儿科杂志，2013, 31(7):683-686.

李溪远，华瑛，丁圆，等.新生儿期发病的经典型异戊酸血症四例分析 [J].中华围产医学杂志，2015，18(3):188-194.

李秀珍，刘丽.尿素循环障碍的诊断与急诊处理 [J].中国小儿急救学，2008，15(1):88-89.

李永莉.磷酸肌酸钠对新生儿缺氧缺血性脑病氧化应激的影响及心肌损伤的安全性 [J].吉林医学，2022，43(4):999-1000.

梁素华.医学遗传学 [M].北京：人民卫生出版社，2006.

林彦馨，杨跃辉.基于国内外指南的新生儿肠外营养的临床应用 [J].儿科药学杂志，2022，28(6):54-58.

刘丹，周建华，张翼飞，等.窒息致新生儿急性肾损伤的早期诊断 [J].广东医学，2012，33(7):1023-1025.

刘君丽，岳小哲，赵诗萌，等.危重新生儿急性肾损伤相关因素研究 [J].中国小儿急救医学，2018，25(6):462-466.

陆炜，李晓静，吴冰冰，等.甲基丙二酸血症 [J].中国小儿急救医学，2015，22(3):205-206.

莫韦倩，刘丽，陈耀勇，等.鸟氨酸氨甲酰基转移酶缺陷症三例临床和基因突变分析 [J].中华医学遗传学杂志，2011，28(3):328-331.

彭镜，邬玲仟，周明星，等.丙二酰辅酶 A 脱羧酶缺乏症 1 例临床及基因诊断分析 [J].中国当代儿科杂志，2012，14(11):879-880.

任常军，李彦敏，陈宝昌，等.异戊酸血症 1 例报告 [J].临床儿科杂志，2009，27(12):1185-1185.

邵肖梅，叶鸿瑁，丘小汕.实用新生儿学 [M].5 版.北京：人民卫生出版社，2019.

沈永年，罗小平.儿科内分泌遗传代谢性疾病诊疗手册 [M].上海：上海科学技术出版社，2010.

施晓容，柯钟灵，郑爱东，等.一个戊二酸血症 I 型患者家系的临床分析及基因突变研究 [J].中华医学遗传学杂志，2014，31(5):608-611.

孙媛媛，陈翠娥，朱艳可，等.一例瓜氨酸血症 I 型患儿的临床特点及 *ASS1* 基因突变分析 [J].中国优生与遗传杂志，2019，27(6):668-678.

唐玥，孔元原.遗传性酪氨酸血症 I 型及其筛查和诊治进展 [J].浙江大学学报：医学版，2021，50(4):514-523.

陶娜，莫桂玲，张红红，等.丙酸血症两家系的临床特征及基因突变分析 [J].中国小儿急救医学，2016，23(6):418-421.

童凡，周雪莲，舒强，等.新生儿酪氨酸血症筛查及基因谱分析 [J].浙江大学学报：医学版，2019，48(4):459-464.

王广新，张豪正，杨艳玲.3- 羟基 -3- 甲基戊二酸尿症研究进展 [J].中华实用儿科临床杂志，2018，33(8):635-637.

王红利，高峰，苑航，等.临床护理路径联合家庭参与式照护在 NICU 早产儿中的应用效果 [J].中华现代护理杂志，2021，27(12):1651-1656.

王犁明，韩瑞芳，应铭，等.眼皮肤白化病患者 *TYR* 基因突变筛查及临床分型 [J].中华试验眼科杂志，2016，34(10):905-909.

王涛，谢宗德，郭梁.早产儿血清维生素 E 浓度测定 [J].中国当代儿科杂志，2005，7:29.

王天有，申昆玲，沈颖，等.诸福棠实用儿科学 [M].9 版.北京：人民卫生出版社，2022.

魏克伦，刘绍基.新生儿常见疾病诊断与处理 [M].北京：人民卫生出版社，2013.

吴莫龄，刘丽，周知子，等.3- 羟基 -3- 甲基戊二酸尿症 1 例的临床特点及遗传学研究 [J].中华实用儿科临床杂志，2017，32(20):1584-1586.

吴圣楣，贾晓明，蔡威，等.新生儿营养学 [M].北京：人民卫生出版社，2003.

冼肖英，林发全.硫胺素转运和激活缺陷及其相关疾病 [J].中华医学遗传学杂志，2018，35(1):121-124.

谢波波，罗静思，雷亚琴，等.一种新的复合杂合突变导致 3- 甲基巴豆酰辅酶 A 羧化酶缺乏症 [J].中华医学遗传学杂志，2016，33(5):657-661.

谢莉，蔡稔.希特林蛋白 (Citrin) 缺陷病研究进展 [J].中国优生与遗传杂志，2018，26(8):3.

薛志华.3- 甲基巴豆酰辅酶 A 羧化酶缺乏症 1 例 [J].中国当代儿科杂志，2010，12(2):157-158.

杨素艳, 孙夫强, 刘芳. 氨甲酰磷酸合成酶 1 缺乏症 1 例临床及基因分析 [J]. 临床儿科杂志, 2019, 37(12):4.

杨艳玲, 韩连书. 单纯型甲基丙二酸尿症饮食治疗与营养管理专家共识 [J]. 中国实用儿科杂志, 2018, 33(7):481-486.

杨艳玲. 生物素与生物素酶缺乏症 [J]. 临床儿科杂志, 2006, 24(12):941-943.

杨志仙, 薛姣. 维生素 B_6 相关性癫痫 [J]. 中华实用儿科临床杂志, 2016, 31 (24):1841-1848.

叶军, 宫丽霏, 韩连书, 等. 新生儿筛查疑诊 3- 甲基巴豆酰辅酶 A 羧化酶缺乏症患儿的随访及基因分析 [J]. 中华儿科杂志, 2014, 52(6):409-414.

叶军, 顾学范. "高苯丙氨酸血症的诊治共识" 解读 [J]. 中华儿科杂志, 2014(6):430-432.

尹菊芬. 剖宫产术后新生儿袋鼠式保暖临床观察 [J]. 中国社区医师, 2017, 33(15):145.

喻文量, 钱素云. 小儿机械通气 [M]. 上海: 上海科学技术出版社, 2012.

张豪正, 王广新. 生物素酶缺乏症研究进展 [J]. 中华实用儿科临床杂志, 2016, 31(8):637-640.

张家骧, 魏克伦, 薛新东. 新生儿急救学 [M]. 北京: 人民卫生出版社, 2006.

张万巧, 杨尧, 闫磊, 等. 两种质谱技术在新生儿甲基丙二酸血症和丙酸血症鉴别诊断中的应用及评价 [J]. 中华新生儿科杂志, 2016, 31(2):81-85.

张星星, 毛定安, 罗小平, 等. 单纯型 3- 甲基巴豆酰辅酶 A 羧化酶缺乏症 2 例并文献复习 [J]. 中国实用儿科杂志, 2005, 20(8):62-63.

张雪迪, 宋文秀. 新生儿缺血缺氧性肾损伤诊治的研究进展 [J]. 医学综述, 2021, 27(1):2624-2628.

张尧. 遗传代谢病治疗进展 [J]. 中国儿童保健杂志, 2020, 28(7):721-724.

张璋, 张立琴, 杜玮, 等. 苯丙氨酸羟化酶缺乏症患儿基因型和表型关系及其临床应用的研究 [J]. 临床儿科杂志, 2020, 38(9):671-678.

赵婷, 杨琴. 维生素 B_{12} 缺乏与不自主运动. 中华神经科杂志, 2019, 52(5):432-436.

赵正言, 顾学范. 新生儿遗传代谢病筛查 [M]. 北京: 人民卫生出版社, 2015.

中国营养学会. 中国居民膳食营养素参考摄入量 (2013 版)[M]. 北京: 科学出版社, 2014.

中华医学会. 维生素矿物质补充剂在疾病防治中的临床应用: 专家共识 - 维生素 B_1[J]. 中华临床营养杂志, 2014, 22(3):191-192.

中华医学会. 维生素矿物质补充剂在疾病防治中的临床应用: 专家共识—维生素 B_2 [J]. 中华临床营养杂志, 2014, 22(4):258-258.

中华医学会. 维生素矿物质补充剂在疾病防治中的临床应用: 专家共识—维生素 B_6[J]. 中华临床营养杂志, 2014, 22(5):321-322.

中华医学会. 维生素矿物质补充剂在营养性贫血防治中的临床应用: 专家共识 [J]. 中华临床营养杂志, 2013, 21(5):316-319.

中华医学会儿科学分会. 儿科内分泌与代谢性疾病诊疗规范 [M]. 北京: 人民卫生出版, 2016.

中华医学会心血管病学分会动脉粥样硬化及冠心病学组, 中华心血管病杂志编辑委员会. 家族性高胆固醇血症筛查与诊治中国专家共识 [J]. 中华心血管病杂志, 2018, 46(2):99-103.

中华医学会医学遗传学分会遗传病临床实践指南撰写组. 白化病的临床实践指南 [J]. 中华医学遗传学杂志, 2020, 37(3):252-257.

中华预防医学会儿童保健分会. 婴幼儿喂养与营养指南 [J]. 中国妇幼健康研究, 2019, 30(4):392-417.

周春燕, 药立波. 生物化学及分子生物学 [M]. 9 版. 北京: 人民卫生出版社, 2018.

周晓光, 肖昕. 新生儿机械通气治疗学 [M]. 北京: 人民卫生出版社, 2004.

周玉娥, 曹春永. 新生儿氧疗技术及氧疗副作用的防治 [J]. 医药与保健, 2014, 22(1):78-81.

《中国国家处方集》编委会. 中国国家处方集 (儿童版)[M]. 北京: 人民军医出版社, 2013.

Adamkin DH, Gelke KN, Andrews BF. Fat emulsions and hypertriglyceridemia[J]. JPEN J Parenter Enteral Nutr, 1984, 8(5):563-567.

Ankar A, Kumar A. Vitamin B$_{12}$ Deficiency. 2022 Oct 22. In:StatPearls [Internet]. Treasure Island (FL):StatPearls Publishing，2023 Jan–.

Annals of Clinical Biochemistry:Journal of the Association of Clinical Biochemists in Association with de Nederlandse Vereniging voor Klinische Chemie [J]. 2014, 51(2):179-188.

Bao L, Li Y, Deng SX, et al. Sitosterol-containing lipoproteins trigger free sterol-induced caspase-independent death in ACAT-competent macrophages[J].J Biol Chem, 2006, 281(44):33635-33649.

Barsony J, Sugimura Y, Verbalis JG. Osteoclast response to low extracellular sodium and the mechanism of hyponatremia-induced bone loss[J]. J Biol Chem, 2011, 286(12):10864-10875.

Bazerbachi F, Conboy EE, Mounajjed T, et al. Cryptogenic cirrhosis and sitosterolemi:a treatable disease if identified but fatal if missed[J]. Ann Hepatol, 2017, 16(6):970-978.

Berardi R, Antonuzzo A, et al. Practical issues for the management of hyponatremia in oncology. Endocrine, 2018 Jul,61(1):158-164.

Berge KE, Tian H, GrafG A, et al. Accumulation of dietary cholesterol in sitosterolemia caused by mutations in adjacent ABC transporters[J].Science, 2000, 290(5497):1771-1775.

Blau N, Hennermann JB, Langenbeck U, et al. Diagnosis, classification, and genetics of phenylketonuria and tetrahydrobiopterin (BH4)deficiencies [J].Mot Genet Metab, 2011, 104(Suppl):s2-s9.

Bohles H. Antioxidative vitamins in prematurely and ma-turely born in infants[J]. Int J Vitam Nutr Res, 1997, 67:321-328.

Brown MJ, Ameer MA, Beier K. Vitamin B$_6$ Deficiency. 2022 Jul 18. In:StatPearls [Internet]. Treasure Island (FL):StatPearls Publishing，2023 Jan–.

Bryan Carmody. Focus on Diagnosis:Urine Electrolytes[J]. Pediatr Rev, 2011, 32:65-68.

Chan AP, Robinson DT, Calkins KL. Hypertriglyceridemia in Preterm Infants[J]. Neoreviews, 2022, 23(8):e528-e540.

Chasapis CT, Loutsidou AC, Spiliopoulou CA, et al. Zinc and human health:an update[J]. Arch Toxicol, 2012, 86:521-534.

Corbo MD, Lam J. Zinc deficiency and its management in the pediatric population:a literature review and proposed etiologic classification[J]. J Am Acad Dermatol, 2013, 69(4):616-624.

Cuesta M, Thompson C J. The syndrome of inappropriate antidiuresis (SIAD)[J]. Best Pract Res Clin Endocrinol Metab, 2016, 30(2):175-187.

Davis HR, Veltri EP. Zetia:inhibition of Niemann-Pick C1 Like 1 (NPC1L1)to reduce intestinal cholesterol absorption and treat hyperlipidemia[J].J Atheroscler Thromb, 2007, 14(3):99-108.

de Souza A, Moloi MW. Involuntary movements due to vitamin B$_{12}$ deficiency[J]. Neurol Res, 2014, 36(12):1121-1128.

Deegan KL, Jones KM, Zuleta C, et al. Breast milk vitamin B-12 concentrations in Guatemalan women are correlated with maternal but not infant vitamin B-12 status at 12 months postpartum[J]. J Nutr, 2012, 142:112-116.

Demir N, Koc A, Üstyol L, et al. Clinical and neurological findings of severe vitamin B$_{12}$ deficiency in infancy and importance of early diagnosis and treatment[J]. J Paediatr Child Health, 2013, 49(10):820-824.

DiGirolamo AM, Ramirez-Zea M. Role of zinc in maternal and child mental health[J]. Am J Clin Nutr, 2009, 89(3):940S-945S.

Drenckpohl D, McConnell C, Gaffney S, et al. Randomized trial of very low birth weight infants receiving higher rates of infusion of intravenous fat emulsions during the first week of life[J]. Pediatrics, 2008, 122(4):743-751.

Drozdowski LA, Clandinin T, Thomson AB. Ontogeny, growth and development of the small intestine:Understanding pediatric gastroenterology[J].World J Gastroenterol, 2010, 16(7):787-799.

Duggan C, Srinivasan K, Thomas T, et al. Vitamin B-12 supplementation during pregnancy and early lactation increases maternal, breast milk, and infant measures of vitamin B-12 status[J]. J Nutr, 2014, 144:758-764.

El-Koofy NM, Abdo YA, El-Fayoumi D, et al. Management strategy and novel ophthalmological findings in neonatal severe hypertriglyceridemia:a case report and literature review[J]. Lipids Health Dis, 2021, 20(1):38.

Ertl T, Hadzsiev K, Vincze O, et al. Hyponatremia and sensorineural hearing loss in preterm infants[J]. Biol Neonate, 2001, 79:109-112.

Escola-Gil JC, Quesada H, Julve J, et al. Sitosterolemia:diagnosis, investigation, and management[J]. Curr Atheroscler Rep, 2014, 16(7):424.

Expert Panel on Integrated Guidelines for Cardiovascular Health and Risk Reduction in Children and Adolescents；National Heart, Lung, and Blood Institute. Expert panel on integrated guidelines for cardiovascular health and risk reduction in children and adolescents:summary report[J].Pediatrics, 2011, 128(Suppl 5):S213-S256.

Fallat RW, Tsang RC, Glueck CJ. Hypercholesterolemia and hypertriglyceridemia in children[J]. Prev Med, 1974, 3(3):390-405.

Farrell PM. Vitamin E deficiency in premature infants[J].JPediatr, 1979, 95:869-872.

Fenske W, Allolio B. The syndrome of inappropriate secretion of antidiuretic hormone:diagnostic and therapeutic advances[J]. Horm Metab Res, 2010, 42(10):691-702.

Gambello MJ, Li H.Currents trategies for the treatment of inbornerrors of metabolism[J].J Genet Genomics, 2018, 45(2):61-70.

Gankam KF, Andres C, Sattar L, et al. Mild hyponatremia and risk of fracture in the ambulatory elderly[J]. Q J Med, 2008, 101(7):583-588.

Gidding SS, Champagne MA, de Ferranti SD, et al. The agenda for familial hypercholesterolemia:a scientific statement from the American Heart Association[J].Circulation, 2015, 132(22):2167-2192.

Green R, Allen LH, Bjorke-Monsen AL, et al. Vitamin B (12)deficiency[J]. Nat Rev Dis Primers, 2017, 3:17040.

Green R, Datta Mitra A. Megaloblastic Anemias:Nutritional and Other Causes[J]. Med Clin North Am, 2017, 101(2):297-317.

Grimble RF. Effect of antioxidative vitamins on immunefunction with clinical applications[J]. Int J Vitam Nutr Rev, 1997, 67:312-320.

Gröber U, Schmidt J, Kisters K. Magnesium in Prevention and Therapy[J]. Nutrients, 2015, 7(9):8199-8226.

Gupta N, Bruschettini M, Chawla D. Fluid restriction in the management of transient tachypnea of the newborn[J]. Cochrane Database Syst Rev, 2021, 2(2):Cd011466.

Haberlandt E, Canestrini C, Brunner-Krainz M, et al. Epilepsy in patients with propionic acidemia[J]. Neuropediatrics, 2009, 40(3):120-125.

Halsted JA. Human zinc deficiency[J]. Trans Am Clin Climatol Assoc, 1971, 82:170-176.

Harada-Shiba M, Arai H, Ishigaki Y, et al. Guidelines for diagnosis and treatment of familial hypercholesterolemia 2017[J]. J Atheroscler Thromb, 2018, 25(8):751- 770.

Hariz A, Bhattacharya PT. Megaloblastic Anemia. 2023 Apr 3. In:StatPearls [Internet]. Treasure Island (FL):StatPearls Publishing；2023 Jan–.

Hartnoll G, Betremieux P, Modi N. Body water content of extremely preterm infants at birth[J]. Arch Dis Child Fetal Neonatal Ed, 2000, 83(1):F56-F59.

Hausman-Kedem M, Reif S, Danino D, et al. Mechanism of hyponatremia in community-acquired pneumonia:does b-type natriuretic peptide play a causative role? [J] .Pediatric Emerg Care, 2018, 34:641-646.

Hedlund GL, Longo N, Pasquali M. Glutaric acidemia type 1[J]. American Journal of Medical Genetics Part C:Seminars in Medical Genetics, 2010, 142C(2):86-94.

Ilardi A. Diagnostic and therapeutic approach to hypernatremia[J]. Diagnosis (Berl), 2022, 9(4):403-410.

Isemann B, Mueller EW, Narendran V, et al.Impact of early sodiumsupplementation on hyponatremia and growth in premature infants:arandomized controlled trial[J]. JPEN J Parenter Enteral Nutr, 2016, 40:342-349.

Ishigaki Y, Kawagishi N, Hasegawa Y, et al. Liver transplantation for homozygous familial hypercholesterolemia[J]. J Atheroscler Thromb, 2019, 26(2):121-127.

Jahn B, Santamaria J, Dieplinger H, et al. Familial hypercholesterolemia:A systematic review of modeling studies on screening interventions[J]. Atherosclerosis, 2022, 355:15-29.

Jiang L, Sun LY, Dai YF, et al. The distribution and characteristics of LDL receptor mutations in China:a systematic review[J]. Sci Rep, 2015, 5:17272.

Jones D P. Syndrome of Inappropriate Secretion of Antidiuretic Hormone and Hyponatremia[J]. Pediatr Rev, 2018, 39(1):27-35.

Kamelska AM, Pietrzak-Fiecko R, Bryl K. Variation of the cholesterol content in breast milk during 10 days collection at early stages of lactation[J].Acta Biochim Pol, 2012, 59(2):243-247.

Kaur S, Goraya JS. Dermatologic findings of vitamin B_{12} deficiency in infants[J]. Pediatr Dermatol, 2018, 35(6):796-799.

Kavey RE, Allada V, Daniels SR, et al. Cardiovascular risk reduction in high-risk pediatric patients:a scientific statement from the American Heart Association Expert Panel on Population and Prevention Science；the Councils on Cardiovascular Disease in the Young, Epidemiology and Prevention, Nutrition, Physical Activity and Metabolism, High Blood Pressure Research, Cardiovascular Nursing, and the Kidney in Heart Disease；and the Interdisciplinary Working Group on Quality of Care and Outcomes Research:endorsed by the American Academy of Pediatrics[J].Circulation, 2006, 114(24):2710-2738.

Kennedy DO. B Vitamins and the Brain:Mechanisms, Dose and Efficacy—A Review[J]. Nutrients, 2016, 8(2):68.

King RI, Mackay RJ, Florkowski CM, et al. Electrolytes in sick neonates–whichsodium is the right answer? [J] Arch Dis Child Fetal Neonatal Ed, 2013, 98(1):F74-F76.

Kobayashi K, Bzny LY, et al.Screening of nine SLC25A13 mutations:their frequency in patients with citrin deficiency and high carrier rates in Asian populations [J].Mol Genet Metab, 2003, 80(3):356-359.

Kobayashi K, Sinasac DS, Iijima M, et al.The gene mutated in adult-on-set type Ⅱ citrullinaemia encodes a putative mitochondrial carrier protein [J].Nat Genet, 1999, 22(2):159-163.

Kumar PK, Edwards KN, Bury G. Haemolytic anaemiasecondary to vitamin E deficiency in premature infants[J]. Indian JPediatr, 2000, 67:537-538.

Kwiterovich PO Jr, Levy RI, Fredrickson DS. Neonatal diagnosis of familial type- Ⅱ hyperlipoproteinaemia[J]. Lancet, 1973, 1(7795):118-121.

Kwiterovich PO Jr. Diagnosis and management of familial dyslipoproteinemia in children and adolescents[J]. Pediatr Clin North Am, 1990, 37(6):1489-1523.

Kwon HJ, Palnitkar M, Deisenhofer J.The structure of the NPC1L1 N-terminal domain in a closed conformation[J]. PLoS One, 2011, 6(4):e18722.

Lang T, Prinsloo P, Broughton AF, et al. Effect of low protein concentration on serum sodium measurement:pseudohypernatraemia and pseudonormonatraemia![J] Ann Clin Biochem, 2002, 39(Pt 1):66-67.

Lavagno C, Camozzi P, Renzi S, et al. Breastfeeding-Associated Hypernatremia:A Systematic Review of the Literature[J]. J Hum Lact, 2016, 32(1):67-74.

Li MX, Sun G, Neubauer H.Change in the body temperature of healthy term infant over the first 7 2 hours of life [J].J Zhejiang Univ Sci, 2004, 5(4):486-493.

Liu A, Shrestha S, Nanan R. Lipaemia in lipoprotein lipase deficiency[J]. J Paediatr Child Health, 2016, 52(5):576.

Lutjohann D, von Bergmann K, Sirah W, et al. Long-term efficacy and safety of ezetimibe 10 mg in patients with homozygous sitosterolemia:a 2-year, open-label extension study[J].Int J Clin Pract, 2008, 62(10):1499-1510.

Mach F, Baigent C, Catapano AL, et al. 2019 ESC/EAS Guidelines for the management of dyslipidaemias:lipid modification to reduce cardiovascular risk[J].Eur Heart J, 2020, 41(1):111-188.

Marcialis M A, Dessi A, Pintus M C, et al. Neonatal hyponatremia:differential diagnosis and treatment[J]. J Matern Fetal Neonatal Med, 2011, 24 Suppl 1:75-79.

Mastrangelo M, Cesario S. Update on the treatment of vitamin B_6 dependent epilepsies[J]. Expert Rev Neurother., 2019, 9(11):1135-1147.

Miettine TA, Klett EL, Gylling H, et al. Liver transplantation in a patient with sitosterolemia and cirrhosis[J]. Gastroenterology, 2006, 130(2):542-547.

Miname MH, Bittencourt MS, Nasir K, et al. Subclinical coronary atherosclerosis and cardiovascular risk stratification in heterozygous familial hypercholesterolemia patients undergoing statin treatment[J]. Curr Opin Lipidol, 2019, 30(2):82-87.

Mooren F C. Magnesium and disturbances in carbohydrate metabolism[J].Diabetes, obesity & metabolism, 2015, 17(9):813-823.

Moritz ML, Ayus JC. Preventing neurological complications from dysnatremias in children[J]. Pediatr Nephrol, 2005, 20(12):1687-1700.

Moritz ML. Electrolyte disorders in the newborn. Fluid and electrolyte physiology in the fetus and the neonate. In:Chishti AS, Alam S, Kiessling SG, (eds). Kidney and urinary tract diseases in the newborn[J]. Berlin Heidelberg:Springer-Verlag, 2014:99-115.

Moskowitz A, Donnino MW. Thiamine (vitamin B_1)in septic shock:a targeted therapy[J]. J Thorac Dis, 2020, 12(Suppl 1):S78-S83.

Murat I, Dubois M C. Perioperative fluid therapy in pediatrics[J]. Paediatr Anaesth, 2008, 18(5):363-370.

Murat I, Humblot A, Girault L, et al. Neonatal fluid management[J]. Best Pract Res Clin Anaesthesiol, 2010, 24(3):365-374.

Murphy DJ, Hope PL, Johnson A. Neonatal risk factors for cerebralpalsy in very preterm babies:case-control study[J]. BMJ, 1997, 314:404-408.

Mymin D, Wang J, Frohlich J, et al. Image in cardiovascular medicine.Aortic xanthomatosis with coronary ostial occlusion in a child homozygous for a nonsense mutation in ABCG8[J]. Circulation, 2003, 107(5):791.

Nathan DG, Oski FA. Hematology of infancy and child-hood. 3rd ed[J].Philadelphia Saunders, 1987:508.

Niu DM, Chong KW, Hsu JH, et al. Clinical observations, molecular genetic analysis, and treatment of sitosterolemia in infants and children[J]. J Inherit Metab Dis, 2010, 33(4):437-443.

Othman RA, Myrie SB, Jones PJ. Non-cholesterol sterols and cholesterol metabolism in sitosterolemia[J].Atherosclerosis, 2013, 231(2):291-299.

Othman RA, Myrie SB, Mymin D, et al. Ezetimibe reduces plant sterol accumulation and favorably increases platelet count in sitosterolemia[J].J Pediatr, 2015, 166(1):125-131.

Park JH, Chung IH, Kim DH, et al. Sitosterolemia presenting with severe hypercholesterolemia and intertriginous xanthomas in a breastfed infant:case report and brief review[J].J Clin Endocrinol Metab, 2014, 99(5):1512-1518.

Parsons HG, Jamal R, Baylis B, et al. A marked and sustained reduction in LDL sterols by diet and cholestyramine in beta-sitosterolemia[J].Clin Invest Med, 1995, 18(5):389-400.

Pascual JM.Atlas of inherited metabolic diseases [J].Arch Neurol, 2012, 69(11):151-1522.

Poch E, Molina A, Piñeiro G. Syndrome of inappropriate antidiuretic hormone secretion[J]. Med Clin (Barc), 2022, 159(3):139-146.

Prasad AS. Discovery of human zinc deficiency:50 years later[J]. J Trace Elem Med Biol, 2012, 26(2-3):66-69.

Quintana A M, Geiger E A, Achilly N, et al. Hcfc1b, a zebrafish ortholog of HCFC1, regulates craniofacial development by modulating mmachc expression[J]. Developmental Biology, 2014, 396(1):94-106.

Rees DC, Iolascon A, Carella M, et al. Stomatocytic haemolysis and macrothrombocytopenia(Mediterranean stomatocytosis/ macrothrombocytopenia)is the haematological presentation of phytosterolaemia[J].Br J Haematol, 2005, 130(2):297-309.

Renneboog B, Musch W, Vandemergel X, et al. Mild chronic hyponatremia is associated with falls, unsteadiness, and attention deficits[J]. Am J Med, 2006, 119(1):71-78.

Renneboog B, Sattar L, Decaux G. Attention and postural balance are much more affected in older than in younger adults with mild or moderate chronic hyponatremia[J]. Eur J Intern Med, 2017, 41:25-26.

Rios J, Stein E, Shendure J, et al.Identification by whole-genome resequencing of gene defect responsible for severe hypercholesterolemia[J].Hum Mol Genet, 2010, 19(22):4313-4318.

Rizzo G, Lagana AS, Rapisarda AM, et al. Vitamin B_{12} among Vegetarians:Status, Assessment and Supplementation[J]. Nutrient, 2016, 8(12):767.

Rondon-Berrios H, Tandukar S, Mor M K, et al. Urea for the Treatment of Hyponatremia[J]. Clin J Am Soc Nephrol, 2018, 13(11):1627-1632.

Salen G, Ahrens EH, Grundy SM. Metabolism of beta-sitosterol in man[J]. J Clin Invest, 1970, 49(5):952-967.

Santos RD.Screening and management of familial hypercholesterolemia[J]. Curr Opin Cardiol, 2019, 34(5):526-530.

Sethuraman G, Sugandhan S, Sharma G, et al. Familial homozygous hypercholesterolemia:report of two patients and review of the literature[J].Pediatr Dermatol, 2007, 24(3):230-234.

Shah MH, Roshan R, Desai R, et al. Neonatal hyperlipidemia with pancreatitis:Novel gene mutation of lipoprotein lipase[J]. J Postgrad Med, 2018, 64(4):247-249.

Silveira MAD, Seguro AC, et al. Chronic Hyponatremia Due to the Syndrome of Inappropriate Antidiuresis (SIAD)in an Adult Woman with Corpus Callosum Agenesis (CCA). Am J Case Rep, 2018 Nov 12, 19:1345-1349.

Singh RH, Rohr F, Frazier D, et al. Recommendations for the nutrition management of phenylalanine bydroxylase deficiency [J]. Genet Med, 2014, 16(2):121-131.

Smith AJ, Turner EL, Kinra S. Universal Cholesterol Screening in Childhood:A Systematic Review[J]. Acad Pediatr, 2016, 16(8):716-725.

Smith TJ, Johnson CR, Koshy R, et al. Thiamine deficiency disorders:a clinical perspective[J]. Ann N Y Acad Sci, 2021, 1498(1):9-28.

Soma MR, Gotto AM Jr, Ghiselli G. Rapid modulation of rat adipocyte lipoprotein lipase:effect of calcium, A23187 ionophore, and thrombin[J]. Biochim Biophys Acta, 1989, 1003(3):307-314.

Stella Lucia V. Magnesium in disease prevention and overall health[J]. Advances in nutrition (Bethesda, Md.), 2013, 4(3):S378-S383.

Su XY, Shao YX, Lin YT, et al. Clinical features, molecular characteristics, and treatments of a Chinese girl with sitosterolemia:a case report and literature review[J].J Clin Lipidol, 2019, 13(2):246-250.

Su Y, Wang Z, Yang H, et al. Clinical and molecular genetic analysis of a family with sitosterolemia and co-existing erythrocyte and platelet abnormalities[J].Haematologica, 2006, 91(10):1392-1395.

Sukumar Nithya, Saravanan Ponnusamy, 霍永丰. 维生素 B$_{12}$ 缺乏症 [J]. 英国医学杂志中文版, 2019, 22(9):537-542.

Sun D, Zhou BY, Li S, et al. Genetic basis of index patients with familial hypercholesterolemia in Chinese population:mutation spectrum and genotype-phenotype correlation[J]. Lipids Health Dis, 2018, 17(1):252.

Tada H, Nomura A, Nohara A, et al. Post-prandial remnant lipoprotein metabolism in sitosterolemia[J].J Atheroscler Thromb, 2018, 25(12):1188-1195.

Tada H, Nomura A, Ogura M, et al. Diagnosis and management of sitosterolemia 2021[J]. J Atheroscler Thromb, 2021, 28(8):791-801.

Temel RE, Gebre AK, Parks JS, et al. Compared with Acyl-CoA:cholesterol O-acyltransferase(ACAT)1 and lecithin:cholesterol acyltransferase, ACAT2 displays the greatest capacity to differentiate cholesterol from sitosterol[J].J Biol Chem, 2003, 278(48):47594- 47601.

Tsubakio-Yamamoto K, Nishida M, Nakagawa-Toyama Y, et al. Current therapy for patients with sitosterolemia:effect of ezetimibe on plant sterol metabolism[J].J Atheroscler Thromb, 2010, 17(9):891-900.

Tzavella E, Hatzimichael E, Kostara C, et al. Sitosterolemia:a multifaceted metabolic disorder with important clinical consequences[J].J Clin Lipidol, 2017, 11(4):1095-1100.

Uwe G. Magnesium in Prevention and Therapy[J]. Nutrients, 2015, 7(9):8199-8226.

van der Graaf A, Avis HJ, Kusters DM, et al. Molecular basis of autosomal dominant hypercholesterolemia:assessment in a large cohort of hypercholesterolemic children[J]. Circulation, 2011, 123(11):1167-1173.

Verbalis JG, Goldsmith SR, Greenberg A, et al. Hyponatremia treatment guidelines 2007:Expert panel recommendations[J]. Am J Med, 2007, 120:S1-S21.

Vieux R, Hascoet JM, Merdariu D, et al. Glomerular filtration rate referencevalues in very preterm infants[J]. Pediatrics, 2010, 125(5):e1186- e1192.

Vockley J, Ensenauer R. Isovaleric acidemia:new aspects of genetic and phenotypic heterogeneity[J]. American Journal of Medical Genetics Part C Seminars in Medical Genetics, 2010, 142C(2):95-103.

Vuorio A, Kuoppala J, Kovanen PT, et al. Statins for children with familial hypercholesterolemia[J]. Cochrane Database Syst Rev, 2017, 7:CD006401.pub4.

Wang ZY, Cao LJ, Su YH, et al.Specific macrothrombocytopenia/hemolytic anemia associated with sitosterolemia[J].Am J Hematol, 2014, 89(3):320-324.

Wickramasinghe SN. Diagnosis of megaloblastic anaemias[J]. Blood Rev, 2006, 20(6):299-318.

Wiley KD, Gupta M. Vitamin B$_1$ (Thiamine)Deficiency. 2022 Jul 22. In:StatPearls [Internet]. Treasure Island (FL):StatPearls Publishing;2023 Jan–.

Wolffenbuttel BHR, Wouters HJCM, Heiner-Fokkema MR et al. The Many Faces of Cobalamin (Vitamin B$_{12}$) Deficiency[J]. Mayo Clin Proc Innov Qual Outcomes, 2019, 3(2):200-214.

Xu L, Wen W, Yang Y, et al. Features of sitosterolemia in children[J]. Am J Cardiol, 2020, 125(9):1312-1316.

Yamamoto T, Matsuda J, Dateki S, et al. Numerous intertriginous xanthomas in infant:A diagnostic clue for sitosterolemia[J].J Dermatol, 2016, 43(11):1340-1344.

Yoo EG. Sitosterolemia:a review and update of pathophysiology, clinical spectrum, diagnosis, and management[J].Ann Pediatr Endocrinol Metab, 2016, 21(1):7-14.

Yoshimatsu H, Yonezawa A, Yamanishi K, et al. Disruption of Slc52a3 gene causes neonatal lethality with riboflavin deficiency in mice[J]. Sci Rep, 2016, 6:27557. Published 2016 Jun 8.

Yu H C, Sloan J L, Scharer G, et al. An X-linked cobalamin disorder caused by mutations in transcriptional coregulator HCFC1[J]. American Journal of Human Genetics, 2013, 93(3):506-514.

Zhou Z, Su X, Cai Y, et al. Features of Chinese patients with sitosterolemia[J].Lipids Health Dis, 2022, 21(1):11.